国家卓越工程师教育培养计划生物食品类系列教材
高等学校食品专业通用教材

食品毒理学

主　编　汪惠丽　姜岳明
副主编　王取南　陈向涛　牛丕业　孟晓静
主　审　郑金平　李国君

合肥工业大学出版社

图书在版编目(CIP)数据

食品毒理学/汪惠丽,姜岳明主编.—合肥:合肥工业大学出版社,2017.6
ISBN 978-7-5650-3440-4

Ⅰ.①食… Ⅱ.①汪…②姜… Ⅲ.①食品毒理学—高等学校—教材 Ⅳ.①R994.4

中国版本图书馆CIP数据核字(2017)第160812号

食品毒理学

主编 汪惠丽 姜岳明　　责任编辑 陆向军 何恩情

出 版	合肥工业大学出版社	版 次	2017年6月第1版
地 址	合肥市屯溪路193号	印 次	2017年6月第1次印刷
邮 编	230009	开 本	787毫米×1092毫米 1/16
电 话	综合编辑部:0551-62903028	印 张	18.5
	市场营销部:0551-62903198	字 数	440千字
网 址	www.hfutpress.com.cn	印 刷	合肥现代印务有限公司
E-mail	hfutpress@163.com	发 行	全国新华书店

ISBN 978-7-5650-3440-4　　定价:33.50元

编　委

（按姓氏笔画顺序排列）

陈　艳（嘉兴学院）
陈晓萍（浙江工业大学）
陈　涛（苏州大学）
陈锦瑶（四川大学）
武晓果（安徽师范大学）
欧超燕（桂林医学院）
周　泉（广州医科大学）
周　敏（右江民族医学院）
庞雅琴（右江民族医学院）
郑金平（山西医科大学）
房中则（天津医科大学）
孟晓静（南方医科大学）
赵玲俐（安徽医科大学）
胡恭华（赣南医学院）
施春雷（上海交通大学）
姜岳明（广西医科大学）
洪　峰（贵州医科大学）
徐　毅（合肥工业大学）
高　怡（山西医科大学）
高淑英（哈尔滨医科大学）
唐焕文（广东医科大学）
黄丽华（包头医学院）
黄晶晶（广西中医药大学）
菅向东（山东大学）
曹燕花（华北理工大学）
蒋东华（沈阳农业大学）
蔡同建（第三军医大学）
霍　霞（暨南大学）

前　言

食品毒理学是食品质量与安全学科的基础，直接关系人们的身体健康。随着我国经济发展与人民生活水平的提高，食品种类、数量和商业价值与日俱增，如何提高食品的质量与安全问题显得尤为突出。食品毒理学是研究食品中外源化学物的性质、来源、形成及其不良效应与可能的有益作用及其机制，并确定这些物质的安全限量和评价食品安全性的一门科学。如何更好地通过食品毒理学科的认知和建设为主管部门提供决策依据，改善和提升食品质量与安全，成为我国乃至其他国家面临的共同课题。

本书内容较全面具体，广泛吸收了国内外有关文献和教材，内容具有较强的科学性和逻辑性，参考价值较高，可作为高等院校食品类相关专业学生教材。本书共分 11 章，系统地介绍了食品毒理学的基本概念、基本理论、研究内容与方法，涵盖外源化学物的来源及其在体内的生物转运与转化（来龙去脉）、毒物作用机制及影响因素、食品毒物一般毒性、生殖毒性、"三致"作用和免疫毒性，并详细介绍了食品毒理学安全风险评估、毒理学评价程序及转基因食品的安全性评价等内容。

本书汇集了全国 41 所高校的 68 位教授、专家的教学和科研经验，在编写过程中他们切磋研究，互相学习，付出很多，也进行了很多大胆的尝试。由于目前学术资料和编者个人能力有限，难免有错误和不合适之处，恳请广大读者批评指正。

本书由食品科学与工程专业国家级卓越工程师教育培养计划建设经费、安徽省高等学校质量工程项目（2014zy005、2016zy101）资助出版，特此致谢。

汪惠丽　姜岳明

2017 年 6 月于合肥

目　录

第一章　绪　论

第二章 食品毒理学基本概念

第三章 食品中外源化学物的生物转运与生物转化

第四章　食品中外源化学物的中毒机制

第五章　食品中外源化学物毒作用的影响因素

第六章　食品毒理学研究方法

第七章　外源化学物的一般毒性及其评价

第八章　食品中外源化学物的特殊毒性及其评价

第九章 食品中常见的有毒物质

第十章　食品安全性毒理学评价及风险评估

第十一章　转基因食品安全性评价

第一章 绪 论

“民以食为天，食以安为先”，食品安全直接关系人们的身体健康与生活质量。随着我国社会经济和人民生活水平的提高，食品种类、数量极大丰富，同时也带来食品质量与安全问题。近年来，我国出现了一系列重大的食品安全事件，引起了社会、相关领域研究者以及国家相关监督、管理部门的广泛重视。食品毒理学科肩负着为保障和提升食品质量与安全提供理论和技术支持、为监管部门提供科学决策依据的时代责任。

第一节 食品毒理学概述

一、食品毒理学的基本概念

毒理学(toxicology)的英文单词来源于希腊词语 τοεκου 和 λογοζ，前者指毒物或毒素，后者指原因或科学。毒理学是研究毒物对生物体，尤其是人体的危害作用及其机制的科学。其研究范畴包括损害作用(adverse effect)、生物学机制(biological mechanisms)、危险度评估(risk assessment)、风险管理(risk management)、安全性评价(safety evaluation)等。毒理学通过危险度和安全性评价，提出相应的预防和管理措施，以保护人类健康。

毒物(toxin，toxicant)或外源化学物(xenobiotics)是指在人类生活环境中存在，可能与机体接触，并进入人体内产生危害的所有物质。毒物进入人体后，可引起细胞、组织、器官乃至全身功能不同程度的损害。这些物质天然存在或人工合成，不是人体所需的营养物，而是对人体或其他生物体产生有害作用的物质。

食品毒理学(food toxicology)是毒理学的一个分支学科。食品毒理学运用毒理学的原理和方法，研究食品中毒物的性质、来源及对人体的损害效应及其机理，评价其安全性，确定其安全限值，并提出预防和管理措施。食品毒理学的主要研究领域包括外源化学物进入食品的途径和机制、对机体的损害作用、毒理学风险和安全评估及管理。

二、食品毒理学的研究任务、内容与原则

1. 研究任务

食品毒理学研究食品中外源化学物的来源、分布、形态及其进入人体的途径与代谢规律，阐明影响毒性发生和发展的各种条件；研究外源化学物在食物中的安全限量，评定食品的安全性；研究食品中外源化学物的急性和慢性毒性，包括致突变、致畸、致癌等特殊毒性，提出安全管理措施。食品毒理学研究的最终目标是确定食品的毒理学安全性，制定安全限值，提出食品及食品中有毒有害物质的预防及管理措施，保障食品安全。

2. 研究内容

(1)外源化学物的来源、理化性质和结构

食品中可能存在各种来源的外源化学物,如:①化学性污染物:通过各种途径进入食品的各种污染物,包括各种工业污染物如重金属铅、镉、汞、砷等;农药残留如有机磷农药等;兽药残留等。②生物性污染物:细菌、霉菌、寄生虫和病毒等。③天然有毒有害物质:动植物天然含有的毒素,如河豚中的河豚毒素。④食品容器和包装材料与食品接触时,其成分或降解产物有可能迁移于食品中。超量或不当使用食品添加剂(food additives)有可能造成食品污染,给人体带来危害。⑤食品加工过程中形成的污染物:如烧烤过程中产生的多环芳烃和杂环胺等。

食品中外源化学物的来源、性质、分布和形态是食品毒理学危害和机制研究以及安全评价的基础。

(2)毒物代谢动力学研究

外源化学物阈剂量的确定;外源化学物的吸收、分布、代谢和排泄等过程随时间变化的规律;毒效应的剂量—效应(反应)关系以及毒效应的可逆转性。

(3)毒效应的确定及类型研究

外源化学物所产生的各种毒效应,包括细胞毒性、致突变性、致畸性、致癌性及其他毒效应等。

(4)危险性评估(risk assessment)和安全性评价(safety assessment)

对食品中存在毒物的潜在危害进行评价;在损害事件发生之前和/或之后,对该事件所造成影响的可能性进行量化评估。

3. 研究原则

毒理学的基本原则之一就是要定量分析毒物。毒物和非毒物之间没有严格的界限,同一种化学物质,可能为毒物,也可能为非毒物,这取决于其作用剂量、对象和方式。例如硒是人体必需的微量元素,人体对硒的每日安全摄入量(ADI)为 50～200 μg,如果单日摄入量超过 200 μg 则会导致中毒,超过 1 mg 可致死。因此,剂量(dose)是判断毒物毒性的标准。

动物实验是食品毒理学最重要的实验手段之一,可以运用动物实验的方法评估食品安全性,发现和预测外源化学物对人体的潜在危害。根据剂量—反应关系,随剂量或暴露水平增加,群体效应发生率也相应增加。只有当引起毒效应的最低剂量与人体的实际暴露水平有很大距离时,才认为受试物具有一定的安全性。

三、毒理学的分支及研究方法

1. 毒理学的分支

学科不断分支,研究方向细化是毒理学发展的特点之一。根据不同的划分标准,毒理学可以细化为不同的分支学科。

(1)按研究对象划分:工业毒理学、环境毒理学、生态毒理学、药物毒理学、食品毒理学、饲料毒理学、临床毒理学、法医毒理学、动物毒理学、昆虫毒理学、金属毒理学、化学毒理学、化妆品毒理学、水毒理学、天然毒素毒理学、灾害毒理学、高分子化合物毒理学等。

(2)按科学手段划分:生化毒理学、细胞毒理学、分子毒理学、膜毒理学、免疫毒理学、遗传毒理学、行为毒理学、分析毒理学、病理毒理学、实验毒理学等。

(3)按毒作用器官系统划分:肝脏毒理学、肾脏毒理学、神经毒理学、内分泌毒理学、血液毒理学、消化毒理学、呼吸毒理学、生殖毒理学、皮肤毒理学等。

(4)按管理方式划分:管理毒理学、经济毒理学、安全评价毒理学等。

2. 研究方法

食品毒理学的研究方法与毒理学的一样,主要由实验研究和人群流行病学调查组成。实验研究是以动物、微生物为对象,以化学分析或生物学的方法来研究外源化学物的存在剂量和毒效应,并以之为依据评价其对人体的安全性。人群流行病学调查主要通过现场大样本取样的方式来观察、统计分析环境暴露与不同效应人群,尤其是疾病人群之间的联系。

(1)化学分析

食品毒理学的研究对象主要是食品中的一些化学物质,首先需要明确食品中的有毒有害成分,这就需要化学分析的手段。化学分析通过检测和分析了解化学物的污染水平并结合人群摄入水平,确定人群暴露水平,这是进行人群危险性评价的必要步骤;另一方面,化学分析提供的机体暴露剂量及动态变化过程可以为毒性机理研究提供基础数据。食品中的有毒有害成分的化学分析主要采用各种微量分析手段来进行,如气相色谱、高效液相色谱、气质联用、液质联用、原子吸收分光光度等技术。

(2)体内实验(in vivo test)和体外实验(in vitro test)

① 体内实验指在整体动物上完成的毒理学试验。最常用的实验对象是大鼠和小鼠,此外还有兔子、狗、灵长类动物及斑马鱼等。体内实验主要是将各种受试物经口、腹腔、皮下或静脉注射等方式给动物染毒,观察动物出现的各种毒性反应、毒作用靶器官和毒作用机制,将实验动物的研究结果再外推到人。动物实验研究方法易于控制各种影响因素和条件,缺点是动物和人本身存在代谢差异,摄入剂量和染毒时间模式与人差别较大,将动物实验结果外推到人有一定的不确定性。

② 体外实验指利用游离器官、组织、培养的细胞、细胞器或细菌、病毒进行的毒理学实验。该实验采用常见的细胞或微生物模型,操作方法稳定,实验周期短,个体差异小,结果重复性较好。体外实验是对体内实验的一种有效补充,在外源化学物毒性筛选、毒作用机制和代谢转化研究方面的优越性较大。缺点是无法观察外源化学物在体内的毒物代谢动力学过程,缺乏机体的全身调节,无法观察外源化学物的慢性毒效应。

(3)流行病学调查

流行病学调查是利用流行病学的方法观察疾病、健康和卫生事件的分布及其决定因素。食品毒理学问题通常具有流行病学特点,如地方性饮食习惯(腌制、烟熏、烧烤)产生的毒理学问题,一些食品加工方式产生的毒理学问题,转基因食品的安全问题等。该调查的意义在于可以取得直接观察的人体资料,也可为损害因素分析提供深入研究的线索。

(4)微生物试验系统

微生物试验系统具有反应灵敏、实验周期短、重复性好等优点,其在毒理学中主要用于研究受试物的致突变和致癌作用。如 Ames 实验,又称鼠伤寒沙门氏菌基因缺陷型的回复突变实验(salmonella typhimurium mutagenecity assay)。该实验原理是利用受试物对沙门氏菌回复突变频率的影响反映其致突变性和致癌性。目前,Ames 实验是毒理学致突变遗传学终点初筛检测的标准方法。原核生物和哺乳动物在机体结构、免疫反应等方面差异较大，将 Ames 实验结果外推至哺乳动物会存在一定的不确定性。

(5)风险评估和安全限量测定

食品中外源化学物的毒性经过体内外实验后，可对其及相关食品的毒理学安全性做出初步评价，然后将体内外实验结果外推到人，并结合人群对食品中外源性物质的暴露水平，对所观察的外源化学物进行风险评估，并制订出人体安全摄入限量和食品安全限量标准。

第二节 食品毒理学的发展简史

一、毒理学的起源与发展

毒理学起源于人类祖先为了获取丰富的食物而对各种外来物质进行品尝食用。古埃及人 Ebers Papyrus 记载了包括颠茄草、铅、铜和锑在内的多种毒物，已经具备从桃仁里提取氢氰酸的技能；古印度人记载了砒霜、鸦片、乌头类毒物；古代中国将乌头碱作为箭毒使用；古印第安人把含有毒糖苷的植物种子提取物用作武器。

在古希腊，Mithridates 六世曾利用罪犯来筛选毒物和解药，筛选到 50 种不同解药混合物，这是毒物与人体的相互作用系统研究的开端。古希腊最著名的下毒案例当属苏格拉底，他被毒堇害死，而毒堇含有毒参、生物碱等致毒物。

公元前 580—前 498 年，Pathagoras 研究了金属对机体的毒性效应，提出了中毒的因果关系，对早期毒理学的建立和发展做出了重要贡献。公元前 460—前 377 年，Hippocrates 的著作详细概括了关于毒物的专业知识，并提出了古代毒理学的概念。公元前 370—前 286 年，Theophrastus 撰写的《理论植物学》和《植物学史》是重要的毒理学教材。公元前 40—前 90 年，Dioscorides 首先观察了汞的毒性，并对毒物进行了分类。在中世纪，意大利的政治用毒不乏报道，威尼斯议会专门设有关于针对政治对手用毒的条款。该议会公报中列举了大量受害者的姓名、合作伙伴、毒物种类、用量以及毒性结果。1493—1514 年，瑞士 Paracelsus 医生指出，所有物质都是毒物，没有绝对的非毒物，剂量决定一种物质是毒物还是药物，确立了剂量—反应关系这一重要的毒理学概念。1519—1589 年，Catherine de Medici 制作了大量毒药并在穷人和病人中进行试验，详尽地记录了所有的临床症状。

二、近代毒理学的发展

18 世纪下半叶出现近代毒理学。1815 年，巴黎大学西班牙学者 Orfila 首次提出毒理学是一门独立科学，并定义为研究毒物的科学。他第一次用化学分析方法，系统地阐明了化学物质引起的中毒表现与该物质在体内的浓度有剂量—反应关系，并写出了第一部专门研究化学物质有害作用的论著，为现代毒理学奠定了基础。

毒理学逐渐发展为一门科学，并开始着重研究毒效应的机制。法国生理学和实验病理学专家 Claude Bernard 认为，通过研究外源化学物对生物性系统的毒效应，可以获得该系统结构和功能的大量有用数据。该研究方法的提出有利于毒理学的广泛开展及与生理、病理学的学科交叉融合。例如，科学家们通过对氰离子的细胞毒性分析，为线粒体电子传递链的结构和功能研究提供了关键的基础数据。

19 世纪末不断出现的药源性中毒事件引起了美国政府的关注。1906 年，美国通过了《美国食品与药品法》。1918 年，工业卫生杂志(Journal of Industrial Hygiene)的创刊，标志着化学品生产商开始建立企业内部的毒理学研究室，并确立了毒理学的社会需求和学科地位。

1888 年，Stillmark 和 Kobert 从蓖麻里提取了毒蛋白蓖麻毒素，并分析其特性，确立了毒理学的现代研究方法。

20 世纪初，Schmiedeberg、Lewin 和 Kobert 等人为现代毒理学和药理学的发展奠定了科学基础。

三、现代毒理学的发展

现代毒理学是伴随着 20 世纪后半叶人类在食品安全面临的严峻挑战而发展起来的。对食品安全影响最典型的事件是发明有机合成农药及其大量生产和使用。早在 20 世纪 60 年代，高效杀虫剂 DDT(有机氯农药)的世界年产总量已高达 10 万吨，DDT 在消灭疟疾传播、提高农作物的产量方面贡献极大。但是，DDT 难以在环境被微生物降解，经食物链传递、蓄积，最终成为对整个生态系统和人类健康的重大威胁，这促使各国政府和学术界对毒理学研究投入极大关注。

Archives of Toxicology 杂志创刊(1930 年)、胆碱酯酶抑制剂(20 世纪 40 年代)、有机磷中毒及解毒机制、混合功能氧化酶及细胞色素 P450 对毒物代谢转化作用的研究促进了现代毒理学的发展。

20 世纪 50 年代，美国著名毒理学家 Lehman 等人出版的《食品、药品和化妆品中的化学物的安全性评价》首次被 FDA 指定为毒理学研究的指南。

20 世纪七八十年代，分子生物学技术的快速发展促进了其在毒理学研究中的应用，分子生物学手段在毒理学研究中开始占据重要地位。

20 世纪 80 年代至今是毒理学发展的鼎盛时期，也是分子毒理学形成和发展的重要时期。1986 年，美国 Vanderbilt 大学医学院生化系环境毒理学中心更名为分子毒理学中心。1997 年，加拿大 Josephy 发行了分子毒理学(Molecular Toxicology)教材。

目前，现代毒理学研究已经从传统的自然毒素鉴定和参与药品开发，扩展到识别和评价空气、水、食品、化妆品、动物饲料等人类环境中的外源化学物，以及控制这些外源化学物对人类健康的损害。

四、我国食品毒理学的发展

我国食品毒理学研究起步较晚，直至 20 世纪 50 年代现代毒理学的理论和方法才在我国逐步建立和发展起来。我国卫生部于 1975 年组织举办了第一期食品毒理学培训班，在培训班讲义的基础上于 1978 年修订出版了我国第一部食品毒理学著作，为我国食品毒理学的发展和研究打下了良好的基础。

20世纪80年代以来，随着食品工业的快速发展以及食品科学与工程专业的迅速增多，一些院校相继开设了食品毒理学课程。1989年，中华预防医学会成立了卫生毒理学及生化毒理学组。1993年，中国毒理学会(Chinese Society of Toxicology, CST)成立，随后成立了18个专业委员会，其中包括食品毒理学专业委员会。1994—1995年，我国颁布和实施了《食品安全性毒理学评价程序和方法》标准和《食品安全法》，建立了食品监督机构。2003年，我国成立了国家食品药品监督管理局(SFDA, State Food and Drug Administration)。自SFDA成立以来，我国药品和食品安全有了统一的协调管理机构。

第三节　食品毒理学的研究范畴

食品毒理学旨在研究食品中外源化学物和机体间的相互作用。按其侧重点不同，可以分为毒物动力学和毒物效应动力学。毒物动力学是研究机体对外源化学物的作用，毒物效应动力学是研究外源化学物对机体的作用。毒物效应动力学主要内容包括外源化学物的来源和性质、毒性作用及影响因素，以及外源化学物的一般毒性和特殊毒性；毒物动力学主要内容包括外源化学物的生物转运及生物转化。此外，食品毒理学的学科范畴尚包括通用的研究方法和安全性评价。

一、外源化学物的来源和性质

食品中外源化学物可能随食品进入人体内，并表现一定的生物学作用。达到一定剂量时，这些外源化学物可以在某些特定条件下对机体产生有害作用。

1. 外源化学物的来源

(1)天然物。它是动、植物性食品本身天然生长的物质，部分天然物摄入后会引起机体的不良反应。食品中的天然物质主要包括植物源性物质和动物源性物质。

植物性食品中的有害物质是植物生长过程代谢物，是植物体本身产生的对食用者有毒害作用的成分，不包括诸如残留的农药、重金属等那些污染的和吸收入植物体内的外源化学物。与食品关系密切，而且比较常见的植物源性天然有毒物质主要有毒蛋白、苷类、生物碱、酶、过敏原、蘑菇毒素等。

动物源性的天然有害物质主要包括动物体内分泌腺、动物肝脏内毒素、鱼类毒素、贝类毒素等。

(2)衍生毒物。它是食品在制造、加工(包括烹调)或贮存过程中经化学反应或酶反应形成的有毒物质。有毒物质可由食品的任何内在成分与外源成分(如污染物与添加剂)相互作用形成，或这些物质与外界物质(如氧)相互作用形成。由热、光、酶或其他物质引起食物化学降解也会产生有毒物质。衍生毒物包括热解有机毒物、非热解毒物、油脂氧化物以及污染物反应产生的毒物等。

(3)污染物和添加剂。食品可在空气、水、土壤、动植物及食物链等多方面受到污染，主要的污染物包括农药、兽药、霉菌毒素、工业污染、加工过程形成的污染物和包装材料等。

食品添加剂最初是为防腐和改善食品品质(色、香、味、口感)而加入食品的，后来扩大到因食品加工工艺过程本身需要而加入的物质。添加剂本质上均是外源化学物质,因此需要对它们进行安全性毒理学评价。

2. 食品中外源化学物按致毒条件分类

(1)非条件性毒物(unconditional toxicants),又称真毒物,是指在正常可接触的剂量条件下可无条件对人体或动物产生急性或慢性毒性的物质,如多环芳烃、变性毒素、肉毒素等。

(2)条件性毒物(conditional toxicants),又称可能毒物,是指在某些使用剂量、方法等条件下方可对人体或动物产生急性或慢性毒性的物质,如咖啡因、香豆素、食品添加剂等。该类毒物往往需要严格的风险评估实验来进行区分,且其可使用性和安全剂量等问题往往存在长久争议。

(3)选择性毒物(selective toxicants),是指某些仅针对特定群体方才致毒的物质,其原因通常与特定群体某些功能酶的遗传缺失有关,比如乳糖对于乳糖不耐受症患者即表现出选择性毒性。

二、毒性作用及影响因素

毒性作用(toxicity)指外源化学物引起机体不良或有害反应的能力。外源化学物的毒性大小取决于化学物的化学结构和理化特性、剂量、接触途径、时间和次数、机体健康状态和遗传特性等。

剂量(dose)既可指机体接触化学物的量,或在实验中给予机体受试物的量,又可指化学毒物被吸收的量或在体液和靶器官中的量。剂量是决定毒物对机体造成损害的最主要的因素。

临床常用的给药途径通常包括口服、皮下注射、肌肉注射、腹腔注射和静脉注射等。外源化学物的吸收途径会影响化学物进入血中的速度、浓度以及毒效应。

按接触时间和次数的不同,可将化学物的接触分为急性(acute)、短期重复剂量、亚慢性(sub - chronic)和慢性(chronic)4 种。急性接触指 24 小时内毒物的一次或多次染毒;短期重复剂量试验指不超过一个月的重复染毒;亚慢性接触指 1~3 个月内的连续染毒;慢性接触指的是超过 3 个月的连续染毒。

化学物的结构决定其特有的化学性质和物理性质,化学性质和物理性质又决定化学物固有的生物属性。化学结构的不同决定了其毒作用的性质和大小的不同。

在相同环境条件下,同一种化学物质毒作用对不同种属的动物或同种不同发育阶段的动物所产生的毒作用会出现很大的差异,这是由机体的基因组成和健康状态不同所决定的。

三、外源化学物的一般毒性和特殊毒性

一般毒性作用是指毒物对动物机体产生的综合毒性效应,也称基础毒性作用。根据接触毒物的时间长短,可将产生的毒性作用分为急性毒性作用、亚慢性毒性作用和慢性毒性作用。

外源化学物的特殊毒性一般指的是致突变作用、化学致癌作用和致畸作用。

致突变作用(mutagenesis),是指外来因素,特别是外源化学物引起细胞核中的遗传物质发生改变的能力,而且这种改变可随同细胞分裂过程而传递。

化学致癌作用(chemical carcinogenesis),是指化学物质引起正常细胞发生恶性转化并发展成肿瘤的过程。具有这种作用的化学物质称为化学致癌物。

致畸作用(teratogenesis),是指妊娠期(出生前)接触外源性理化因子引起后代结构畸形的特性或作用。

四、外源化学物的生物转运和生物转化

毒物动力学的研究包括外源化学物的生物转运(biological transport)和生物转化(biological conversion)。

1. 生物转运

生物转运指外源化学物的吸收、分布和排泄的过程,即为外源化学物在体内量改变的过程。生物转运的生理结构基础是外源化学物的跨膜运输。生物膜环绕每一个真核细胞并决定其细胞边界,生物膜最主要的功能是维持细胞内外环境的差异并具有相对的物质选择性。根据转运机理的不同,化学物的跨膜运输可以分为简单扩散、协助扩散、主动运输和膜泡转运 4 种。

2. 生物转化

生物转化指外源化学物经酶催化后化学结构发生改变的代谢过程,即为外源化学物在体内质改变的过程,包括 I 相反应和 II 相反应。

五、食品毒理学与其他学科的交叉

食品毒理学是理论性和实践性均很强的一门学科,它与许多基础学科以及食品工程类专业课程均有着密切的关系。与食品毒理学紧密关联的学科包括生理学、病理学、流行病学、生物化学、分子生物学、遗传学、免疫学、微生物学、生态学、统计学等。

无论是从历史上还是发展现状上,毒理学与药理学的联系十分紧密,其通常采用药理学研究方法来检测化学物毒性、探索其作用机制以及获得相应疾病的一线数据。两者主要的区别在是药理学着眼于外源化学物对机体的有益作用,而毒理学则着重观察外源化学物对机体的损伤效应。在研究方法上,毒理学强调首先采用急性高剂量染毒方式,而药理学多使用较低剂量来获得机体功能的较轻微的改变。然而,近年来毒理学研究已经逐渐减少了直接导致受试动物死亡的实验方式,而代之以较轻微的处理引起不适的染毒模式。随着分析化学和分子生物学的迅速发展,研究者们得以在上述条件下检测化学物的作用和机体的反应,以至毒理学和药理学在操作方法上出现了更大程度的交叉。此外,毒理学和药理学不断增长的交叉需求同时也带动了分析毒理学的迅速发展。

现代毒理学是在许多基础学科尤其是当代化学、生物化学与分子生物学快速发展的基础上成长起来的,它高度集成和综合了这些学科的最新技术,为传统毒理学的研究领域、研

究方法、安全评价和风险评估带来了革命性的变化。其中,分子毒理学是由传统毒理学转化而来的一门新兴学科,主要采用细胞生物学及分子生物学的实验方法技术来研究相应的毒理学问题。分子毒理学的兴起标志着毒理学不单纯是整体和器官水平的研究,更实现了向细胞和分子水平的跨越。分子毒理学通常使用诸如 PCR、DNA 测序等技术得到关联明确、敏感性高的分子生物标志物,该方法在人群筛查、早期预防以及致病机理等研究中的应用日益广泛。

第四节　食品毒理学与食品安全性评价

食品毒理学是食品安全性评价的基础。食品毒理学的作用就是从毒理学的角度研究食品中可能含有的外源化学物质对食用者的毒作用机理,检验和评价食品(包括食品添加剂)的安全性或安全范围,从而确保人类的健康。现代毒理学着重于通过化学和生物领域的知识找寻毒性反应的详细机理,并研究特定物质产生的特定化学或生物学反应机制,为食品安全性评估和监控提供详细和确凿的理论依据。

一、食品污染

食品污染(food pollution)指各种污染物经不同途径进入食品引起的污染。食品污染的主要途径有:

(1)生物性污染。食品在生产、加工、储藏、运输、销售及消费过程中,随时都有被微生物污染的可能,尤以细菌性食品污染最常见。此外,霉菌对食品的侵染性也很强,主要表现为食品变质和毒素产生。

(2)农药污染。我国目前使用的农药种类有百余种,年产量上百万吨,以有机磷农药为主。近年来,菊酯类农药使用量与日俱增,农药残留已成为农畜产品出口的主要障碍,以至高毒、高残留农药逐步被淘汰,一批高效、低毒、低残留农药相继问世。

(3)有害金属污染。食用动植物均在自然界中生长发育,金属污染物主要是通过人类活动造成环境污染后,经食物链进入人体累及人体健康,常见的有害金属是汞、铅、砷、镉等。

(4)食品加工污染。主要是在食品加工过程中滥用添加剂以及不良加工方式造成的有毒有害物质污染,常见的污染物有亚硝胺、多环芳烃、杂环胺等。

(5)运输污染。运输食品的货车不干净,或食品与一些有毒有害物品同车混合运输而被污染。

(6)事故性污染。食品加工企业或餐馆由于管理不善等引起的中毒。

二、食品安全性的现代问题

现代食品安全性存在的问题有:营养失控、微生物致病、自然毒素、环境污染物、人为加入食物链的有毒有害物质以及其他不确定的饮食风险。其中,营养失控或不平衡位居当代食品安全性问题之首位。

自然毒素(natural toxin)指食品本身成分中含有的天然有毒有害物质,如一些动植物中含有的生物碱、氢氰糖苷等,其中有一些是致癌物或可转变为致癌物。天然的食品毒素,实际上广泛存在于动植物体内,所谓的纯天然食品并不一定是安全的。

衍生毒物(derived toxin)可由食品的任何内在成分与外源成分(如污染物和添加剂)相互作用形成,或这些物质与外界物质(如氧)相互作用形成。由热、光、酶或其他物质引起食物化学降解也会产生有毒物质。衍生毒物可分为热解有机毒物、非热解毒物、油脂氧化物、污染物反应产生的毒物等。

环境污染物在食品成分中的存在,有其自然背景和人类活动影响的原因。最普遍的污染源来自工业、采矿、能源、交通、城市排污、农业生产等,经环境污染食物链而累及人类饮食健康。

人为加入食物链的化学物质,包括农牧业生产及食品加工过程中为保障生产、提高质量及安全性所使用的多种化合物,既有人工合成的,也有自然生成的,其应用数量、残留量及稳定性都不一样。这些物质经食物链富集作用在人体内达到较高水平,并可能引起疾病。

三、新资源食品和保健食品的安全性问题

新资源食品(new resources food)指作为无安全食用历史或仅在局部地区有安全食用历史的非传统食品。由于对其安全性认识不足,为保证消费者健康,各国都十分注重对该类食品安全性的管理,制订了相应的新资源食品法规,要求新资源食品在上市前均应经过系统的毒理学安全性研究和危险性评估。如果新资源食品没有经过安全性评价和批准就直接进入市场,就可能带来食品安全性的问题。目前我国已批准作为食品或辅助食品使用的新资源食品包括低聚木糖、透明质酸、叶黄素酯、L-阿拉伯糖等。

保健食品(health food)指具有特定保健功能或者旨在补充微生物、矿物质的食品。保健食品适宜于特定人群食用,可调节机体功能,不以治疗疾病为目的,并且对人体不产生任何急性、亚急性或慢性危害。保健食品产业的发展在给国民经济带来新的增长点的同时,其安全性在国际上也受到了普遍关注,尤其是保健食品中使用的一些中草药原料的安全性还有待深入研究。

四、转基因食品的安全性问题

转基因食品(Genetically Modified Foods,GMF)是利用现代分子生物技术将某些生物的基因转移到其他物种中去,改造生物的遗传物质,使其在形状、营养品质、消费品质等方面向人们所需要的目标转变。以转基因生物为直接食品或为原料加工生产的食品就是“转基因食品”。

转基因食品的安全性问题主要有毒性问题、致敏性问题以及抗生素的抗性。

1. 毒性问题

转基因食品是否有毒性是一个尚无实验结论的问题。但有人认为,许多食品本身含有大量的毒性物质和抗营养因子,这些物质的大量摄入可能会引起人体免疫机制的不适应,从而产生毒性。

2. 致敏性问题

产生致敏性的原因是导入的基因片段，由于导入基因的来源或表达的蛋白质可能与已知的过敏原存在同源性，可导致过敏反应或产生新的过敏原。

3. 抗生素的抗性

抗生素的抗性基因是目前转基因植物食品中常用的标记基因。但其抗生素标记基因能够水平转移到肠道微生物或上皮细胞，从而降低抗生素在临床治疗中的有效性，一直受到人们的关注。目前许多实验室构建起的食品级载体已不含抗生素标记，而是以营养缺陷标记等形式进行遗传选择。

第五节　食品毒理学的发展与展望

一、毒性机制研究将更加深入

食品毒理学传统上的关注点在于外源化学物的存在和状态、对机体的毒效应和确定安全剂量，而随着分子生物学、生物化学等学科的迅速发展，关于致毒机制的研究正占据着越来越重要的地位。例如，食品毒理学与微生物学、神经生物学的交叉促成了关于肠道微生物和血脑屏障的结构功能研究。肠道微生物对肠道免疫系统的维持和成熟等均发挥重要的作用。在毒理和药理方面，它们能够将食物大分子转化成有益或有害的代谢产物，并能够促进药物或者食品中化学物的代谢，并带来其生物效应的增强或减弱。因此，肠道微生物与外源化学物、肠道上皮细胞的相互作用在很大程度上影响着外源化学物的吸收和代谢。血脑屏障是由上皮细胞、胶质细胞、毛细血管、静脉血管等组成的将脑与外界环境分隔开的屏障，其主要作用是维持脑环境的稳态。但是，大量亲脂性毒物能够经血脑屏障而直接对脑产生影响。所以，化学物在血脑屏障的转运机制及其自身发生的分子水平改变是毒理学的研究热点之一。

二、食品毒理学数据对风险评估的作用

风险评估(risk assessment)指对人体接触食源性危险因子(化学、生物和物理因子)产生的已知或潜在的健康不良效应的可能性、严重性和不确定性进行科学评价。风险评估包括危害识别、危害特征的描述、暴露量评估(尤其是摄入量评估)和危险性特征的描述，后两者主要是经毒理学研究(包括动物试验、体外试验)和人群流行病学资料获得物质的毒性大小和剂量反应关系特征，从而推出人群的安全暴露水平，并依据人群的暴露水平对其摄入该类物质的风险进行评估，为政府制订国家标准和监管提供科学依据，这是当今国际上食品毒理学研究的主要工作内容。在危险评估方面目前比较受关注的一个问题是毒物兴奋作用(hormesis)，其指化学物在较低剂量暴露时起有益作用，在较高剂量暴露时则起有害作用。毒物兴奋作用呈现的剂量—反应曲线是 J 形或反 U 形。毒物兴奋作用的出现提示化学物暴露剂量与机体反应之间的关系更加复杂，在进行安全性评价方面需要提供更加精细准确的毒理学数据。

三、动物替代实验将成为毒理学研究的主要手段

过去毒理学研究主要以整体动物试验和人体观察相结合，在相当长一段时间内仍然是重要的手段。分子生物学的理论和方法在毒理学研究中的应用，将使外源化学物的毒性评价发展到体外细胞、分子水平毒性测试与人体志愿者试验相结合的模式。传统的以动物为基础的毒理学研究将减少，出现整体动物替代法的新理念和发展方向，即“3R”趋势：优化(refinement)试验方法和技术；减少(reduction)受试动物数量和痛苦；取代(replacement)整体动物试验模式。“3R”的提出和发展与动物保护主义运动的发展关系密切。近15年来，体外试验方法研究日益增加，不少国家建立了相应机构进行动物实验体外替代方法的研制和评价。目前，具体的替代实验方法有固定剂量试验法(fixed dose method)、急性毒性分级试验法(acute toxic class method)、上一下法(up-and-down procedure)等。

四、学科交叉将更加充分

体外细胞检测和转基因动物或基因敲除动物模型已经较广泛地应用于毒理学研究。随着分子研究技术在毒理学科中的应用和发展，基因组学、代谢组学和蛋白组学等前沿学科已经与毒理学完成了交叉。1993年3月，美国著名的科学专栏评论家Marshall在*Science*杂志显要的位置发表了《毒理学进入分子水平》(*Toxicology goes molecular*)的专论，提出“一批新生代毒理学家正在应用超敏感的探针检测细胞水平的毒效应，并制订出预防暴露这些毒物的措施”。系列分析法、DNA芯片或DNA微点阵等可同时测定数千个基因的表达，用于观察基因的上调和下调。生物标志物(biomarker)在毒理学中的应用显得越来越重要，它包括反映机体暴露水平的接触标志物、毒性作用的效应标志物和个体遗传敏感性的易感标志物。在流行病学实验中，一个或多个生物标志物组成的标志模型的确立能够为毒性作用的预测提供准确的和早期的依据。

五、食品毒理学主要研究方法结构发生变更

现代食品毒理学深刻受到分子生物学新理论新技术迅速发展的影响，其研究方法结构相较于传统方法正发生深刻的变更。整体上，食品毒理学具有由高剂量测试向低剂量测试转变、由低通量测试向高通量测试转变的发展特征。

目前，毒理学试验需要以致死或致病效应为其观察终点，以致在观察对象剂量的选择上以中高剂量为主。随着基因组学、蛋白质组学、代谢组学及生物标志物等检测方法的确立和发展，研究者们已经可以通过检测特定基因、蛋白或代谢物的变化来反映毒理学终点，这就使得不符合动物保护规则的传统实验模式能够逐步获得替代。客观上，由于分子指标的敏感性，研究对象的染毒剂量可以逐步由高剂量向低剂量转换。由高剂量测试向低剂量测试的发展有利于阐明和评价更接近实际条件下的暴露剂量对人体和其他生物的毒性效应，解决从高剂量向低剂量外推时不确定性所带来的误差。

高通量检测技术指一次可检测多个样品或对同一样品进行多种检测的技术，其伴随着

基因组学、蛋白质组学等兴起而发展起来。在研究外源化学物对机体的全面影响以及确定关联途径等方面，高通量检测技术拥有不可替代的优势，其主要包括酶联吸附免疫测定、多重 PCR、基因芯片检测等技术。目前，毒理学试验以低通量实验方法为主，应用高通量测试方法检测细胞、遗传、胚胎毒性和致畸性的毒理学时代即将来临。

（汪惠丽　徐毅　陈向涛　姜岳明　谷小珍）

【思考题】

1. 什么是食品毒理学？食品毒理学的研究内容是什么？
2. 食品毒理学的主要研究手段有哪些？
3. 简述食品毒理学的发展方向。

第二章　食品毒理学基本概念

本章围绕毒理学的基本思想——"所有的物质都是毒物，剂量决定其是毒物还是药物"(Paracelsus)，介绍毒理学的一些基本概念。首先介绍外源化学物、毒性(外源化学物引起损害作用的固有能力)和毒物。毒理学主要研究损害作用，与其相对的生物学作用为非损害作用；从暴露到最严重损害作用(死亡)的系列改变构成毒效应谱，可以用各种生物学标志进行定量表征；毒效应或毒作用具有种属、个体和组织选择性。毒作用取决于暴露剂量，不同的暴露特征(剂量、途径、时间、频率)会影响最终产生损害作用的剂量(生物有效剂量)，因此毒性参数均表达为剂量(如半数致死剂量 LD50、未观察到有害作用水平 NOAEL 等)。毒理学要达到预防和减轻损害作用以保护人的健康的目的，就需要借助体内外研究方法，阐明剂量—效应/反应关系，测定观察到有害作用的最低水平(LOAEL)和未观察到有害作用水平(NOAEL)，据此估计损害作用阈剂量以制订各种安全限值(如每日容许摄入量 ADI、最高容许浓度 MAC)，以便对外源化学物进行管理。

第一节　毒物、毒性和毒效应

一、外源化学物、毒性和毒物

外源化学物(xenobiotics)指在人类生活环境中存在、可能与机体接触并进入机体，在体内呈现一定生物学作用的化学物质，又称作"外源生物活性物质(foreign biochemicals)"。外源化学物用于描述所有与生物体相互作用的且在机体正常代谢途径中不能产生的化学物。内源化学物(endobiotics)指机体内原已存在的和代谢过程中所形成的产物或中间产物。值得注意的是，某些生物体的内源化学物对别的生物可能是外源化学物，如士的宁是马钱子植物产生的天然化学物，但对动物和人是外源化学物。作为外源化学物，士的宁具有较强的毒性。另外，内源化学物(如组胺及其他血管活性物质、自由基、同型半胱氨酸、硒)在体内的生物学过程中作用过强或摄入过多，也可对机体产生损伤作用。

毒性(toxicity)指化学物引起有害作用的固有能力。它是物质的一种内在性质，取决于物质的化学结构。化学物引起的对机体的有害作用称为毒效应(toxic effect)。毒效应是指进入机体的外源化学物及其代谢产物达到一定剂量，并与靶(分子、细胞、组织、器官)相互作用，引起的不良生物学效应。毒效应是外源化学物的毒性在一定条件下的表现，改变条件，特别是暴露剂量，可以影响毒效应，但不能改变化学物的毒性。毒性的表现由一系列事件组成，从外源化学物暴露开始，经分布和代谢，以与细胞大分子(DNA 或蛋白质)相互作用和有毒终点的表达而结束。排泄和修复可能缓解其后果。有害终点的表达取决于损害作用与机体抗损害作用的能力对比。当损害作用强度超过机体抗损害能力后，机体就可能出现一系列中毒的临床表现，甚至死亡。中毒(poisoning)指生物体受到毒物作用而引起功能性或器质性疾病状态。按发生快慢，中毒可分为急性和慢性中毒。在慢性中毒过程中有时可出现急性发作。危害(hazard)指特定暴露导致损害作用的定性性质，常用于描述毒效应类型。如急性一氧化碳暴露的危害是窒息，癌症、肝毒性和免疫毒性也是化学物可能引起的危害。

毒物(toxic substance，poison，toxicant)指作用于机体可产生有害效应的物质。毒物是一个量的概念，任何化学物达一定剂量，在一定条件下都可能对机体产生有害作用，而更低的剂量下却不引起毒效应。毒物的有害作用包括从不易察觉、长时间的慢性毒效应到立即可见的致死毒效应。如氯乙烯，高剂量下是强肝毒物，低剂量下是一种潜伏期长的致癌物，很低剂量下不表现毒性。临床药物在特定剂量下有疗效，但大多数药物都有不良反应或副作用，较高剂量时甚至会致死。推荐剂量的阿司匹林(乙酰水杨酸)相对安全，全球数百万人在服用。但是，长期服用阿司匹林可损害胃粘膜，0.2～0.5 g/kg 的剂量可致死。意外中毒死亡的儿童约有 15%是因摄入水杨酸盐，尤其是阿司匹林。表 2-1 列出了某些化学物引起实验动物半数死亡的剂量(LD_{50})，化学物的 LD_{50} 分布很宽，达 10^9 倍，在每一个数量级都有代表性化学物，很难划定一个水平作为毒物和非毒物的界限。毒物的定义也涉及生物学定性层面，对一种或同一种属生物体有毒的化学物，对其他生物可能相对无害。如四氯化碳对许多生物有很强的肝毒性，但对鸡却相对无害。

表 2-1 某些化学物的半数致死剂量(LD_{50})

化学物	物种	途径	LD_{50} (mg/kg)	毒性分级 (WHO，2003)
乙醇(Ethyl alcohol)	小鼠	经口	10 000	微毒
氯化钠(Sodium chloride)	小鼠	腹腔	4 000	低毒
硫酸亚铁(Ferrous sulfate)	大鼠	经口	1 500	低毒
硫酸吗啡(Morphine sulfate)	大鼠	经口	900	低毒
苯巴比妥钠(Phenobarbital sodium)	大鼠	经口	150	中等毒
滴滴涕(DDT)	大鼠	经口	100	中等毒
木印防己碱(Picrotoxin)	大鼠	皮下	5	高毒
硫酸士的宁(Strychnine sulfate)	大鼠	腹腔	2	剧毒
烟碱(Nicotine)	大鼠	静脉	1	剧毒
d-筒箭毒碱(d-Tubocurarine)	大鼠	静脉	0.5	剧毒
河豚毒素(Tetrodotoxin)	大鼠	静脉	0.1	剧毒
二噁英(Dioxin，TCDD)	豚鼠	静脉	0.001	剧毒
肉毒毒素(Botulinum toxin)	大鼠	静脉	0.000 01	剧毒

外源化学物种类繁多，包括生物性毒物(毒素，toxin)和人类活动产生的化学物(toxicant)。可以根据物理形态(如气态、液态和固体毒物)，使用情况(如溶剂、农药)，作用靶(如肝脏毒、神经毒)，作用机制(如胆碱酯酶抑制剂、细胞色素 P450 诱导物)，毒作用类型(如致癌物、致畸物)和毒性强度(如剧毒、实际无毒)等进行分类。

按用途及分布范围可分为：(1)工业毒物，含生产原料、中间体、辅助剂、杂质、成品、副产品、废弃物等；(2)环境污染物，含废气、废水和废渣，可污染空气、水、土壤或食物而危及人类健康；(3)食品有毒成分，含天然毒素或食品变质产生的毒素、不合格的食品添加剂或非法添加物；(4)农用化学品，含农药、化肥、生长激素等，一般由于误用、滥用、食物残留而产生危害；(5)嗜好品(如卷烟)、化妆品、其他日用品中有害成分；(6)生物性毒物，统称毒素，指微生物、动物或植物等生物机体产生的有毒物质；(7)医用药物和兽药，过量使用、致敏作用或特异性反应等可引起中毒或不良反应；(8)军事毒物；(9)放射性核素。

在日常用语中，毒物(poison)一词有致命效应的含义，机体中毒往往源于蓄意谋杀或自杀。因此，多数毒理学家倾向于使用"有毒物质(toxic substance，toxicant)"的术语。另外，毒品(narcotic drugs)是法规管理名词，指鸦片、海洛因、甲基苯丙胺(冰毒)、吗啡、大麻、可卡因以及国家规定管制的其他能够使人形成瘾癖的麻醉药品和精神药品(《中华人民共和国刑法》第 357 条)。我国 2013 年版《麻醉药品及精神药品品种目录》中列明了 121 种麻醉药品和 149 种精神药。

二、损害效应与非损害效应

外源化学物与机体交互作用，可引起一定的生物学效应，其中包括损害效应和非损害效应作用。

1. 损害效应(adverse effect)

损害效应指影响机体正常功能的病理损伤，生化、代谢或遗传改变，或者环境适应能力损伤，或者传递给下一代遗传信息的改变。损害作用是外源化学物毒性的具体表现，可以表现为：(1)损害机体功能容量(如体力活动负荷能力，进食量等)；(2)损害机体应对额外应激的代偿能力；(3)增强机体对其他环境影响的易感性；(4)影响传递给下一代的遗传信息。上述表现的结局是：(1)病理损害；(2)生理机能改变；(3)生化/代谢改变；(4)生长发育改变；(5)遗传改变；(6)寿命改变。

在具体试验中观察到的结果是否是有害效应，要先判断是否有统计学意义，再确定是否有生物学意义(是否是真实的效应)，最后按该效应的性质判断是否有毒理学意义(是否是有害效应)。科学判断和解释毒理学实验结果，应根据统计学分析的结果、生物学知识和经验。

判断生物学意义(即生物学重要性)，可考虑以下策略：(1)纵向比较，如果某参数的改变有剂量—反应关系，可认为与受试物染毒有关，具有生物学意义。(2)横向比较，与此参数相关的其他参数有类似改变，没有其他参数支持的、孤立的改变，很难认为有生物学意义。(3)历史比较，与历史性对照比较，包括本实验室历史对照和文献对照。同时进行的阴性对照应在历史性对照的均数±3 个标准差范围之内。与文献对照比较也有助于判断效应是否真实。

凡某观察值与对照组比较，差异有统计学意义($P<0.05$)，并符合下列情况之一者，可认为属于有害效应：(1)数值不在正常参考值范围之内；(2)数值在正常参考值范围之内，但停止接触后，该差异仍存在一段时间；(3)数值在正常参考值范围之内，但若机体处于功能或生化应激状态下，该差异更明显。后两种情况需要附加试验。但是，极端罕见的事件(统计学发生率很低)，如染毒组出现而对照组没有的肿瘤类型，可能没有统计学意义，但有生物学意义。超敏反应测定很难得到剂量—反应关系。

判断有害效应取决于该效应的性质，如有机磷酸酯农药抑制血浆胆碱酯酶活性是毒效应。肝重量的可逆性增加可以是适应性反应，需要进行辅助研究，判断是不是毒效应。

在实际工作中，明显的损害效应容易识别，如死亡、酸碱烧灼伤、过量饮咖啡产生的不适等，也比较容易与特定暴露关联。但是，毒理学家希望辨识损害效应的早期事件。搞清楚其初始反应不仅有利于评估可能后果，而且对预防损害效应的发生也十分重要，如可以阻断毒物作用于受体分子的活性位点。有些轻微效应可能是机体生理范围内的适应改变，属非损害效应。相反，有些不会引起即刻损害效应，在机体寿命足够长时，有可能在将来出现损害。如铅置换骨骼中的钙，没有即刻效应，但可以蓄积，在疾病、妊娠或老年时引起损害效应。发育期儿童大脑对很低水平铅暴露也非常易感，可引起神经系统细微损害，产生终生的损害效应（智力下降）。

2. 非损害效应（non-adverse effect）

外源化学物引起的机体生物学变化在机体适应代偿能力范围内，不增高机体对其他外界不利因素影响的易感性，也不改变传递给下一代的遗传信息。

健康和疾病状态是一个动态过程，没有决然分界，有时也很难判断外源化学物引起的生物学改变是非损害效应还是损害效应。随着生命科学的进展，过去认为是非损害效应的生物学改变，可能会重新判断为损害效应。

第二节　外源化学物作用于机体的毒效应谱

一、毒效应谱

当机体暴露于外源化学物后，随着其剂量的增加而出现一系列改变，称为毒效应谱（spectrum of toxic effects），表现为：外源化学物在体内负荷增加；意义不明的生理生化改变；亚临床表现；中毒；死亡。亚临床表现、中毒和死亡属于损害效应。毒效应谱还含致突变、致癌和致畸效应。

毒效应谱体现了机体适应和抗损伤与外源化学物剂量与损伤的能力的对比。当外源化学物进入体内作用强度较低时，机体的生理适应和抗损伤能力相对较强，仅出现体内负荷增加或生理意义不明的变化，不出现损害效应，机体保持相对稳定。当外源化学物的剂量或浓度较高、作用时间较长，对机体的作用强度较强时，引起损害效应，如病理性适应，包括代偿性增生、肥大和化生等。但当外源化学物作用强度进一步增加时，机体表现为代偿失调，进而出现中毒临床表现，甚至死亡。

在毒理学研究中，人们使用不同的毒效应终点来检测外源化学物引起的各种毒效应。这些反映毒效应终点的观察指标可分为特异性指标和死亡指标。特异性指标与特定化学物有一定的因果关系。例如，有机磷农药抑制胆碱酯酶的活性，致使神经递质乙酰胆碱不能及时水解而堆积于神经突触处，引起瞳孔缩小、肌肉颤动、大汗、肺水肿等中毒表现，血清乙酰胆碱酯酶活性可作为有机磷农药中毒的特异暴露指标。特异性指标有助于阐明中毒机制，但通常这些指标在完成系统的毒理学研究前难以确定，同时由于指标的多样性，无法对不同化学物的毒性大小进行比较。死亡指标是急性毒性评价的主要指标，简单、直观，可比较不同化学物毒性的大小，但比较粗糙，不能反映毒效应的本质。

二、毒效应分类

外源化学物的毒效应是外源化学物质对机体所致的不良或有害的生物学改变，又称为不良效应、损伤效应。化学物质的毒效应可按其特点、发生的时间和部位分类。

1. 速发或迟发型效应

某些外源化学物在一次暴露后的短时间内所引起的即刻毒性作用称为速发型毒效应(immediate toxic effect)。如急性氰化钾和硫化氢中毒。接触毒物后迅速中毒，说明其吸收、分布快，作用直接；反之则说明吸收缓慢或在作用前需经代谢转化。中毒后迅速恢复，说明毒物能很快被排出或被解毒，反之则说明解毒或排泄效率低，或已产生病理或生化方面的损害以致难以恢复。

在一次或多次接触某种外源化学物后，经一定时间间隔才出现的毒性作用称为迟发型毒效应(delayed toxic effect)。例如，某些有机磷类化合物具有迟发性神经毒效应。又如外源化学物的致癌作用，人体一般要在初次接触后10～20年或更长时间才能出现肿瘤。

2. 局部或全身效应

局部毒效应(local effect)指某些外源化学物在机体接触部位直接造成的损害效应。如接触具有腐蚀性的酸碱所造成的皮肤损伤，吸入刺激性气体引起的呼吸道损伤等。全身毒效应(systemic effect)指外源化学物被机体吸收并分布至靶器官或全身后所产生的损害作用，例如一氧化碳引起机体缺氧。除一些活性很高的物质外，大多数化学物产生全身毒作用，有些物质两种作用兼而有之。例如四乙基铅可作用于皮肤的吸收部位，然后分布至全身，对中枢神经系统(CNS)和其他器官产生毒作用。

3. 可逆或不可逆效应

可逆效应(reversible effect)指停止接触后可逐渐消失的毒效应。通常情况下，机体接触外源化学物的浓度愈低，时间愈短，造成的损伤愈轻，则脱离暴露后其毒效应消失得就愈快。不可逆效应(irreversible effect)指在停止接触外源化学物后其毒作用继续存在，甚至对机体造成的损害作用可进一步发展。例如，外源化学物引起的肝硬化、肿瘤等是不可逆的。化学物的毒效应，在很大程度上还取决于所受损伤组织的修复和再生能力。例如肝有较高的再生能力，因此大多数肝损伤是可逆的。反之，中枢神经系统的损伤多数是不可逆的。

4. 超敏反应(hypersensitivity)

又称之为变态反应(allergic reaction)，是指机体对外源化学物产生的一种病理性免疫反应。引起这种过敏性反应的外源化学物称为过敏原，过敏原可以是完全抗原，也可以是半抗原。许多外源化学物作为一种半抗原，进入机体后，首先与内源性蛋白质结合形成抗原，然后再进一步激发抗体产生。当再次与该外源化学物接触后，即可引发抗原抗体反应，产生典型的变态反应表现症状。变态反应是一种有害反应，没有典型的S形剂量—反应关系，但对特定的个体来说，变态反应与剂量有关。例如，一个对经花粉致敏的人，其过敏反应强度与空气中的花粉浓度有关。

5. 特异体质反应(idiosyncratic reaction)

指机体对外源化学物的一种遗传性异常反应。例如,病人接受一个标准治疗剂量肌肉松弛剂琥珀酰胆碱,通常引起的肌肉松弛时间较短,因为它能迅速被血清胆碱酯酶分解。但有些患者缺乏这种酶,可出现较长时间的肌肉松弛,以致呼吸暂停。又如,体内缺乏 NADH 高铁血红蛋白还原酶的人,对亚硝酸盐及其他能引起高铁血红蛋白症的外源化学物异常敏感。

一种外源化学物的毒效应可能涉及上述几种分类。例如,强酸可引起皮肤局部毒效应,并且是即刻效应,但早期可逆。长期低水平氯乙烯暴露可引起肝血管肉瘤,但一次高剂量暴露可产生麻醉和肝毒效应。青霉素对某些个体引起的变态反应是间接效应,有时是立即的全身毒效应,而该效应可能是可逆的。

三、选择性毒性、靶器官和高危人群

1. 选择性毒性(selective toxicity)

在一定条件下,外源性化学物对机体的毒效应有一定的选择性。表现为物种之间毒性的差异,各种特异性药物如抗生素、杀虫剂、灭鼠剂等,用于临床医学、畜牧业和农业等领域。选择性毒性不仅可发生在物种之间,还发生在个体内(易感器官为靶器官)和群体内(易感人群为高危人群)。

2. 靶器官(target organ)

化学物进入机体后,对体内各器官的毒效应往往有选择性,外源化学物可以直接发挥毒效应的器官称为该物质的靶器官。如甲基汞的靶器官是脑,镉的靶器官是肾,锰的靶器官是基底节。毒性作用的强弱,主要取决于该物质在靶器官中的浓度。但靶器官不一定是该物质浓度最高的场所。例如铅蓄积在骨中,铅中毒主要表现为造血系统、神经系统等毒效应。DDT 在脂肪中的浓度最高,但对脂肪组织没有毒效应,其常见靶器官有神经系统、血液和造血系统以及肝、肾、肺等。

许多化学物质有特定的靶器官,另有一些则作用于几个靶器官,这在化学结构与理化性质近似的同系物或同类物中更为多见。另外,在同一靶器官产生相同毒效应的化学物质,其作用机制可能不同。

某特定器官成为毒物靶器官的可能原因:(1)器官的血液供应;(2)特定的酶或生化途径;(3)器官功能和解剖位置;(4)对特异性损伤的易感性;(5)对损伤的修复能力;(6)有特殊的摄入系统;(7)代谢毒物的能力和活化/解毒系统平衡;(8)毒物与特殊生物大分子结合。

机体对外源化学物的处置是影响毒效应的重要因素。因为在靶器官内的外源化学物或其活性代谢物的浓度及持续时间,决定了对机体毒效应的性质及其强度。影响吸收、分布、代谢和排泄的各种因素和外源化学物理性质均可影响靶器官中外源化学物的量。对特定靶器官的毒性,直接取决于外源化学物与生物大分子如受体、酶、蛋白、核酸、膜脂质的作用。

3. 高危人群(high risk group)

高危人群是指具有某种高危险性特征(多指疾病)、易受环境因素损害的易感人群。在同一污染环境中,该人群比正常人群出现健康危害早且程度严重。高危人群的生理调节功能、平衡适应反应以及代偿能力等都比正常人群低,易受环境有害物质的影响。出现该易感性的生物学基础是:(1)不同年龄对某些环境因素作用的反应不同。例如胎儿和新生儿体内酶解毒系统尚未成熟,儿童血清免疫球蛋白水平低,老年人应激功能较低,一般对环境有害因素易感;(2)某些疾病的发生与性别有关。如经产妇痛痛病的发病率比其他人群高;(3)某些遗传缺陷者对某些毒物特别易感。如先天性葡萄糖-6-磷酸脱氢酶缺乏者,在暴露氧化剂时,体内还原型谷胱甘肽很难维持正常水平,以致红细胞脆性增加,出现溶血性贫血;(4)营养缺乏可以使某些污染物的毒效应加重。长期维生素A、C不足,易产生癌症;(5)某些患者易受有害物质的影响。如慢性心肺疾病患者,对二氧化硫污染易感;(6)某些因素使暴露机会增多。由于高危人群对环境因素的易感性,因此,在研究环境因素的健康影响和制定环境卫生标准时,均应以高危人群为主要观察对象,力求保证全部人群的健康。

四、生物标志

生物标志(biomarker,biological marker)指经生物屏障进入组织或体液的化学物、代谢产物以及引起的生物学效应指标,可分为暴露生物标志、效应生物标志和易感性生物标志。

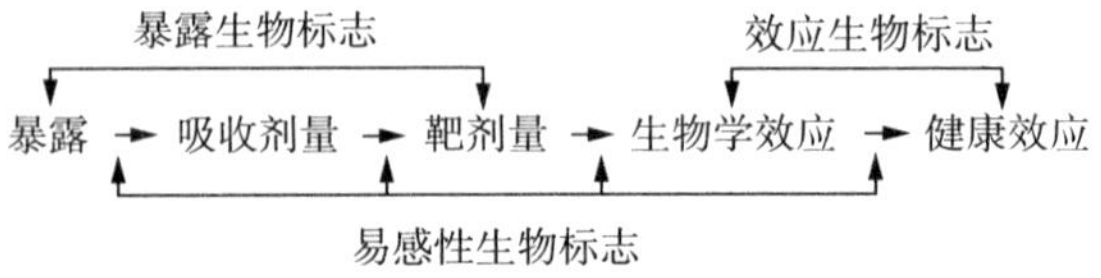

图2-1 从暴露到健康效应的过程与生物标志的关系模式

1. 暴露生物标志(biomarker of exposure)

暴露生物标志指在组织、体液或排泄物中存在的化学物原形及其代谢产物,或它们与内源性物质作用的反应产物测定值,可提供有关化学物质的暴露信息。

暴露生物标志分为体内剂量标志和生物效应剂量标志。前者反映机体特定化学物质及其代谢物含量(内剂量或靶剂量),如检测人体某些生物材料如血液、尿液、头发中的铅、汞、镉等重金属含量可以准确判断机体暴露水平。后者反映化学物及其代谢产物与某些组织细胞或靶分子相互作用形成的反应产物含量。如苯并[a]芘与DNA结合形成加合物。加合物的形成往往预示着毒效应起始,而加合物的数量则决定了毒效应强度,生物效应剂量标志的使用有助于准确建立剂量—反应关系。

2. 效应生物标志(biomarker of effect)

效应生物标志指可测出的机体生化、生理、行为等异常或病理组织学方面的改变,可反映关联不同靶剂量的有害效应信息。含反映早期生物效应(early biological effect)、结构和/或功能改变(altered structure/function)及疾病(disease)标志。早期生物效应标志反映外源化学物与组织细胞作用产生的分子水平改变,如DNA损伤等。结构和/或功能改变效应生物标志反映外源化学物引起的组织器官功能紊乱或形态学改变,如铅致卟啉代谢紊乱是铅中毒重要和早期的变化之一,表现为血液和尿中δ-氨基-r-酮戊酸(ALA)以及血液中游离原卟啉(FEP)、锌原卟啉(ZPP)增多。疾病效应生物标志反映外源化学物使机体出现的亚临床或临床表现,可用于疾病筛选与诊断,如血清甲胎蛋白可能与肝癌有关。效应生物标志可提供人体暴露与疾病的联系,有助于确定剂量—反应关系。

3. 易感性生物标志(biomarker of susceptibility)

易感性生物标志指反映机体对化学物毒效应敏感性的指标。由于易感性的不同,性质与剂量相同的化学物在不同个体中引起的毒效应常有很大差异,这是多种因素综合作用的结果,其中遗传因素十分重要。毒物代谢酶的多态性直接影响化学物在体内的结局和与生物大分子相互作用的活性,与某些疾病的高发有关。如 GSTM1 null 基因型与肺癌发生有一定关系。易感性生物标志主要用于易感人群的筛检与监测,在此基础上可采取有效措施进行针对性预防。

生物标志的研究与应用可准确判断机体接触化学物的实际水平,有利于早发现特异性损害,并进行防治,对于阐明毒作用机制、剂量—反应关系、毒理学资料的物种间外推具有十分重要的意义。

第三节　暴露、剂量和剂量—反应关系

一、剂量和暴露特征

1. 剂量

毒性较高的物质只需要较小的剂量,就能对机体造成一定损害;而毒性较低的物质则需要较大剂量才能出现一定的毒效应。毒性的大小是相对的,关键在剂量,在一定意义上,只要达到一定剂量,任何物质对机体都有毒性。

剂量(dose):机体接触外源化学物的量,或在实验中给予机体受试物的量。剂量是决定外源化学物对生物体损害作用的重要因素。剂量概念的范围包括:(1)暴露剂量(exposure dose):又称外剂量(external dose),指外源化学物与机体接触的量,可以是单次接触或某一浓度的一定时间持续接触。在实验条件下,动物的暴露剂量被称为给予剂量(administered dose)。毒理学的接触、暴露和染毒具有相同含义。(2)吸收剂量(absorbed dose),又称内剂量(internal dose),指外源化学物透过生物屏障,吸收进入血液的量。(3)到达剂量(delivered dose),又叫靶剂量(target dose)或生物有效剂量(biologically effective dose),是吸收后到达靶器官的外源化学物的量。

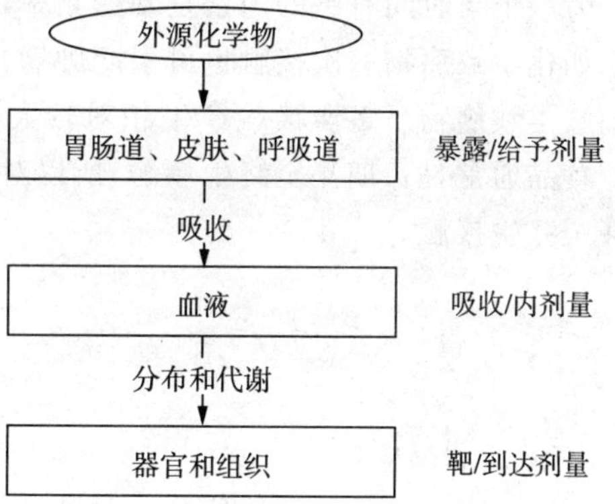

图 2-2　不同剂量定义的关系

化学物对机体损害效应的强度和性质取决于其在靶器官中的剂量。通常暴露剂量越大,靶剂量也越大,所以常以暴露(染毒)剂量来衡量,常用单位体重接触外源化学物的量来表示,如 mg/kg(固体);在气体或水环境中用 mg/m^3(气体)、mg/L(液体)来表示。食品中外源化学物的毒性大小受很多因素影响,但主要还是取决于摄入量。

大多数化学物在体内的生物学效应随剂量增加而转化，根据效应的转化可以把化学物分成两种类型：Ⅰ型和Ⅱ型（图 2-3）。Ⅱ型比较复杂，包括营养素、食品的外源化学物、药品等，如茶多酚和咖啡因。有益效应包括营养、保健和治疗疾病。食品中可能同时含有Ⅰ型（如残留的农药）和Ⅱ型外源化学物（如咖啡因）。

2. 暴露

外源化学物或其代谢产物到达生物体内的作用部位，浓度和持续时间达到一定程度时可以产生毒效应。暴露特征是影响化学物毒性的重要因素。暴露特征包括暴露途径、暴露期限和暴露频率。

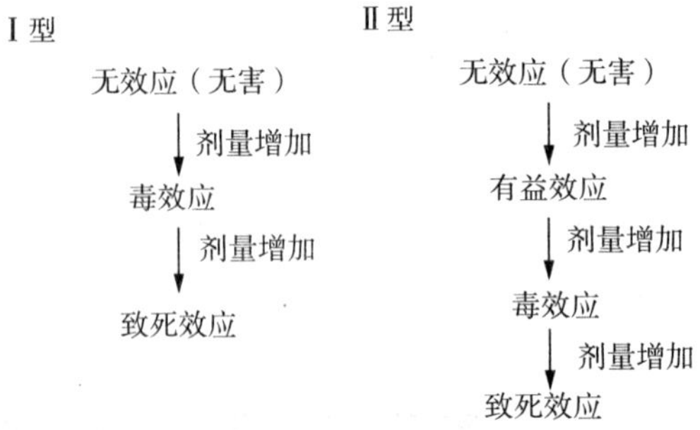

图 2-3 按照效应转化划分的化学物类型

在毒理学中，机体最常见的暴露途径有经口、经呼吸道、经皮肤以及其他途径，如各种注射途径：静脉注射、肌肉注射、腹腔注射、皮下注射、皮内注射等。毒物产生最快速最大效应的暴露途径是直接进入血液（静脉注射），但食品毒理学中主要的暴露途径是经口。

在毒理学中按照与化学物接触时间的长短，把暴露（染毒）期限分成四类：急性、短期重复剂量、亚慢性和慢性毒性。急性毒性试验指 24 小时内一次或多次染毒；短期重复剂量试验指不超过一个月的重复染毒；亚慢性毒性试验一般指 1～3 个月的重复染毒，慢性毒性试验指 3 个月以上的重复染毒。短期重复剂量试验、亚慢性毒性试验和慢性毒性试验统称为重复染毒试验。

另一个与时间有关的因素是暴露频率，内剂量与接触频率有关。对慢性毒性来说，有些毒物如化学致癌物一次接触也可引起肿瘤，但多数致癌物是多次小剂量接触更容易致癌，如亚硝胺类致癌物。多次接触产生相对较大的总剂量，也可能使损害作用连续，出现累积效应。食品通常是长期甚至终生接触，所以对食品中化学物的安全性评价应着重考虑多次、长期甚至终生接触。

二、剂量—反应关系

1. 效应和反应

（1）效应（effect）是量反应（gradual response），指暴露引起的生物个体、器官或组织的生物学改变。此种变化的程度可以用有度量单位的测量数值来表示。例如某种有机磷农药可使血液中的胆碱酯酶活力降低，四氯化碳能引起血清中的谷氨酸转移酶活力增高，均为外来化合物在机体内引起的效应。

（2）反应（response）是质反应（quantal response），指暴露群体中出现某种效应的个体在群体中所占的比例，一般以百分率或比值表示，如死亡率、肿瘤发生率等，其结果只能用“有”或“无”“正常”或“异常”等计数资料来表示。

2. 剂量—效应关系（dose-effect relationship）和剂量—反应关系（dose-response relationship）

剂量—效应/反应关系是毒理学中非常重要的概念。剂量—效应关系是指随着外源化学物剂量的增加,对机体的毒效应强度增加,是外源化学物暴露剂量的变化与个体发生的量反应强度之间的关系;在一定的剂量范围内,这种可检测到的反应是“分级的”。剂量—反应关系是指随着外源化学物剂量的增加,出现某种效应的个体在群体中所占的比例增加,是外源化学物暴露剂量的变化与群体中质反应发生率之间的关系;在给定的剂量条件下,个体在群体当中要么是反应者,要么是不反应者,是“全”或“无”关系。如果某种外源化学物与机体出现的某种损害作用存在因果关系,则一般存在明确的剂量—效应关系和剂量—反应关系。

三、剂量—效应曲线和剂量—反应曲线

剂量—效应关系和剂量—反应关系都可以用曲线来表示。以剂量为横坐标,以表示效应强度的计量单位或者以表示反应的百分率或比值为纵坐标,绘制散点图,可得到剂量—效应/反应曲线。剂量—反应曲线反映了机体对外源化学物毒作用易感性的分布。不同的外源化学物在不同的条件下,引起的效应类型不同,剂量—效应/反应曲线可以有抛物线形、直线形或S形曲线等。

1. 直线

化学物剂量的变化与反应/效应的强度或反应率的改变成正比。此种曲线在某些体外试验中,在一定的剂量范围内可能见到。

2. 抛物线

常见于剂量—效应关系,在曲线前段,随着剂量的增加,效应或反应率迅速变化,以后相对缓慢,成抛物线形。将剂量换算为对数,抛物线即可转变为一条直线。

有机磷化合物可以使血液中胆碱酯酶和羧酸酯酶活力降低,如将纵坐标换算成抑制百分率,则剂量—效应关系分别为双曲线形(羧酸酯酶)和直线形(胆碱酯酶)。

饲料中敌杀磷的剂量(ppm)

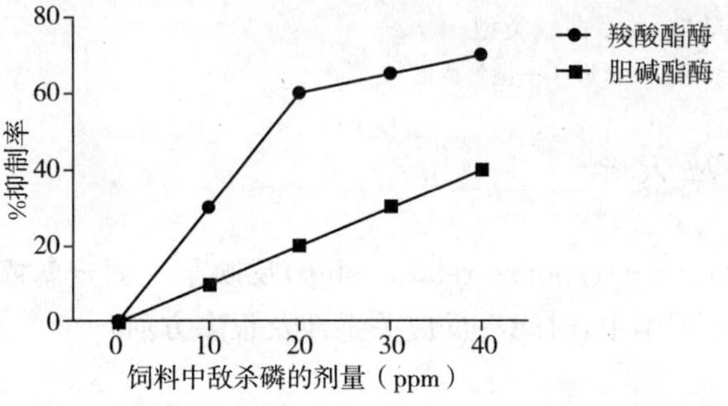

图2-4　饲料中掺入敌杀磷的剂量—效应关系曲线

3. S形曲线

剂量—反应关系曲线的基本类型是S形曲线,该曲线可以反映出实验动物或人的个体差异,少数个体特别敏感或不敏感,整个群体的易感性呈正态分布。S形曲线特点是在低剂量范围内,随剂量增加反应缓慢增加,然后剂量增加时,反应也随之急速增加,但当剂量继续增加时,反应强度增加又趋于缓慢。曲线开始平缓,继之陡峭,然后又趋于平缓,呈S形。实

际上，更常见的剂量—反应关系曲线是非对称S形曲线，该曲线两端不对称，一端较长，另一端较短，非对称S形曲线反映出个体对外源化学物毒效应易感性呈偏态分布。

4. 剂量—反应关系曲线的斜率

反应率50%左右的斜率更重要。斜率反映剂量改变时，反应是否明显改变。斜率越大，提示群体的大多数将在狭窄剂量范围内发生反应，而较平坦的斜率则表示，影响群体的大多数需要更广的剂量范围。

为计算 LD_{50} 等毒理学参数及曲线斜率，有必要将剂量—反应曲线转换为直线。对称S形曲线转换为直线时，是把纵坐标单位用概率单位来表示；非对称S形的曲线转换为直线时，要先把横坐标的剂量单位换算为相应的对数，然后把纵坐标的反应率用概率单位表示。

5. U形曲线

对维持正常生理功能所需要的物质，如某些维生素和必需微量元素等剂量—效应关系曲线的形状呈U形。该类物质剂量极低时，出现营养缺乏的有害效应。随着剂量的增加，有害效应逐渐减弱以至消失，机体达到自稳状态。但是，当剂量达到某一阈值后会引起有害效应，且随剂量增大而加重。例如维生素A缺乏会导致夜盲症和一些感染性疾病的发病率和死亡率增加，而维生素A过高可以引起肝毒性和出生缺陷。

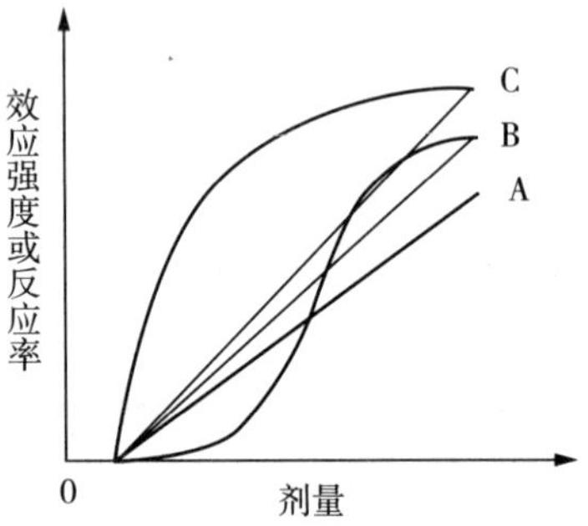

图2-5 常见的剂量—反应(效应)关系曲线类型

A—直线形；B—S形；C—抛物线形

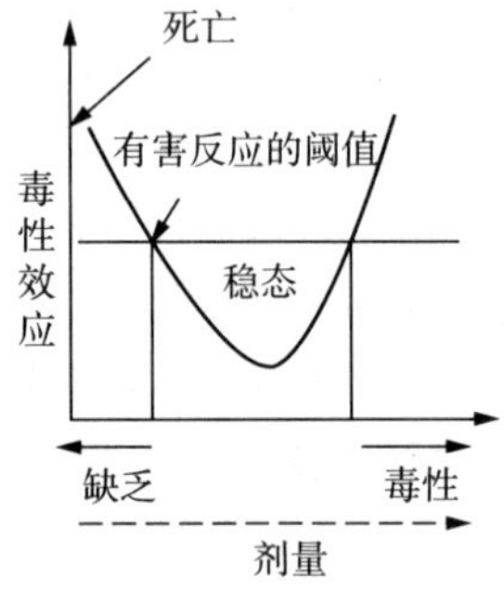

图2-6 U形曲线

四、时间—反应关系

时间—反应关系(time-response relationship)反映某一固定暴露剂量条件下，毒效应发生的时间过程。在毒理学中，时间—反应关系涉及很多方面：

1. 潜伏期

指单次剂量或短期暴露致癌物质后出现第一个临床表现(如肿瘤)需要的时间。暴露至效应出现的时间间隔(潜伏期)大小取决于暴露剂量。

2. 效应持续时间

仅用于停止暴露后可逆的效应。如果靶器官中化学物或其活性代谢产物的浓度超过最小有效浓度(Ceff)，即可发生效应，低于Ceff后，效应即消失。

3. 延迟效应

由于在毒效应出现前必须有效应蓄积，一些物质的效应只有在长期暴露后才出现。

4. 暴露时间和浓度

外源化学物引起某种毒效应所需的暴露时间和暴露浓度有一定的关系。其对呼吸毒理学的研究具有重要意义，如在吸入染毒时，如果暴露浓度(C)固定，吸收的量将与暴露浓度和暴露时间(t)成比例，累积的剂量与 $C \cdot t$ 成比例。符合 Haber 提出的 $C \cdot t = k$ 关系式，影响效应出现的因素包括吸收速度、酶的代谢活化等。

五、毒物兴奋效应

毒物兴奋效应(hormesis)指毒物在低剂量时表现为有益于受试生物体的刺激效应，而在高剂量时表现为抑制效应。在剂量—反应关系上表现为倒 U 形或 J 形，具体为哪种类型取决于检测终点。倒 U 形见于终点为生长情况(如多种有毒金属、除草剂和射线在低剂量条件下对植物生长状况的影响)或存活情况(如 γ 射线在低剂量条件下对啮齿动物寿命的影响)，J 形见于终点为发病率(如癌变、畸变、突变的研究)。

毒物兴奋效应早已被提出，但直到 20 世纪 90 年代才受到重视，至今，已在各类生物(包括动物、植物、微生物)、各类毒物(包括致癌物、非致癌物)及各类生命现象(包括肿瘤形成、生殖、生长、寿命及代谢等)中都发现了该现象。据近年对兴奋效应研究认为，与毒理学经典阈值模型和线性非阈值模型相比，兴奋效应是一个更加普遍和基础的剂量—反应模型，尤其一是在低剂量领域应用广泛。关于毒物兴奋效应的作用机制，迄今尚未完全阐明，公认的假说有：(1)受体机制。认为机体应具有两种不同激动剂亲和力的受体亚型，可能引起兴奋效应，或者引起抑制效应。低浓度时，高亲和力受体亚型起作用；高浓度时低亲和力受体发挥作用，低亲和力受体有很高的容量。(2)过度代偿机制。低剂量染毒时，机体出现一种过度代偿反应，形成兴奋效应曲线的刺激部分；高剂量作用时，机体有限的代偿难以回到正常水平。

第四节　毒性参数和安全限值

一、毒性参数

毒性参数的测定是毒理学试验剂量—反应关系研究的重要内容之一，从动物实验得到的毒性参数分为两类。毒性上限参数是经急性毒性试验获得以死亡为终点的毒性参数。毒性下限参数，即观察到有害作用最低水平及未观察到有害作用水平，经急性、亚急性、亚慢性和慢性毒性试验得到。

1. 致死剂量或浓度(lethal dose or concentration，LD 或 LC)

指引起实验动物急性中毒死亡的剂量/浓度，是评价各种外源化学物毒性和危险性的一类重要参数。

(1)绝对致死剂量或浓度(absolute lethal dose or concentration，LD_{100} 或 LC_{100})：指引起一群实验动物全部死亡所需要的最低剂量或浓度。如再减少剂量或浓度便有存活者。在一个群体中，不同个体对外源化学物的耐受性不同，可能有少数个体耐受性过强或过弱，以致100%死亡的剂量波动很大。所以，对不同外源化学物的毒性进行比较时，通常不用 LD_{100} 而采用半数致死剂量（LD_{50}）。LD_{50} 较少受个体耐受程度差异的影响，较为稳定。

（2）半数致死剂量或浓度（median lethal dose or concentration，LD_{50} 或 LC_{50}）：指引起一群实验动物50%死亡所需要的剂量或浓度，又称致死中量。LD_{50} 是评价化学物急性毒性大小最重要的参数，也是急性毒性分级的基础指标。表示 LD_{50} 的单位为 mg/kg 体重，其数值越小，表示毒性越强；反之，其数值越大，则毒性越弱。

LD_{50} 是一个生物学参数，受多种因素影响。对于同一种外源化学物，不同种属动物的敏感性不同，如异氰酸甲酯对大鼠 LD_{50} 为 69 mg/kg，对小鼠则为 120 mg/kg。接触途径不同也影响 LD_{50}，如内吸磷对大鼠经口染毒 LD_{50} 为 2.5 mg/kg，经皮染毒 LD_{50} 为 8.2 mg/kg。因此，在表示 LD_{50} 时，必须注明动物种属和接触途径。对于某些外源化学物，同种不同性别动物的敏感性不同。如有机磷农药马拉硫磷和甲基对硫磷对雄性动物毒性大，而对硫磷和苯硫磷对雌性动物毒性大。对于这样的外源化学物，还应标明不同性别动物的 LD_{50}。此外，实验室环境、喂饲条件、染毒时间、受试物浓度、溶剂性质、实验者操作技术的熟练程度等均可对 LD_{50} 产生影响。在计算 LD_{50} 时，还应注明95%可信区间，以 $\lg^{-1}(\lg LD_{50} \pm 1.96 \times S_{\lg LD50})$ 来表示其可信区间，$S_{\lg LD50}$ 为标准差。

经呼吸道接触外源化学物的剂量问题具有一定的特殊性。机体经呼吸道接触的外源化学物，真正能进入体内的数量受很多因素的影响，例如吸入物质的浓度、理化性质、接触时间长短和接触时机体呼吸的频率以及通气量等。这些因素可使真正经呼吸道进入机体内环境的外源化学物剂量不易精确掌握。所以，通常采用呼吸环境中外源化学物浓度（c）和机体在此种环境中呼吸持续时间（t）的乘积（ct）来表示。在实际工作中，可将时间固定不变，而只改变外源化学物的浓度。这样就可用 LC_{50} 来表示外源化学物经呼吸道暴露的毒作用，即能使一群动物在接触外源化学物一定时间（一般固定为2～4 h）后，在一定观察期限内（一般为14 d）死亡50%所需的浓度。

（3）最小致死剂量或浓度（minimum lethal dose or concentration，MLD，LD_{01}，LDmin 或 MLC，LC_{01}，LCmin）：指在一群实验动物中仅引起个别动物发生死亡的最低剂量或浓度。低于此剂量即不能使动物出现死亡。

（4）最大耐受剂量或浓度（maximum tolerance dose or concentration，MTD，LD_0 或 MTC，LC_0）：指在一群实验动物中不引起死亡的最高剂量或浓度。接触此剂量的个体可以出现严重的毒作用，但不会死亡。

2. 非致死效应剂量或浓度（no lethal effective dose）

在毒理学研究工作中，研究机体接触外源化学物后所产生的各种变化，如生理生化改变、神经系统和免疫系统的变化等，都是在非致死条件下进行的。因此，一般常以半数效应剂量或浓度、观察到有害作用的最低剂量（有时也称阈剂量、）、未观察到有害作用的剂量作为毒作用的评价参数。

（1）半数效应剂量或浓度（median effective dose or concentration，ED_{50} 或 EC_{50}）指外源性化学物引起机体某项指标发生50%改变所需的剂量。半数效应剂量也可用于表示治疗指数，治疗指数为 LD_{50} 与 ED_{50} 的比值，此比值愈大，说明治疗用药的有效剂量愈安全；反之，则治疗用药的危险性就愈大。

(2)观察到有害作用的最低水平(lowest observed adverse effect level,LOAEL)有时也称最小有作用水平(minimal effect level,MEL),指在一定时间内,一种外源化学物按一定方式与机体接触,使某项灵敏的观察指标开始出现异常变化或使机体开始出现损害作用所需的最低剂量。

(3)未观察到有害作用水平(no observed adverse effect level,NOAEL):有时也称最大无作用水平(maximal no-effect level,MNEL),指某种外源化学物在一定时间内,按一定方式与机体接触,用现代的检测方法和最灵敏的观察指标不能发现任何损害作用的最高剂量。

实际工作中常用 NOAEL 和 LOAEL。另外,对于同一化学物,在使用不同种属动物、染毒方法、接触时间和观察指标时,会得到不同的 NOAEL 和 LOAEL。因此,在表示这两个毒性参数时应注明具体实验条件。NOAEL 和 LOAEL 通常从慢性毒性试验得到,根据 NOAEL 和/或 LOAEL 估计的阈剂量(threshold dose)是制订卫生标准的主要依据。

3. 毒作用带(toxic effect zone)

指阈剂量作用下限与致死毒作用上限之间的距离,是一种根据毒性和毒作用特点综合评价外源化学物危险性的常用指标,包括急性毒作用带(acute toxic effect zone,Z_{ac})和慢性毒作用带(chronic toxic effect zone,Z_{ch})。

(1)Z_{ac}:以 LD_{50}/Lim_{ac} 的比值表示,比值的大小反映急性阈剂量值距离 LD_{50} 的宽窄。比值愈大,毒物的急性毒作用带愈宽,则从急性阈剂量与引起死亡的剂量范围就愈大,说明该毒物引起急性致死性中毒的危险性愈小;反之,比值愈小,则引起致死性中毒的危险性愈大。用急性 NOAEL 来代表急性阈剂量,称为急性毒作用范围(Margin of acute toxic effect, MOT_{ac}),$MOT_{ac}=LD_{50}/NOAEL_{ac}$。

(2)Z_{ch}:以 Lim_{ac}/Lim_{ch} 的比值表示,比值愈大,毒物的慢性毒作用带愈宽,说明该毒物引起慢性中毒的危险性愈大,这是因为假定两种化合物的 Lim_{ac} 相同或相近,那么 Z_{ch} 宽的化合物,其 Lim_{ch} 则小,引起慢性中毒的可能性大。反之,比值愈小,引起慢性中毒的危险性愈小。用急性 NOAEL 来代表急性阈剂量,慢性 NOAEL 来代表慢性阈剂量,称为慢性毒作用范围(Margin of chronic toxic effect,MOT_{ch}),$MOT_{ch}=NOAEL_{ac}/NOAEL_{ch}$。

二、安全限值

安全限值指为保护人群健康,对生活和生产环境和各种介质(空气、土壤、水、食品等)中与人群身体健康有关的各种因素所规定的浓度和暴露时间的限制性量值,在低于此种浓度和暴露时间内,根据现有知识,不会观察到任何直接和/或间接的有害作用。该值是国家颁布卫生法规的重要组成部分,是政府管理部门对人类生活和生产环境实施卫生监督和管理的依据,也是提出防治要求、评价改进措施和效果的准则,对于保护人群健康和保护环境质量具有重要意义。与食品毒理学有关的安全限值主要有每日容许摄入量(acceptable daily intake,ADI)和参考剂量(reference dose,RfD)。

1. ADI

指允许正常成人每日由外环境摄人体内的特定化学物的总量。在此剂量下,终生每日摄入该化学物不会对人体造成任何可测量出的健康危害,单位用 mg/(kg·bw·d)表示,适用于食品及与食品有关的化学物。

2. RfD

由美国环境保护局(EPA)首先提出,用于非致癌物质的危险度评价。RfD为环境介质(空气、水、土壤、食品等)中化学物的日平均接触剂量的估计值。人群(包括敏感亚群)在终生接触该剂量水平化学物的条件下,预期一生中发生非致癌或非致突变有害效应的危险度可低至不能检出的程度。

对毒效应无可确定阈值的外源化学物,根据定义,在零以上的任何剂量,都存在某种程度的危险度。这样,就不能利用安全限值的概念,只能引入实际安全剂量(virtual safety dose,VSD)的概念。化学致癌物的VSD指低于该剂量能以99%可信限水平使超额癌症发生率低于10^{-6},即100万人中癌症超额发生低于一人。

第五节 毒性通路与有害结局

目前的危险度评价(risk assessment)体系主要依赖整体动物试验进行危害鉴定和剂量—反应关系外推。毒理学动物试验的发展为外源化学物危害识别提供了毒性分析的工具,但是仍然有许多外源化学物的动物毒性资料很少或几乎没有。传统的毒性测试耗人力、费用高、周期长、外推不确定性多,面临严峻挑战。需要重新审视现有的毒理学评价方法的有效性。随着现代分析技术的发展和生物信息学应用的推广,特别是后基因组时代,以基因组学、蛋白组学、代谢组学和细胞组学为代表的系统生物学的建立和快速发展,更新了21世纪的毒理学理念和方法,提出了新的毒理学危险度评价体系。

针对毒理学研究与安全性评价所面临的挑战和发展机遇,欧美等发达国家开展了新的毒理学安全评价策略的研究,2004年,美国EPA委托国家研究委员会(National Research Council,NRC)审查现有的毒理学策略,2007年NRC提出了“21世纪毒性测试远景与策略”的报告,应用毒理基因组学、生物信息学、系统生物学和计算机毒理学等先进技术,将毒性测试方法的重心从整体动物的系统测试转向用细胞、细胞系或细胞成分(人源性细胞)来评估生物过程变化的体外测试,简称为“21世纪毒性测试策略”(toxicity testing in the 21st century,TT21C),形成以人体生物学为基础的、涵盖广泛剂量范围、高通量低成本的体外测试方法,重点开展基于毒性通路和靶向测试以及剂量—反应关系与外推模型为核心的毒性测试,最终实现毒效应的预测,以达到以下3个目的:(1)增加可测试化学品数量;(2)降低评价费用;(3)提高人类暴露环境化学物的危险性评价能力。

一、毒性通路和有害结局的相关概念

1. 毒性通路(toxicity pathway)

基于化学物在体内组织暴露达到一定浓度,干扰生物信号通路,当这种扰动达到一定程度时,产生不良效应甚至死亡,这种被干扰的生物信号通路被称为毒性通路。

毒性通路强调的是在细胞水平化学物暴露到基因表达的一系列精确的分子事件,基于毒性通路的危险度评价强调在体外细胞水平进行低剂量试验,在广泛的剂量范围内进行多条信号通路检测。无论单细胞生物还是复杂的植物和动物,都进化出了应对环境应激的机

制，涉及一系列基因的协同作用，许多应激反应的信号通路在脊椎动物内相当保守。随着系统生物学的发展，细胞内信号转导的网络逐步建立，生物系统分子表达的监测成为可能。NRC 在 2000 年就列举了细胞内和细胞间 17 条与发育相关的信号通路，用于评价生殖和发育毒性。此外，还有许多重要的信号通路涉及炎症、氧化应激和癌症等，目前，DNA 损伤修复的信号通路已得到充分研究。

2. 分子始发事件(molecular initiating event，MIE)

在体内化学物－生物分子相互作用启动通路扰动的初始点。沿该通路可引起进一步的关键事件，并与有害结局相关联。

化学物是在分子水平上导致生物系统的扰动。MIE 对识别导致最终有害结局相关的级联是重要的。对 MIE 的理解可确定化学物导致的扰动的性质。一种化学物在不同靶部位的靶分子可能不同。

二、作用模式与有害结局通路内涵

新的毒性测试方案核心是人源性细胞的毒性通路体外测试。应用人源性细胞可避免种属外推的不确定性，干细胞技术的发展已可提供各种组织类型的人源性细胞。基因组技术带来的生物技术革命促进了毒理学技术的发展和推动了高通量筛选工具的开发，使开展化学物作用的靶分子与靶细胞的大规模研究成为可能。

TT21C 策略强调最大限度地应用已有知识的评价方法、建立发展有效靶向寻找关键的新知识，减少依赖于高资源强度的测试手段。为了实现新的危险度评定模式，要求构建一个新的工作框架，在此框架下整合从生物不同结构层次所获得的数据与知识，以有利于风险评估人员开展危险度评定。基于此，发展了作用模式(mode of action，MOA)的概念，WHO/IPCS(2007)提出致癌和非致癌作用模式指南，后扩展并形成了有害结局通路(adverse outcome pathway，AOP)的概念，OECD(2013)提出有害结局路径的指南。

1. 作用模式(MOA)

它指以化学物与生物分子交互作用开始的，证据权重支持的可能导致毒性有关终点的一组事件。可测定的作用模式不同于作用机制，后者意味着对毒作用分子基础更详细的了解。

2. 有害结局通路(AOP)

其是一个概念框架，用以描述已有的关于一个直接的分子始发事件(如外源化合物与特定生物大分子的相互作用)与在生物不同组织结构层次(如细胞、器官、机体、群体)所出现的与危险度评定相关的“有害结局”之间的联系。

3. 来源结局通路

从化学物进入环境开始至有害结局的过程中，可测量事件的连续体和级联。

AOP 是跨越多种生物结构层次的一系列连续事件。连接起始事件与结局之间的内容可以有不同的构成，主要取决于产生 AOP 或所关注危险度内容的类型以及生物学信息的范围。生物不同组织结构层次之间的关系可以是基于原因的、机制的、推理的或具有相关性的，其相关信息可来源于体外、体内，或计算机系统。一个 AOP 框架始于化合物与生物靶标相互作用的 MIE，由此导致一系列的更高效应水平的事件，从而导致具有与特定危险度内容(如:生存、发育、生殖等)相关联的“有害结局”,其中前三个元素(分子特性、与生物大分子相互作用、细胞反应)就是 NRC 所定义的“毒性通路”。AOP 为有机整合已有知识提供了一个有用的框架,从而可以确定关键的不确定性以及要优先研究的内容,提高管理毒理学中的预测手段。

AOP 综合已有的毒理学信息,在个人或群体的水平上,建立外源性化学物引发的分子起始事件(MIE)和有害结局之间相互联系的框架。可以通过这个框架将分子起始事件引起损害作用的毒性试验结果外推到人。

AOP 的概念有别于“毒性通路”,毒性通路关注的是分子起始事件,是细胞水平可测量的关键机制终点,而不是效应本身。AOP 代表的是各种分子起始事件导致与危险度评定相关的“有害结局”的联系,它包含了毒性通路的内容,同时又扩展了毒性通路的范围。AOP 概念的形成也是由于“作用机制”和“作用模式”使用领域所出现的不确定性。作用机制常常描述的是由分子起始事件导致有害结局过程中生物学反应的某一个环节,而作用模式通常关注的是分子起始事件或有害结局。AOP 关注的是由分子起始事件到与危险度评定相关的有害结局,它包含了作用机制与作用模式的功能,一是强调由分子起始事件产生毒作用所导致的结局,这种有害结局与危险度评定相对应,二是有别于“毒性通路”,包含了从起点到终点,即分子起始事件到有害结局的全部过程。

AOP 重要的评价指标是其可靠性和鲁棒性(robustness)。第一阶段是数据总结,记录每一个关键步骤、科学依据和评价。第二个阶段是利用 Hill 标准评定其支持 AOP 因果关系的证据权重,即评价:(1)剂量—反应关系的一致性;(2)关键事件和有害作用之间的时间一致性;(3)有害作用以及始发事件关联的强度、可重复性和特异性;(4)生物学合理性、连贯性和实验数据的一致性;(5)替代机制、提出替代机制以及与假定的 AOP 区别的程度,替代机制应有单独的 AOP;(6)不确定性、不一致性和数据缺口。

目前,MOA/AOP 可作为总结和评价毒作用机制的框架,发现数据缺口,推荐进一步研究的重点。现在 MOA/AOP 已用于判断毒作用阈值、动物资料外推人类的关联性框架及人群和生态危险评定。由于细胞应激反应是针对化学物引起的生物分子结构和功能改变,而不是针对化学物本身,因此多种化学物可能引发同一种 MOA/AOP 的通路反应。所以,建立和维护 MOA 的信息数据库,对机制毒理学研究和危险评定有重要意义。

(王取南 陈艳 高淑英 汪雪雁 何述栋)

【思考题】

1. 毒物、毒性、毒效应/作用的含义及分类,毒性和毒效应的关系。
2. 选择性毒性的表现水平及意义。
3. 生物标志的含义、分类及意义。
4. 剂量、剂量—反应/效应关系的含义和意义。
5. NOAEL、LOAEL 和安全限值的含义及关系。
6. 毒性通路和有害结局通路的基本含义及对毒理学研究带来的机遇与挑战。

第三章 食品中外源化学物的生物转运与生物转化

食品中外源化学物通常经胃肠道进入人体，其体内过程包括吸收（absorption）、分布（distribution）、代谢（metabolism）和排泄（excretion）四个环节。机体对外源化学物的处置（disposition）包括生物转运（biotransportation）和生物转化（biotransformation）过程。生物转运主要涉及吸收、分布和排泄三个环节，是外源化学物从体外进入体内、在体内各部分之间移动以及最后移出体外的过程，有位置的移动但并无化学变化。生物转化则指代谢过程，是外源化学物在体内自发的或经生物转化酶作用而产生的生物化学改变，涉及其化学结构变化，并且还可能伴随外源化学物的物理特性和生物学活性改变，进而能影响其在体内分布的状况和排泄速率。外源化学物的吸收、分布、代谢和排泄并非在时程上截然分开的不同阶段，而是交叉、同时进行的。例如，化学物在肝脏的代谢是发生于经胃肠道吸收并在体内各处分布的基础上，然而肝脏并非唯一的代谢器官，肠粘膜及其他许多器官、组织也表达多种生物转化酶；某些外源化学物在小肠粘膜组织中即可经历代谢过程，经呼吸道暴露的多环芳烃化合物在肺组织中就可以被代谢转化为具有致癌活性的代谢物。

与经呼吸道和经皮吸收途径不同的是，由食物携带、经胃肠道吸收的外源化学物首先要经历门脉循环和肝脏代谢，然后才进入体循环分布至全身。这就存在肝脏的首过效应（first pass effect）。首过效应使得代谢因素对经胃肠道吸收的外源化学物毒性/毒效应及体内过程的影响极为明显。因此，本章将重点介绍代谢增毒、代谢减毒以及代谢产物的体内过程，并以重要的食源性毒物为例加以说明。

外源化学物的生物转运过程可以通过毒物动力学（toxicokinetics）分析来反映。毒物动力学是研究外源化学物进入机体后其体内浓度随时间变化的时－量关系，反映化学毒物在体内的存留时间长短、从机体清除的速度等与生物转运及生物转化有关的特征。因此，本章也讲述有关毒物动力学的基本概念和主要模型。

第一节 食品中外源化学物的生物转运

一、外源化学物跨膜转运机制

吸收、分布和排泄是外源化学物通过由生物膜构成的屏障的过程。生物膜可将细胞或细胞器与周围环境隔离，也可选择性地允许或不允许某些物质通过。

1. 生物膜的结构

生物膜主要由脂质、蛋白和糖类组成，是在脂质双分子层中镶嵌着一些球形蛋白质分子，具有一定的可塑性、流动性。由于脂质双分子层脂肪链大部分为不饱和脂肪酸，熔点低于正常体温，所以脂质双分子层呈液态或流动状态。蛋白质分子以不同的方式镶嵌其中，可能有下列镶嵌形式：(1)穿越整个脂质双分子层，两端暴露在膜外；(2)部分埋藏在脂质双分子层内，一端露在膜外，另一端埋藏在膜内。此外，还有些蛋白质分子，仅仅吸附在脂质双分子层表面。细胞膜的表面还有糖类分子，形成糖脂和糖蛋白；生物膜的内外表面上，脂类和蛋白质的分布不平衡，反映了生物膜两侧功能不同；蛋白质分子在具有流动性的脂质双分子层中可以横向移动。生物膜的结构如图 3-1 所示。

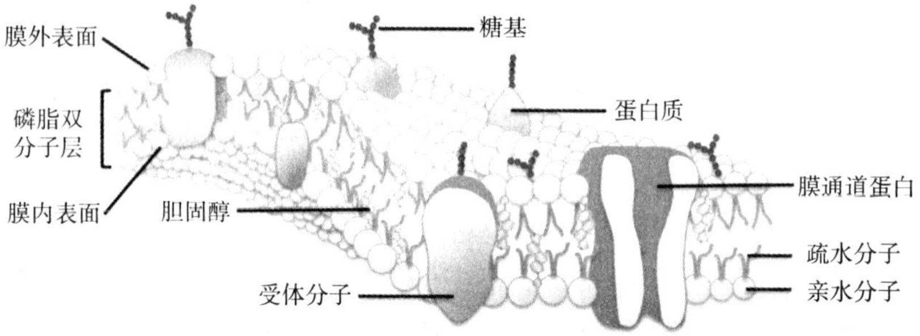

图 3-1 生物膜的结构(液态镶嵌模型)

镶嵌在脂质中的蛋白质可作为跨膜物质转运的特殊载体或由蛋白质分子组成亲水性特殊通道；生物膜也有多孔性，膜上分布有很多直径为 0.2～0.4 nm 的微孔，作为某些水溶性小分子的通道。

2. 生物膜的功能

(1)隔离功能，为细胞的生命活动提供相对稳定的内环境。

(2)屏障作用，膜两侧的水溶性物质不能自由通过。

(3)选择性运输，物质转运具有选择性，维持膜两侧物质浓度与电位的差异。

(4)生物功能：膜蛋白可作为受体、酶、细胞识别分子、电子传递分子等。

3. 生物转运方式

(1)被动转运模式(passive transport，图 3-2)

被动转运模式具有如下特点：从高浓度到低浓度的顺浓度梯度转运，不消耗 ATP，不需特殊载体，也不存在饱和现象，无化学物间的竞争作用。

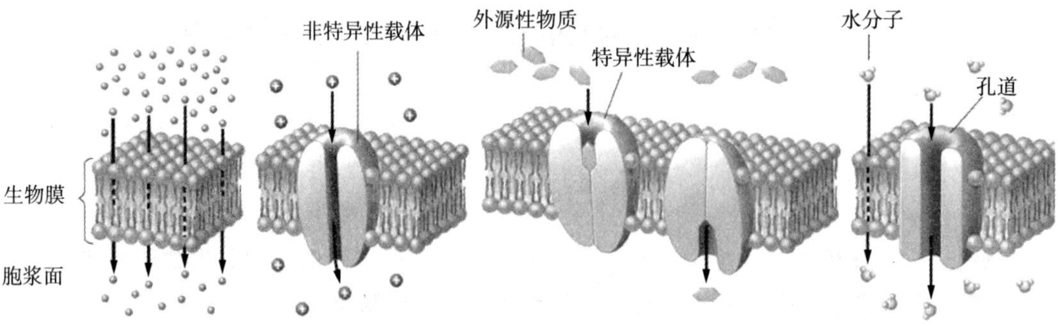

图 3-2 被动转运模式

① 简单扩散(simple diffusion)：外源性化学物由浓度较高的生物膜一侧向另一侧扩散，不需要消耗能量，也不需载体或特殊通道，这一过程称为简单扩散。大部分外源化学物

通过简单扩散进行生物转运。

简单扩散速率取决于化学物的脂溶性(可用脂水分配系数表示)分子大小。一般来说脂水分配系数越大,分子量越小者越容易透过生物膜而进行扩散。但因跨膜生物转运过程中,除脂相外还要通过膜表面的亲水相,所以水溶性过低者不易透过生物膜进行扩散。例如,乙醇为脂溶性,但易溶于水,故易于透过生物膜而被吸收。

弱酸性或弱碱性物质的跨膜转运速率取决于其解离常数 pK_a 值和所处介质的 pH 值。根据外源性化学物质的 pK_a 值和环境的 pH 值之差,可计算出简单扩散达到动态平衡时,解离型和非解离型外源性化学物质的比值。例如:马钱子碱处于弱碱性的肠液中,主要呈非解离状态,所以容易通过小肠上皮细胞膜而被吸收,呈现明显毒性;而在酸性的胃液中,大部分离解,不容易吸收。

② 易化扩散(facilitated diffusion):又称为载体转运(carrier transport),是化学物通过细胞膜上的特异蛋白载体而扩散,顺浓度梯度转运,不需消耗 ATP。当外源性化学物质浓度过高时,载体可被饱和,转运率达最大值。载体可被类似物占领,表现竞争性抑制作用。

③ 滤过(filtration):滤过是外源化学物中水溶性的小分子随同水分子透过生物膜上亲水性孔道的过程。其转运动力来自膜两侧渗透压梯度和液体静水压。凡分子大小和电荷与膜上亲水孔道结构相适应的溶质都可随同水分子通过此种亲水性孔道,进行滤过。

一般分子量小于 100 Da～200 Da 的物质可通过直径 0.4 nm 的亲水孔道;分子量小于白蛋白的物质可透过直径 3 nm～4 nm 的亲水孔道。大部分细胞的膜孔都比较小(约 0.4 nm),只能透过水、乙醇、尿素和乳酸等水溶性小分子和 O_2、CO_2 等气体小分子。

(2)主动转运模式(图 3-3)

主动转运模式(active transport)需要膜上的特异性载体蛋白并消耗 ATP,其特点是可逆浓度或电位差进行跨膜转运。如 Na^+-K^+-ATP 酶(钠钾泵)、$Ca^{2+}-Mg^{2+}$-ATP(钙泵)、质子泵(氢泵)、儿茶酚胺再摄取的胺泵等。其转运有饱和与竞争现象。少数外源化学物因化学结构与体内营养素或内源性化合物相似,从而借用后者的主动转运系统,如铅可利用钙泵,铊利用铁的载体,5-氟尿嘧啶利用嘧啶运载系统。主动转运对于胃肠道中某些化学物的吸收,以及在肾小管和肝脏毛细胆管的排泌机制中具有重要意义。

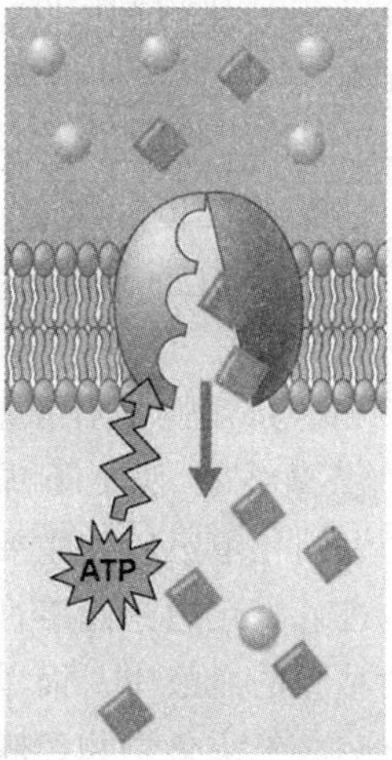

图 3-3 主动转运模式

(3)膜动转运模式(图 3-4)

大分子物质或颗粒物的转运伴有生物膜的一系列动态改变,称为膜动转运(cytosis)。膜动转运可分为胞吞和胞吐作用,需消耗 ATP 供能,对体内外源化学物和外来异物的转运和消除具有重要意义,例如肝脏网状内皮细胞对有毒异物的消除。

① 胞吞作用(endocytosis):某些液态物质或固体颗粒物可通过生物膜的内陷形成吞噬小泡而进入细胞内。胞吞作用依据所摄取物质的差异分为两类:对液态物质的吞噬称为胞饮作用(pinocytosis),对固体颗粒物的吞噬称为吞噬作用(phagocytosis)。

② 胞吐作用(exocytosis):是将某些大分子物质或颗粒物通过此种方式从细胞内运出

细胞的过程，又称为出胞作用。

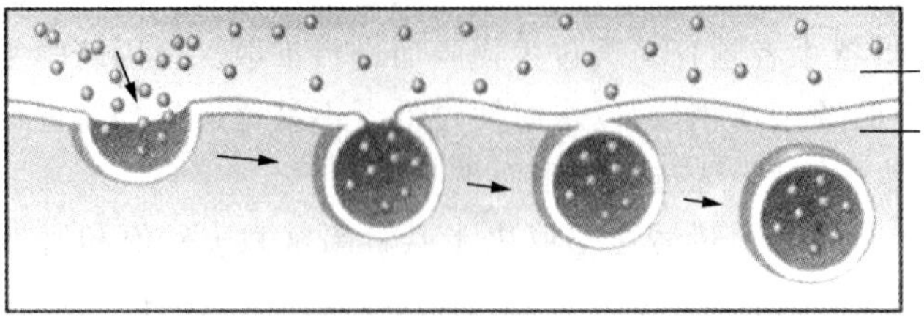

(a) 胞吞作用

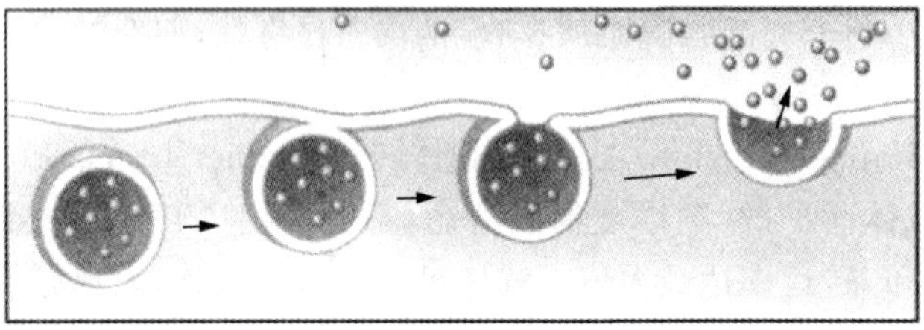

(b) 胞吐作用

图 3-4 膜动转运模式

二、外源化学物的吸收

外源化学物从接触部位通过生物膜屏障进入血液循环的过程称为吸收。主要的吸收部位是消化道、呼吸道和皮肤。毒理学实验中还有皮下注射、肌肉注射、静脉注射和腹腔注射等染毒方式。吸收部位的组织可能对外源化学物有不同的屏障作用，也可能是外源化学物直接作用的靶组织。外源化学物在吸收部位的组织也可能经历代谢活化，造成局部毒效应。

1. 经消化道吸收

(1)经消化道吸收的特点和影响因素：消化道是外源化学物的主要吸收部位，从口腔到直肠各部位都可吸收外源化学物(图 3-5)。小肠是消化道中最长的部分(正常成年人为 4～5 m)，其粘膜具有很多环状皱褶，皱褶上有大量绒毛，每个柱状上皮细胞顶端又有约 1700 条微绒毛，使小肠粘膜的总面积增加 600 倍，达到 200～250 m^2。因此，小肠是外源化学物经消化道吸收的主要部位。简单扩散是外源化学物在消化道吸收的主要方式。

进入消化道的脂溶性非解离型有机化学物分子以简单扩散方式透过消化道粘膜上皮层到达粘膜的血液中。简单扩散主要受到胃肠道腔内 pH、外源化学物质的 pK_a 和脂溶性等因素影响。外源化学物经膜孔(直径为 0.4 nm)滤过主要是相对分子量小于 200 Da 的水溶性分子。某些金属类可以经特异的转运载体机制吸收，如铬和锰可以通过铁转运机制吸收，铅可以利用钙转运机制吸收等。甲基汞在肠道主要和半胱氨酸形成结合体，通过氨基酸的转运载体吸收。此外，一些颗粒物如偶氮染料和聚苯乙烯乳胶可通过吞噬或胞饮作用进入小肠上皮细胞。

此外，外源化学物经消化道吸收还受胃肠蠕动(滞留时间)、胃肠道内容物量和质、胃肠道血流量和肠道菌群等的影响。

(2)首过效应由于消化道血液循环的特点，除口腔和直肠外，从胃和肠吸收的物质均汇入肝门静脉,并进入肝脏,在肝小叶的血窦中缓行,之后经肝静脉进入体循环。由于肝脏具有最为丰富的代谢酶,是一个最主要的代谢器官,因此许多化学物在此经历代谢转化。这种未到体循环就被肝脏代谢的现象称为首过效应(first pass effect)。肠道吸收部位发生的外源化学物代谢现象也发生于进入体循环前;目前所有在吸收部位发生代谢后再进入体循环的现象都被理解为首过效应。

(3)肠道菌群的影响

近年来,肠道菌群对于外源化学物在消化道吸收的影响逐渐受到重视。肠道菌群能介导食物中外源化学物质的代谢,增强或削弱其生物活性。例如,菌群代谢酶可使芳香族硝基化学物转化成致癌性芳香胺,使苏铁苷(cycasin,甲基氧化偶氮甲醇的葡萄糖醛苷)分解转化成致癌物甲基氧化偶氮甲醇。而且,肠内微生物对肝肠循环中肠道结合型化学物的水解和重吸收具有重要作用。

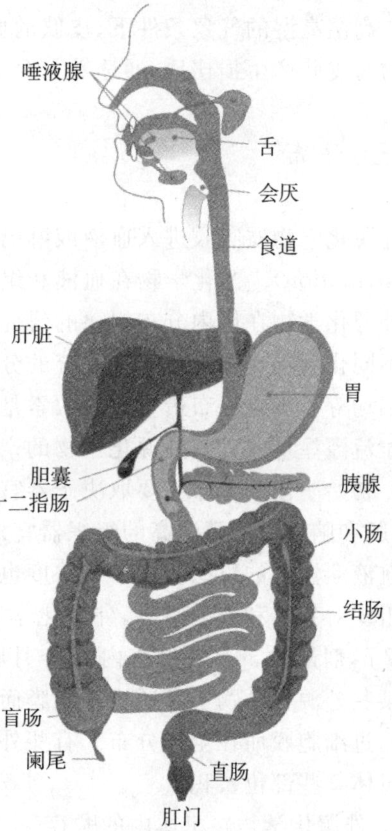

图 3-5　消化系统模式

2. 经呼吸道吸收

空气中的外源化学物主要经呼吸道吸收。气态物质的水溶性影响其吸收部位,易溶于水的气体(如二氧化硫、氯气等)在上呼吸道吸收,水溶性较差的气体(如二氧化氮、光气等)则可深入肺泡,通过肺泡吸收。气态物质在肺泡主要经简单扩散方式通过呼吸膜而进入血液,其吸收速率主要受肺泡与血液中物质的浓度(分压)差和血/气分配系数(blood/gas partition coefficient)影响。血/气分配系数是气体在呼吸膜两侧的分压达到动态平衡时,在血液内的浓度与在肺泡空气中的浓度之比。此系数越大,气体越容易被吸收入血液。例如,乙醇的血/气分配系数为1300,乙醚为15,二硫化碳为5,乙烯为0.4,说明乙醇远比其他气体容易吸收。肺通气量和肺血流量大小也是影响外源化学物经呼吸道吸收的因素。

游离二氧化硅和石棉等颗粒物在呼吸道的吸收主要受颗粒物大小的影响。由于呼吸道的阻挡和过滤,一般只有直径$<2\ \mu m$的颗粒才能到达肺泡。阻留在呼吸道表面粘液上颗粒物,经纤毛运动向上移动,最后由痰咳出或咽入胃肠道。此外,与血浆转运蛋白结合的能力也是影响外源化学物经呼吸道吸收的重要因素。

3. 经皮肤吸收

外源化学物经皮肤吸收的第一阶段为穿透角质层,此阶段是一个限速步骤,需要兼具脂溶性和些许水溶性。之后,经过多层上皮细胞和结缔组织在真皮层的毛细血管吸收进入血液。体表不同部位皮肤角质层厚度差距极大,阴囊部位几乎缺乏角质层,腹部较薄,手掌和足底的角质层最厚,因此化学物一般在手掌和足底吸收最慢。四氯化碳和一些杀虫剂等高脂溶性物质可以经皮肤吸收并引起全身中毒。此外，一些多环芳烃和重金属也可经皮肤吸收。在高温高湿的气象条件下，皮肤的血流量和湿度增加会提高吸收速率。在酸、碱和皮肤刺激物对皮肤产生损伤后，通透性也会明显提高。

三、分布

外源化学物质吸收进入血液或淋巴液后，随体循环分散到全身组织器官的过程称为分布(distribution)。当化学物在血液和组织器官的分配达到动态平衡，就可认为分布过程结束。外源化学物在体内分布规律的研究，有利于了解外源化学物的储存库和靶器官。

不同化学物在体内各器官系统的分布也一样，一个化学物在体内各器官组织的分布一般也不均等。影响分布最重要的因素是化学物的脂溶性、分子大小及电离状态。组织器官中的血流灌注量及其与外源化学物的亲和力是化学物在不同组织或器官差异性分布的关键因素。初始阶段的分布主要取决于器官或组织的血流灌注率，如肺、肾上腺、肾、甲状腺、肝、心，小肠和脑等血液灌注高的组织器官外源化学物浓度也高；而皮肤、骨骼肌、结缔组织和脂肪等血液灌注低的组织中化学物浓度也低。但随时间延长，受外源化学物经膜扩散速率和器官组织对其亲和力的影响，外源化学物可经历再分布(redistribution)。如铅一次经口染毒后 2 h，剂量的 50%在肝脏内，1 个月后铅体内残留剂量的 90%与骨结合。

某些外源化学物不易通过细胞膜而使其分布受限，仅存在于血液中；而另一些化学物可迅速通过细胞膜而在全身分布。有些外源化学物因为蛋白质结合、主动转运或高度脂溶性而在机体某些部位蓄积。

1. 外源化学物在机体内的贮存

当外源化学物的吸收速度超过代谢与排泄的速度，以相对较高的浓度富集于组织器官的现象称为蓄积(accumulation)。化学物的蓄积场所统称为贮存库(storage depot)。外源化学物在体内的贮存具有以下特征：其一，对急性中毒具有保护作用，如蓄积部位非靶器官，可减少在靶器官中的外源化学物的量；其二，具有潜在的危害：当血浆中游离型化学物被消除后，贮存库中的化学物与血浆中游离型化学物间的动态平衡被打破，贮存库中的化学物会释放入血液循环。机体内的贮存库主要有血浆蛋白、肝脏、肾脏、脂肪组织和骨骼等。

(1)血浆蛋白作为贮存库

血浆中各种蛋白质均有与外源化学物结合的能力，其中白蛋白结合能力最强，可与各类型化学物结合。结合型外源化学物分子量较大，不能跨膜转运，暂无生物学效应，不被代谢和排泄，可延缓消除过程及毒效应。外源化学物与血浆蛋白结合是可逆的，与血浆中游离型外源化学物形成动态平衡。不同外源化学物可与血浆蛋白竞争性结合，结合力更强的化学物可取代已被结合另一化学物，使后者成为游离态而显示相应毒性。例如，DDE(DDT 的代谢产物)能置换已与白蛋白结合的胆红素，使其在血中游离，从而引起黄疸。

(2)肝脏和肾脏作为贮存库

肝、肾既是体内外源化学物代谢和排泄的重要器官，又是某些外源化学物贮存的重要场所。肝脏存在配体蛋白类(ligandin)谷胱甘肽-S-转移酶和 Y 蛋白(Y-protein)，能和许多有机酸、一些有机阴离子、偶氮染料及皮质类固醇结合，使之进入肝细胞。肝脏和肾脏中还有浓度较高的金属硫蛋白(metallothionein，MT)，可与镉、汞、铅及锌等金属结合。例如，MT

与镉结合后，在肝脏和肾脏蓄积，生物半衰期可长达十几年以上。

(3)脂肪组织作为贮存库

体脂是脂溶性有机物易于分布和蓄积的场所，如有机氯农药(氯丹、DDT、六六六)、多氯联苯、多溴联苯和二噁英(TCDD)等可以通过食物链进入机体并在脂肪中蓄积。外源化学物在脂肪中的贮存可降低其在靶器官中的浓度，但脂肪迅速被动员(如饥饿)时大量释放入血，使血中浓度突然增高而引起中毒。研究表明，动物在接触有机氯杀虫剂后，短时间禁食可导致更严重的中毒征象。

(4)骨组织作为贮存库

骨骼是某些外源化学物的主要贮存库，如铅、钡、锶、氟、镭、镉等金属，四环素等有机药物常蓄积于骨骼。骨骼中沉积的外源化学物是否引起损害作用取决于外源化学物的性质。如体内90%的铅在骨骼中蓄积而对骨骼没有明显毒性，但氟可破坏骨质引起氟骨症，放射性锶、镭可引起骨肉瘤及其他肿瘤。

2. 机体的屏障作用

生物屏障是阻止或减少外源化学物由血液进入某种组织器官的一种生理保护机制。主要的屏障有血脑屏障和胎盘屏障等，但是这些屏障都不能完全阻止某些亲脂性物质的转运。

(1)血-脑屏障(blood - brain barrier，BBB)

血-脑屏障是由脑的毛细血管内皮及其细胞间的紧密连接、完整的基膜、周细胞以及星形胶质细胞脚板围成的神经胶质膜构成，其中内皮是血脑屏障的主要结构(图3-6)。它保障血液和脑之间正常的物质交换，同时阻挡许多化学物质进入中枢神经组织。血-脑屏障对外源化学物的屏障作用是相对的，脂溶性、小分子外源化学物(例如甲基汞)可以透过血-脑屏障进入中枢神经系统。

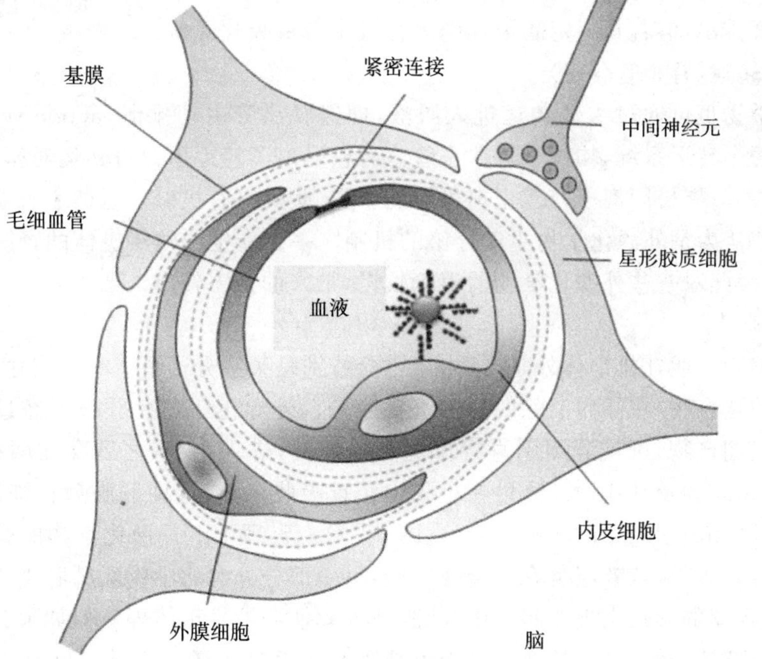

图3-6 血-脑屏障结构示意图

(2)胎盘屏障(placental barrier)

胎盘由多层细胞构成,调控妊娠母体与胎儿之间的物质交流,是保护胎儿免受外源化学物损害的重要关口,能阻止某些化学物向胎儿转运,但至今没有肯定胎盘在防止毒物从母体进入胚胎的特殊作用。脂溶性化学物可以被动扩散方式通过胎盘,如甲基汞引起胎儿水俣病,反应停引起胎儿海豹畸形,二硫化碳引起胎儿畸形、流产和死胎,母体孕期暴露多环芳烃和雌激素类药物可引起出生后肿瘤。

此外,还有血-睾丸屏障和血-眼屏障等生理屏障,可以使这些器官较少或免受外源化学物的损害。

四、排泄

外源化学物吸收进入机体后,经分布和代谢转化,可从体内消除。化学物由体内消除是代谢和排泄作用的综合结果。化学物或其代谢物排出愈快,毒效应愈小。多数化学物主要经尿和(或)胆汁排泄;气态和挥发性化学物可经肺随呼出气排出;某些化学物还可随乳汁、汗液、唾液排出,或通过指甲和毛发排出。化学物在排出过程中,也可能对排泄器官或排出部位造成继发性损害。例如,肾排出铅、汞、镉等,可致肾近曲小管损害;砷自皮肤汗腺排出可引起皮炎,汞自唾液腺排出可致口腔炎等。

1. 经肾脏排泄

肾脏是机体最为有效的毒物排泄器官。主要的排泄机制包括:

(1)被动转运(滤过和重吸收)

肾小球毛细血管内皮细胞具有较大膜孔(70～90 nm),分子量在69 000以下的物质皆可滤过,而与血浆蛋白结合的化学物质因分子量过大不能滤过。经肾小球滤过的外源化学物可由肾小管排出,但若具一定脂溶性则可在肾小管重吸收回血。

(2)主动转运(肾小管分泌)

外源化学物也可通过主动转运进入尿液,即经肾小管主动排泄(active secretion)。肾小管细胞有两个转运系统,均位于近曲小管。有机阴离子转运蛋白可转运对氨基马尿酸、青霉素和水杨酸等;有机阳离子转运蛋白可转运季胺、胺类等有机碱。近曲小管刷状缘膜上的P-糖蛋白也被认为是外源化学物主动分泌的机制之一。新生或幼年机体的肾脏排泄功能尚未发育完全,因此对一些外源化学物的消除较慢,带来的损害较成人严重。

2. 经肝脏排泄

经过肝脏随同胆汁排出体外是外源化学物(特别是某些分子量>300、与血浆蛋白结合、离子化的极性化合物)在体内消除的另一重要途径。外源化学物在肝脏中经过生物转化形成的一部分代谢产物,可被肝细胞直接排泄进入胆汁,进入小肠,之后存在两种排泄路径:(1)部分外源化学物及其代谢产物可在小肠中经重吸收入血,返回肝脏后再随胆汁排泄,即进行肠肝循环(enterohepatic circulation)(图3-7)。毒理学上外源化学物的肠肝循环使其在体内停留时间延长,毒效应也有所增强。(2)另一部分外源化学物经肝脏生物转化形成结合物,并以结合物的形式出现在胆汁中,随胆汁入粪便并被排出体外。但如果此结合物被肠菌群的葡萄糖苷酶分解,则其游离化学物可被重吸收并进入肠肝循环。肝脏可能还存在一个主动转运系统负责金属元素的排泄,例如铅可以逆浓度梯度进入胆汁;与血浆蛋白质结合的外源化学物，分子量在300以上以及具有阳离子或阴离子的外源化学物都可通过主动转运系统进入胆汁。

婴幼儿排泄系统尚未发育成熟，有些化学物的毒性对婴幼儿毒性比成人大。

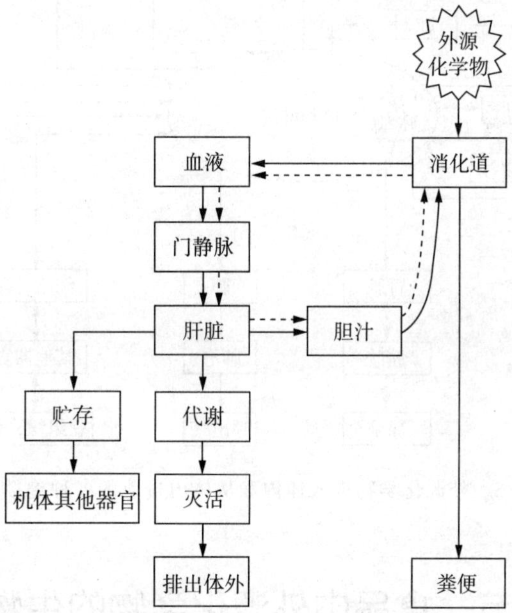

图 3-7　外源化学物生物转运与生物转化的肠肝循环示意图

3. 经肺排泄

肺主要通过简单扩散排出外源化学物，排出速度主要取决于肺泡壁两侧有化学物的分压差（用气/血分配系数衡量）。一定程度上也受呼吸频率和肺部血流量的影响。在血中溶解度较低的气体（如NO）排出较快；而在血中溶解度高的物质如乙醇，排出较慢；对于能与Hb结合的气体如CO，则排出更慢。不溶性的颗粒化学物可通过肺泡及细支气管、支气管等系统（吞噬细胞和纤毛）清除。

4. 其他排泄途径

外源化学物还可经由其他途径排出体外。例如，随同汗液、唾液或乳汁排泄。这些排泄途径虽然在整个排泄过程中所占比例并不重要，但有些却具有特殊的毒理学意义。

脂溶性和碱性化学物容易在乳汁中浓集，已知乙醇、咖啡碱、有机氯杀虫剂及铅等40多种化学物可随乳汁排泄。按单位体重计算，婴儿通过哺乳暴露于外源化学物及其代谢产物的剂量远远超过一般人群，特别是毒性极大的二噁英类物质向乳汁中排泄具有重要的毒理学意义。此外，若用含有黄曲霉B1的饲料饲喂奶牛，牛奶中就含有黄曲霉毒素B1的代谢产物黄曲霉素M1，对长期摄入牛乳及其制品的人群造成健康损害。

脂溶性化学物还可通过简单扩散方式由汗液和唾液排出体外，经唾液排出的物质可因吞咽而被胃肠道吸收。某些重金属如铅、汞、锰可在毛发和指甲内富集，且含量与其吸收量呈一定比例，故可用毛发中化学物浓度作为吸收或接触指标。

图 3-8 为外源化学物进入体内和从体内排泄的各种途径示意图。

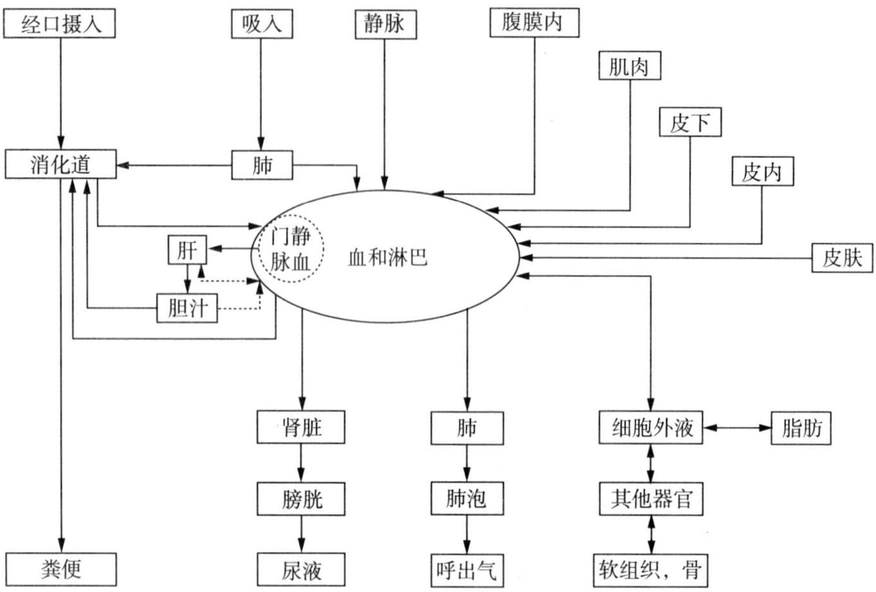

图 3-8　外源化学物进入体内和从体内排泄的各种途径示意图

第二节　食品中外源化学物的生物转化

一、Ⅰ相反应及其相关酶

食物中外源化学物在体内的Ⅰ相代谢反应主要包括氧化反应、还原反应和水解反应。

1. 氧化反应

氧化反应是指外源化学物在体内发生的加氧或脱氢反应，主要包括细胞色素 P450 酶系，黄素加单氧酶，醇、醛、酮氧化－还原系统和胺氧化酶催化的反应，以及过氧化物酶依赖性共氧化反应等。

(1)细胞色素 P450 酶系(cytochrome P450 enzyme system，CYP)：又称混合功能氧化酶(mixed function oxidase，MFO)，因其含有的铁离子在还原态与 CO 结合时，形成在光谱 450 nm 波长下的最大吸收峰而得名。CYP 广泛存在于各种组织中，主要定位在肝细胞等组织细胞的滑面内质网膜。

CYP 主要由血红蛋白(细胞色素 P450 和细胞色素 b_5)、黄素蛋白(NADPH-细胞色素 P450 还原酶)和磷脂三部分组成，它们分别具有不同的功能。其中，细胞色素 P450 作为催化反应的活性中心，具有最为重要的作用；NADPH-细胞色素 P450 还原酶和细胞色素 b_5 作为转运体，将电子从 NADPH 向细胞色素 P450 传递；细胞色素 P450 和 NADPH-细胞色素 P450 还原酶固定于磷脂层中，有助于它们之间的相互作用。

CYP 的基本催化反应类型是加单氧反应，即羟化反应。其代谢反应需要一分子氧和一分子 NADPH(贡献两个电子)的参与，氧化底物并产生一分子的水。反应总式如下：

$$RH(底物)+O^2+NADPH+H^+ \longrightarrow ROH(产物)+H_2O+NADP^+$$

CYP 催化的其他主要反应类型包括：环氧化、杂原子氧化、杂原子脱烷基、氧化基团转移、脂裂解、脱氢反应等。

① 脂肪族羟化反应：脂肪族化合物末端倒数第一个或第二个碳原子发生氧化，形成羟基。

$$RCH_3 \longrightarrow RCH_2OH$$

② 芳香族羟化反应：CYP 催化作用下芳香环上的氢被氧化形成酚。

$$RC_6H_5 \longrightarrow RC_6H_4OH$$

③ 环氧化反应：在烯烃的双键或芳香族化合物的两个碳原子之间加上一个氧，形成环氧化物。

$$R_1-CH-CH-R_2 \longrightarrow R_1-\overset{\quad O \quad}{\overbrace{CH-CH}}-R_2$$

④ 杂原子脱烷基反应：与氮、氧、硫杂原子相连的烷基被氧化脱去，生成醛或酮。

$$R-NH/O/S-CH_3 \longrightarrow R-NH_2/OH/SH+HCHO$$

⑤ 氧化基团转移反应：外源化学物的氮、硫、卤素原子在 CYP 催化作用下被氧取代，发生的氧化脱氨、氧化脱硫、氧化脱卤素反应。

$$R-CH_2-NH_2 \longrightarrow RCHO+NH_3$$

⑥ 酯裂解反应：酯裂解后在 CYP 催化作用下氧化生成酸和醛。

$$R_1COOCH_2R_2 \longrightarrow R_1COOH+R_2CHO$$

根据对 CYP 基因测序的结果，按照氨基酸序列同源性来划分家族、亚家族和单酶。一般氨基酸序列同源性超过 40%的，被归于同一家族，用阿拉伯数字表示(例如 CYP1)。超过 55%相似度的被归于同一亚家族，用英文字母表示(例如 CYP1A)。若存在 97%以上相似性，则用数字标明单体(例如 CYP1A2)。人类 CYP 基因已经确定有 18 个家族，其中 CYP1、CYP2 和 CYP3 家族具有非常广泛的底物特异性，参与了 95%的外源化学物代谢活动。

CYP1 家族：CYP1A 家族主要参与多环芳烃及芳香胺的代谢。

① CYP1A1：它在人体肺和肝都有较高水平的表达，能代谢活化多种环境致癌物，如多环芳烃类化合物(PAH)，其遗传多态性与多种癌症的易感性相关。CYP1A1 的特异性抑制剂迄今已发现非常多，如蔬菜中的黄酮和黄酮醇等。

② CYP1A2：CYP1A2 主要在人肝脏表达，且占肝脏 CYP 含量的 10%～20%，仅次于 CYP3A 和 CYP2C 亚家族。它参与咖啡因、氯氮平、茶碱、利多卡因等多种临床药物的体内代谢，对内源性底物和环境毒素的代谢及一些致癌物质(黄曲霉毒素 B1、亚硝胺等)的激活起重要作用。

CYP2 家族：CYP2 家族酶占人体肝脏中总 CYP 含量的 30%左右，包括 CYP2A、2B、2C、2D、2E 五个亚家族。

① CYP2A6:CYP2A6 占总含量的1%～10%,在药理和毒理学上均占有重要地位,主要介导香豆素和尼古丁的代谢,并与吸烟相关疾病的发生密切相关。

② CYP2B6:CYP2B6 是 CYP 家族中重要的药物代谢酶,广泛分布于人体肝脏、肾脏、肺、小肠等器官,参与多种内源性和外源性物质的合成和代谢。青蒿素由 CYP2B6、CYP3A4、CYP2A6 介导代谢,其中最主要是 CYP2B6;大剂量服用青蒿素可以自身诱导其代谢,导致青蒿素清除率显著增加。

③ CYP2C:CYP2C 亚家族酶在人体肝脏及小肠中均有大量表达,表现出较强的遗传多态性,并具有广泛的底物特异性。CYP2C9 参与多种药物的代谢,如 S-华法令、苯妥英等。CYP2C10 酶参与甲苯磺丁脲和环己巴比妥的羟化。CYP2C19 主要代谢美芬妥英、苯妥英、苯巴比妥、奥美拉唑等作用于中枢神经系统的药物。

④ CYP2D6:它占人体肝脏总 CYP 含量的6%左右,参与多种药物的代谢,如三环类抗抑郁药、镇痛药、抗心律失常药、β-阻滞剂。一部分人的 CYP2D6 代谢能力会因遗传多态性减弱或增强。

⑤ CYP2E:CYP2E 亚家族仅包括一个基因,是毒理学中一个重要的酶。CYP2E1 占人体肝脏总 CYP 含量的15%左右,负责许多挥发性小分子有机物的代谢。急性酗酒可竞争性抑制 CYP2E1,该酶活性还与很多环境化学物或药物的代谢活化及致癌性显著相关,如苯、亚硝胺、氯仿、三氯乙烯、四氯化碳、对氨基酚等。

CYP3 家族:CYP3 家族参与许多药物、环境致癌物、类固醇激素等的代谢,CYP3A 亚家族包含 CYP3A4、3A5、3A7、3A43 等亚型,占人体肝脏总 CYP 含量的30%,肠壁总 CYP 含量的70%。

① CYP3A4、3A5 是肝脏中最丰富的代谢酶,也是人体最重要的外源化学物代谢酶,底物谱较广泛。成人通常 CYP3A4 的浓度明显高于 CYP3A5;但在部分人群中,CYP3A5 为主要表达的 CYP3A 酶。

② CYP3A7 主要在婴儿肝脏中表达,某些成人肝脏中也会检测到该酶。CYP3A43 除了在肝脏中表达以外,还在前列腺及睾丸中存在。

表 3-1 人体 CYP 组织定位、底物及主要功能

家族	亚型	组织定位	代谢底物	主要功能
CYP1	CYP1A1	肺、肝	多环芳烃	内源性、外源性物质的代谢
	CYP1A2	肝、肺	芳香胺	
	CYP1B1	皮肤、脑、脾	多环芳烃	
CYP2	CYP2C9	肝	双氯芬酸	内源性、外源性化学物的代谢
	CYP2C19	肝	S-美芬妥因	
	CYP2E1	肝	苯、亚硝基胺	
CYP3	CYP3A4	肝、小肠	环孢菌素	内源性、外源性化学物的代谢
	CYP3A5	肝、小肠	紫杉醇	胆固醇合成、维生素 D3 代谢
	CYP3A7	婴儿肝	类固醇	内源性、外源性化学物的代谢

(2)黄素加单氧酶(flavin - containing monooxygenase,FMO):FMO 与 CYP 一样,主

要定位于肝、肾和小肠等组织的内质网膜上。其催化的反应以黄素腺嘌呤二核苷酸(FAD)为辅酶,并且需要 NADPH 和 O_2的参与。FMO 催化反应的基本过程:FMO 被 NADPH 还原,即提供 2 个电子给 FAD;还原型 FAD($FADH_2$)结合 O_2,形成过氧羟黄素;过氧化基团传递至底物(R),留下羟基黄素;羟基黄素脱水释放出辅酶Ⅱ($NADP^+$)。

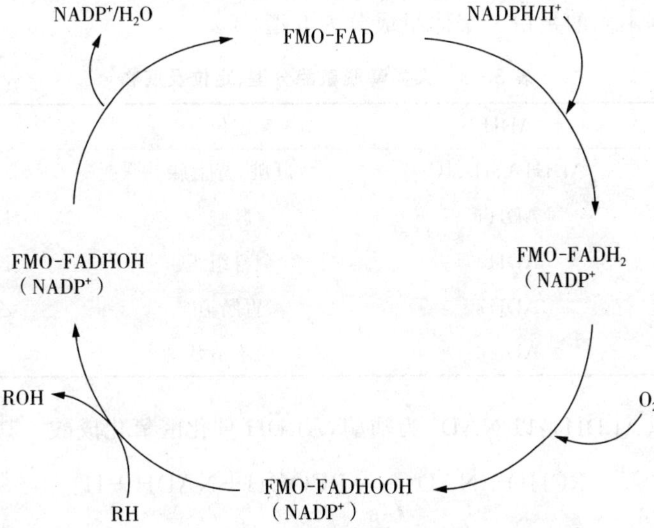

图 3－9　黄素加单氧酶的催化循环

FMO 可催化含氮、硫、磷、硒和其他亲核杂原子的化合物氧化。由 FMO 催化的很多反应也可为 CYP 催化;与后者不同的是,FMO 不能在碳位上催化氧化反应。

表 3－2　人体黄素加单氧酶的内源性和外源性底物及产物

代谢底物	产物
内源性底物	
蛋氨酸	亚砜
三甲基胺	N-氧化物
含氮外源性底物	
安非他明	反,顺式肟
甲基苯丙胺	苯丙酮
氯氮平	N-氧化物
含硫外源性底物	
二硫舒林酸	R-亚砜
硫异烟胺	亚砜
含碳的外源性底物	
5,6-二甲基黄母醇-4-乙酸	6-甲基羟化产物

(3)醇、醛、酮氧化还原酶和单胺氧化酶:主要包括醇脱氢酶(ADH)、醛脱氢酶(ALDH)、单胺氧化酶(MAO)和二胺氧化酶(DAO)等;主要定位于肝细胞胞液、线粒体和

血浆中，属于微粒体外的氧化反应酶。

① 醇脱氢酶（ADH）：ADH 分布于肝，肾，肺和胃黏膜的胞液中，以 NAD^+ 和 $NADP^+$ 作为辅酶，催化醇转化为醛或酮。其基本反应式为：

$$RCH_2OH + NAD^+ \longleftrightarrow RCHO + NADH + H^+$$

人 ADH 根据不同的蛋白二聚体组成分为 5 型：

表 3-3 人类醇脱氢酶分型、定位及底物

分型	ADH	定位	底物
Ⅰ型	ADH1A、1B、1C	肝脏，肾上腺	乙醇
Ⅱ型	ADH4	肝脏	长链醇，芳香醇
Ⅲ型	ADH5	全身组织	长链醇，肉桂醇
Ⅳ型	ADH7	胃肠道	乙醇，维生素 A
Ⅴ型	ADH6	尚不清楚	尚不清楚

② 醛脱氢酶（ALDH）：以 NAD^+ 为辅酶，ALDH 催化醛氧化成酸。其基本反应式为：

$$RCHO + NAD^+ \longrightarrow RCOOH + NADH + H^+$$

③ 胺氧化酶：单胺类和二胺类物质由胺氧化酶催化生成醛类。其基本反应式为：

$$RCH_2NH_2 + H_2O \longrightarrow RCHO + NH_3 + H_2O$$

根据反应底物不同，胺氧化酶可分为单胺氧化酶（MAO）和二胺氧化酶（DAO）。

表 3-4 人类胺氧化酶分型、定位、反应底物及抑制剂

分型	定位	底物	抑制剂
MAO－A	脑，肝，肾，小肠，血小板	5-羟色胺，去甲肾上腺素，普萘洛尔	氯吉兰
MAO－B		β-苯乙胺，卞胺	1-司来吉兰
DAO	肝，肾，小肠，胎盘	组胺，烷基二胺	尚不清楚

（4）过氧化物酶依赖性共氧化反应（peroxidase-dependent co-oxidation）：共氧化反应是指在过氧化物酶的催化下，过氧化氢还原为水分子的同时，其他底物氧化生成脂质氢过氧化物。该反应不需要 NADPH 或 NADH 参与。过氧化物酶主要定位于肾脏髓质、胃肠道、血管内皮细胞和血小板等多种人体组织中。

在前列腺素的合成过程中，花生四烯酸（AA）首先被氧化成前列腺素 G_2（PGG_2），其进一步氧化成前列腺素 H_2（PGH_2）的过程即为共氧化反应。其反应式为：

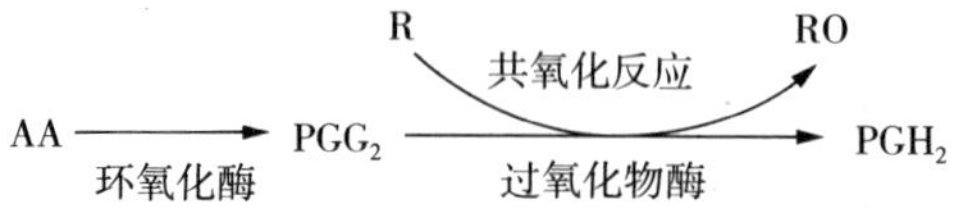

2. 还原反应

外源化学物在体内还原酶的作用下发生还原反应，机体参与还原反应的酶主要包括

CYP 和黄素蛋白酶等。但在哺乳动物组织中还原反应活性较低，而在低氧状态下肠道厌氧菌群内还原酶的活性较高。

(1)硝基和偶氮还原：硝基化合物和偶氮化合物在还原酶的催化作用下生成胺类，主要在胃肠道下段的无氧条件由肠道菌群催化。但人类和哺乳动物肝脏的 CYP 和 NAD(P)H-醌氧化还原酶-1(NQO1)也可在较低水平催化这两种反应。其典型反应包括：

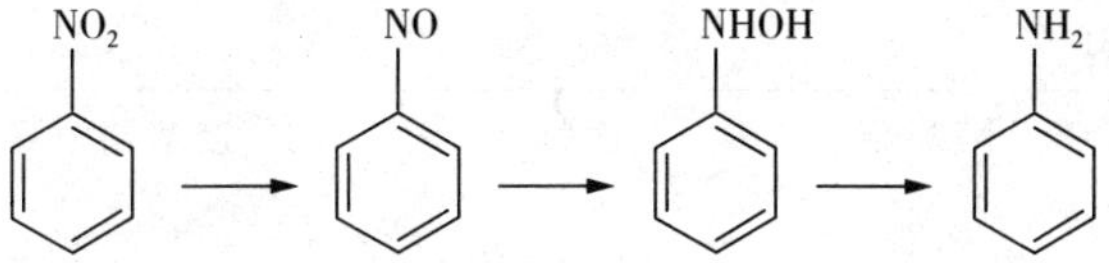

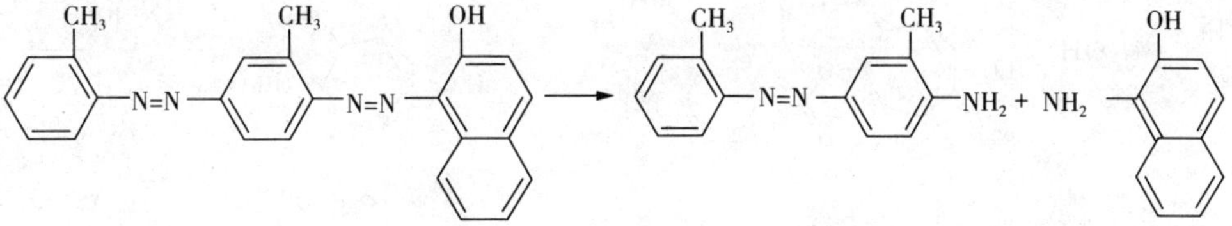

(2)羰基还原：在醇脱氢酶和羰基还原酶的作用下，某些醛类和酮类被还原成醇。这两种酶都以 NADPH 为辅酶，主要定位于肝脏、肾脏和血液等组织的细胞质与微粒体中。

(3)醌还原：醌由 NAD(P)H-醌氧化还原酶(又称为 DT-黄递酶)催化还原成氢醌，催化醌双电子还原；也可由 NADPH-细胞色素 P450 还原酶催化单电子还原，生成半醌自由基。

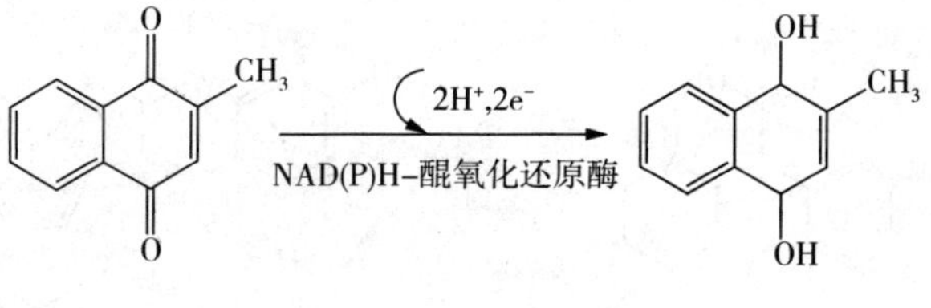

(4)脱卤反应：脱卤反应包括三种类型，即 CYP 催化的还原脱卤反应、氧化脱卤反应，以及 CYP 和谷胱甘肽 S-转移酶催化的脱氢脱卤反应。其基本反应式为：

$$e^- + CCl_4 \longrightarrow \cdot CCl_3 + Cl^-$$

3. 水解反应

酯类、酰胺类、肽类、环氧化物等多种外源化学物均可被水解酶水解。水解酶主要定位于血浆肝、肾、肠粘膜、肌肉和神经组织。

(1)酯酶和酰胺酶：包括羧酸酯酶、磷酸酯酶、胆碱酯酶等，主要催化羧酸酯、酰胺、磷酸酯等基团的水解。

羧酸酯酶(carboxylesterases，CES)是丝氨酸水解酶多基因家族的重要成员之一，属于 B 族酯酶。该酶与多种药物、环境毒物及致癌物的代谢有关，如羧酸酯类、氨甲酸酯类、酰胺类、硫酯类等。

羧酸酯酶主要包括羧酸酯酶1（CES1）和羧酸酯酶2（CES2），二者在组织分布及底物特异性上存在有趣的差异。CES1主要在肝脏、单核巨噬细胞和肺上皮细胞表达，倾向于水解分子较小的含乙醇基和较大的含乙酰基的底物，如可卡因、氯吡格雷和奥司他韦等；CES2主要在肠道表达，在肝脏中也有表达，主要水解含有乙醇基的较大分子和含乙酰基的较小分子，如阿司匹林、普鲁卡因和伊立替康等。

表3-5　人体羧酸酯酶的底物及构效关系

CES1			CES2		
底物	羟基端	酰基端	底物	羟基端	酰基端
可卡因甲酯	CH_3OH	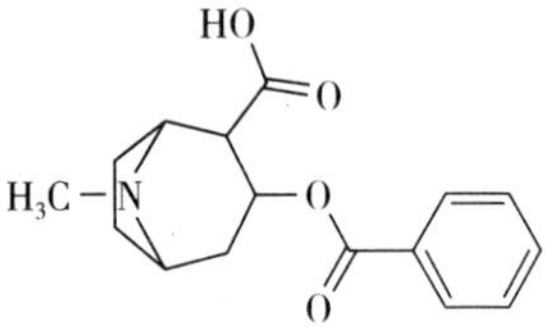	可卡因苯甲酸酯	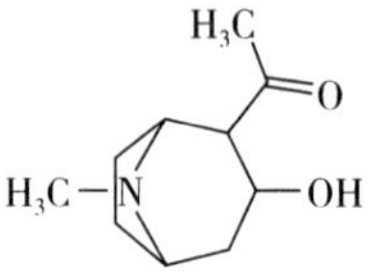	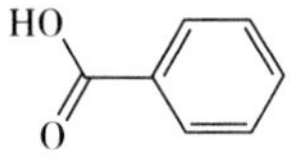
哌替啶	CH_3CH_2OH	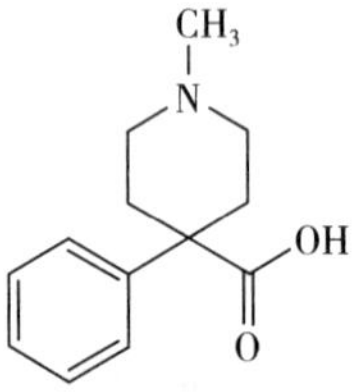	海洛因	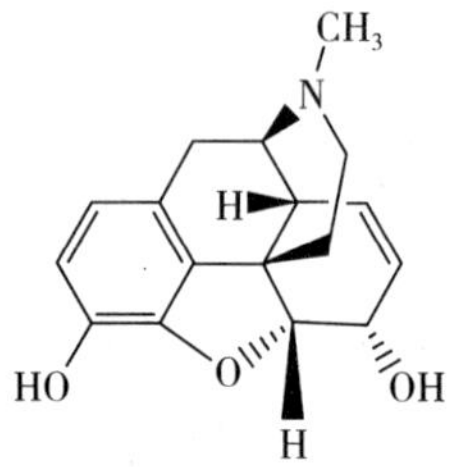	CH_3COOH
哌甲酯	CH_3OH	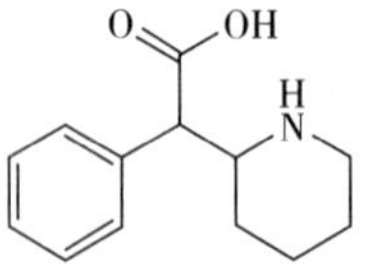	CPT-11	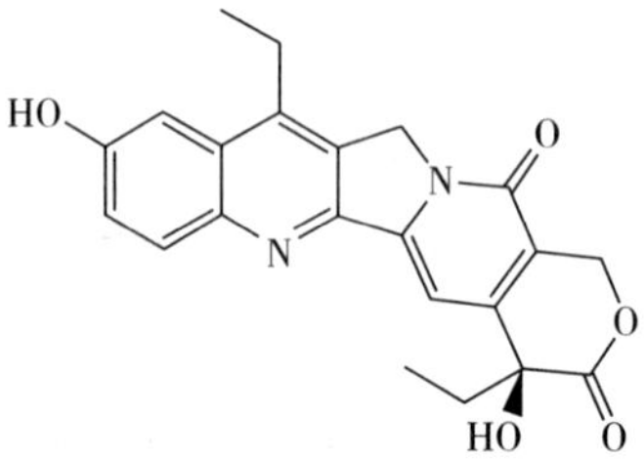	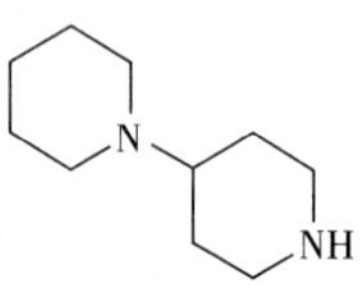

（2）环氧化物水解酶（epoxide hydrolase，EH）：EH主要定位于肝、睾丸、卵巢等组织的内质网膜上，催化环氧化物水解生成邻位二醇。其典型反应为：

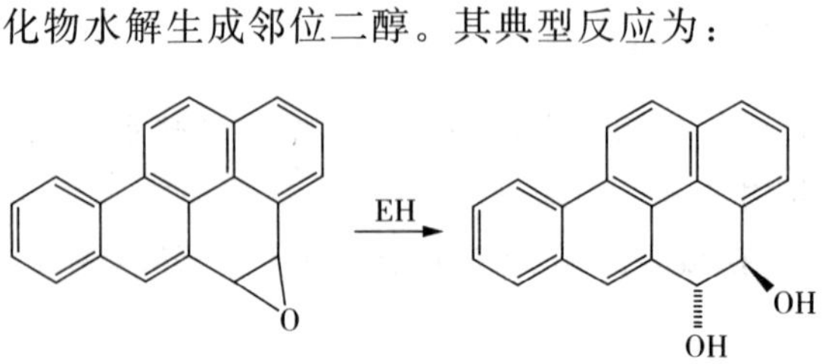

4. 食品与Ⅰ相代谢酶

（1）黄曲霉毒素（aflatoxin，AFT）：AFT是一类真菌毒素，是由黄曲霉（Aspergillus

flavus)、寄生曲霉(Aspergillus parasiticus)和集峰曲霉(Aspergillus nomius)产生的次生代谢产物，存在于霉变食物中，它的暴露与人类肝癌密切相关，已被国际癌症研究机构(International Agency for Research on Cancer，IARC)列为Ⅰ类(即确认人类)致癌物。

黄曲霉毒素 B_1(AFB_1)在CYP作用下羟化生成黄曲霉毒素 M_1(AFM_1)(其反应式如下)，后者常被作为食品AFT污染的指标。

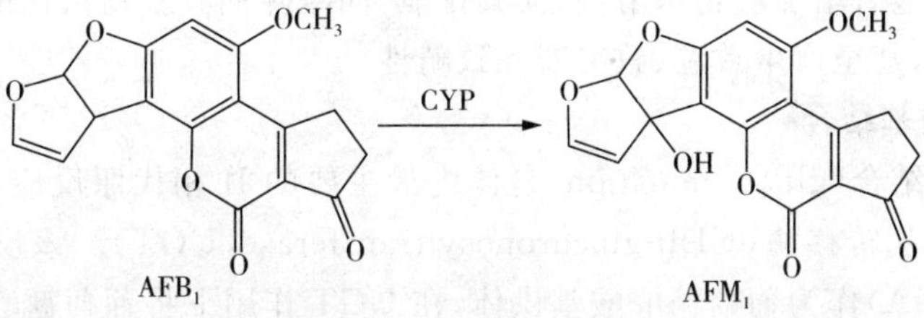

AFB_1 是真菌毒素中致癌性最强的前致癌物，终致癌物环氧化 AFB_1 由CYP1A2和CYP3A4催化生成，而在体外 AFB_1 低浓度条件下以及在人体内 AFB_1 暴露浓度下，CYP1A2对 AFB_1 的亲和力远大于CYP3A4，因此CYP1A2是激活AFB1的主要代谢酶。

(2)葡萄柚汁(grapefruit juice)：Bailey等于1989年开展了酒精对非洛地平药动学和药效学影响的临床试验，偶然发现葡萄柚汁(可掩盖酒精味道)明显增加非洛地平的口服生物利用度，由此葡萄柚汁逐渐被医药界关注，并陆续出现葡萄柚汁对一些药物代谢影响的临床研究报道。随后证实葡萄柚汁上述作用是通过选择性抑制CYP3A4在肠壁的表达，进而削弱非洛地平的首过效应。

迄今，至少有20种药物与葡萄柚汁之间的相互作用得到研究。同样作为CYP3A4的底物而被葡萄柚汁提高口服生物利用度的药物还包括双氢吡啶类、特非那定、沙喹那韦、环孢素、咪达唑仑、三唑仑和维拉帕米等。

(3)十字花科植物(Brassica vegetables)：十字花科蔬菜富含芥子油苷类成分。许多常用蔬菜(如白菜、菜花、卷心菜、甘蓝等)都属于十字花科。流行病学研究及实验研究发现十字花科蔬菜具有显著的抗癌作用，其主要有效成分为以芥子油苷为前体存在的异硫氰酸盐(isothiocyanates，ITCs)。

近年来的研究发现，水田芥中的苯甲基异硫氰酸盐(benzyl isothiocyanate，BITC)能抑制大鼠CYP1A、2B、2E以及人类CYP2B6、2D6的活性，并推测这可能是BITC发挥抗癌作用的关键机制。

(4)碳烤食物(Char grilled food)：肉类碳烤过程中生成致癌的杂环胺和多环芳烃(PAHs)，它们是CYP1A和CYP3A酶的底物。杂环胺还可在肉类、鱼类、家禽的烹饪过程中产生，并存在于烟草烟雾和柴油废气中。食品化学分析表明，烧烤食物可以同时生成多环芳烃和杂环胺，而油炸食物主要生成杂环胺。

(5)酒精(alcohol)：乙醇是人体中最常见的外源化学物。通过饮酒进入人体的乙醇由醇脱氢酶催化形成乙醛。许多亚洲人由于基因多态性，体内醛脱氢酶活性较低，导致乙醛在体内堆积，局部血管因儿茶酚胺释放增多而扩张，引起脸红、呼吸加快等症状。

二、II 相反应及其相关酶

II 相反应(phase II biotransformation)又称结合作用(conjugation),是指含有羟基、氨基、羧基、环氧或卤素官能团的外源化学物或 I 相反应产物与内源性辅因子之间发生的生物合成反应。

多数结合反应显著增加底物水溶性、促其排泄,同时降低其生物活性或毒性。但对某些毒物却增强其毒性,甚至产生致癌、致突变和致畸性。

1. 葡萄糖醛酸基结合

葡萄糖醛酸基结合(glucuronidation)是体内最主要的 II 相代谢反应,其催化酶为尿苷二磷酸葡萄糖醛酸基转移酶(UDP-glucuronosyltransferase,UGT)。该反应以尿苷二磷酸葡萄糖醛酸(UDPGA)作为葡萄糖醛酸基供体,在 UGT 作用下将葡萄糖醛酸基结合到底物的$-OH$、$-COOH$、$-SH$、$-NH_2$等基团上,形成 β-D-葡萄糖醛酸苷,增强其水溶性和排泄速率,是一个重要的解毒机制。

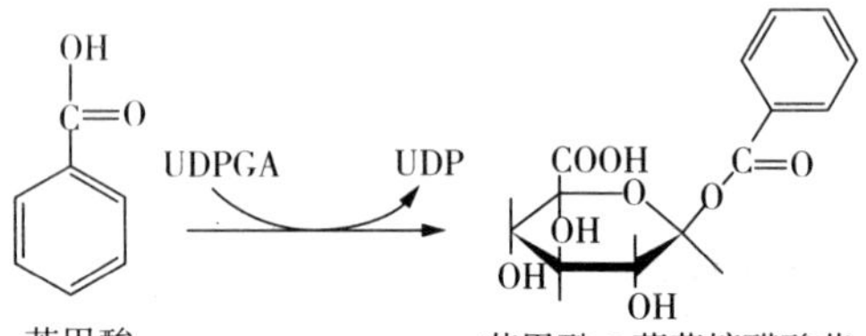

$$UDPGA+R-OH \longrightarrow R-O-GA+UDP$$

(1)UGT 的分布

UGT 广泛分布于人体的肝、肾、胃肠道、肺、皮肤、脑以及各种腺体组织,随着认识的深入,UGT 的底物不断扩展,包括内源性激素、药物以及毒物。UGT 按照序列相似性分为两个大的亚家族:UGT1A 和 UGT2。

① UGT1A1 主要分布于肝脏,是 UGT1A 中最受关注、研究最深入的蛋白。人类 UGT1A1 基因的变异可改变体内胆红素代谢水平,导致遗传性高胆红素血症。蛋白活性部分缺失导致 Crigler-Najjar II 型和 Gilbert′s 综合征,蛋白活性全部缺失会导致 Crigler-Najjar I 型。

② UGT1A9 主要表达于肝、肾,底物有毒物(如酚类、N-羟芳香胺、N-羟萘胺、蒽及醌)、内源性物质(如雌激素、类固醇)和一些药物等。UGT1A9 可被多环芳烃诱导,从而发生药效的变化,如来自吸烟者的 UGT1A9 催化底物普萘洛尔的结合反应增强。

③ UGT2B7 主要表达于肝脏,是最重要的葡萄糖醛酸基转移酶。其底物广泛,不仅包括内源性物质(如类固醇激素,胆酸,维甲酸类),还有许多临床药物。

④ UGT2B15 人类 UGT2B15 主要分布于食管、肝脏、前列腺。UGT2B15 是雄激素葡萄糖醛酸化的主要代谢酶,同时催化药物以及外源性物质的代谢。

⑤ UGT2B17 在人体内主要分布于前列腺、肝脏等。它主要参与雄激素(睾酮、双氢睾酮和雄甾酮)代谢。UGT2B17 还参与香豆素、黄酮类化合物及蒽醌类毒物的代谢。

UGT2B17基因是人类较常见的缺失基因之一，其缺失与循环中睾酮和雌二醇的浓度升高以及骨质疏松有关。

表 3-6 人体 UGT 组织定位、代谢底物及主要功能

家族	亚型	组织定位	代谢底物	主要功能
UGT1A	UGT1A1	肝脏	胆红素	胆红素、伊立替康代谢
	UGT1A3	肝脏、胃肠道	胆酸、吗啡	内源性和外源性化合物、毒物代谢
	UGT1A6	肝脏、胆囊、结肠、胃、脑	阿司匹林、对乙酰氨基酚	内源性化合物、药物、毒物代谢
	UGT1A7	肺、食管粘膜	香豆素、麦考酚酸	外源性化合物、毒物代谢
	UGT1A9	肝脏、肾脏	酚类、类固醇、香豆素	毒物、内源性物质、药物代谢
	UGT1A10	大肠、胃、胆管	麦考酚酸	药物、酚类毒物、类固醇类物质代谢
UGGT2	UGT2B7	肝脏	吗啡、齐多夫定	内源性物质、药物代谢
	UGT2B15	食管、肝脏、前列腺	丁香酚、雄甾烷二醇	雄激素、药物代谢
	UGT2B17	前列腺、肝脏	香豆素、黄酮类化合物	雄激素代谢

(2)影响尿苷二磷酸葡萄糖醛酸基转移酶(UGT)活性的因素

① 基因多态性

UGTs基因多态性造成的酶活性改变可能会影响内外源物质的代谢，进而导致某些疾病的易感性增加及药物疗效的改变或毒性反应的发生。例如，UGT1A1是唯一与胆红素葡萄糖醛酸化生物途径相关的亚型，其基因变异可导致UGT1A1表达减少和药物、胆红素代谢障碍。

② 内源性物质

在代谢体内内源性物质的同时，UGT酶活性也可以被内源性物质抑制，如人体胆汁酸对UGT酶的抑制作用，磷脂类系列化合物对酶UGT1A6、1A8的抑制作用。

③ 外源性物质

许多外源化学物可抑制UGT，如抗凝药利伐沙班显著抑制UGT1A3活性，龙舌兰皂苷和尼氟酸分别抑制UGT1A4和UGT1A9活性。

2. 甲基化反应

甲基化反应(methylation)是甲基转移酶(methyltransferase)催化S-腺苷-蛋氨酸甲基转移形成甲基结合物的反应。甲基化反应在细胞的正常调节过程中具有重要意义，反应中底物富含电子的O、N、S杂原子与SAM硫离子上的甲基结合，其结合产物因水溶性降低不利于排出体外，但一般可使毒物解毒。它不是毒物结合的主要方式。

植物类黄酮 O-甲基转移酶可催化 S-腺苷蛋氨酸中的$-CH_3$基团转移到类黄酮$-OH$上。反应不仅降低类黄酮的化学活泼性，且增加脂溶性，赋予类黄酮更多的生理、生化特性。

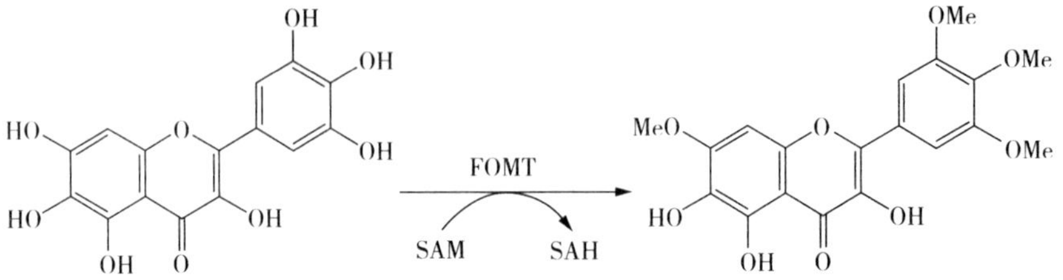

植物类黄酮　O-甲基化反应模式

（Me. 甲基化位点；FOMT. 类黄酮 O-甲基转移酶；

SAM. S-腺苷蛋氨酸；SAH. S-腺苷同型半胱氨酸）

甲基转移酶广泛分布于体内各组织，主要定位于胞液和微粒体中。其外源性底物包括苯酚、儿茶酚、脂肪胺、芳香胺、N-杂环和含硫基化合物等。

3. 硫酸结合反应（sulfation）

硫酸结合反应的辅因子是 3'-磷酸腺苷-5'-磷酰硫酸（3'-phosphoadenosine-5'-phosphosulfate，PAPS），催化该反应的酶是硫酸基转移酶（sulfotransferase，SULT）。该酶是一个具有众多蛋白质成员的超家族，其中 SULT1 亚族主要以酚类作为底物，而 SULT2 亚族主要以醇类为底物。

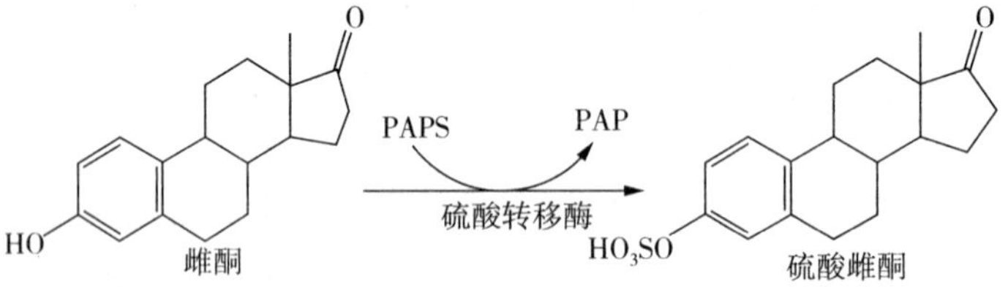

$$PAPS+ROH \longrightarrow R-O-SO3H+PAP$$

一般情况下，化学物以葡萄糖醛酸基结合的容量较大，而硫酸基结合的敏感性更高。

SULT 的分布：催化外源化学物代谢的 SULT 主要分布在肝、肾、肠、肺、血小板及脑组织细胞液中。

4. 乙酰化作用

乙酰化反应（acetylation）是乙酰基从乙酰辅酶 A 转移到其底物分子的过程，在药物代谢以及致癌物质的灭活或活化过程中起重要作用。乙酰化反应的辅因子是乙酰辅酶 A，催化反应的酶是 N-乙酰转移酶（N-acetyltransferase，NAT）。

人体乙酰化反应主要由 NAT1 和 NAT2 两个异构酶催化。NAT1 主要分布于肝外组织，催化对氨基水杨酸和对氨基苯甲酸等化学物的乙酰化代谢。NAT2 主要在肝脏和胃肠道中表达，催化已羟化的芳香胺进行 N-乙酰化反应而使其解毒；同时也可对其进行 O-乙酰化，从而活化为致癌性代谢物。

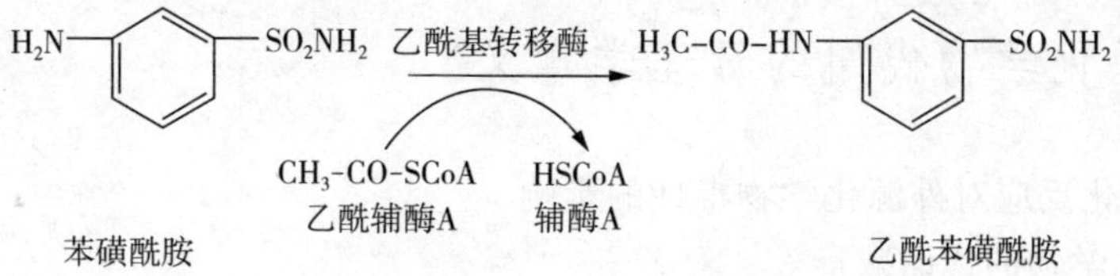

5. 氨基酸结合(amino acid conjugation)

氨基酸结合反应是含有羧酸基团和芳香胺结构的化学毒物的主要代谢途径。前一类底物首先在酰基－CoA 合成酶作用下形成酰基－CoA 硫酯，然后在酰基－CoA:N-酰基转移酶作用下将酰基转移到甘氨酸、谷氨酸或牛磺酸的氨基上，形成酰胺。该反应需要 ATP 和乙酰－CoA，为解毒过程。而后一类化合物可与丝氨酸和脯氨酸等含羧基氨基酸结合形成 N-酯，这需要氨基酰－tRNA 合成酶的催化和 ATP 供能。

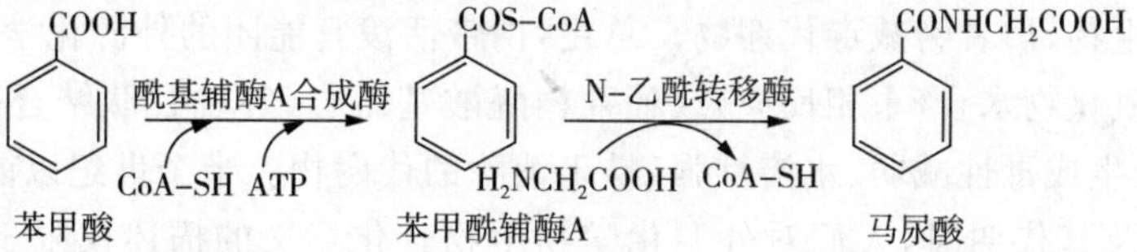

6. 谷胱甘肽结合(glutathione conjugation)

谷胱甘肽(glutathione,GSH)是一种广泛存在于生物组织中的三肽，由谷氨酸、半胱氨酸和甘氨酸结合而成，具有抗氧化和解毒的作用。催化谷胱甘肽结合反应的酶是谷胱甘肽 S-转移酶(glutathione S-transferase,GST)。该酶几乎存在于全身所有的组织器官中，其中肝、肠、肾、睾丸、肾上腺和肺中含量很高。该酶在细胞内的主要定位于胞质，微粒体和线粒体中也有少量存在。其底物的共同特点是：(1)具有一定的疏水性；(2)含有亲电原子；(3)可与 GSH 发生非酶促反应。GSH 结合物具有极性和水溶性，可经胆汁排出，也可在肾脏经一系列酶促反应转变为硫醚氨酸衍生物，最后由尿液排出。

GSH 还能清除过氧化氢、有机氢过氧化物和有机自由基等，在抗脂质过氧化、抵御化学毒物所致的氧化损伤方面起重要作用。GST 是多功能解毒酶超家族中的重要成员，在解毒机制的第二阶段发挥作用，因此也被称作 II 相解毒酶，在抵御内源有毒代谢产物、外源有毒物质入侵以及细胞毒性防御过程中发挥作用。它利用还原型谷胱甘肽的巯基作为活性基团与亲电子化学物结合，从而得以解毒，且亲电性疏水化合物变成亲水度更高的代谢物，易于从胆汁或尿液中排泄。此外，GST 还是生物体内抗氧化酶类的重要成员，可以催化过氧化氢的氧化还原反应，清除体内因为物质代谢产生的氧自由基和过氧化物，从而保护细胞免受氧化应激的损伤。根据底物不同，GST 至少可以分为谷胱甘肽 S-烷基转移酶、谷胱甘肽-S-芳基转移酶、谷胱甘肽-S-芳烷基转移酶、谷胱甘肽-S-环氧基转移酶等形式。

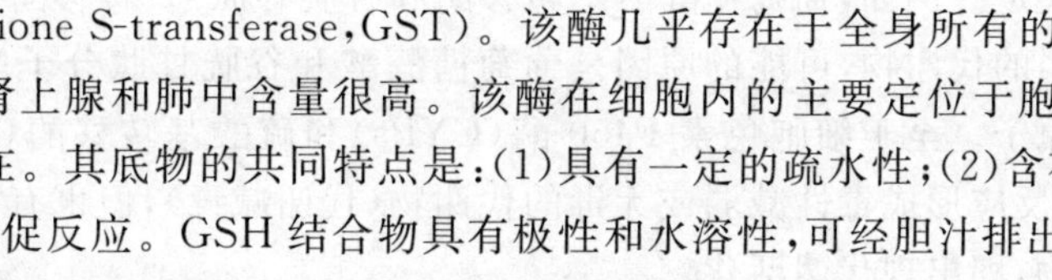

三、外源化学物代谢的毒理学意义

1. 生物转化反应对外源化学物毒性的影响

(1)外源化学物的代谢减毒

外源化学物经过生物转化反应生成毒性减低或无毒的代谢物,这一过程符合机体抗损害机制的生理意义。外源化学物经过生物转化成为毒性减低或无毒代谢物的过程,称为代谢减毒(metabolic detoxification)或代谢灭活(metabolic inactivation)。例如,由肠道菌群对蛋白质消化产物(某些芳香族氨基酸)代谢转化而产生的儿茶酚和氢醌(二者具有致突变性);它们经肠道吸收入血后,在肝脏被Ⅱ相代谢酶转化为其葡萄糖醛酸基及硫酸基结合物,后者为无毒代谢物,随尿液排出体外。黄曲霉毒素和苯并(a)芘等多环芳烃化合物的分子中至少多数碳原子在经历环氧化作用(epoxydation)后,其环氧基团可被环氧化物水化酶转变为二氢二醇衍生物,后者为减毒代谢物。总之,携带活泼官能团的外源化学物分子可在体内细胞中通过环氧化物水合(Ⅰ相反应)或葡萄糖醛酸基结合、谷胱甘肽结合及硫酸基结合等Ⅱ相代谢反应,生成毒性减弱、水溶性强、易于消除的代谢物。半个世纪以前,当毒理学研究主要涉及药物及其代谢时,人们对外源化学物生物转化意义的描述仅限于以上生理意义。这就在医药界相当长时期形成一个惯性认识,即生物转化的意义就是外源化学物的减毒和消除。

代谢减毒作用主要由化学物(底物)的化学结构和催化代谢反应的生物转化酶类型及其催化的反应类型决定。例如,葡萄糖醛酸基转移酶和谷胱甘肽-S转移酶所催化的结合反应通常形成毒性减弱的代谢物,可能的原因是葡萄糖醛酸和谷胱甘肽分子中均不具有化学性质活泼的基团或原子。至于细胞色素P450酶(CYPs)和硫酸基转移酶(SULTs)所催化的反应,多数底物经反应形成毒性减弱或无毒的代谢物(代谢减毒),但也有不少化合物转化为毒性增强的代谢物,即出现代谢活化。

(2)外源化学物代谢活化(增毒)的概念与相关酶类

与治疗性药物或农药分子含有化学活泼基团(例如硝酸甘油和有机磷酸酯类农药)的情况不同,环境(包括食品中)有机污染物分子往往因不含化学活泼官能团而缺乏生物反应性,例如苯、黄曲霉毒素(aflatoxins)、多环芳烃、多氯联苯、二恶英(dioxins)类化合物等。这些化合物原型在生物体内仅有少数毒作用,主要是通过非共价结合影响富含脂质的神经系统的发育及功能,或者(如二恶英、多环芳烃及具有共平面构型的多氯联苯)通过结合和激活芳烃受体而引起生物转化酶诱导、免疫干扰、氧化应激及致癌等效应。它们的许多其他作用,尤其是需要与细胞内靶分子共价结合才能发生的毒作用(如致突变作用),完全依赖于代谢反应。虽然亚硝基胺(N-nitroso amines)类化合物作为内生性致癌物可在消化道菌群作用下由亚硝酸盐和胺类合成并吸收入血,它本身并无致癌性或致突变性,只有通过肝脏CYP的作用才能转变为具有亲电性、致突变性和致癌性的活性代谢产物。一些外源化学物原型无毒或低毒,经过生物转化反应后成为有毒或毒性增强的代谢物的现象称为代谢增毒或代谢活化(metabolic activation)。

代谢活化的概念由J. Miller和E. Miller于20世纪四五十年代首先提出,立即受到学术界关注。其相关研究提供了化学致癌物N,N-二甲基-4-氨基偶氮苯(一种氨基偶氮染料)

在动物体内转化为高度生物反应性(可与蛋白质和核酸共价结合)代谢物的可靠证据。迄今发现经代谢活化形成的活性代谢物主要是亲电子剂,因其含有缺电子的原子或阳离子而与细胞内的亲核性(富电子)分子(如蛋白质和核酸)反应。此外自由基和活性氧类(reactive oxygen species)也是某些毒物的活性代谢物,它们可致细胞膜、DNA 和其他大分子的损伤。外源化学物的代谢、活化、灭活以及毒性之间的关系如图 3-10 所示。

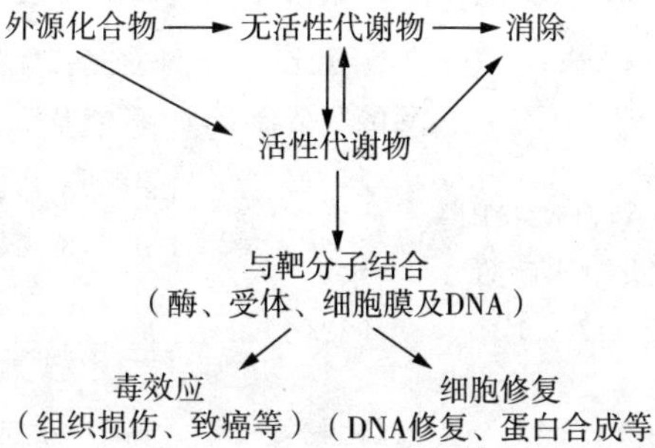

图 3-10 外源化学物的代谢活化、灭活、毒性及修复的关系

外源化学物代谢活化的发生与特定化合物、特定代谢酶以及代谢途径有关。外源化学物的代谢途径有数十种类型,但仅有少数几个家族或类型的生物转化酶催化某些外源化学物的生物转化反应可导致代谢活化。

① CYPs 酶催化的羟化、环氧化、脱卤素及脱氢反应。CYPs 对代谢活化的贡献相对于其他酶类特别突出和重要,主要由于其催化反应的性质为氧化作用、表达水平高(尤其在肝脏)、酶蛋白亚型为数众多(覆盖的底物范围很广)并且可被多种外源化学物诱导。迄今发现的外源化学物代谢活化反应中,70%以上由 CYPs 催化。例如,N-亚硝基二烷基胺类化合物由肝细胞中的 CYP2E1 催化 α-碳原子羟化并进一步自发裂解为亲电子性氮宾阳离子;再如食品污染物 AFB1 经 CYP1A2 和 CYP3A4 作用均可形成 2,3-环氧化物,后者因其强亲电子性而发挥致突变、致癌作用。

② 醇脱氢酶和醛脱氢酶催化的反应醇脱氢酶催化多种脂肪醇化合物脱氢形成醛类(代谢活化反应),参与甲醇、乙醇、异丙醇等常见醇类的中毒机制。此外因甲醇引起视力损害主要与其终毒物甲酸有关,醇脱氢酶(催化甲醛产生)与醛脱氢酶(催化甲酸形成)均参与甲醇的代谢活化。

③ 硫酸基转移酶从 1990 年以来已发现 100 余种环境毒物(其中不乏致癌物)的代谢活化作用是由 SULTs 介导。SULTs 催化形成的某些硫酸基结合物毒性增高,这是因为硫酸基为一斥电子基团(两个硫氧双键),其结合物易发生异裂反应,形成亲电子性正离子。后者因具有强亲电子性,可与细胞内生物大分子发生共价结合并导致氧化损伤、致突变及致癌等毒性效应。外源化学物硫酸基结合作用是否涉及代谢活化,关键看形成的结合物是否稳定;只有不稳定的硫酸基结合物才可能导致代谢活化。

④ 其他酶类某些代谢酶对外源化学物的代谢作用仅在个别情况下产生活性代谢物,即发挥代谢活化作用。环氧化物水解酶催化环氧化物(一般具有生物反应性)与水分子结合形成二氢二醇化合物,后者一般无生物反应性;然而对于苯并[a]芘的代谢活化而言,环氧化物水解酶催化的中间代谢物 7,8-环氧结构向 7,8-二氢二醇结构的转化构成了终毒物形成的一个环节,

此处该酶的作用为代谢活化。

表 3-7 代谢活化所涉及的生物转化酶、底物、反应类型、活性代谢物及其毒性

底物	代谢酶	反应类型	活性代谢物	毒作用
乙酰氨基酚	CYP2E1	氧化	N-乙酰苯基醌亚胺	肝损害
黄曲霉毒素 B1	CYP1A2、3A4	环氧化	2,3-环氧化物	肝损害、肝肿瘤
乙酰氨基芴 N-羟基乙酰氨基芴	CYPs SULT1C1	N-羟化 硫酸基结合	N-羟基乙酰氨基芴 硫酸基结合物	诱发肝肿瘤
苯并[a]芘(BaP) BaP-7,8-环氧化物 BaP-7,8-二氢二醇	CYP1A1、1A2、1B1 环氧化物水解酶 CYP1、1A2、1B1	环氧化 水解 环氧化	BaP-7,8-环氧化物 BaP-7,8-二氢二醇 BaP-7,8-二氢二醇-9,10-环氧化物	致(肺)癌作用
四氯化碳	CYP2E1	氧化脱氯	三氯甲烷自由基	肝损害
氯乙烯	CYP2E1	环氧化	环氧化物	肝血管肉瘤等

2. 外源化学物代谢产物的溶解性变化

Ⅰ相代谢反应中氧化与水解均使代谢物的水溶性较化学物原型不同程度增加，而还原反应则对反应产物的水溶性没有影响。Ⅱ相代谢反应中，葡萄糖醛酸基、氨基酸、谷胱甘肽以及硫酸基结合作用可明显增加代谢产物的水溶性，这些结合反应是机体经胆道和泌尿道快速消除有机毒物的主要机制。

一般认为，外源化学物经过生物转化增强分子极性和水溶性，利于从胆道系统和泌尿系统排泄，体现出机体生物转化作用的生理意义。当然，肝细胞中代谢产物经胆道的排泌是基于毛细胆管膜上具有单向性特异转运体(如有机阴离子转运蛋白和有机阳离子转运蛋白)，后者以主动转运方式将肝细胞内的某些外源化学物代谢产物排入胆道系统。

四、食物成分对生物转化酶的调节

1. Ⅰ相代谢酶的调节

(1)酶的诱导

生物转化酶的含量与活性可因细胞环境因素的变化而出现诱导或抑制。有些酶可以由外源化学物诱导，或基于生理调节需要被内源性物质诱导。

① 受体介导的酶诱导作用由受体介导的酶诱导作用可以通过转录、蛋白合成、合成后蛋白修饰等不同方式影响酶蛋白的含量及活性。例如，芳香烃受体(aryl hydrocarbon receptor，AhR)。二噁英(2,3,7,8-tetrachlrodibenzo-p-dioxin，TCDD)、多环芳烃(以苯并芘为代表)、黄酮类生物碱以及具有类似二噁英结构(共平面型)的多氯联苯化合物可通过激活AhR，从而引发下游多个信号转导系统的激活，其中就包括生物转化酶的诱导。通过此一机制受诱导的Ⅰ相代谢酶主要包括CYP1A1、CYP1B1、CYP1A2以及环氧化物水合酶等。除AHR外具有介导外源化学物对Ⅰ相代谢酶诱导作用的还包括以下受体。

组成性雄烷受体(constitutive androstane receptor，CAR)：其诱导剂包括苯巴比妥、苯

妥英钠、卡马西平等药物，受调节的Ⅰ相代谢酶有CYP2A6、2B6、2C8、2C9、2C19和3A4。

孕烷X受体(pregnane X receptor，PXR)：诱导剂有安普那韦、阿伐麦布、波生坦、胆汁酸、卡马西平、克林霉素、克霉唑、皮质醇等多种药物，还有维生素E和维生素K2等。被诱导的酶有CYP2B6、2C19、3A4等。CAR和PXR这两个受体有某些交叉但并非完全等同的诱导剂。

② 其他诱导机制，例如短链脂肪醇(如乙醇)、丙酮和异烟肼可以通过增强CYP2E1蛋白的稳定性(延缓其降解)来增加酶在细胞内的含量。糖皮质激素在感染、炎症和应激反应时通过激活糖皮质激素受体而诱导CYP2和CYP3亚族成员，如CYP2C9和CYP3A4。

(2)酶的抑制

酶抑制是指其催化活性受到作用物之外其他物质的抑制。酶抑制因为不需要蛋白合成的过程，所以比酶诱导更快速地表现出相关作用，例如代谢增毒与代谢减毒。酶的抑制可以通过以下机制进行。

① 直接抑制。例如双酚A的暴露可强烈抑制CYP2C亚族的酶活性。

② 作用物间的竞争性抑制。例如甲醇与乙醇可竞争同一个代谢酶的结合：醇脱氢酶。利用这一点，在急性甲醇中毒时可用一定量的乙醇延缓毒性更强的甲醇(活化为甲醛及甲酸)的代谢，加快甲醇从尿中排出，减轻中毒症状。

生物转化酶的诱导或抑制的毒理学意义取决于特定代谢酶对相关底物的催化反应具有的毒理学意义，尤其是代谢物是增毒或是减毒的变化。起代谢减毒作用的酶诱导或激活将导致毒作用减轻(对机体健康有利)，其抑制则降低机体的代谢减毒作用(对机体不利)。对于参与代谢活化的酶而言，酶的诱导对机体有害，而抑制才有利。

表3-8　一些临床常用药物代谢所需CYP酶和食物对酶的影响

CYP亚型	底物活性的药物	影响代谢酶的食物 抑制作用	 诱导作用
1A2	咖啡因、阿米替林、非那西丁、氯丙咪嗪、氯氮平、氨茶碱、普萘洛尔等	葡萄柚、大豆、石榴、辣椒、甘蓝	炭烤食物、吸烟、巧克力、咖啡因、茶叶
2C9、2C19	甲苯磺丁脲、双氯芬酸、布洛芬、华法林、S-美芬妥英、奥美拉唑、地西泮等	石榴、大蒜、辣椒、甘蓝	天然维生素E
2D6	右美沙芬、可待因、卡托普利、普罗帕酮、氟伏沙明等	辣椒、柚子汁、甘蓝	炭烤食物、吸烟
2E1	氯唑沙宗、对乙酰氨基酚、茶碱、氨苯砜、氟烷等	辣椒、洋葱、菠萝、石榴、芒果、木瓜、香蕉、山竹	酒精、茶叶、不饱和脂肪酸
3A4	硝苯地平、环磷酰胺、可的松、特非那定、安定、红霉素、利多卡因、紫杉醇、维拉帕米、酮康唑等	葡萄柚、大豆、杨桃、大蒜、红酒、辣椒、人参、甘蓝	蜂蜜、乌龙茶、天然维生素E

2. 化学物对Ⅱ相代谢酶的影响

Ⅱ相代谢酶也受到各种天然植物成分、化学药物和环境化学物的影响，表现为代谢酶表达和(或)活性的增强或减弱(诱导或抑制)。有的外源化学物通过作用于细胞核受体而影响Ⅱ相代谢酶的表达，有的直接作用于酶蛋白，影响其活力。

(1) Ⅱ相代谢酶诱导剂多环芳烃、二噁英、二噁英结构类似型多氯联苯化合物在通过激动 AHR 诱导 CYPs 时，也同时诱导 UGTs、GSTs 和 NAD(P)H 醌氧化还原酶(NAD(P)H quinine oxidoreductase，NQO)等Ⅱ相代谢酶。此外，PXR 和过氧化物酶体增殖激活受体(PPARs)对 UGTs、SULTs 和 GSTs 这三个家族的Ⅱ相代谢酶的表达均有诱导作用，而 CAR 则诱导 SULTs 和 GSTs 的表达。不过，外源化学物对Ⅱ相代谢酶的调节更多地以抑制作用的形式出现。

(2) Ⅱ相代谢酶抑制剂

① 天然化合物。不少有抗氧化作用的天然植物成分具有抑制Ⅱ相代谢酶的作用。例如，没食子儿茶素、没食子酸酯(绿茶组分)、奶蓟草提取物、锯叶棕果提取物和蔓越莓压榨汁对 UGT1A4、UGT1A6 和 UGT1A9 有较强的抑制作用。SULTs 与底物的相互作用具有特殊的底物抑制效应，即底物浓度较高时反应率降低。底物抑制作用在 SULT1 家族的酶尤其明显。许多外源化学物可以高效抑制 SULTs。

葡萄酒的非酒精提取物具有较强的抑制 SULT1A1 作用，尤以富含黄酮类物质的红酒作用更强；2000 倍稀释的去酒精红酒可抑制人 SULT1A1 活性达 50%。红酒除乙酸乙酯外，其他成分如一些生物碱、黄酮醇和人工色素也具有协同作用，抑制人 SULT1A1 活性。食品中所含花色素苷、黄酮醇类以及某些人工合成的色素(酸性红、赤癣红和苋菜红)均可在数个 μmol/L 浓度表现出对 SULT1A1 的抑制作用。葡萄汁和橙汁经 10 倍稀释对人 SULT1A1 的抑制率可达 90%以上。槲皮素则在 0.1 μmol/L 即达到对 SULT1A1 活性的完全抑制。白藜芦醇、槲皮素、黄豆苷原和染料木黄酮可抑制人 SULT1E1 催化的 17-β-雌二醇硫酸基结合作用，抑制常数为 0.6 μmol/L～14 μmol/L。

② 药物和环境化学污染物。用 11 个非固醇类抗炎药对人 SULT1A1 抑制作用的研究，发现甲芬那酸和水杨酸在低于治疗浓度即可降低 SULT1A1 的催化活性(其中甲芬那酸抑制作用更强，其 IC_{50} 为 6 nmol/L～20 nmol/L，远低于其血浆峰浓度值：28 μmol/L)。克罗米芬、达那唑和安体舒通对人 SULT2A1 活性有抑制作用；环境中双酚 A 可抑制人肝细胞 UGTs 的表达水平和酶活力。多氯联苯的羟化代谢物可抑制人 SULT1E1 和人 SULT1A1，尤以 3,5-二氯-4-羟基结构的羟基多氯联苯抑制较强(抑制人 SULT1E1 的 IC_{50} 为 1 nmol/L 左右)。由于 SULT1E1 可催化雌二醇磺基结合反应(灭活作用)，因此可能羟基多氯联苯的这一作用是多氯联苯拟雌激素效应的一个重要机制。

第三节　毒物动力学

在毒理学研究中，需要根据产生毒性作用的剂量，定性和定量地研究实验动物体内外源化学物的吸收、分布、代谢和排泄随时间的动态变化规律。毒物动力学(toxicokinetics)，亦称毒物代谢动力学，就是这种用数学方法研究毒物在体内的吸收、分布、生物转化和排泄等过程随时间变化的规律，以了解毒物在体内的消长规律，为毒物的安全性评价提供依据的一门毒理学分支学科。

毒理学研究数据主要来源于实验动物。以药物毒理学研究为例，其毒物动力学研究所用的剂量远高于药效相关剂量，且为多次重复用药，与实际用药情况相同或相似，所获结果对动物毒理学研究方案的设计、结果评价以及将试验结果外推到人的安全性评价等方面都有很大的帮助。

一、经典毒物动力学模型

毒物动力学研究是基于整个机体毒物处置时相的数学描述或模型建立。描述药物的动力学研究经典方法是将机体作为含有一个或多个房室的系统，尽管这些房室不能与其解剖结构或生理过程精确对应。这些经典的房室模型也因此发展过来用于描述毒物在机体血液或排泄物（如尿液、粪便、呼出的气体）中的代谢动力学过程。这种模型特别适合无法获得器官或组织信息的人体研究，通过这种途径，血管外分布情况不需要详细的说明，仅通过房室就可以进行描述。以下介绍经典毒物动力学（classic toxicokinetics）中涉及的主要概念：房室模型（compartment models）和消除动力学（elimination kinetics）及基本参数。

1. 房室模型

室（房室，compartment）：将机体作为一个系统，按动力学特点分为若干部分，每个部分称为室。用以描述毒物在体内的分布状态，并因此推导出代谢动力学的有关参数和数学方程。房室不是具备解剖学位置或生理学功能的概念，而是指在动力学上相互之间难以区分，转运、转化性能相近的组织、器官和体液。凡是转运、转化相似者均可以视为一个房室。根据分布速率的快慢，可分为一房室模型、二房室模型或多房室开放模型。

（1）一房室模型（图 3－11）：体内药物瞬时在各部位达到平衡，即给药后血液中浓度和全身各组织器官浓度迅即达到平衡。以一房室模型处置的化学毒物从机体消除通常符合一级消除动力学。一房室模型可用于描述静脉注射的毒品及一些口服药品。

（2）二房室模型（图 3－12）：毒物在某些部位的浓度和血液中的浓度迅速达平衡，而在另一些部位中的转运有一速率过程，但彼此近似，前者被归并为中央室，后者则归并成为外周室。多数毒物在体内的转运符合二房室模型。

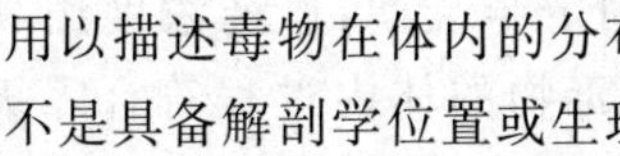

图 3－11　一房室模型示意图

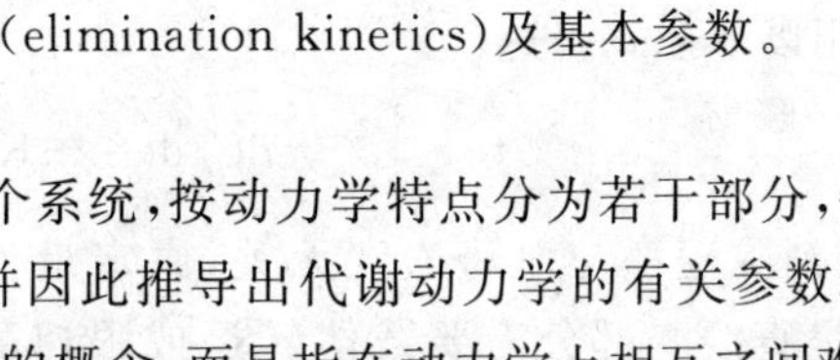

图 3－12　二房室模型示意图

（3）多房室模型：由一个中央室和若干个周边室相互连接而成。中央室多由血液及供血丰富、血流通畅的组织、脏器组成，如细胞外液、心、肝、肾、腺体等。周边室则由供血量少、血流缓慢或化学物不易通过的脏器，如静止状态的肌肉、脂肪、骨和皮肤。

2. 消除动力学

外源化学物在机体内随时间进程而发生的浓度(量)的变化,必然有其消除速率过程。常用以下公式表达:

$$dC/dt = -KeC^n$$

(dC/dt 为毒物浓度随时间的变化率,Ke:消除速率常数,C 为体内毒物浓度)

由于各种化学物的化学结构、理化性质及所处脏器及相应生物环境的不同,其消除过程主要按照一级消除动力学和零级消除动力学两种方式进行。

(1)一级消除动力学(First - order elimination kinetics):指毒物在机体内某一瞬间的变化速率与其瞬间含量的一次方呈正比。常用以下公式表达:

$$dC/dt = -KeC(n=1)$$

其特点:消除速率与毒物血中浓度有关,属恒比消除;有固定半衰期;如浓度用对数表示则时量关系为一直线。多数毒物的体内过程符合一级消除动力学。

(2)零级消除动力学(Zero - order elimination kinetics):当化学物的量超过机体的转运/代谢能力时,它们的转运速度与其本身数量无关,即转运速度与化学物数量的零次方呈正比。常用以下公式表达:

$$dC/dt = -Ke(n=0)$$

特点:消除速率与血药浓度无关,属定量消除;无固定半衰期;血药浓度用真数表示时量曲线呈直线。部分需要载体转运或限速酶代谢的毒物的体内过程符合零级消除动力学。

3. 基本参数

毒物动力学参数可说明外源化学物在体内吸收、分布和消除的动力学规律。其中,吸收速率常数(Ka)、峰时间(*T*m)、峰浓度(Cm)、曲线下面积(*AUC*)和生物利用度(*F*)表示外源化学物吸收程度和速度;表观分布容积(*Vd*)代表外源化学物的分布情况;消除速率常数(Ke)、清除率(*CL*)和 $t_{1/2}$ 反映外源化学物消除的特点。

(1)半减期(half life,$t_{1/2}$)

指外源化学物的血浆浓度下降一半所需的时间,它是表示毒物消除速度的参数。$t_{1/2}$ 短,说明毒物消除迅速,不易蓄积中毒。单位为 min、hr、d。对于符合一级速率过程的消除,$t_{1/2}=0.693/Ke$。

(2)曲线下面积(area under the curve,*AUC*)

指时量曲线下覆盖的总面积,或指毒物从在血浆中出现至完全消除为止这一过程中曲线下覆盖的总面积。它是反映机体消除能力大小的参数,单位为 $mg \cdot L \cdot h^{-1}$。

(3)表观分布容积(apparent volume of distribution,*Vd*)

指在体内达到动态平衡时体内毒物量(*D*)与血毒物浓度(*C*)的比值,表示毒物以血毒物浓度计算应占有的体液容积,单位用 L 或 L/kg 表示。

(4)消除速率常数(elimination rate constant,Ke)

表示体内消除毒物的快慢,可以单位时间内体内毒物被消除的百分率表示(单位为 h^{-1})。Ke 值越大,说明消除速率越快。

(5)清除率(clearance,CL)

清除率是指在单位时间内从体内清除表观分布容积的部分,即单位时间内血中毒物清除量,单位为 L/h 或 L/(h·kg)。按清除途径不同,可分为肾清除率(CLr)、肝清除率(CLh)。血浆清除率则是肾和肝清除率的总和。常用以下公式表达:

$$CL = Vd \cdot \mathrm{Ke} \text{ 或 } CL = D/AUC$$

(6)利用度(bioavailability,F)

又称生物有效度,是指毒物被机体吸收利用的程度。由于经静脉注射途径染毒时外源化学物的吸收率一般认为是 100%,经其他途径接触的生物利用度就可把前者作为参照来计算。经口生物利用度指经口染毒的 AUC 与该毒物静注后的 AUC 的比值,以经口吸收百分率表示。

$$F = (AUC\mathrm{po}/AUC\mathrm{iv}) \times 100\%$$

(7)吸收速率常数(absorption rate constant,Ka)、峰浓度[maximum(peak) concentration,Cm)]、峰时间(peak time,Tm)均表示外源化学物的吸收程度和特点。

二、生理毒物动力学模型

因为经典毒物动力学中的房室模型的组成单位“房室”仅仅是一个数学上的抽象概念,缺乏实际的解剖学、生理学意义。所以,在毒物动力学研究中,还会经常使用到另外一种模型:生理毒物动力学模型。

生理毒物动力学(physiologic toxicokinetics)以“生理学室”代替经典模型中的隔室,这些“生理学室”分别代表与毒物体内分布有关系的单个或多个脏器、组织或体液。房室之间经体液循环联系。根据质量平衡关系,按模型建立速度方程,对方程进行求解,得出各个组织或器官的毒物浓度与时间的关系。

生理毒物动力学房室模型与经典毒物动力学房室模型的基本差别,在于描述药物(毒物)转运进出房室的速率常数不同,可用来表示组织中药物的浓度。经典毒物动力学由数据定义速率常数,因此这些模型通常基于数据进行论述;而生理毒物动力学则能体现已知的或假设的生理过程,因此这些模型通常基于生理学进行论述。

生理毒物动力学的优点体现在:这些模型能提供毒物分布于任何组织器官的时程;能预测改变生理参数对毒物在组织中浓度的影响;通过体表面积换算,相同模型能反映毒物通过不同物种的毒代动力学;能使复杂的治疗方案容易调节。

生理毒物动力学也存在缺点:需要较多的信息;许多数学方程较难掌握;许多参数在不同物种、品系或病理情况下很难定义等。

尽管如此,生理毒物动力学无论在理论上还是应用上,都比经典毒物动力学在毒理学领域更有应用前景。

(刘云岗 房中则 王伟 苏德奇 朱小年)

【思考题】

1. 外源化学物与血浆蛋白的结合对其体内分布有何重要影响?

2. 外源化学物按一级动力学模型进行的消除有何特征?

3. 醇脱氢酶与醛脱氢酶对乙醇的代谢各有怎样的作用?个体对酒精的耐受性主要取决于哪个酶的活性?

4. 举例说明细胞色素P450酶系的命名原则,并举出三个不同的CYP酶亚型及其相应底物。

5. 与代谢活化与代谢减毒有关的生物转化酶各有哪些,其催化的反应产物各有何特点?

6. 毒物经过代谢产生的毒性增强的代谢产物主要有哪些类型?

第四章　食品中外源化学物的中毒机制

食品中的外源化学物进入机体后，形成终毒物，在靶部位与生物大分子反应，引起结构和功能异常。当损伤超过机体解毒、适应和修复能力时，机体出现毒性反应。目前，某些食品中的外源化学物的毒作用机制得到了深入研究，但大多数毒物中毒机制尚未完全阐明。本章重点介绍终毒物形成、终毒物与靶分子反应、细胞应激与细胞损伤、修复与修复障碍以及毒作用机制的基本理论和进展。

第一节　概　述

食品中的外源化学物种类繁多，不同种类的外源化学物有不同的毒作用机制。一般来说，对外源化学物的中毒机制的解释涉及以下环节：外源化学物毒作用的启动过程；多种外源化学物的中毒情况以及致癌等特殊毒性；随后发生的病理生理过程。

化学毒物进入机体，与机体发生多种相互作用，最终引起毒性作用(图 4－1)。诱导毒性作用途径可分为三种：其一，最直接的途径。化学毒物出现在机体靶部位，未与靶分子反应而引起机体毒性作用，如过量糖进入肾小管。其二，比较复杂的途径。毒物进入机体后，到达靶部位，与靶分子相互作用而导致机体毒性作用，如河豚毒素进入机体，抵达运动神经元，与其 Na^+ 通道相互作用，使 Na^+ 通道阻塞，抑制运动神经元功能。其三，最复杂的途径。多数毒物对机体毒性作用的发挥经历四个过程，即经吸收进入机体的毒物透过多种屏障，转运至一个或多个靶部位；进入靶部位的终毒物与内源靶分子发生交互作用；毒物引起机体分子、细胞与组织水平的结构破坏和功能紊乱；机体启动不同水平的修复机制应对毒物对机体的作用，当机体修复功能低下或毒物引起的结构和功能损伤超过机体修复能力时，机体即出现组织坏死、癌症和纤维化等毒性损害。

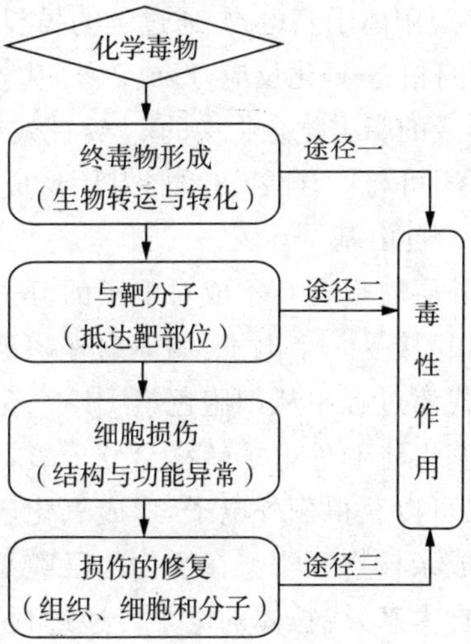

图 4－1　毒物引起毒性作用的可能途径示意图

第二节　终毒物形成

一、毒物原型与终毒物

终毒物(ultimate toxicant)是指可以直接与内源性靶分子(如 DNA、蛋白质、受体、酶及脂类等)反应或引起机体生物学微环境改变，导致机体的结构和功能紊乱，从而产生毒性作用的物质。有些外源化学物对机体具有直接毒性作用，其本身就是终毒物；另一些化学物需要在机体中进行代谢转化形成终毒物，才能对机体产生毒效应。外源化学物在体内生物转化为终毒物的过程为增毒作用(toxication)，如乙二醇代谢后形成草酸，引起草酸钙沉淀，导致肾小管堵塞，草酸钙作为终毒物改变了机体生物学微环境特征；有机磷农药对硫磷转化为对氧磷，大大增强了对胆碱酯酶活性的抑制作用，对氧磷作为终毒物导致机体功能紊乱。化学物毒效应的强度取决于终毒物在靶位点的浓度和持续时间。

终毒物主要包括四类：亲电子剂(electrophiles)、自由基(free radicals)、亲核物(nucleophiles)及氧化还原性反应物(redox-active reductants)。

1. 亲电子剂

亲电子剂指含有一个缺电子原子的分子，此分子带有部分或全部正电荷，可以与亲核物发生反应。亲电子剂包括非离子亲电物和阳离子亲电物。

(1)非离子亲电物：①外源物质获得一个氧原子，此氧原子从临近的原子中得到一个电子，从而具有亲电性。如外源物质转化形成的环氧化物、醛和酮等。苯并芘在 P450 作用下生成的 9,10 位环氧化物就属于此种类型。②通过共轭双键的极化作用，使双键碳中的一个发生电子缺失，从而具有亲电性。如形成的醌、α,β 不饱和醛酮等。

(2)阳离子亲电物：通过键的异裂作用形成。芳香胺类致突变致癌物 2-乙酰氨基芴在机体内发生Ⅰ相 N-羟化反应，形成 N-羟基芳香胺化合物，磺基转移酶使Ⅰ相反应产物发生Ⅱ相酯化反应，形成的脂类化合物中的 N-O 键发生异裂作用，形成阳离子亲电物苄基正碳离子或芳基正氮离子，可与鸟苷酸 C8 亲核基团形成加合物引起移码突变、错配等致突变作用。

2. 自由基

外层轨道含有不成对电子的分子、原子或原子团。

(1)接受一个电子：如体内外超氧阴离子自由基($O_2^{\cdot -}$)的形成。亲电的外源化学物醌类在代谢过程中从细胞色素 P450 还原酶接受一个电子发生单电子还原形成半醌自由基，自由基再将额外电子转移给分子氧，使其形成超氧阴离子自由基，半醌自由基重新形成原型醌，又可以获得额外电子，形成氧化还原循环。醌也可在 DT-黄递酶的作用下发生双电子还原形成亲核物氢醌。在活化的巨噬细胞和粒细胞中 NADPH 氧化酶可产生内源性超氧阴离子自由基，线粒体的电子传递过程中特别是解偶联状态时也可以产生。内源和外源产生的超氧阴离子，可在超氧化物歧化酶(superoxide dismutase,SOD)的作用下形成过氧化氢，再发生键的均裂最终形成羟基自由基。超氧阴离子也可与一氧化氮自由基和二氧化碳反应最终均裂形成二氧化氮自由基和碳酸盐阴离子自由基。这些终毒物会造成脂质过氧化以及 DNA 和蛋白质的损伤。

(2)丢失一个电子：通过过氧化物酶的催化反应丢失一个电子形成自由基。如亲核的外源化学物儿茶酚和氢醌，通过两次连续的单电子氧化，形成半醌自由基和醌(与醌类发生单电子还原结果类似)。

(3)共价键均裂：电子向分子转移，导致键均裂后形成自由基。从细胞色素 P450 或线粒体电子传递链处，CCl_4 获得一个电子转变为三氯甲基自由基，再与氧反应生成三氯甲基过氧自由基(活性更强)。

3. 亲核剂

较少见。如苦杏仁中的苦杏仁苷在肠道中被肠道菌群中的 β-糖苷酶催化形成的氰化物即为亲核物。

4. 活性氧化还原产物

(1)肠道菌群对亚硝酸盐的还原产物和谷胱甘肽与亚硝酸酯或硝酸酯反应生成的产物最终都能形成亚硝酸盐——使机体发生高铁血红蛋白血症。

(2)六价铬在还原剂维生素C及黄素酶作用下还原为五价铬,可以催化过氧化氢均裂形成羟基自由基。

(3)氧化还原反应中形成的外源性 $O_2^{\cdot-}$ 和一氧化氮自由基可以使铁蛋白上的Fe(Ⅲ)还原为Fe(Ⅱ)。

二、增毒作用

增毒作用(toxication)是指食品中的外源化学物在体内经生物转化形成毒性高于原化学物的终毒物的过程,又称为代谢活化。增毒的主要表现形式是形成亲电子剂、亲核物、自由基和活性氧化还原产物这四种终毒物(详见毒物原型与终毒物部分)。此外,增毒还可表现为一些外源化学物经代谢后具有改变机体生物学微环境的特征,如三聚氰胺代谢形成的三聚氰酸可与三聚氰胺形成结晶进而造成肾小管的堵塞;或经生物转化后与特定受体或酶有更高的反应性,如有机磷农药对硫磷经代谢后形成的对氧磷对胆碱酯酶的抑制能力远高于对硫磷。

三、解毒作用

一般情况下,机体内还存在解毒(detoxication)过程,是指阻止终毒物形成或消除终毒物的生物转化过程。食品中毒物的解毒有多种途径,具体方式与毒物的化学特征有关。本部分主要对无功能基团毒物和终毒物的解毒进行介绍。

1. 无功能基团毒物的解毒

主要通过Ⅰ相(氧化、还原和水解反应)和Ⅱ相(结合反应)反应进行。一般先是Ⅰ相反应暴露或引入一种功能基团,进一步通过Ⅱ相反应,即与内源性功能基团(如葡萄糖醛酸、氨基酸或硫酸等)结合,形成无活性、高度亲水且易排泄的有机酸。常见毒物苯和甲苯均通过此方法解毒。

2. 终毒物的解毒

(1)亲电子剂的解毒:主要通过与具有亲核作用的巯基化合物谷胱甘肽结合而完成。这一过程有时是自发进行的,有时需要在谷胱甘肽S-转移酶(glutathione S-transferase,GST)的催化下进行。这是 Cd^{2+} 和 CH_3Hg^+ 等具有明显亲电作用的金属离子的主要解毒方式。此外,亲电子剂还有如下特殊的解毒方式:环氧化物和芳烃氧化物可在环氧化物水化酶催化下分别转化为二醇类和二氢二醇类产物,如油炸和烧烤类食物中的多环芳烃代谢物的解毒;不饱和醛在醇脱氢酯酶催化下还原为醇或在醛脱氢酶催化下氧化为酸,如丙烯酰胺(淀粉类食物在高温烹调下产生)代谢物的解毒;某些金属离子与金属硫蛋白形成复合物;醌类物质在NADPH-醌氧化还原酶1(NADPH:quinone oxidoreductase 1,NQO1)的作用下还原为氢醌。

(2)亲核物的解毒:主要是通过与亲核功能基团的结合反应而完成的。一般而言,含巯基的亲核物可通过与甲基或葡萄糖醛酸结合解毒;含羟基的亲核物可与硫酸、葡萄糖醛酸或甲基结合解毒;胺类和肼类可通过引入乙酰基解毒。此外,含巯基的化合物和肼类还可通过黄素单加氧酶类的氧化作用解毒;醇类可通过醇及醛脱氢酶氧化为酸而解毒;氰化物在硫氰酸酶的催化下生成硫氰酸而解毒。

(3)自由基的解毒:生物体内,自由基的解毒途径多样,既有酶促解毒,也有和自由基清除剂(主要为抗氧化剂)结合而解毒。体内 $O_2^{\cdot -}$ 自由基的解毒主要通过 SOD(位于胞浆的为 Cu/Zn-SOD,位于线粒体的为 Mn-SOD)的催化而进行。在 SOD 的作用下,$O_2^{\cdot -}$ 自由基转变为过氧化氢(H_2O_2),该物质进一步在过氧化氢酶(catalase,CAT)或谷胱甘肽过氧化物酶(glutathione peroxidase,GSH-Px)的催化下转变为水(图 4-2)。体内另一种重要自由基——羟基自由基·OH 的半衰期极短,目前没有一种酶和抗氧化剂能有效清除·OH,但是常用药物阿司匹林的分解产物水杨酸可捕获·OH。过氧化物酶(peroxidase,POD)生成的自由基通过 GSH 的电子转移来清除,被氧化的 GSH 可再通过谷胱甘肽还原酶(glutathione reductase,GR)还原为 GSH。

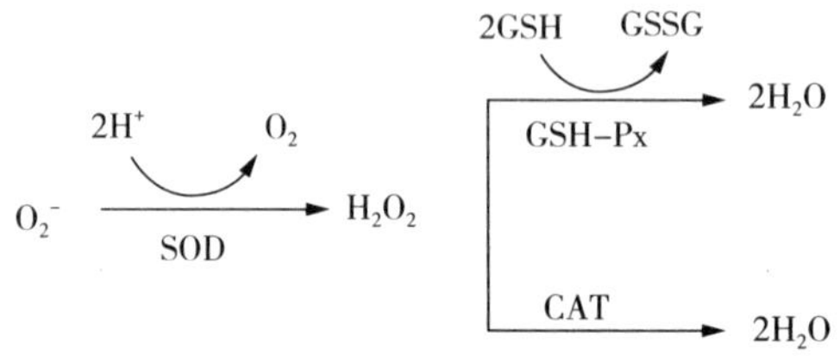

图 4-2 $O_2^{\cdot -}$ 自由基的解毒

解毒过程使食品中的毒物有效地从体内代谢或排泄,从而减轻对机体的毒害作用。但对于某些毒物,由于机体解毒过程不够充分,可导致毒性不变甚至增强,即解毒失败。

解毒失败的原因可能有:毒物暴露剂量过高,造成代谢解毒酶类(如 SOD)或抗氧化剂(如 GSH 和维生素 C)耗竭,引起终毒物在机体内蓄积,如镰刀菌毒素丁烯酸内酯可引起肝细胞内 GSH 的耗竭;毒物抑制代谢解毒酶活性,造成解毒过程受阻,如过氧亚硝酸盐($ONOO^-$)使 Mn-SOD 失活;某些解毒过程的结合反应发生后被逆转,从而引起解毒失败,如甲基异氰酸盐在肺部形成不稳定的谷胱甘肽结合物后,经血液循环分布到其他组织后重新分解为具有亲电能力的异氰酸和异硫氰酸;解毒过程产生了有毒的副产物,如 GSH 在消除氯丙嗪自由基($CPZ^{+}\cdot$)时产生谷胱甘肽巯基自由基(GS·)和谷胱甘肽二硫化物自由基阴离子($GSSG^-$),后者能将 O_2 还原为 $O_2^{\cdot -}$。

增毒和解毒过程是机体对食品中的外源化学物进行处置的关键环节,对于维持机体稳态有重要作用。机体增毒与解毒的相对能力决定了食品中毒物的最终毒效应。

第三节 终毒物与靶分子反应

食品中的外源化学物的毒作用由其终毒物与靶分子反应所产生,并在机体的各个组织结构水平(如:靶分子、细胞器、细胞、组织、器官,甚至整个机体)上引起结构损伤与功能障碍。终毒物与靶分子的交互作用触发毒作用需考虑几个方面：(1)靶分子的属性；(2)终毒物与靶分子之间的反应类型；(3)毒物对靶分子的毒作用结果(图 4－3)。另外，还须考虑终毒物改变生物学不同结构，如关键内源分子、细胞器、细胞和器官的微环境(非终毒物与靶分子反应)所引起的毒作用。

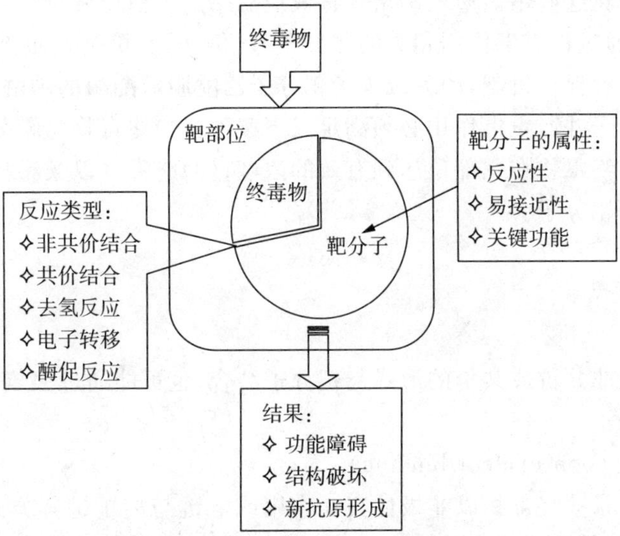

图 4－3　终毒物和靶分子的反应

一、靶分子及其属性

理论上，机体各个器官组织的内源性分子都是毒物潜在的靶分子，但要获得一个潜在的靶分子的全面清单是不可能的。因此，对参与毒作用的靶分子的特征认识及鉴别成为优先研究的领域之一。毒理学最重要的靶分子是生物大分子(如 DNA、核酸和蛋白质)，小分子膜脂质也最为常见，而辅助因子如辅酶 A 和吡哆醛则较少涉及。

内源性分子要成为一个靶分子首先必须具有合适的反应性和/或空间构型，以与终毒物发生共价或非共价反应；其次靶分子必须接触足够高浓度的终毒物；第三是靶分子处于反应活性终毒物邻近或接近其形成的部位。具有反应活性的终毒物的第一个靶分子常常是催化这些终毒物形成的酶或邻近的细胞内结构，例如负责甲状腺激素合成的酶——甲状腺过氧化物酶将某些亲核的外源化学物(如杀虫强、间苯二酚)转变为活性自由基代谢物，这些自由基代谢物反过来使甲状腺过氧化物酶失活，这是此类外源化学物抗甲状腺作用以及诱发甲状腺肿瘤的基础。几种线粒体酶(如琥珀酸脱氢酶、丙酮酸脱氢酶和细胞色素 C 氧化酶)是具有肾毒作用的半胱氨酸结合物(如二氯乙烯半胱氨酸)的靶分子，因为这种结合物可由线粒体半胱氨酸结合物 β-裂合酶转变为亲电物。终毒物在靠近其形成部位没有合适内源性分子时，可扩散至其遇到相关的反应物，例如，硬亲电物 N-甲基-4-氨基偶氮苯在胞浆中产生的芳基硝鎓离子代谢物易于与核中靶 DNA 反应。

当然，并非所有终毒物与靶分子的结合都发生有害效应。CO 通过与亚铁血红蛋白结合而引起毒性，也可与细胞色素 P450 的铁结合而极少出现或不出现有害效应。终毒物与细胞内各种蛋白共价结合包括酶和结构蛋白的结合已经被证实，但哪一种蛋白参与的结合有毒理学意义常不确定。乙酰氨基酚引起的某些肝线粒体蛋白的芳基化与这种药物引发的肝损害可能具有因果相关，因为乙酰氨基酚的非肝毒性异构体与这些蛋白质不易发生共价结合。相反，由乙酰氨基酚引起的许多胞浆蛋白的芳基化不一定重要，因为这种药物的非肝毒性异构体也芳基化这些蛋白质。不出现毒效应后果的蛋白质共价结合甚至可能代表某种形式的解毒作用（通过占有毒作用相关的靶分子）。例如，有机磷杀虫剂共价结合于血浆丁酰胆碱酯酶就是一种保护机制，因为减少了靶分子乙酰胆碱酯酶的磷酰化。因此，最终确认成为终毒物的靶分子并产生毒作用必须满足以下条件：(1)终毒物与靶分子反应并对其功能产生不良影响；(2)终毒物在靶部位达到有效的浓度；(3)终毒物以某种机制与所观察的毒作用的相关方式改变靶分子。

二、反应类型

终毒物可能以非共价或共价的形式与靶分子结合，也可能通过去氢反应、电子转移或酶促反应而改变靶分子。

1. 非共价结合（noncovalent binding）

非共价结合指某些终毒物以非极性交互作用或氢键与离子键等方式和膜受体、细胞内受体、离子通道以及某些酶等靶分子的结合作用。例如，番木鳖碱结合于脊髓运动神经元上甘氨酸受体，TCDD结合于芳烃受体，哈蚌毒素结合钠通道，佛波酯结合于蛋白激酶C以及杀鼠灵结合于维生素K2,3-环氧化物还原酶等。由于这些化学物原子的空间排列使他们与内源性分子的互补部位结合，因而表现出毒性效应。由于非共价结合的键能相对较低，因此其结合通常是可逆的。

2. 共价结合（covalent binding）

共价结合指终毒物与机体内一些重要的生物大分子（如核酸、蛋白质、酶、膜脂质）以共价键的形式结合，从而改变生物大分子的化学结构及其生物学功能。共价结合是不可逆的，由于这种结合持久地改变靶分子，因此具有重要的毒理学意义。共价加合物的形成常见于亲电毒物，如非离子和阳电子亲电物以及自由基阳离子。这些毒物与生物大分子中的亲核原子反应，亲电原子对亲核原子的选择性取决于他们的电荷/半径比。一般而言，软亲电物较易与软亲核物（二者均具有较低的电荷/半径比）反应，而硬亲电子较易与硬亲核物（二者均具有较高的电荷/半径比）反应。例如，银和汞这样的金属离子被归类为软亲电物，优先与软亲核物反应；而锂、钙和钡这样的硬亲电物优先与硬亲核物反应；两者之间的金属如铬、锌和铅则显示出与亲核物的普遍反应性。亲电毒物的反应性决定了哪种内源性亲核物能与之反应并成为其靶分子。

中性自由基，如·OH、·NO_2和Cl_3C·也能共价结合于生物分子。例如，Cl_3C·加入到脂质的双键碳或脂质自由基产生含有氯甲基脂肪酸的脂质；羟基自由基加入到DNA碱基导致许多产物的形成，包括8-羟嘌呤、5-羟甲基嘧啶以及胸腺嘧啶和胞嘧啶的乙二醇。

原则上，亲核毒物倾向于与亲电内源化合物反应，但由于生物分子中的亲电物十分罕见，这样的反应不常发生。例如，胺类和肼类与吡哆醛的共价反应，一氧化碳、氰化物、硫化氢和叠氮化合物与各种血红素蛋白中的铁形成配位共价键的反应，以及以电子转移反应的方式与血红蛋白反应的其他亲核物。

3. 去氢反应(hydrogen abstraction)

自由基可迅速从内源化合物去除氢原子而将这些化合物转变为新的自由基。例如，自由基去除巯基化合物(R-SH)的氢而形成的硫基自由基(R-S·)又成为其他巯基氧化产物，如次磺酸(R-SOH)和二硫化物(R-S-S-R)的前身。自由基能从游离氨基酸或蛋白质氨基酸残基的 CH_2 基除去氢，转变为羰基化合物，进而与胺类反应，形成与 DNA 或其他蛋白质的交联。自由基从 DNA 分子中的脱氧核糖去除氢产生的 C-4′-自由基是 DNA 断裂的最初步骤，从脂肪酸去除氢产生脂质自由基而启动脂质过氧化。

4. 电子转移(electron transfer)

终毒物通过电子转移的方式使内源化学物发生氧化，形成具有某种毒性作用的新的化学物。例如，终毒物将血红蛋白中的 Fe(Ⅱ)氧化为 Fe(Ⅲ)，形成高铁血红蛋白血症；亚硝酸盐氧化血红蛋白，N-羟基芳胺(如氨苯砜羟胺)、酚类化合物(如 5-羟伯氨喹)和肼类(如苯肼)与氧合血红蛋白共氧化，形成高铁血红蛋白与过氧化氢。

5. 酶促反应(enzymatic reaction)

少数毒素通过酶促反应作用于特定的内源性靶蛋白。例如，蓖麻蛋白诱发核糖体的水解断裂，阻断蛋白质的合成。一些细菌毒素催化 ADP-核糖从 NAD＋转移到特定蛋白质。例如，白喉毒素阻断蛋白质合成过程中延伸因子的功能，霍乱毒素则活化一种 G 蛋白，蛇毒含有破坏生物分子的水解酶。

总体而言，大多数终毒物借助其化学反应性作用于内源性靶分子，具有一种类型以上反应性的终毒物可以通过不同机制与不同的靶分子反应。例如，醌类可以作为电子受体启动巯基氧化或导致脂质过氧化的自由基反应，但也可以作为软亲电物共价结合于蛋白巯基。

三、毒物对靶分子的影响

终毒物与内源性分子反应可引起功能与结构失常，而且对蛋白质而言，这种反应可使蛋白质变成免疫系统的外源异蛋白，即形成新抗原。

1. 靶分子的功能失调

某些终毒物模拟内源性配体活化蛋白靶分子。例如，铅离子和佛波酯激活蛋白激酶 C。终毒物抑制靶分子的功能比较常见。例如，阿托品、箭毒和番木鳖碱通过附着于配体结合部位或通过干扰离子通道的功能而阻断神经递质受体；河豚毒素和哈蚌毒素抑制神经元膜电压激活的钠通道开放，而 DDT 和除虫菊酯抑制通道的关闭；某些毒物可阻断离子转运蛋白，而一些毒物则抑制线粒体电子转移复合物或抑制酶活性。还有一些毒物可结合微管蛋白(如长春碱、秋水仙碱、紫杉醇、三价砷)或肌动蛋白(如细胞松弛素 β、次毒蕈环肽)而损害细胞骨架蛋白的组装(聚合)和/或拆装(解聚)过程。

终毒物与蛋白质交互作用而改变其构型结构时，蛋白质的功能也通常受损害。例如，巯基反应化学物可影响酪氨酸磷酸酶、甘油醛 3-磷酸脱氢酶和丙酮酸脱氢酶、Ca^{2+} 泵和转录因子 AP-l 等功能，触发异常的信号转导和(或)损害细胞能量和代谢稳态。

终毒物与 DNA 共价结合引起复制期间核苷酸错配而干扰 DNA 的模板功能。例如，黄曲霉毒素 8,9-氧化物共价结合于鸟嘌呤的 N-7 位使得带有加合物的鸟嘌呤与腺嘌呤配对而不是与胞嘧啶配对，导致不正确密码的形成及不正确的氨基酸插入蛋白质，如黄曲霉毒素诱发的ras原癌基因和p53肿瘤抑制基因突变。

2. 靶分子的结构破坏

终毒物通过与内源性分子形成加合物、发生交联和断裂而改变内源性分子的一级结构。例如，双功能的亲电物如2，5-己二酮、二硫化碳、丙烯醛、4-羟壬醛和氮芥烷化剂能交联细胞骨架蛋白、DNA或使DNA与蛋白质交联，羟基自由基则通过转变上述大分子为活性亲电物（如蛋白羰基）或自由基而引起交联。交联使被联结的分子发生结构异常与功能障碍。

某些靶分子受终毒物攻击后自发性降解。例如，$Cl_3COO\cdot$ 和 $HO\cdot$ 可通过从脂肪酸去除氢而启动脂质的过氧化降解，所形成的脂质自由基（L·）通过氧固化作用转变为脂质过氧自由基（LOO·），进一步通过去氢反应形成脂质氢过氧化物（LOOH），再通过Fe（Ⅱ）催化的Fenton反应形成脂质烷氧自由基（LO·），随后断裂形成烃（如乙烷）以及活性醛（如4-羟壬醛和丙二醛）。因此，脂质过氧化不仅破坏细胞膜脂质，而且还容易与邻近的膜蛋白分子反应，或扩散至核与DNA反应。

终毒物可引起多种形式的DNA断裂。例如，DNA碱基受 $HO^{\cdot}$ 攻击可形成咪唑环开放的嘌呤或环收缩的嘧啶而阻断DNA复制；在鸟嘌呤N-7位形成大分子加合物使N-糖苷链不稳定而诱发脱嘌呤作用，形成具有致突变作用的无嘌呤部位；羟自由基通过从DNA的核糖获得H产生C-4′自由基，随后发生 $O_2^{\cdot -}$ 加成、Criegee重排和磷酸二酯链的断裂而引起DNA单链断裂。

3. 新抗原形成

在某些个体中，终毒物所致的结构发生变化的蛋白质常成为新抗原，激发机体免疫应答。某些化学物（如硝基氯苯、青霉素、镍）可能具有足够高的反应性而自发地结合于蛋白质，另一些化学物可通过自氧化为醌类或通过酶促生物转化而获得反应性。例如，细胞色素P450将氟烷生物转化为三氟乙酰氯，作为半抗原而结合于肝脏各种微粒体和细胞表面蛋白质，诱导抗体产生，进而引起免疫反应致肝炎样综合征。某些药毒物引起的狼疮、粒性白细胞缺乏症是由药/毒物-蛋白质加合物触发的免疫反应所介导的。这类终毒物通常都是亲核物。某些带有加合物的蛋白质能模拟正常蛋白质，此时正常的蛋白质也会受抗体攻击。

四、非经靶分子反应引起的毒性

某些终毒物通过改变生物学微环境而导致毒性。如：(1)改变生物水相中的 H^+ 离子浓度的化学物，如酸和能生物转化为酸的物质（如甲醇和乙二醇）以及疏质子解耦联剂（如2，4-二硝基酚和五氯酚），其在线粒体基质中使酚的质子分离，使推动ATP合成的质子梯度消失；(2)使细胞膜脂质相发生物理化学改变以及破坏细胞功能所必需的穿膜溶质梯度的化学物（如去垢剂）；(3)仅通过占据位置或空间引起危害的其他外源化学物，如乙二醇在肾小管中形成水不溶性沉淀物；磺胺类化合物通过占据白蛋白的胆红素结合位点而引起新生儿胆红素毒性；CO_2 取代肺泡腔的氧而引起窒息。

第四节　细胞应激与细胞损伤

细胞应激是机体对有害因素的适应性或防御性反应，涉及细胞代谢、损伤识别与修复、细胞存活等多种过程，且不同的细胞应激反应之间存在交互作用，一种应激原可引起一种或多种细胞应激反应。细胞应激虽有利于维持机体内环境稳态，但应激过程引起某些重要信号通路的改变可能损害细胞的正常功能，并进一步引起细胞的损伤(图 4-4)。已有研究显示，细胞应激与衰老、慢性非传染性疾病(如癌症、心脑血管疾病、2 型糖尿病等)和出生缺陷等疾病的发生有关。

一、细胞应激

细胞应激(cellular stress)是指细胞处于不利环境或遇到有害刺激时产生的适应性或防御性反应。能诱发细胞应激的物理、化学及生物因素被称为应激原。根据细胞应激原的不同和应激反应的差异，可将细胞应激具体分为热应激(heat stress)、氧化应激(oxidative stress)、缺氧应激(hypoxic stress)、内质网应激(endoplasmic reticulum stress)和遗传毒性应激(genotoxic stress)。

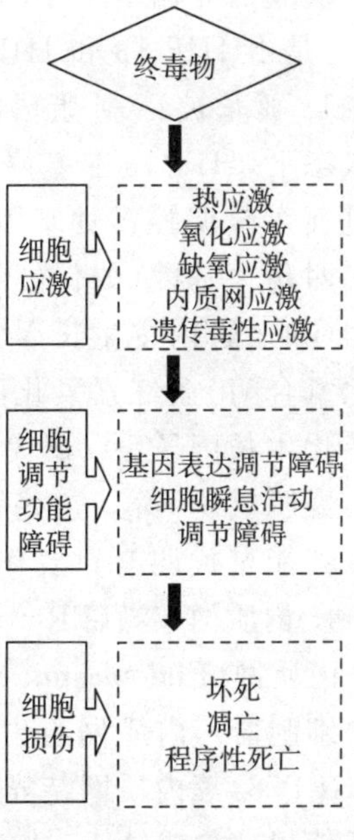

图 4-4　细胞应激与损伤示意图

1. 热应激细胞

最早被认识的细胞应激反应，由 Ritossa 在果蝇体内首先发现，其特征性反应是诱导细胞内热休克蛋白(heat shock protein，HSP)的表达。按分子量大小，可将 HSP 分为 HSP110、HSP90 和 HSP70 等若干家族，其中与应激反应关系最密切的是 HSP70 家族。HSP 的产生不限于热应激，其他细胞应激反应(如缺氧应激和氧化应激等)也可诱导 HSP 生成，故 HSP 也被称为应激蛋白(stress protein)。这些应激蛋白对细胞具有非特异性保护作用，不仅参与新合成蛋白的正确折叠和运输，还能识别并结合于变性蛋白，协助其降解或恢复天然构象。食用温度过高的食物往往能够引起消化系统细胞的热应激反应。

2. 氧化应激

是指氧化剂与抗氧化剂间平衡的紊乱，有利于氧化剂，导致氧化还原信号和控制的中断或分子损伤。氧化应激可来自于细胞抗氧化剂水平的降低和活性氧分子(reactive oxygen species，ROS)的增加。ROS 是氧分子不完全还原产生的含氧化合物，具有很强的化学反应性，如 $O_2^{\cdot -}$、H_2O_2 和 $\cdot OH$ 等。广义的 ROS 也包括含 NO 和 $ONOO^-$ 等含氮的活性分子，即活性氮分子(reactive nitrogen species，RNS)。由 RNS 引起的应激反应也称为硝化应激(nitrosative stress)。细胞内的 ROS 主要产生于线粒体内膜电子传递链和还原型烟酰胺腺嘌呤二核苷酸磷酸氧化酶(nicotinamide adenine dinucleotide phosphate-oxidase，NADPH 氧化酶)。此外，内质网、过氧化物酶体等亚细胞结构也能产生 ROS。食品中的细菌毒素、有机和无机污染物等均能促进机体细胞的 ROS 产生。生理状态下，ROS 是维持机体稳态的重要物质基础，不仅参与吞噬杀菌等免疫过程，还能作为信号分子参与细胞增殖、分化和凋亡等多种生理过程的调控。但是，ROS 具有很强的反应活性，容易攻击蛋白质、核酸和脂质等生物大分子并引起分子损伤，继而影响细胞的正常结构和功能。

3. 缺氧应激

氧是维持需氧生物生命活动的重要物质，当组织细胞氧供应不足或利用氧障碍时，则出现缺氧应激。缺氧应激是指细胞和组织为适应低氧压力而诱导血管生成、铁代谢和糖代谢相关基因表达，以维持细胞增殖和存活的过程。除低氧外，食品中的细菌毒素（如脂多糖）、重金属（如砷、镍、铬）和有机污染物（如 PCBs）等均可引起细胞缺氧应激。缺氧诱导因子 1（hypoxia-inducible factor-1，HIF-1）是介导缺氧应激反应的关键分子，它是由 HIF-1α 和 HIF-1β 两种亚基组成的异源二聚体转录因子。氧饱和状态下，HIF-1α 亚基被泛素-蛋白酶体水解复合体降解，细胞中基本检测不到 HIF-1α 亚基；缺氧状态下，HIF-1α 亚基降解受到显著抑制。HIF-1β 与 HIF-1α 亚基形成有活性的 HIF-1，进而入核调控多种基因的转录。目前，已知的 HIF-1 的靶基因主要有红细胞生成和铁代谢相关基因（如促红细胞生成素、铁转运蛋白和铁转运蛋白受体）、血管生成相关基因（如血管内皮生长因子、瘦素和转化生长因子 β）、血管收缩相关基因（如诱导性一氧化氮合酶、血红素氧化酶 1 和内皮素-1）、细胞增殖相关基因（如胰岛素样生长因子 II 和转化生长因子 α）、糖代谢相关基因（如葡萄糖载体蛋白 1 和 3、乳酸脱氢酶和 3-磷酸甘油醛脱氢酶）等。这些靶基因产物对于维持缺氧状态下红细胞生成、血管形成、细胞增殖和能量代谢有重要作用。

4. 内质网应激(ER stress)

内质网（Endoplasmic reticulum，ER）是进行蛋白质和脂质合成、加工、折叠和运输的重要细胞器。内质网蛋白质的加工和包装需要糖调节蛋白 78（glucose regulated protein 78，GRP78）等内质网特异性分子伴侣的协助，以保证蛋白质的正确折叠。内质网特异性分子伴侣减少或缺乏、缺氧应激、氧化应激和内质网钙离子紊乱等均可造成内质网中未折叠或错误折叠蛋白质的增加，即引起内质网应激和非折叠蛋白反应（unfolded protein response，UPR）。IRE1（inositol requiring enzyme 1）、PERK（PRKR-like endoplasmic reticulum kinase）和 ATF6（activating transcription factor 6）这三个主要的内质网跨膜蛋白介导了内质网应激的非折叠蛋白反应。IRE1 兼具激酶和 RNA 酶活性，磷酸化激活的 IRE1 能切割完整 XBP-1（uXBP-1）mRNA 分子，形成裂解型 XBP-1（sXBP-1）mRNA，造成蛋白翻译移码和终止密码通读。sXBP-1 的翻译产物 XBP-1 是重要转录因子，可上调内质网降解增强因子 α 甘露糖苷酶样蛋白（ER degradation enhancing α-mannosidase- like protein，EDEM）的表达，继而促进内质网蛋白质降解。PERK 可通过与分子伴侣 GRP78 分离而活化，引起其下游 eIF2α 磷酸化和失活，继而减少细胞内多数蛋白质的合成，但能够激活 ATF4 的表达，进而引起 CHOP（C/EBP homologous protein）表达量上调。而 ATF6 能提高 grp78、grp94 和 edem 等基因转录活性，从而增加内质网蛋白转运、折叠和降解能力。内质网应激是真核细胞的一种保护性应激反应，通过内质网应激可降低胞内未折叠的蛋白浓度，阻碍未折叠蛋白发生凝集。当内质网应激反应超过一定限度，往往引起细胞凋亡等不良后果。

5. 遗传毒性应激

机体中存在预防和应对DNA损伤的防御系统，以避免DNA受到食品中某些遗传毒物的损伤。细胞启动自身防御系统以应对DNA免受遗传毒物损伤的过程被称为遗传毒性应激。这一防御系统由系列蛋白激酶级联构成，参与DNA损伤识别、DNA修复蛋白基因表达调控、细胞凋亡和周期调控等一系列重要生命活动。食品中的有机污染物(如多环芳烃)、真菌毒素(如黄曲霉毒素)和多数化疗药物，细胞正常生命过程产生的某些代谢产物(如活性氧)也是遗传毒性应激的应激原。丝裂原活化蛋白激酶(MAPKs)途径是细胞遗传毒性应激主要信号转导途径之一。MAPKs途径主要包括ERK、JNK/SAPK和p38通路。MAPKs途径不同通路通过特定MAPK信号级联放大反应使细胞形成应对DNA损伤的应激反应，从而保证细胞正常生长和DNA复制的保真度。

二、细胞调节功能障碍

细胞除了本身进行物质代谢和能量代谢外，细胞间还存在通信和信号调控，以维持多细胞生物个体的生命活动。食物中的毒物作用于细胞，与靶分子反应可造成细胞调节功能障碍，主要表现在基因表达和/或细胞瞬息活动的调节障碍两个方面。前者包括转录调节障碍、信号传导调节障碍和细胞外信号产生的调节障碍等，后者主要由于神经递质浓度、受体功能、细胞内信号传导或信号终止过程等方面的改变，促使Ca^{2+}或其他第二信使出现相应的变化，引发一系列的酶促反应，进而影响细胞的瞬息活动。

1. 基因表达调节障碍

(1)基因转录调节障碍：细胞维持正常的功能需要不断地合成蛋白，首要的环节是在细胞核中由承载着遗传信息的DNA转录为mRNA，这一过程受转录因子(transcription factors，TFs)与基因的调节区域或启动区域相互作用所控制，食物中的毒物可以在上述过程中的基因启动子区域、TF或前起始复合物的形成等任何环节起作用，其中最主要的方式是通过与TFs结合，影响TFs的活性，从而调控下游靶基因的表达，产生相应的毒性效应。例如食物中的Cd^{2+}进入机体后和金属应答元件结合转录因子(metal-responsive element-binding transcription factor，MTF-1)结合，诱导金属硫蛋白合成；TCDD、PCBs和PAHs等和芳香烃受体(aryl hydrocarbon receptor，AhR)结合，促使生成CYP1A1酶；地塞米松和糖皮质激素受体(glucocorticoid receptor，GR)以及孕烷X受体(pregnane X receptor，PXR)均可结合；玉米赤霉烯酮、酚类和DDT等和雌激素受体(estrogen receptors，ER)结合。

(2)细胞信号转导调节障碍：细胞每时每刻都在接收和处理来自细胞内外的各种信号，通过传递和整合这些细胞信号，影响细胞本身的活动，并使单个细胞在代谢、运动、增殖和分化等行为上与细胞群体以及整个机体的活动保持协调一致。生长因子、激素和神经递质等细胞外信号分子与细胞膜上或胞内的受体特异性结合，将信号转换后传给相应的胞内系统，使细胞对外界信号做出适当反应，这一信号转导(signal transduction)涉及胞外第一信使、受体、胞内第二信使及蛋白激酶等信号转导要素，细胞内存在多种信号转导方式及途径，彼此间交叉调控，构成复杂的信号网络(signaling network)。常见的细胞信号转导的通路有

G 蛋白耦联受体介导的 cAMP-PKA 信号通路、MAPK 信号通路、JAK-STAT 信号通路和 NF-κB 信号通路等。从表面受体经蛋白激酶到转录因子的许多信号元件活性受到特定的丝氨酸、苏氨酸和酪氨酸羟基磷酸化的影响，一般通过蛋白激酶的磷酸化而激活，脱磷酸化而失活。食物中的毒物可以通过干扰 G 蛋白的 GTP 酶活性、改变蛋白磷酸化、破坏蛋白和蛋白之间的交互作用或建立异常的交互作用、改变信号蛋白的合成和降解等方式影响细胞信号转导，最终影响细胞增生和细胞周期进展。例如，乙酰氨基酚抑制 Raf，从而导致 IκB 降解减少、NF-κB 与 DNA 结合以及 c-Myc 的 mRNA 表达减少等一系列反应，最终使有丝分裂信号下调，导致细胞凋亡。

(3)细胞外信号产生调节障碍：细胞外信号通过与细胞的受体结合调节细胞的活动，食物中的毒物可影响细胞外信号的产生，进而导致细胞调节紊乱。如除草剂和杀真菌剂的代谢物乙烯基硫脲抑制甲状腺素分泌，而苯巴比妥促进甲状腺素的排出，两者均降低甲状腺素水平，通过反馈调节机制增加垂体的促甲状腺激素(thyroid-stimulating hormone，TSH)分泌，过量的 TSH 刺激甲状腺细胞分裂，引发甲状腺肿或甲状腺肿瘤。

2. 细胞瞬息活动调节障碍

细胞瞬息活动包括神经递质的释放、肌肉的收缩以及腺体的分泌，这些瞬息活动过程包括细胞外信号分子作用于细胞受体、调节 Ca^{2+} 进入胞浆或刺激细胞内第二信使的酶促反应传递信号。Ca^{2+} 或其他第二信使可改变功能蛋白质的磷酸化作用而影响其活性，引起细胞功能变化。食物中的毒物主要通过改变神经递质水平以及与受体、转导蛋白和信号终止蛋白交互作用，进而引起细胞瞬息活动的障碍。如有机磷农药通过抑制胆碱酯酶而阻碍乙酰胆碱的水解，导致胆碱能危象；环二烯阻断中枢神经系统 γ-氨基丁酸(γ-Aminobutyric acid，GABA)受体，诱发神经兴奋和惊厥；河豚毒素阻断运动神经元电压门控的 Na^+ 通道，引起骨骼肌麻痹；毛地黄糖苷抑制 Na^+，K^+-ATP 酶，导致心肌收缩和兴奋性增强。

三、细胞损伤

多细胞生物发挥正常的生理功能有赖于细胞处于稳定的状态，细胞本身维持正常的结构和功能，并为其他的细胞提供支持功能。细胞稳态是细胞存活和正常代谢所必需的。维持细胞稳态的关键包括生物膜的完整性和线粒体功能的正常性。食品中的毒物在一定条件下可干扰细胞稳态调节系统，破坏细胞膜和线粒体，导致细胞出现凋亡(apoptosis)、自噬(autophagy)或坏死(necrosis)，引起中毒反应，危及细胞的生存。

1. 中毒性细胞的死亡形式

(1)细胞坏死：线粒体渗透性转变(mitochondrial permeability transition，MPT)是由于线粒体内外膜间的蛋白通道开放所致，MPT 使质子自由内流进入基质间隙，引起 $\Delta\Psi m$ 消失、ATP 合成中断、水渗透内流，导致线粒体膨胀，Ca^{2+} 外流入胞质，此时的线粒体不能合成 ATP，并且由于内膜去极化使 ATP 合酶水解 ATP，导致 ATP 酶不足，糖酵解过程也因 ATP 供应不足而受到影响。当食品中的毒物浓度很高或作用时间很长时，细胞中的大部分或全部的线粒体发生 MPT，使 ATP 耗竭，最终导致细胞结构和功能完全丧失，细胞出现溶解和坏死。

(2)细胞凋亡:食品中的毒物在低剂量暴露水平或高暴露的早期可以诱发细胞发生凋亡,与细胞坏死出现肿胀和溶解不同,细胞凋亡的特点是细胞出现皱缩、细胞核和胞质浓缩,破坏后形成凋亡小体。与细胞坏死的随机性不同,细胞凋亡是有序发生的细胞死亡。细胞通过线粒体、膜受体和线粒体应激三种途径启动凋亡。食品中的毒物诱发细胞凋亡涉及MPT和细胞色素C(cytochrome C,Cytc)从线粒体外流。Cytc外流导致线粒体ATP合成受阻并增加 $O_2^{-\cdot}$ 形成,激活胱天蛋白酶(caspases),剪切特定细胞蛋白,使之活化或失活,直接或间接地引起细胞形态学和生物化学改变。调控MPT和Cytc释放的有Bcl-2基因家族,包括促进凋亡的Bax、Bad、Bid和Bim基因和抑制凋亡的Bcl-2和Bcl-XL基因。例如烷化剂和阿霉素等可引起DNA的损伤,同时激活P53蛋白并诱导Bax蛋白表达,从而导致细胞凋亡。

(3)细胞程序性坏死:通过细胞坏死和细胞凋亡共用的信号转导通路,导致细胞程序性死亡,其特点是不具有特殊的细胞形态,细胞膜破裂、细胞器肿胀及细胞质内透明样结构等坏死样形态特征与普通细胞坏死相同。细胞程序性坏死包括细胞内ROS的升高、Ca^{2+} 浓度的升高、细胞能量耗竭和组织蛋白酶激活,最终使细胞膜变脆、破裂。如DNA烷化剂和TNF-α、FasL和TRAIL等细胞因子均能诱导细胞程序性坏死。

2. 中毒性细胞的死亡机制

(1)ATP耗竭:ATP为生物合成的化学物质和能量的主要来源。ATP可水解为ADP或AMP释放化学能,ADP可通过氧化磷酸化重新合成ATP,任何干扰线粒体ATP合成的毒物都可导致ADP的堆积和ATP的耗竭,影响细胞的功能。其途径包括:干扰氢向电子传递链传递,如氟乙酸抑制柠檬酸循环和还原性辅助因子的产生;抑制电子沿电子传递链转移到分子氧,如氰化物;抑制氧向电子传递链传递;抑制ADP磷酸化;引起线粒体DNA损伤和影响线粒体蛋白转录。

(2)细胞内 Ca^{2+} 持续升高:细胞内 Ca^{2+} 浓度受到严格的调控,细胞内液和外液的 Ca^{2+} 浓度分别为0.1 μmol/L和1000 μmol/L,两者之间的浓度差主要通过质膜对 Ca^{2+} 的不渗透性以及 Ca^{2+} 从胞浆清除的转运机制来维持,可将 Ca^{2+} 从胞浆主动泵出细胞,或隔离在线粒体和内质网中。食品中的毒物可通过促进 Ca^{2+} 向细胞质内流或抑制外流引起胞浆 Ca^{2+} 浓度的升高,具体包括:配体或电压门控的 Ca^{2+} 通道开放或质膜损伤;Ca^{2+} 从细胞内钙库中漏出到胞浆;抑制 Ca^{2+} 转运蛋白或耗竭其驱动力。胞浆 Ca^{2+} 浓度的持续升高的结果是能量耗竭、微丝功能障碍、水解酶活化以及ROS和RNS的合成增加,导致细胞功能紊乱。

(3)ROS和RNS的过度生成:食品中的毒物可使细胞发生氧化应激(oxidative stress, OS),从而产生大量的ROS和RNS,导致膜脂质过氧化、蛋白质及核酸等的氧化损伤,细胞结构出现广泛损伤,如重金属作用于细胞可直接生成ROS和RNS。此外,细胞内的 Ca^{2+} 浓度升高也诱发ROS和RNS,如 Ca^{2+} 活化三羧酸循环中的脱氢酶,抑制ATP合酶,加速氢的生成及电子沿着电子链的流动形成 $O_2^{\cdot -}$;Ca^{2+} 激活蛋白酶,使黄嘌呤脱氢酶转变为黄嘌呤氧化酶,产生 $O_2^{\cdot -}$ 和HOOH;Ca^{2+} 激活神经元和内皮细胞表达NOS,NOS产生NO和 $O_2^{\cdot -}$,进而生成氧化能力更强的 $ONOO^-$,使呼吸链复合物和顺乌头酸酶发生不可逆的失活、抑制细胞ATP合成,并诱发DNA单链断裂。

第五节 修复与修复障碍

食品中的外源化学物通过直接或间接的途径引起机体结构和功能损伤，同时机体启动组织、细胞和分子等不同水平的修复（图 4－5）。当损伤程度超过修复能力或修复功能障碍，机体即出现各种毒性作用。

一、损伤的修复

1. 组织修复

受损组织是通过清除受损细胞和组织再生而修复，主要涉及丢失的细胞和细胞外间质再生以及新合成分子的重新整合连接。各种不同类型的细胞参与肝、肾和肺等实质性器官的组织修复过程。存在于组织间充质的非实质细胞（如巨噬细胞和内皮细胞）和迁移到损伤部位的细胞（如单核细胞）分泌细胞因子以刺激实质细胞分裂，同时刺激特定细胞（如肝脏星形细胞）合成细胞外间质分子。

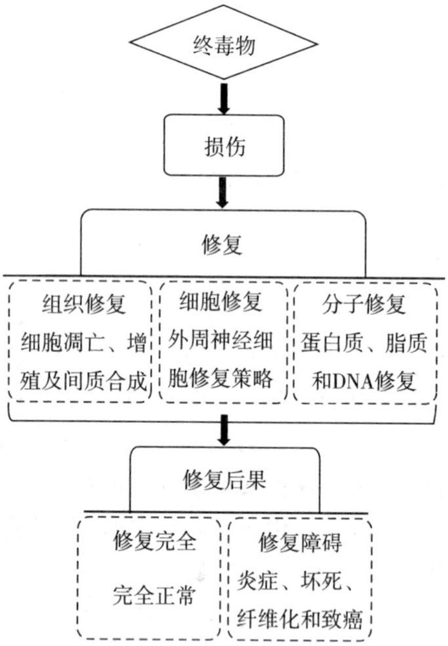

图 4－5 机体损伤的修复及修复后果示意图

（1）细胞凋亡：受损细胞发生凋亡而被清除是组织修复过程的一部分，仅适合于有细胞增殖能力的组织。一方面，凋亡细胞出现核和胞浆物质浓缩，然后破裂为凋亡小体而被吞噬，阻止细胞发生坏死和炎症。另一方面，凋亡细胞通过清除 DNA 受损细胞而抑制细胞癌变形成。神经元、心肌细胞和精细胞若大量凋亡，即可引起器官功能障碍。

（2）细胞增殖：组织细胞受损后，邻近损伤区域细胞迅速进入细胞分裂周期。大鼠暴露低剂量四氯化碳 2～4 h 后其肝细胞出现有丝分裂现象，36～48 h 后肝细胞有丝分裂达到高峰；臭氧诱发肺损伤中，无纤毛 Clara 细胞和Ⅱ型肺细胞经过有丝分裂和分化并分别取代受损有纤毛支气管上皮细胞和Ⅰ型肺细胞；小肠黏膜和骨髓受损后，其干细胞分裂和分化并取代受损细胞；中毒性肝损伤伴随肝细胞复制障碍，存在于肝胆小管的干细胞增殖形成椭圆形细胞，并分化为肝细胞和胆管上皮细胞。

（3）细胞间质合成：细胞间质主要由蛋白质、糖胺聚糖和糖蛋白与蛋白聚糖的糖聚合体等细胞外基质组成。肝脏细胞外基质由星形细胞和脂肪贮存细胞合成。在肝脏再生过程中，由血小板源性生长因子（Platelet derived growth factor，PDGF，从血小板释放）和转化生长因子-β（transforming growth factor-β，TGF-β，主要来源于肝脏 Kupffer 细胞)所介导星形细胞被激活,发生有丝分裂和重要表型改变。PDGF 促进星形细胞增殖,TGF-β 通过启动 MAPKs 信号通路刺激星形细胞合成纤连蛋白、生腱蛋白和蛋白聚糖等细胞间质成分。TGF-β 在其他组织的细胞间质形成中也起重要作用,但作用靶细胞可能不同。

2. 细胞修复

机体多数组织通过存活细胞增殖替代受损死亡细胞,但神经组织例外。外周神经轴索受损主要依靠巨噬细胞和施万细胞参与其修复过程。巨噬细胞通过吞噬作用清除细胞碎片并产生细胞因子与生长因子,激活施万细胞增殖并从成髓鞘作用模式反分化为生长支持模式。施万细胞合成细胞黏附分子,精确合成参与基膜构建的细胞外间质蛋白,产生一系列的神经营养因子(如神经生长因子和胶质细胞衍生的生长因子)及其受体。施万细胞与再生轴索共同移动,通过物理引导和化学诱惑轴索而使靶细胞重新受神经支配。

3. 分子修复

受损分子主要通过蛋白质修复、脂质修复和 DNA 修复方式加以修复,详述如下:

(1)蛋白质修复:巯基被氧化引起许多蛋白质功能受损,而被氧化的蛋白巯基可通过酶促还原而逆转。内源性还原剂主要有硫氧还蛋白(thioredoxin)和谷氧还蛋白(glutaredoxin),其活性中心均含有两个氧化还原活性半胱氨酸。磷酸戊糖途径中葡萄糖-6-磷酸脱氢酶和 6-磷酸葡萄糖醛酸脱氢酶酶促反应生成 NADPH 提供还原蛋白巯基所需的氢;高铁血红蛋白还原依赖于高铁血红蛋白还原酶,通过细胞色素 b5 获得电子。各种物理或化学刺激引起细胞内可溶性蛋白变性,蛋白变性后合成大量热休克蛋白对变性蛋白再折叠起重要作用。受损蛋白质也可通过水解而消除,如 ATP/泛素依赖性蛋白酶体在有效调节细胞内某些重要调控蛋白水平的同时,对变性蛋白清除也发挥重要作用,而受损蛋白质的清除对维持眼睛晶体透明度至关重要。此外,红细胞中含有不依赖 ATP 的非溶酶体蛋白水解酶,可迅速而有选择性地降解 HO·引起的变性蛋白质。

(2)脂质修复:过氧化脂质修复过程涉及一系列还原剂、谷胱甘肽过氧化物酶和过氧化物还原酶。含有脂肪酸过氧化物的磷脂,首先被磷脂酶 A2 水解,继而正常脂肪酸取代过氧化脂肪酸。

(3)DNA 修复:DNA 修复方式包括直接修复、碱基切除修复、核苷酸切除修复、双链断裂修复和交联修复。间期细胞核内 DNA 分子非常稳定,原因是该期 DNA 分子被核蛋白严密包裹以及 DNA 修复机制有效运行;处于细胞分裂期的 DNA 双链部分暴露,线粒体 DNA 缺乏核蛋白的保护和有效修复机制,因此这些 DNA 易于受到外源化学物损害。

二、修复障碍

当毒物所致损伤程度超过修复能力,修复功能被破坏或耗尽,即产生修复障碍及毒性作用。

1. 炎症

炎症的标志是微循环改变和炎性细胞(巨噬细胞和粒细胞)聚集。启动炎症反应主要依赖巨噬细胞分泌的炎性细胞因子。巨噬细胞根据活化状态和功能分为 M1 型巨噬细胞和M2型巨噬细胞。M1型巨噬细胞为经典活化型巨噬细胞，主要分泌促炎细胞因子；M2型巨噬细胞是一群由骨髓多能干细胞和祖细胞分化而来，主要分泌抗炎细胞因子，参与损伤后组织细胞的再生和修复。M1型和M2型巨噬细胞之间可相互转化。一方面，干扰素(Interferon，IFN)-γ可定向诱导M2巨噬细胞向M1型细胞分化，释放促炎细胞因子而加重炎症反应；另一方面，IL-4、IL-10、IL-13、脂联素和硫氧还蛋白(thioredoxin)-1可定向诱导M1巨噬细胞向M2型细胞分化，释放抗炎因子而促进组织愈合；巨噬细胞趋化因子(如MIP-2和MCP-1)则可定向锚定M2型巨噬细胞和粒细胞进入坏死组织部位。此外，聚集在损伤部位的巨噬细胞和粒细胞产生并释放大量自由基和水解酶，损害邻近正常组织。炎症过程自由基主要来源于三种氧化酶：NAD(P)H氧化酶、一氧化氮合酶和髓过氧化物酶。

2. 坏死

修复是否有效是决定细胞损伤是否进一步发展为组织坏死的重要因素。机体接触低剂量毒物主要引起细胞凋亡与增殖；随着接触剂量的增高，细胞损伤程度超过了机体修复能力，细胞损伤进一步发展为组织坏死。三种修复能力失效导致细胞坏死：(1)受损分子修复失效；(2)凋亡对损伤细胞的清除失效；(3)邻近细胞分裂替代受损细胞的机制失效。

3. 纤维化

其是一种以异常成分在细胞外间质过度沉积为特征的病理损害。慢性饮酒或长期接触四氯化碳引起肝纤维化或肝硬化；长期吸入矿物颗粒或服用博莱霉素和胺碘酮诱发肺纤维化；多柔比星引起心肌纤维化，而暴露于电离辐射则诱发多器官纤维化。肝脏星形细胞及肺和皮肤成纤维细胞样细胞在纤维化过程起主要作用，这些细胞在细胞因子和生长因子作用下表型发生改变。TGF-β是纤维形成的主要介质，TNF-α和血小板生长因子也参与纤维化过程。纤维化的有害影响包括：(1)瘢痕收缩挤压实质细胞和血管；(2)基膜成分沉积于毛细血管内皮细胞和实质细胞之间并形成扩散屏障，导致组织细胞营养不良；(3)细胞外间质增加、导致组织弹性和易曲性降低，影响心、肺等脏器的机械功能；(4)改变细胞外环境，通过跨膜蛋白和偶联的细胞内信号转导网络，影响细胞极性、运动性和基因表达。

4. 致癌作用

化学致癌过程涉及各种修复机制的功能不足，包括：(1)DNA修复失效：化学性和物理性因素主要引起DNA损伤，其损伤后修复不全可通过DNA复制而使突变固定，并通过原癌基因活化与抑癌基因失活，最终形成肿瘤。(2)细胞凋亡失效：机体通过细胞凋亡清除DNA受损细胞并抵抗癌前细胞克隆扩展，但凋亡失效也可促进突变和癌前细胞克隆扩展。动物实验已经证实，苯巴比妥通过抑制细胞凋亡而促进癌前细胞克隆表达。(3)终止细胞增殖失效：有丝分裂活性的增高，通过增加突变概率、引起原癌基因过表达、启动细胞克隆扩展形成结节和肿瘤以及破坏细胞—细胞间通讯和细胞间黏附等机制，进而促进致癌过程。(4)非遗传毒性致癌物：包括有丝分裂促进剂和细胞凋亡抑制剂。非遗传毒性致癌物通过促进遗传毒物或自发DNA损伤所启动的致癌过程而引发癌症。一方面通过促有丝分裂作用和前面讨论的机制而增加自发突变的频率，另一方面也可通过抑制细胞凋亡而增加含有DNA损伤和突变细胞数，从而引起有丝分裂活性的增高及凋亡活性降低，结果使转化的细胞群体扩展，促进癌症发展。

第六节 毒作用机制研究进展

一、表观遗传修饰异常

1. 表观遗传学概述

表观遗传学(epigenetics)是指研究DNA序列不发生变化的情况下基因表达发生的可遗传的改变,以及这种改变在有丝分裂和减数分裂过程中如何遗传给子代的学科。表观遗传学是与遗传学相对应的概念。在生物体内,遗传学信息提供了生命所必需的蛋白质的模板;而表观遗传学信息则提供了何时、何地及以何种方式应用遗传学信息的指令,在时空顺序上控制基因的表达,它不涉及DNA序列改变但可通过细胞分裂而遗传给子代细胞。已有研究表明,表观遗传学机制主要涉及4个方面:DNA甲基化(DNA methylation)、组蛋白修饰(Histone modification)、染色质重塑(Chromatin remodeling)和非编码RNA(Non-coding RNA,ncRNA)调控。基因表达的表观遗传调控受到多种环境因子的影响,其调控异常可导致各种疾病,如肿瘤、阿尔茨海默病、糖尿病、动脉粥样硬化、免疫缺陷、类风湿性关节炎、多发性硬化症和系统性红斑狼疮等。

(1)DNA甲基化:是指在DNA甲基转移酶(DNA methyltransferases,DNMTs)的催化下,以S腺苷甲硫氨酸为甲基供体,将甲基转移至胞嘧啶和鸟嘌呤(CpG)二核苷酸的胞嘧啶中第5位碳原子上,形成5-甲基胞嘧啶的DNA序列修饰过程。目前发现DNMTs主要包括DNMTl和DNMT3,前者起维持DNA甲基化的作用,即在模板链的指导下能使半甲基化的DNA双链分子上与甲基胞嘧啶相对应的胞嘧啶甲基化,后者包括DNMT3a和DNMT3b,主要是催化DNA从头合成甲基化即能在未发生甲基化的DNA双链上进行甲基化且不需要模板链的指导。

已有研究表明,DNA甲基化可引起染色质结构、DNA构象、DNA稳定性及DNA与蛋白质之间相互作用方式的改变,从而控制着基因的表达特征,并在胚胎形成、肿瘤发生、基因印记、X染色体失活和基因组稳定性调控中发挥重要的作用。很多基因启动子区域的超甲基化会导致基因表达沉默,比如肿瘤抑制基因、组织重构基因、DNA损伤修复基因、细胞周期调控基因和抗凋亡基因等。

(2)组蛋白修饰:组蛋白是真核生物体细胞核内与DNA结合的一类小分子碱性蛋白质的总称,是染色质的主要蛋白质。它包括H1、H2A、H2B、H3和H4等5种类型,其中2个拷贝的H2A和H2B、H3、H4和约147 bp的DNA组成核小体,核小体之间则由H1相连而成染色质。组蛋白具有两个活性末端,即羧基末端和氨基端。羧基端与组蛋白分子之间的相互作用及DNA缠绕有关,而氨基端则与其他调节蛋白与DNA分子之间的作用有关。所有的组蛋白都易受到各种转录后修饰的影响,如可通过甲基化、乙酰化、泛素化、磷酸化、SUMO化和多聚ADP核糖基化等修饰及不同的排列组合构成组蛋白密码而改变DNA与组蛋白之间的亲和力,进而改变染色质结构,或通过影响转录因子与结构基因启动子和增强子的亲和性来发挥基因调控作用,从而对转录调控、DNA复制及修复、选择性剪接和染色体浓缩等过程产生影响。越来越多的研究表明,在肿瘤和神经退行性疾病发生过程中,组蛋白修饰发生了不同程度的变异,提示组蛋白表观遗传修饰与人类疾病密切相关。

(3)染色质重塑:染色质是基因组的生理模板。染色质的动态调节即染色质重塑是基因表达调控、凋亡、DNA 复制和修复、染色体浓缩和分离过程中的一个重要组成部分。染色质重塑是指在没有 DNA 和组蛋白修饰变化的情况下染色体结构发生的变化,包括核小体的解体、易位、DNA-组蛋白之间亲和力的变化以及染色体三维结构的改变。染色质重塑通常是由一些能够水解 ATP 产生能量的复合物来催化的,这些复合物包括 SWI/SNF、CHD、IN080 和 ISWI 等 ATP 酶家族。它们利用 ATP 水解所产生的能量将核小体从染色质上去除,以建立起开放的 DNA 序列;并通过暴露或掩藏 DNA 序列而改变核小体相对于 DNA 的位置;或者将已存在的组蛋白交换为组蛋白变种。染色质重塑能够改变相邻核小体之间的交互作用并将染色质结合蛋白招募于特定的区域。因此,核小体被认为是染色质修饰蛋白及其特定修饰所依附的动态中心,从而调控着染色质内 DNA 的功能和包装。

生物体通过长期进化已形成了动态调节染色质结构的机制,其中包括 ATP 依赖性复合物介导的染色质重塑、组蛋白共价修饰、组蛋白变种的利用和 DNA 甲基化。其中,ATP 依赖性复合物介导的染色质重塑是指利用水解 ATP 所获得的能量来改变染色质结构,从而使相应的基因暴露出来,使转录因子或转录起始复合物能够在合适的位置装配,从而激活基因表达。而组蛋白共价修饰则是指对核心组蛋白 N-末端尾部的共价修饰进行催化,其中包括赖氨酸的乙酰化、赖氨酸和精氨酸的甲基化、丝氨酸和苏氨酸的磷酸化、赖氨酸的泛素化、谷氨酸的聚 ADP 核糖基化、赖氨酸的 SUMO 化、精氨酸的脱氨基化和脯氨酸异构化。

(4)非编码 RNA:是指不能翻译为蛋白质的 RNA 分子。在目前已知的真核基因组中,只有 1%~2% 的 RNA 能够编码蛋白质,其他的都为 ncRNA,其中包括 rRNA、tRNA、snRNA、snoRNA 和 microRNA,还包括未知功能的 RNA。按照其大小,功能性非编码 RNA 又可分为长链非编码 RNA 和短链非编码 RNA。长链非编码 RNA(Long noncoding RNA,lncRNA)是一类长度大于 200 个碱基的 RNA 分子,多数由 RNA 聚合酶 Ⅱ 转录生成。由于缺少有效的开放式阅读框,lncRNA 不参与编码蛋白,但其具备复杂的生物学功能,如参与细胞周期、细胞分化、染色体剂量补偿、器官发育和疾病进程等。根据转录基因与邻近的蛋白编码基因的位置,lncRNA 可分正义 lncRNA、反义 lncRNA、双向 lncRNA、基因内 lncRNA 和基因间 lncRNA 等 5 类。短链非编码 RNA 在基因组水平上通过翻译阻遏和 mRNA 降解这两种机制对基因表达进行调控,从而决定着细胞的分化后果。常见的短链 RNA 可分为小干扰 RNA(short interfering RNA, siRNA)、微小 RNA(microRNA, miRNA)和 piRNA(Piwi-interacting RNA)等。

siRNA 是来源于长的双链 RNA 分子经过 Dicer 酶剪切成 21~25 个核苷酸的双链 RNA 片段。研究表明,siRNA 可在哺乳动物细胞内介导 DNA 甲基化和组蛋白修饰过程,从而引起基因的转录沉默现象。miRNA 是真核生物中广泛存在的一种长度为 20~25 个核苷酸的单链 RNA 分子,它可调节其他基因的表达。miRNA 可通过与 mRNA 之间的特异性结合而抑制着基因转录之后的表达,从而在细胞各种生命活动过程(如细胞周期、细胞生长和凋亡等)中发挥着重要的作用。piRNA 是在哺乳动物细胞内发现的长度为 24~31 个核苷酸的 RNA 分子。该 RNA 分子在生理状态下可与 Piwi 蛋白发生偶联作用。目前关于 piRNA 的生物学功能还不是很明确。

最新的研究发现，非编码RNA不仅参与染色质结构改变，还能够指导与基因表达调控相关的DNA甲基化和组蛋白修饰，从而在表观遗传调控机制中可能占据主导的地位。

2. 食品中外源化学物对机体的表观遗传效应及其调控机制

越来越多的证据表明，与遗传及表观遗传相关的疾病可能受到环境和饮食因素的影响，而营养和生物活性化合物影响代谢特征的机制之一就是表观遗传学修饰。研究发现，营养素、药物、杀虫剂当中所使用的化学物和无机污染物能够改变表观基因组，从而导致疾病。也有研究发现，许多饮食因素能够对表观遗传标记进行修饰。此外，食物成分与组蛋白修饰、DNA甲基化、非编码RNA表达以及染色质重塑因子之间的复杂作用动态调节着相关基因的表达，从而控制细胞的表型。因此，研究食品中外源化学物对机体的表观遗传效应，有助于人们认识其非遗传毒性的作用机制，并对促进危险度评价中剂量设置、毒性终点选择、潜在毒性检测、剂量反应关系确认等具有重要的意义，从而推进食品表观遗传毒性评价的进程。

(1)重金属(砷、铅、汞、镉和铬)：人类对重金属的暴露可来自受污染的食物。越来越多的证据表明，环境重金属暴露可导致机体的表观遗传改变，从而导致可遗传的基因表达的变化与疾病易感性之间的联系。食品中的某些重金属可通过干扰表观遗传状况而发挥其毒性效应。砷是已知的人类致癌物，一般人群对砷的暴露主要来源于食物和饮用水。研究表明，砷暴露能够导致全基因组DNA低甲基化和基因启动子的高甲基化，引起某些致癌基因如p53和p16基因的高甲基化，并可对组蛋白甲基化、乙酰化和磷酸化以及miRNA表达水平产生影响，如上调组蛋白H3K9甲基化、miRNA-222、miR-34a和miR-221水平，下调组蛋白H4K16乙酰化、miRNA-19a和miR-210水平等。铅存在于各种环境介质(如空气、水和土壤等)中。环境铅暴露的主要来源是饮用水、罐头食品和受铅污染的土产品。由于有明确的证据说明铅的健康危害与饮食摄入有关，所以铅的膳食暴露已引起众多研究人员的广泛关注。报WHO报告，超过80%的Pb每日摄入量来自食品、污垢和灰尘。研究表明，机体对铅的慢性暴露可抑制甲基化结合蛋白的活性并改变DNMTs的功能。汞被WHO列为引起主要公共卫生问题的前10位化学物之一。该元素普遍存在于地壳当中，并随着自然地质现象如火山爆发和海洋蒸发而被释放入空气之中。人类对汞的饮食暴露主要来自海产品。研究发现，妇女体内谷胱甘肽S转移酶M1(glutathione S-transferase M1，GSTM1)基因启动子区甲基化水平随着血汞水平的升高而增加。在小鼠模型当中，甲基汞的暴露与H3K27三甲基化增加有关，并伴有脑源性神经营养因子启动子区组蛋白H3乙酰化水平的减少。氯化甲基汞对癌症多能干细胞的暴露可使miR-302b、miR-367、miR-372、miR-196b和miR-141表达水平增加。镉是一种与相当大的全球疾病负担密切相关的环境污染物。人类对镉的暴露主要是通过香烟烟雾和饮食来源。镉几乎存在于所有的食物中，不同食物之间镉含量的差异在很大程度上取决于食物类型和污染来源。高浓度的镉常见于甲壳类动物、软体动物、动物内脏和植物性食物中。研究发现，镉可以通过减少DNA甲基化水平来诱导细胞增生，并且慢性镉暴露还可通过组蛋白修饰如增加金属硫蛋白3基因启动子区的H3K4me3、H3K27me3和H3K9me3水平而改变转录反应。铬常用于电镀，制革、纺织和不锈钢制造。然而，人类对铬的大量接触主要是通过受因工业铬使用而污染的饮用水。研究发现，暴露于铬的工人的肺肿瘤内TP16和hMLH1基因启动子的高甲基化与它们的表达沉默有关。细胞模型显示，铬可在发生细胞周期阻滞的情况下诱导全基因组DNA低甲基化。此外，铬还可诱导组蛋白 H2AX 发生磷酸化，并调控组蛋白的生物素化。

(2)黄曲霉毒素(Aflatoxins)：是由黄曲霉和寄生曲霉产生的一类次生代谢产物。通常情况下易受黄曲霉毒素污染的食物主要有花生、谷物和玉米等。由于黄曲霉毒素具有肝脏毒性和免疫毒性，因此摄入被黄曲霉毒素污染的食物可对人体健康构成重大威胁。到目前为止，有 20 多种黄曲霉毒素被发现，其中以黄曲霉毒素 B_1(Aflatoxin B_1，AFB_1)最为常见，其毒性和致癌性也最强。研究发现，AFB_1 暴露可以导致全基因组 DNA 甲基化水平的减少，并提示 AFB_1 诱导的 DNA 低甲基化可能与 AFB_1-DNA 加合物一起在 AFB_1 致癌过程中发挥重要的作用。

(3)农药：持久性有机氯农药(organochlorinated pesticides，OCPs)是一类人工合成的毒性较低且残效期长的化学杀虫剂。而水产品的摄入是人体暴露于 OCPs 的主要途径之一。由于 OCPs 是通过食物链而发挥其生物放大作用的，所以那些动物性食品(如鱼、肉、牛奶和乳制品)的消费者最终就会得到高水平的暴露。并且由于其具备生物降解慢的特点，所以 OCPs 常常会在机体内蓄积起来。例如，DDT 能够在机体内保留 50 年。近年来的研究发现，产生表观遗传效应如改变 DNA 的甲基化模式是 OCPs 发挥毒性的可能机制之一。

(4)有机污染物(二噁英、己烯雌酚和双酚 A)：四氯二苯并-p-二噁英(2，3，7，8-Tetrachlorodibenzo-p-dioxin，TCDD)是一类持久性环境有机污染物，由于其具有高毒性、难降解性和强脂溶性，容易在食物链中产生蓄积作用，所以对人类健康和环境安全构成了极大的威胁。在啮齿类动物中，TCDD 暴露可导致肝脏疾病，体重减少，胸腺萎缩和免疫抑制；而在人类中，TCDD 的直接暴露则可能与一些慢性病，淋巴瘤和白血病有关。研究结果发现，TCDD 是通过改变 DNA 甲基转移酶的表达而对 DNA 甲基化模式产生影响的。也有研究结果发现，TCDD 异常调节着 miR101a 和 miR122 的表达，而 miR101a 的靶基因 COX-2 在 TCDD 所致肝损伤中起着重要的作用。己烯雌酚(Diethylstilbestrol，DES)是一种人工合成的雌性激素，曾用于防止流产和早产，现仍然被用来治疗前列腺癌和乳腺癌。它也被用作饲料添加剂以增加牛、羊和家禽的体重和生产瘦肉。因此，人类可通过食品来源而接触到 DES。研究发现，在暴露于 DES 的细胞中，其 DNA 甲基转移酶的表达及 DNA 甲基化状况发生了明显改变；并且 DNA 甲基化可能在介导 DES 所诱导的雄性生殖毒性中起着重要的作用。双酚 A 是重要的有机化工原料，主要用于生产聚碳酸酯和环氧树脂等高分子材料，也被广泛用于罐头食品和饮料的包装、奶瓶、矿泉水瓶、牙齿填充物所用的密封剂以及其他多种日用品的制造过程中。一般人群主要是通过食物和饮料来接触到 BPA。BPA 具有雌激素活性，能导致内分泌失调，从而威胁着胎儿和儿童的健康。研究发现，BPA 也能够影响 DNA 的甲基化状况，如导致 BCL2L11、PARD6G、FOXP1 和 SFRS11 基因的超甲基化，以及 NUP98 和 CtIP/RBBP8 基因的低甲基化。

(5)酒精：酗酒是导致各种癌症，如口腔癌、咽癌、喉癌、食管癌、肝癌、结肠直肠癌和乳腺癌的原因之一。它的一个已知的致癌机制就是影响表观遗传调控。研究发现，酗酒者体内 DNA 甲基转移酶 DNMT3a 和 DNMT3b 的 mRNA 表达有明显减少，并伴有全基因组 DNA 甲基化水平的明显增加。也有研究发现，饮酒与某些基因如 O^6-甲基鸟嘌呤甲基转移酶(O^6-methyl guanine methyl transferase，MGMT)基因的超甲基化有关。

(6)纳米颗粒(nanoparticles，NPs)：NPs 普遍存在于环境当中，可以是自然生成的，或是人造的。目前，工程化的 NPs 已包含在各种消费品当中，其中包括食物、饲料、农药、兽药，以及在水纯化技术和土壤清洁中的应用等。在食品领域,NPs常用作延长加工食品保质期的添加剂以及食用色素和香料等,也可用作纳米传感器以提供食物存储历史的信息。NPs的饮食暴露还可发生于食品包装过程中。近年来由于农药和化肥的使用,蔬菜当中也出现了NPs。研究发现,NPs是通过减少甲基供体的可用性和改变DNMT酶的活性而影响DNA甲基化;NPs可诱导全基因组DNA甲基化和基因特异性位点甲基化模式发生改变(其中包括了肿瘤抑制基因P53、炎症基因IL4和DNA修复基因PARP－1),并损害DNMT1、DNMT3A、DNMT3B和MBD2基因在DNA甲基化反应当中的表达,从而与癌症发展潜在相关;NPs暴露可导致组蛋白乙酰化、甲基化以及全基因组或特定基因miRNA表达谱的改变。

二、细胞自噬

细胞内稳态是通过生物合成和周转的平衡而达成的。细胞清除错误折叠、损伤和有害蛋白质的机制包括泛素化-蛋白酶体降解途径和自噬。相对于蛋白酶体,自噬体的降解容量几乎不受限。它能靶向大的蛋白质聚集体和整个细胞器而降解蛋白质,还可以降解脂质、DNA和RNA。自噬能为氨基酸、脂肪酸和核酸的合成代谢提供新的工具,并能驱动细胞内物质的降解—再生循环。在真核细胞中,溶酶体是最主要的降解器官,也是自噬性降解的主要执行者。它可以通过其广泛存在的酸性水解酶(如肽酶、脂酶和核酸酶)实现降解功能。

自噬是一种对细胞内组分自我降解的过程。此过程通过双层膜结构的自噬体隔离细胞器或部分胞浆与溶酶体或囊泡融合,然后经内在水解酶体系降解胞内组分。哺乳动物中已经发现三种类型的自噬机制:分子伴侣介导的自噬、微自噬和巨自噬。巨自噬在所有的真核生物中都存在并高度保守,而迄今为止的小鼠模型中只涉及了巨自噬,因此,大多数的研究中的自噬都是指巨自噬。

1. 自噬发生的分子机制

(1)自噬相关蛋白:自噬过程被分为不同的阶段,包括自噬的诱导、负荷物的识别及选择、自噬体的形成、自噬体-空泡融合、负荷物的降解及降解产物的释放。不同的自噬相关蛋白(autophagy－related proteins,Atg)参与其中并组成自噬组织的核心。

① 自噬的诱导:正常条件下,自噬的基础水平非常低,因此,对于机体适应应激和胞外信号时就需要有一个有效的机制来诱导自噬的发生。丝氨酸/苏氨酸蛋白激酶雷帕霉素靶蛋白(Target of rapamycin,TOR)是自噬的一个重要抑制剂。在酵母和果蝇中,营养充足的条件下,Tor/dTOR能与来自多种上游信号转导通路的信号作用并负向调节另一种丝氨酸/苏氨酸激酶,Atg1。在酵母中,Tor被饥饿或雷帕霉素处理抑制后,Atg1的激酶活性被激活且其与Atg13和Atg17结合的亲和性也增强,从而促使Atg1-Atg13-Atg17支架的形成以及多种Atg蛋白向吞噬泡组装位点(Phagophore assembly site,PAS)募集从而启动自噬体的形成。在哺乳动物自噬中有两个酵母Atg1的同源物:Unc51样激酶1(the Unc-51-like kinase 1,ULK1)和Unc51样激酶2(the Unc-51-like kinase 2,ULK2),以及酵母Atg17的同源物FIP200(the focal adhesion kinase family-interacting protein of 200 kD)。在饥饿条件下,FIP200能与ULKs及哺乳动物Atg13形成复合体定位与吞噬泡。

② 负荷物的识别和选择:在选择性的自噬中,负荷物通过与特异性受体蛋白相互作用

而被识别。在多细胞机体中，自噬的一项重要功能就是清除胞质内泛素化底物或易聚集的蛋白。最近的研究表明，这个降解的过程是可选择性的并且被哺乳动物蛋白 p62/sequestosome 1(SQSTM1)或 Ref(2)P(p62 的酵母同源物)所调控。p62 可通过泛素相关(ubiquitin-associated，UBA)功能域和哺乳动物 Atg8 同系物 LC3(microtubule-associated protein 1 light chain 3)直接与多聚或单泛素相结合，并将泛素化的负荷物与自噬体相连接进行自噬性降解。

③ 自噬体的形成：是通过形成新的双膜结构并在 PAS 组装开始，而自噬体膜的来源有多种，包括线粒体、高尔基体、内质网等。在自噬体膜形成的过程中，多种 Atg 蛋白被募集到吞噬泡参与并高度协调这一过程。

初始吞噬泡膜的成核和组装需要 PtdIns3K 复合体(the class III phosphatidylinositol 3-kinase complex)的形成，此复合体由 PtdIns3K Vps34(vacuolar protein sorting 34)、酰胺化的丝氨酸/苏氨酸激酶 Vps15(哺乳动物细胞中为 p150)、Atg14(哺乳动物细胞中为 Barkor 或 mAtg14)以及 Atg6/Vps30(哺乳动物细胞中为 Beclin 1)组成。PtdIns3K 复合体能够产生 PtdIns3P(phosphatidylinositol 3-phosphate)并参与 PAS 靶向一些能结合 PtdIns3P 的酵母 Atg 蛋白，包括 Atg18、Atg20、Atg21 和 Atg24。PtdIns3K 复合体与 Atg 蛋白一起将两个相互关联的泛素样结合体系 Atg12-Atg5-Atg16 和 Atg8-PE(phosphatidylethanolamine)共同募集至吞噬泡，这一过程对于正在形成中的自噬体膜的延伸和扩张起着重要的调节作用。两个泛素样蛋白 Atg12 和 Atg8 能够以泛素类似的方式进行结合反应，从而介导吞噬泡的形成。

④ 囊泡的融合和自噬体的分解：当自噬体形成后，Atg4 将附着于外膜的 Atg8 与 PE 分离并释放回胞质中。然而，其他 Atg 蛋白的回收及去壳机制仍需进一步研究。融合后，囊泡的降解依赖于一系列的溶酶体/液泡酸性水解酶，包括蛋白酶 A 和 B 以及酵母中的脂肪酶 Atg15 和组织蛋白酶 B、D 和哺乳动物细胞中的组织蛋白酶 L。在饥饿条件下，降解产生的小分子尤其是氨基酸转运回胞质中用于蛋白质的合成和细胞功能的维持。

(2)自噬中所需的非 Atg 组分：除了之前提到的 Atg 蛋白，某些亚细胞体系包括分泌途径、内吞途径、细胞骨架网络系统都可能在自噬中执行必要的功能，例如提供膜结构、促进自噬体的转运以及确保自噬底物的清除等。

2. 调节自噬的信号通路

(1)营养信号：当营养缺乏时，自噬体的形成被诱导。在酵母和哺乳动物细胞中，两种典型的信号级联反应 TOR 和 Ras-cAMP-PKA 能感应营养状态，激活细胞分裂和生长并负向调节自噬。TOR 复合体 1(TOR complex 1，TORC1)对雷帕霉素的抑制非常敏感。营养物质的存在下，通过雷帕霉素失活 TORC1 能刺激自噬的发生，提示 TOR 能下调自噬的发生。除了调节 Atg1/ULK 复合体，酵母中的 TORC1 能通过磷酸化 Tap42 抑制自噬。从酵母到哺乳动物，Ras/cAMP 依赖的蛋白激酶 A(PKA)信号通路在葡萄糖感应中都起着重要作用。在营养充足的条件下，小的 G 蛋白 Ras1 和 Ras2 处于激活状态，并能通过腺苷酸环化酶促进 cAMP 的产生。升高的 cAMP 与 Bcy1 结合并解除其对于 PKA 的抑制作用。Ras/PKA 抑制自噬可能通过对 PKA 的磷酸化底物 Atg1 的调控介导。在营养物质存在的条件下，PKA 磷酸化作用导致 Atg1 的胞质化并从 PAS 处解离出来；而在饥饿状态下，Atg1 去磷酸化并定位于 PAS。

(2)胰岛素/生长因子通路：当生长因子从细胞外的环境中撤出时，尽管有充足的营养，自噬仍能被诱导并且是维持细胞功能和能量产生必不可少的。在更高级的真核生物如果蝇和哺乳动物细胞中，通过激素调节自噬的途径不同于营养信号途径，但都依赖于 TOR。胰岛素和胰岛素样生长因子通过Ⅰ型 PtdIns3K 调节 mTOR。与胰岛素结合后，胰岛素受体的酪氨酸残基磷酸化导致胰岛素受体底物 IRS1 和 IRS2 的募集和磷酸化，产生一个能与接头蛋白包括Ⅰ型 PtdIns3K 亚基如 p85 结合的对接支架。Ⅰ型 PtdIns3K 产生的 PIP_3 能增加细胞膜对于 PKB/Akt 和其激活因子磷酸肌醇依赖的蛋白激酶 1(Phosphoinositide-dependent protein kinase 1，PDK1)的募集，从而导致 PKB/Akt 被 PDK1 磷酸化和激活。3’端磷酸肌醇磷酸酶 PTEN 能逆转 PIP_3 的产生，降低 PKB/Akt 的下游信号并因此正向调控自噬。

除了 TOR，Ras 信号通过生长因子而在自噬调节过程中也起着重要作用。Ras 可通过生长因子受体酪氨酸激酶将信号转导至胞内效应因子 Raf-1/MAP(Mitogen-activated protein)激酶和Ⅰ型 PtdIns3K。Ras 的两个下游级联效应因子 Ras-PtdIns3K 和 Ras-Raf-1-ERK1/2 可能通过对生长因子信号和氨基酸缺乏信号的应答在自噬的调节过程中起相反的作用。

(3)应激反应：多种细胞外和细胞内的应激都可能诱导自噬，这对于机体适应和克服不利环境非常重要。最近的研究为在对不同应激的应答时自噬的调节机制提供了新的思路。

从酵母到哺乳动物有机体中的内质网应激都能诱导自噬的发生。然而，其中不同的信号机制取决于特定的应激条件和所研究的有机体。酵母中内质网应激诱发的自噬在衣霉素存在下对于细胞的生存是必需的，主要通过 UPR 信号中的 IRE1 介导实现。哺乳动物 UPR 信号比酵母中的更为复杂，包括三条不同的下游通路：IRE1、ATF6 和 PERK。除了 UPR 信号，内质网应激也会诱发腔内 Ca^{2+} 向胞质中的释放，从而诱导自噬的发生。

组织缺氧能诱发哺乳动物细胞自噬，并且诱导自噬的信号通路因细胞的类型和自噬通路而不同。例如，在一些神经胶质瘤细胞系和乳腺癌细胞系中，长时间的缺氧能介导自噬性细胞死亡。在小鼠胚胎成纤维细胞中，线粒体在缺氧情况下能被线粒体自噬移除，主要依赖于 HIF-1 和其下游 Bcl-2 家族的一个促死亡成员 BNIP3(Bcl-2/adenovirus EIB nineteen kDa interacting protein 3，BNIP3)的诱导。

活性氧的形成也是能有效引起自噬的一种常见的细胞内应激。在转化的癌细胞系中，活性氧产生剂(例如过氧化氢和 2-甲氧雌二醇)或抑制线粒体电子传递链的化学物能诱导活性氧的产生和自噬性细胞死亡。正常的细胞中包含一个可接受的 ROS 水平，并因此能够保护自身免受线粒体损伤。在酵母和哺乳动物细胞中，损伤的线粒体可能通过线粒体自噬被选择性的降解，这能形成另一种机制降低 ROS 的水平和维持细胞生存。

(4)病原体感染：自噬在清除侵入的病原体中也起着重要作用。病原体诱导的自噬是 TOR 非依赖性的。天然免疫系统在大部分多细胞生物中，包括昆虫、植物和动物都存在。在主要依赖天然免疫对抗感染的果蝇中，肽聚糖识别蛋白(Peptidoglycan-recognition protein，PGRP)家族成员在监测和微生物检测方面起重要作用。PGRP 受体存在于免疫细胞中，能识别细菌来源的肽聚糖并激活抗微生物肽的产生。

Toll 样受体(Toll-like receptors，TLRs)信号能启动哺乳动物天然和获得性免疫系统中的自噬。TLRs是位于细胞表面和内涵体的膜受体，TLR信号能激活T细胞刺激、炎症、抗病毒免疫应答所需基因的转录。不同的TLRs能通过与其特异性病原来源的配体相结合参与自噬的诱导。例如，病毒单链RNA(single-stranded RNA, ssRNA)通过TLR7诱导自噬，革兰氏阴性菌细胞壁来源的细菌脂多糖(lipopolysaccharide, LPS)能通过TLR4启动自噬。TLRs通过募集接头蛋白将信号转导至下游的效应因子。MyD88(Myeloid differentiation factor 88)是被几乎所有激活的TLRs利用的主要接头蛋白，它能介导TLR7下游自噬的诱导。

(5)能量感知：在细胞内代谢应激期间，自噬的激活对于细胞的活力是必不可少的。在哺乳动物细胞中，细胞能量(ATP)水平的降低能被5'端AMP激活蛋白激酶(5'-AMP-activated protein kinase, AMPK)感知。上游LKB1激酶通过降低ATP/AMP比率激活AMPK。激活的AMPK导致TSC1/2复合体的磷酸化和激活，从而通过Rheb抑制mTOR。mTOR的下调激活自噬导致营养的循环利用从而提高ATP的产生。另外，LKB1-AMPK通路能够磷酸化和激活能导致细胞周期停滞的周期依赖性激酶抑制因子$p27^{kip1}$，这对于在生长因子被撤出和营养缺乏条件下，应对生物能量应激而阻止细胞凋亡和诱导自噬是必需的。与之类似，Snf1，哺乳动物AMPK的酵母同源物，可能通过参与Atg1调控的非依赖性机制正向调节自噬。

3. 自噬的调控

(1)转录和表观遗传对自噬的调控

① 转录水平的调控：在应答应激时，自噬基因可以在转录水平上被调控。例如，在饥饿条件下，酵母和某些哺乳动物细胞中的自噬体分子标志Atg8/LC3的转录能被快速上调。然而，其机制并不清楚。自噬可以被两种不同的机制调控：通过mTOR进行的非转录性抑制和通过FoxO3进行的转录依赖性上调。自噬的诱导与激活蛋白的合成呈负相关。在充足营养的存在下，蛋白质合成而自噬被抑制，当应激发生，细胞启动翻译停止并诱发自噬。

② 染色体修饰：已有的数据显示，表观遗传因子在多种病理条件下对调控自噬有非常重要的作用。通过组蛋白去乙酰化酶(Histone deacetylases, HDACs)对组蛋白乙酰化状态的改变是调控染色质结构重塑和基因转录的重要机制。化学或遗传性抑制HDACs能导致自噬的诱发。在细胞系和动物模型中，多种HDAC抑制剂包括辛二酰苯胺异羟肟酸(suberoylanilide hydroxamic acid, SAHA)和丁酸盐，能促进组蛋白的过乙酰化并能靶向肿瘤细胞进行凋亡和天冬氨酸非依赖的细胞自噬性死亡。

(2)自噬的翻译后调控：除了前面提到的Atg12和Atg8/LC3泛素化样修饰以及Atg1/ULK激酶复合体的Tor/PKA依赖的磷酸化，还有很多其他对Atg蛋白的翻译后修饰也已被研究，并且可能在自噬活性的调控中有着重要的意义。

① 磷酸化：蛋白质磷酸化的一个重要功能是形成一个对接支架用来募集其他蛋白质。在毕赤酵母过氧化物酶体自噬中发现过氧化物酶体的受体蛋白PpAtg30被磷酸化。通过磷酸化的残基，PpAtg30与其他自噬体组分如PpAtg11相互作用并靶向过氧化物酶体进行自噬性降解。另一方面，磷酸化可以在空间上阻止蛋白和蛋白之间的相互作用。哺乳动物细胞对神经酰胺和饥饿应答时，Beclin 1的伴侣蛋白和抑制子Bcl-2的三个残基Thr69、Ser70和Ser87被JNK1磷酸化。高度磷酸化的Bcl-2从Beclin 1解离并释放从而

诱导自噬，然而病毒性 Bcl-2（来自卡波氏肉瘤相关疱疹病毒）缺乏磷酸化残基，因此不能与 Beclin 1 解离从而抑制自噬。因此，自噬相关蛋白的磷酸化为自噬的调控提供了更多的空间。

② 乙酰化：自噬的发生也需要自噬组分蛋白的去乙酰化修饰。在 HeLa 细胞和体内，一些 Atg 蛋白，包括 Atg5、Atg7、Atg8 和 Atg12，在营养充足的条件下被乙酰化而在饥饿时去乙酰化。Atg 蛋白的乙酰化特异性依赖于 p300 乙酰转移酶而非其他两个乙酰化转移酶 CBP 和 PCAF，并且去乙酰化过程依赖于 NAD 依赖的去乙酰化酶 Sirt1（NAD-dependent deacetylase，Sirt1）。营养的可利用性可调节自噬体组分与 p300 或 Sirt1 的物理性相互作用，并因此改变其乙酰化状态。

自噬信号对于细胞内稳态的维持发挥了重要作用。在对不利生长条件的适应或细胞应激的应对中自噬主要起促生存的作用。自噬可通过对细胞内外应激和信号进行应答而被上调，这些信号包括饥饿、生长因子缺乏、内质网应激和病原体感染。对不需要或损伤的细胞器或非我组分及时进行充分隔离和清除对于细胞的生存和功能非常重要，因此，自噬的功能障碍能导致一些疾病，例如癌症、神经退行性疾病、心血管疾病、细菌感染等，对自噬的研究也有助于为这些疾病的预防和治疗提供更多的理论依据。

（孟晓静　王华　洪峰　胡恭华　赵玲俐　张君　李冉）

【思考题】

1. BaP 在肝细胞内的代谢是增毒还是解毒？
2. 终毒物与靶分子的结合形式有哪些？
3. 简述终毒物与靶分子反应引起的后果。
4. 简述机体受损后的修复方式及修复障碍的后果。
5. 试述遗传学与表观遗传学之间的区别与联系。
6. 举例说明毒物引起的表观遗传修饰异常与其毒效应之间的关系。
7. 简述自噬的发生过程及调节自噬的信号通路。
8. 简述自噬在不同水平的调控机制及其主要方式。

第五章　食品中外源化学物毒作用的影响因素

毒作用指机体暴露于外源化学物后，出现的生理生化改变、中毒、死亡等。同一化学物对不同的物种、品系和个体，在不同的环境和条件下产生的毒作用存在差异。一定浓度和强度的外源化学物或其代谢产物通过对靶器官、靶细胞或靶细胞器作用，影响机体微环境改变、器官组织损伤甚至死亡。外源化学物毒作用的影响因素主要有化学物本身因素、机体因素、环境因素、暴露因素及化学物的联合作用等。

第一节　化学物因素

外源化学物的生物学作用取决于其固有特征。外源化学物的化学结构可直接影响毒作用的性质及其毒性大小，其理化特性可能影响到生物转运与转化，影响毒性或靶器官的选择，而其纯度、杂质等因素也会对毒性产生影响。外源化学物呈现毒性的前提是被吸收，化学物在胃肠道中的吸收取决于它的分子量、在水或脂质介质中的溶解度以及荷电性或极性。不能吸收的物质与营养素物理结合或化学结合而影响营养素的吸收。化学反应性是决定一个化学物毒性的最重要性质，高反应性的化学物能与机体中的基因、酶、核酸、激素或靶分子位点结合，干扰并影响靶器官、靶细胞或靶分子发挥功能。经过生物代谢转化后，外源化学物可能减毒或增毒。此外，凡是在化学结构上与机体重要代谢物或营养素相似的物质几乎都有毒性。

一、化学结构

外源化学物的化学结构是决定化学物毒性的物质基础，其微小的结构改变可导致生物学效应的明显改变。化学结构不同的外源化学物对机体毒作用的靶器官、毒性效应及毒性强度不同，可影响外源化学物在机体内的代谢动力学和效应动力学过程，化学物的这种结构与效应关系称为构－效关系（structure－activity relationship，SAR）。以化学物的构－效关系为基础，通过比较来预测外源化学物的生物活性、开发高效低毒的新化学物，推测外源化学物的毒作用机制，预测外源化学物的毒效应和安全接触限值量，研究并找出其规律，称之为定量构－效关系（quantitative structure－activity relationship，QSAR）研究。化学结构与毒性的关系相当复杂，化学物的取代基团、同分异构体和立体构型、同系物中碳原子数和结构以及饱和度等均与其毒性密切相关。

1. 取代基团

外源化学物引入不同的取代基团，经常能够改变化学物的某些理化性质或生物活性，进而导致化学物的毒性可能不同。据研究，甲基或乙基取代吡啶环上的原子影响其毒性，烃基取代吡啶阳离子导致脂溶性增强，容易透过生物膜，与非取代的同系物相比毒性更强。例如在具有麻醉作用和抑制造血功能作用的苯环中，氢如果被甲基取代（形成甲苯或二甲苯），则造血抑制作用不明显而麻醉作用增强；若被氨基取代，则具有形成高铁血红蛋白的作用；若被硝基（硝基苯）或卤素（卤代苯）取代后，具有肝毒性。烷烃类的氢如被卤素取代，其毒性增强，并且取代越多，毒性越大，如 $CCl_4 > CHCl_3 > CH_2Cl_2 > CH_3Cl$，其原因是卤素被取代后分子极性增加，易与酶系统结合而使其毒性增强。

取代基的位置对化学物的毒性也有影响。苯环化合物带两个基团的毒性与位置密切相关，对位＞邻位＞间位，分子对称的＞不对称的，例如 1,2 -二氯甲醚＞1,1 -二氯甲醚。但是，三磷甲苯磷酸酯（TOCP）可导致迟发型神经毒性，而邻位甲基转到对位时，其失去迟发型神经毒性。

2. 异构体

化学物分子的立体结构与其性质密切相关。同种化学物的不同异构体在性质上存在一定的差异，其产生的毒作用往往不同。例如六六六（六氯环己烷）有 8 种同分异构体，常见的有 α、β、γ、δ 等，毒性差别较大。γ、δ-六六六急性毒性较强，β-六六六慢性毒性较强，α、γ-六六六对中枢神经系统有很强的兴奋作用，β、δ-六六六对中枢神经系统则是抑制作用。

许多外源化学物具有手征性，其可能含有一个或多个手性中心，因此会有两种镜像分子，产生立体异构体或对映体。对映体构型的右旋和左旋分别用 R 和 S 表示，对于氨基酸、糖类等少数物质采用 D 和 S 表示，其中一部分显示出旋光性的右旋或左旋相应以（＋）和（－）表示，部分也以 d 和 l 表示。化学物的这种立体异构影响其在生物体内的生物转化和生物转运，进而影响其毒性。

3. 同系物的碳原子数和结构对毒性的影响

烷、醇、酮等碳氢化合物按同系物相比，碳原子数愈多，毒性愈大，但当碳原子数超过一定限度时（7～9 个），毒性反而迅速下降。原因可能是其脂溶性随着碳原子数增加而升高，水溶性下降，不利于经水相转运，在机体内易滞留于最先遇到的脂肪组织中，不易到达靶组织。例如，直链饱和烃多具有麻醉作用，从丙烷起随着碳原子数的增多其麻醉作用增强，但超过 9 个碳原子后对人体产生麻醉作用的危险反而逐渐减少。对 w-氟羧酸[$F(CH_2)_n COOH$]系列的比较毒性研究显示，分子为偶数碳原子的毒性大，奇数碳原子的毒性小。

同系物当碳原子数相同时，直链化合物毒性大于异构体，成环化合物毒性大于不成环化合物。如直链烷烃的麻醉作用大于其同分异构体：庚烷＞异庚烷，正己烷＞新己烷；环烷烃的麻醉作用大于开烷烃：环戊烷＞戊烷。通常碳原子数相同时，分子不饱和键增加可使毒性增强，如二碳烃类的麻醉作用：乙炔＞乙烯＞乙烷，氯乙烯＞乙烯＞乙烷，氯乙烯＞氯乙烷。

二、理化性质

外源化学物的理化性质可影响其在生物体内的吸收、分布、蓄积、代谢和排泄过程以及抵达靶器官的浓度，进而影响其毒作用的性质和大小。其中较为关键的因素是外源化学物分子量和颗粒大小、脂/水分配系数、溶解度、分散度、挥发性、电离度和电荷性。

1. 分子量和颗粒大小对毒性的影响

较小分子量（＜200）的亲水性分子，如乙醇或尿素能经膜孔（直径 0.4 nm）以滤过方式过膜。但是，离子化合物、甚至小离子（如钠），在水环境中离子可形成大于正常膜孔的水合物而不能通过。有研究发现，相对分子量的大小与毒性呈正相关，例如聚乙烯亚胺（polyethylenimine,PEI)是目前广泛应用的聚阳离子基因载体,同时用四种不同相对分子量的PEI作为非病毒基因载体,发现其毒性与相对分子质量呈正相关,高分子量PEI毒性远高于低分子量的PEI。在抑菌多肽聚赖氨酸中,也发现了上述现象。

随着经济社会的发展,纳米材料的应用范围越来越广泛,包括食品、工业化学品、化妆品、药品、医疗用品等应用领域。纳米粒子(尺度在10^{-9} m以下)由于其颗粒结构微小,比表面积较大,表面化学活性较强等特性,几乎可以穿透机体的所有屏障,所以其对人体和生态环境的影响日益受到重视。

2. 脂/水分配系数对毒性的影响

脂/水分配系数(lipo－hydro partition coefficient)指化学物在脂相(油相)和水相中的溶解分配率,即化学物在脂相和水相中达到动态平衡时的常数。非解离的无极性的化学物脂/水分配系数较大,说明化学物具有较高的脂溶性,亲脂性强,这类外源化学物易以简单扩散的方式通过脂质双分子层,易于在脂肪组织中蓄积(如DDT),或透过血脑屏障侵犯神经系统(如四乙基铅)。因此,脂溶性高的化学物易于被吸收而不易排泄,在体内存留时间较长,毒性较大。

脂水分配系数小的化合物具有较高的水溶性。含有离子化基团的化合物在生理条件下通常水溶性高,不易通过膜吸收,但易于随尿排出体外。化学物的水溶性直接影响其毒性大小和毒作用部位,溶解度愈大,毒性越大。例如砒霜(As_2O_3)在水中的溶解度是雄黄(As_2S_3)的3万倍,其毒性远远大于雄黄。铅化物在体液中的溶解度与其毒性成正比,依序为:一氧化铅>金属铅>硫酸铅>碳酸铅。气态化学物的水溶性影响其在呼吸道的作用部位,易溶于水的刺激性气体(氟化氢、氨等),主要作用于上呼吸道,引起局部刺激和损伤;水溶性较低的二氧化氮(NO_2),主要深入肺泡引起肺水肿。

3. 挥发性和稳定性对毒性的影响

挥发性液态化学物的毒性与其挥发性的大小密切相关。常温下,挥发性大的液态化学物易形成较大的蒸汽压,易于经呼吸道吸入。苯乙烯和苯的LC_{50}均为45 mg/L左右,但苯乙烯的挥发性较苯小11倍,故其经呼吸道吸入的危害性远大于苯乙烯。而易经皮肤吸收的液态化合物,则挥发性大的较挥发性小且粘稠不易去除,因接触时间较短而危害性较小。毒物的不稳定性可影响毒性,如库马福斯(有机磷酸酯类杀虫剂)在储存中形成的分解产物对牛的毒性作用增强。

因此,在进行毒理学实验研究前,要收集外源化学物的挥发性和稳定性等资料,尤其是采用喂饲法染毒时,应注意挥发性外源化学物加入饲料后会由于挥发而减少暴露剂量,不稳定的外源化学物可因生成分解产物而影响毒性。

4. 气态物质的血/气分配系数对毒性的影响

气态物质到达肺泡后,主要经简单扩散透过呼吸膜而进入血液。当呼吸膜两侧的气体的分压达到动态平衡时,其在血液中的浓度和肺泡气中的浓度之比称为血/气分配系数,该系数越大提示气态物质越易通过简单扩散跨呼吸膜吸收入血。如乙醇、乙醚和乙烯的血/气分配系数相应为1 300、15和0.4,乙醇远比其他两种物质易被吸收。

5. 电离度和荷电性对毒性的影响

许多外源化学物是弱有机酸或有机碱,在溶液中以非电离或电离状态存在。化学物质呈解离状态时,通常脂溶性较低,难以通过细胞膜的脂质双分子层;而以非电离形式存在的弱有机酸或有机碱具有一定的脂溶性，易于通过细胞膜。且其转运的速率与其脂溶性大小呈正相关。因此，弱有机酸或有机碱通常在不带电荷或非电离状态时才能以被动扩散的方式通过生物膜。

解离常数 pKa 不同的化合物，在 pH 不同的局部环境中电离度不同。因此，其脂/水分配系数和和离子化程度不同，影响化学物质的跨膜转运。如在酸性条件下，弱酸主要呈非离子化，而弱碱主要呈离子化，故有机酸更容易从酸性环境跨膜转运，而有机碱更容易从碱性环境跨膜转运。值得注意的是，化学结构和电离度相似的化学物可能有明显不同的脂/水分配系数。如戊硫代巴比妥和戊巴比妥在结构和电离度上很相似，但因亲脂性不同而致其在体内的分布不同。

三、化学物纯度

化学物的毒性评价应尽可能采用其纯品。工业化学品中一般混有溶剂、剩余原料、原料杂质、合成副产品等，商品中还有赋形剂、添加剂和稳定剂等。这些不纯物可影响受检化学物的毒性，存在的杂质毒性可能比受检化学物的毒性还要高，可影响对受检化学物毒性的正确评价。例如，评价除草剂 2,4,5-T 的毒性时，如果样本含有 30 mg/kg 的剧毒杂质二噁英(TCDD)，其急性经口 LD_{50}(雌大鼠)仅为 2,4,5-T 的 1/万，而致胚胎毒性的剂量相当于 2,4,5-T 经口 LD_{50}(雌大鼠)的 1/400 万。换言之，2,4,5-T 毒性评价的结果是杂质 TCDD 所致。因此，评价外源化学物的毒性应尽可能弄清受检化学物的组成成分及其比例。

四、暴露因素

外源化学物的剂量和暴露特征(暴露途径、暴露持续时间、暴露频率等)与化学物的毒性大小密切相关。

1. 接触剂量与内剂量

剂量是决定外源化学物对机体是否产生毒作用的重要因素。接触剂量又称染毒剂量或者是外剂量，指化学物质暴露于机体的剂量，可以是单次接触或某浓度下一定时间的持续接触。吸收剂量又称内剂量，是指化学物质穿过一种或多种生物屏障，吸收入体内的剂量。通常只要外源化学物达到一定的有效剂量，即可对机体产生毒作用。如维生素、药物在正常用量下对防治疾病有益，过量则可造成中毒。外源化学物对机体毒作用的性质和强度，直接取决于其在靶器官中的剂量(内剂量)。一般而言，暴露剂量越大，内剂量也越大，所引起的毒作用就越强。

2. 暴露途径

外源化学物接触途径不同，则吸收、分布和首先分布的器官不同。静脉注射时，外源化学物直接进入血流，可引起最大的效应和最快的反应。经口给药时，外源化学物在胃肠道被吸收后经门静脉系统到达肝脏而被代谢(称为首过效应，first pass effect)，在肝的代谢(活化或解毒)以至造成其与预期毒性的差异(增毒或减毒效应)。化学物暴露途径的吸收速度和毒性大小的依序是：静脉注射≈吸入＞腹腔注射≥肌内注射＞皮下注射＞皮内注射＞经口＞经皮。但是，小鼠腹腔注射农药久效磷与经口暴露毒性基本一致，前者 LD_{50} 为 5.37

mg/kg，后者为 5.46 mg/kg，表明久效磷经口吸收速度较快，且吸收完全。此外，染毒途径不同，有时毒作用也不一，如经口染毒销酸铋，在肠道细胞的作用下，可引起高铁血红蛋白症；如果经静脉注射则无此毒性效应。

化学物不同暴露途径的致死量比较，常可提供其吸收程度的有用资料。例如，经口或皮肤给药的致死量与静脉注射给药的致死量相似时，可推测该化学物容易快速地被吸收；相反，若经皮给药的致死量比经口致死量高几个数量级，则提示皮肤对该化学物的吸收是一个有效的障碍。

3. 暴露持续时间

根据机体暴露外源化学物的时间长短，可将对实验动物的染毒分为四类：急性染毒、短期重复剂量染毒、亚慢性染毒和慢性染毒。大部分外源化学物，急性大剂量染毒与长期低剂量染毒的毒性表现不同。例如，苯的原发急性毒性显示中枢神经系统抑制，但是长期慢性暴露可引起骨髓毒性——再生障碍性贫血和白血病的危险。

4. 暴露频率

一定剂量的外源化学物，一次全部给予动物时可引起严重中毒，若分几次给予可能只引起轻微的毒作用，甚至不引起毒作用。主要取决于两次染毒间隔时间内，该外源化学物排出的速率和已造成损伤的修复。任何重复染毒，毒效应的产生可能完全依赖于染毒的频率和剂量而非染毒的持续时间。如果化学物在体内蓄积（暴露频率间隔时间短于其生物半衰期），可引起严重的毒性效应；机体对毒性损害恢复的间隔时间不够，则可能发生慢性毒效应。

5. 溶剂和助溶剂

待测物质染毒时往往需要用溶剂溶解或稀释，有时可能需用助溶剂。溶剂、助溶剂以及化学物的稀释度等均可影响化学物的毒性。所选溶剂或助溶剂应该无毒、与受试物无反应，制成的溶液能够稳定存在。常用的溶剂包括水（蒸馏水）、植物油（玉米油、菜籽油）、生理盐水、二甲基亚砜等。常用的助溶剂有吐温-80，但其会影响某些化学物的吸收速度，并且有一定毒性。如果溶剂或助溶剂选择不当，可影响毒物的吸收、排泄，进而对其毒性产生影响。

五、外源化学物的联合作用

毒理学通常情况研究单一化学物对生物体的毒性作用，进而得到生物体暴露于该化学物时的毒作用特征。然而在现实生活和劳动环境中，人们往往同时或者先后暴露于多种化学物，而两种或者两种以上的化学物同时暴露于生物体，所产生的毒作用特征往往不同于单一污染物的毒性作用，因此混合物所致的生物学效应备受关注。毒理学上将两种或两种以上的化学物同时或先后作用于生物体所引起的毒作用称为联合作用（joint action）。

1. 联合作用分类

世界卫生组织（World Health Organization，WHO）于 1981 年提出联合作用分类：相加作用、独立作用、协同作用和拮抗作用。根据混合物中各化学物生物学活性是否相互影响，将上述四种联合作用类型定义为非交互作用和交互作用。

（1）非交互作用。它指两种或两种以上的化学物同时或先后作用于生物体，各化学物之间毒性互不影响。非交互作用分为相加作用和独立作用。

① 相加作用(additive reaction)指两种或两种以上化学物,作用于同一靶部位,作用的方式和机制相似,但并不影响彼此的毒性,其对机体产生的毒效应等于各化学物单独作用于机体产生毒性效应的算术总和,也称为简单的相似作用或剂量相加作用。例如,大部分刺激性气体引起的呼吸道刺激作用多为相加作用。

② 独立作用(independent reaction)指两种或两种以上化学物作用于不同的受体、靶细胞,其作用模式和作用机制等不同,各自所产生的毒性效应互不影响。如铅冶炼工人常同时暴露于铅和镉,铅主要靶部位神经、消化和血液系统,而镉主要靶部位是肾脏和骨骼,它们的联合毒作用常表现为独立作用。

在人体实际的低剂量暴露中,独立作用和相加作用有很大差别。对于独立作用,当各化学物剂量低于无作用水平,即各化学物导致的反应为零时,总联合作用为零。而对于相加作用,各化学物低于无作用水平时也可发生联合毒作用。对于低剂量的多重暴露,剂量相加可能导致严重的毒性。对于有线性剂量反应关系的遗传毒性致癌物(假定不存在无作用水平,作用机制是"相似的"),独立作用和相加作用可得到相同的毒效应。

(2)交互作用。它指一种化学物对另一种化学物的生物学作用产生影响,从而改变毒作用的强度和性质,可表现为协同作用和拮抗作用。但若一种化学物对某器官或系统并无毒性,而与另一种化学物同时或先后暴露时可增强或降低另一种化学物的毒效应则被称为加强作用或抑制作用。如三氯乙烯和异丙基肾上腺素对肝脏并无毒性作用,但两者都能明显增加四氯化碳对肝脏的毒性,即为加强作用。

① 协同作用(synergistic reaction)指两种或两种以上化学物同时作用于机体,它们所产生的联合毒效应大于各化学物单独作用于机体的毒效应总和,即毒性增强。例如,四氯化碳和乙醇均有肝毒性,两者同时作用于机体导致的肝坏死作用大于相加作用;单独接触石棉可导致肺癌危险度增高5倍,单独吸烟可导致肺癌危险度增高11倍,但吸烟者接触石棉则可导致肺癌危险度增高55倍。

② 拮抗作用(antagonistic reaction)指两种或两种以上化学物同时作用于机体,它们所产生的联合毒效应低于各化学物单独毒效应的总和。拮抗作用主要分为4种类型:功能性拮抗,指两种化学物影响同一生理指标,且作用相反,例如中枢神经系统兴奋剂与抑制剂的对抗作用;化学性拮抗,指两种化学物在机体内发生化学反应产生一种毒性较低的物质,如二巯基丙醇和二巯基丁二酸钠均可与砷、汞、铅等金属和准金属离子络合,进而降低这些金属和准金属离子的毒性;配置型拮抗,指一种化学物影响另一种化学物在体内的吸收、分布、排泄以及代谢过程,减少到达靶器官剂量或缩短在靶器官中的作用时间,例如活性炭可以吸附胃肠道中的化学物,减少胃肠道对化学物的吸收,利尿剂加快血液中化学物的排泄;又如代谢酶诱导剂诱导解毒酶或抑制剂抑制活化酶等;受体性拮抗:指当两种化学物在体内可与同一受体结合,进而产生竞争性拮抗,例如烯丙羟吗啡酮(naloxone)用于解除吗啡和其他吗啡样麻醉剂对呼吸的抑制作用;当联合作用的双方结合于不同受体,则产生非竞争性拮抗,如阿托品降低有机磷等乙酰胆碱酯酶(AChE)抑制剂的毒性并非阻滞AChE的受体,而是阻滞胆碱能神经所支配的效应细胞的M胆碱受体。

2. 联合作用的机制

(1)影响酶的活性。外源化学物的联合作用可能通过改变与化学物相关的酶的活性,影响化学物在体内的吸收、分布、代谢和排泄等过程。

(2)竞争活性位点。外源化学物在生物体内有特定的靶细胞或者靶分子,两种化学物如果在机体内存在同一竞争性结合位点,两者相互竞争,进而影响彼此的毒性效应。

(3)改变细胞结构与功能。外源化学物联合作用可以改变细胞的结构,破坏细胞膜,影响细胞膜的通透性,产生与化学物单独作用时不同的毒性效应。

(4)化学物之间发生化学反应。外源化学物联合作用时,一些化学物进入体内后可以与毒物发生化学反应,从而改变其所产生的毒性效应,例如一些金属螯合剂可与重金属发生螯合作用,使重金属失去毒性。

(5)干扰正常生理活动。外源化学物联合毒性可以干扰基因的表达等生理活动,进而影响化学物在生物体内的生物转运、生物转化等过程。

3. 联合作用的评价

化学物的联合毒作用评价和健康危险性评定已成为迫切需要解决的问题,同时它对控制暴露、制定预防措施和发展防治药物均具有重要意义。

(1)联合作用研究的统计学设计。目前常用的外源化学物联合作用研究的统计学设计包括:析因设计、正交设计、均匀设计等。析因设计是一种多因素的交叉分组设计方法,该方法对各种组合的交互作用既具有独特的分析功能,同时也具有直观表达分析结果的优点,目前,最常用的析因设计是两因子或三因子析因设计。该方法的缺点是外源化学物数量较多时,实验组数急剧增加,此时不适宜选用此设计方法。正交设计是利用一套规格化的正交表格将各实验因素、各水平之间的组合均匀搭配,从而减少试验次数,且能够提供更多的信息,实验结果比较稳定。因此,当化学物数量在3个以上时,应选用此设计方法。均匀设计适用于全部因素为定量因素的试验研究,但其缺点是结果不够稳定。

(2)联合作用的评价。目前用于外源化学物联合作用的评价方法包括:等效应线图法、联合作用系数法、等概率和曲线法、Logistic 模型、广义三阶多项式回归模型等。等效应线图法是在试验条件和暴露途径相同情况下,分别求出两种化学物的 LD_{50} 及其95%可信限,以横、纵坐标表示两种化学物的剂量范围,并将两种化学物的 LD_{50} 值、95%可信限值连成三条直线,此即为等效应线,依据混合物实测 LD_{50} 在两种化学物可信限上、下连线之间的位置判定联合作用类型。该法简单,结果直观,但只能评价两种化学物的联合作用,不适用于非概率型效应指标资料。联合作用系数法是在先求出化学物各自的 LD_{50} 基础上,从各化学物的联合作用是相加作用的假设出发,计算出混合物的预期 LD_{50} 值,然后实测混合物的 LD_{50},根据混合物的预期 LD_{50} 与实测 LD_{50} 的比值(K 值)来评价联合作用类型。该法因简单易行,能较好地预测和评价联合毒作用而被广泛应用,但存在违反了不同性质的化学物不能相加的原理、只有在假设混合物中各化学物有相似作用机制时其数学模型才能成立等缺陷。等概率和曲线法针对上述缺点,以效应相加为基础进行联合作用评价,它根据混合物中各化学物的剂量—死亡概率回归曲线求出预期死亡概率,再对概率求和,推算死亡率。Logistic 模型是一种应用范围较广的非线性模型,其以函数形式来表示联合作用的剂量—反应关系,具有适用于两种或多种因素联合作用的分析且适用范围广等特点。在研究固定剂量或固定比例设计下的联合作用资料时,若其单独或联合的量—效应曲线散点图呈三次抛物线型时则可采用广义三阶多项式回归模型,该模型可成功解决不同效应水平(如 ED_{50}、ED_{60} 等)所对应的联合作用特征可能不一致的问题,该法不仅具有简便、有效、客观的优点,适用范围较宽是其突出特点。

近年来,随着分子毒理学的发展以及对复杂疾病病因研究的深入,发展了诸如分类与回归树法(CART)、多因素降维法(MDR)等方法,用于评价基因－基因和基因－环境因素的交互作用。CART 是一种非参数回归分析方法,能有效克服传统 Logistic 回归、COX 回归模型分析交互作用时无法处理变量之间的共线性、对多水平变量间复杂的交互作用分析结果难以解释等问题。该法适用于任何分布类型的资料,结果直观明了,并能有效处理缺失数据,但仍存在样本量较小时稳定性欠佳、不能有效反映高度线性关系的数据结构等缺点。相对于传统的统计学方法,MDR 是目前成功应用的非参数、无须遗传模式分析交互作用的方法,通过列举多个因素之间所有可能的组合情况,将组合中每个单元格按给定的阈值划分为高风险组和低风险组,将研究中涉及的多个因子看作一个多因子组合,减少了因数据划分的偶然性带来的Ⅰ类错误。但由于 MDR 采用穷举策略分析自变量的所有组合可能,因此包括上百个甚至上千个位点的数据集可能会使 MDR 难以分析;另外,MDR 得到的基因和环境因素的交互作用其生物学意义不易解释。

上述各种方法均可通过相应的统计学软件实现,但每种方法均有各自的适用条件和优、缺点,因此,在进行外源化学物联合作用评价时,应严格根据条件选择方法。

第二节　食品中外源化学物毒作用的机体影响因素

毒作用是食品中外源化学物与机体交互作用的结果,机体自身的诸多因素如实验动物的种属、品系、性别、年龄、营养状况、生理状态、肠道微生态及遗传因素等均可影响外源化学物在机体的吸收、分布、代谢及排泄,从而影响化学物的毒性效应及机体的敏感性。

一、种属和品系

1. 种属差异

(1)不同种属其解剖、生理、遗传、代谢过程等生命特征均有差别,主要表现在:①寿命周期不同,狗为 10～20 年,兔为 4～9 年,豚鼠为 6～8 年,大鼠为 2～3 年,小鼠为 2 年左右。②性成熟期不同,狗为 8～10 月龄,兔为 5～8 月龄,大鼠为 2～3 月龄,豚鼠为 4～6 月龄,小鼠为 35～55 天。③发情周期不同,狗每年两次,主要为春、秋季,其余四种动物则几乎全年都可发情。④解剖学特征不同,如肝脏狗为七叶、兔为五叶,大鼠为六叶,小鼠为 4 叶,豚鼠为 8 叶。大鼠无胆囊,由肝输出胆管直接开口于十二指肠。不同物种胎盘屏障细胞层数不一样,如猪和马有 6 层,大鼠和豚鼠只有 1 层,家兔在妊娠初期有 6 层,到妊娠末期仅有 1 层。而人为 3 层血绒膜胎盘。⑤生理学特征不同,狗具有非常敏感的听觉与嗅觉,大鼠、小鼠无呕吐反应等。⑥遗传学特征不同,如各种动物体细胞染色体数目也不同,狗为 78 条,兔为 44 条,大鼠为 42 条,小鼠为 40 条,豚鼠 64 条。这些差异决定了不同种属的动物生理和生化功能上的差异。

(2)毒物在不同种属的动物体内吸收、蓄积、分布等生物转运过程存在差异。如狗的心输出量为 0.12 L/(kg · min),而大鼠为 0.26 L/(kg · min),毒物在大鼠体内的转运速度较狗快。在不同动物物种体内,毒物与血浆蛋白质结合情况也不同,从而影响毒物的转运和分布，如磺胺嘧啶（sulphadiazine）在血浆中总浓度为100 μg时，狗的血浆蛋白质结合率占17%，小鼠为7%，而人为33%。毒物在不同物种体内排泄途径和速率也有差异。如静脉注入相同剂量（20 mg/kg）甲基乙二醛—双—脒基腙（methylyoxal-bis-guanylhydrazone），以母体从经肾随尿排出的速率，小鼠24小时排出51%，狗为26%，而人静注4 mg/kg在24小时排出25%，7天才排出49%。静注亚甲基二水杨酸（methylene-di-salicylic acid）在24小时经胆汁排出狗为65%，豚鼠为4%，大鼠为54%。

化学物质的致畸作用与胎盘屏障的转运有关。如反应停对0.5～1.0 mg/kg剂量即对人有致畸作用，对而大鼠、小鼠、兔、猴、狒狒也只有某个品系才有致畸作用。

（3）不同种属动物酶谱和酶活力的差异，导致代谢能力和代谢途径不同。如食草动物体内存在硫氰化酶，其对氰化物的解毒能力较人、狗等杂食动物强。不同种属肝脏细胞色素氧化酶，小鼠每克肝酶活力为141活力单位，大鼠为84活力单位，兔仅为22活力单位。对硫磷氧化脱硫生成对氧磷的肝脏脱硫酶活性各动物依次为豚鼠＞小鼠＞大鼠＞兔＞狗，而对氧磷的酯解酶活性依次为小鼠＞大鼠＞豚鼠＞兔＞狗。

不同种属的代谢途径不同，如苯胺在猪、狗体内代谢转化成毒性较强的邻位氨基苯酚，而在兔体内则形成毒性较低的对位氨基苯酚。又如2-乙酰氨基芴（2-AAF）在大鼠等动物体内可经羟化形成3-OH-2-AAF，再与硫酸结合形成具有致癌性的硫酸酯，使动物致癌，而在猴、豚鼠体内缺乏硫酸转移酶，则不能形成致癌物，故无致癌性。氯仿在小鼠、大鼠和猴经口给予后分别有80%、60%和20%转化成CO_2排出，而人则主要经呼吸道排出原形氯仿。

因此，不同种属对毒物的毒性反应并不完全一致。一方面表现在对毒物的敏感性差异。如Krasovakij报道，在138个有机与无机化学物质中，人比大鼠敏感的范围大致在（1.8±0.3）～（10.5±5.80）倍之间。人对生物碱的敏感性比动物高100～450倍。5种有机磷化合物对猴、狗等6种动物相同部位脑匀浆乙酰胆碱酯酶（AchE）的抑制强度，物种间差异在64.8～106.3倍之间。另一方面表现在毒作用性质方面的差异。如苯胺对人、狗、猫、豚鼠均能引起高铁血红蛋白，而对兔则很难引起，对小鼠则完全不能引起高铁血红蛋白。除草剂对草快（百草枯，paraquat）对人体可引起肺损伤，而各种实验动物中，仅有猴可发生相似反应。某些有机磷化合物引起的迟发性神经病易发生于鸡、猫、狗、鸭等物种，而鼠类、兔则不敏感。

2. 品系差异

同一种属的不同品系，在遗传特征、免疫应答、生化酶系等方面也存在差异。如SD（Sprague-Dawley）、F344（Fischer344）和LE（Long-Evans）三个品系大鼠肝脏细胞色素P450活性分别为1.5±0.16、1.05±0.07和1.46±0.17酶活性单位。兔降解苯胺的代谢酶在不同品系的变化范围达3.5倍以上。人类不同种族、不同民族、甚至不同国家其遗传特征也存在差别，其代谢酶系的多型性或缺陷造成对某些毒物表现不同的敏感性。如有的人群对氧磷水解酯酶活性低，则对对硫磷、对氧磷、马拉硫磷敏感。日本人及瑞典人红细胞中缺乏或基本没有过氧化氢酶，因此对过氧化氢的解毒能力低下。

因此，不同品系就对毒物表现出毒性的差异。如腹注丙烯腈，Stock系小鼠LD_{50}为15 mg/kg，而NR系小鼠为40 mg/kg。又如三邻甲苯磷酸酯（TOCP）对SD、F344、LE三个品系大鼠脑神经病靶酯酶（neurotoxic esterase，NTE）抑制50%所需剂量，F344系为209 mg/kg，SD为458 mg/kg，LE系则为288 mg/kg。

此外,不同品系动物肿瘤自发率不同,且对致癌物的敏感性也不同。如 7,12-二甲基苯蒽易于在 SD 及 Wistar 系大鼠诱发乳腺癌,而 LE 系则不易诱发。2-乙酰氨基芴对 Wistar 与 F344 系大鼠易于诱发肝脏肿瘤,而对 LE 系大鼠则不易诱发。

二、个体间的遗传学差异

毒物在相同条件下作用于动物群体或人群,个体之间的反应有很大差异,可从无作用到出现严重损伤以至死亡。这是由于不同个体对同一种毒物具有不同的敏感性。那些出现异常反应的个体被认为对毒作用有敏感性(susceptibility),又称为高危个体(high risk individual)。个体的敏感性差异除与以上性别、年龄、健康状况等因素有关外,主要与个体间代谢酶的遗传多态性、修复酶的多态性和修复能力差异以及受体的差异或变异有关。

1. 代谢酶的遗传多态性

代谢酶的多态性可使代谢功能出现很大差异,并因此影响某些化学物毒作用的敏感性;不同基因型与疾病的发生有关。许多外源化学物的代谢酶都具有多态性,目前研究较多的具有多态性的代谢酶有细胞色素 P-450 酶类(CYPs)、环氧化物水解酶(EH)、谷胱甘肽转移酶(GST)、N-乙酰基转移酶(NAT)、葡萄糖-6-磷酸脱氢酶(G-6-PD)和尿苷二磷酸葡萄糖醛酸转移酶(UGT)等。

(1)CYPs 的遗传多态性。CYP 可催化诸如类固醇生物合成、脂肪酸代谢和维生素 D3 代谢活化等内源性化学物的反应。同时,CYP 也可催化脂肪族和芳香族等外源化学物羟化、环氧化、N－羟化、氧化性脱基团和脱烷基作用等。CYP1A1 主要催化多环芳烃羟化成酚类和环氧化物,进一步转化成为终致癌物。目前已知的 CYP1A1 基因多态性包括 Msp Ⅰ、Exon7、CYP1A1-3 和 CYP1A1-4 多态。Msp Ⅰ 多态位点在 3′端非翻译区的多聚 A 位点下游第 264 个碱基被置换,即 6235bp 处 T 变为 C,形成 MspI 位点,产生了 MspI 多态。其中,基因型 A(野生纯合子 m1/m1)缺乏 Msp 切割位点,而基因型 B(突变型杂合子 m1/m2)和基因型 C(突变型纯合子 m2/m2)均具有 Msp 识别的酶切位点。Exon7 多态性即 CYP1A1 第 7 外显子 4889 处碱基 A 被 G 置换,导致蛋白质第 462 位氨基酸从异亮氨酸转变成缬氨酸(即 Ile→Val),形成 Exon7 多态。Exon7 多态也具有 3 种基因型:Ile/Ile、Ile/Val 和 Val/Val。Zhang 等 meta 分析了 CYP1A1 多态性与肺癌易感性的关系,结果显示,携带 Msp Ⅰ C 基因型、B 和 C 基因型人群罹患肺癌的危险度分别为 A 基因型人群的 1.26 倍和 1.20 倍。携带 Exon7 Val/Val、Ile/Val ＋Val/Val 基因型的人群罹患肺癌的危险度分别是携带 Ile/Ile 基因型人群的 1.24 倍和 1.1 倍。两种易感基因型同时存在,进一步增强肺癌的易感性。

(2)GST 的遗传多态性。GST 的 M1、M3、P1、T1、T2、O1、O2 和 Z1 亚型存在基因多态性,其中 M1、T1、P1 等基因多态性被认为与多种疾病的易感性有关。如 GSTM1 基因型缺失的个体,不能表达 GSTM1,缺乏 GSTM1 酶活性,对外来化学物的解毒能力降低或消失。GSTT1 与 GSTM1 为同工酶,也具有不能表达 GSTT1 酶活力的缺失基因型。有报道 GSTM1 和 GSTT1 基因缺失的个体患肺癌、胃癌、结肠癌、膀胱癌等的易感性增强。GSTP1 基因有两个多态位点,其中 GSTP1 Ala 114 Val 的多态对酶活性无明显影响,GSTP1 Ile 105 Val 的多态与肺癌、大肠癌、膀胱癌等的易感性有关。GSTM1 基因缺失还增强了

CYP1A1 基因(MspI、Exon7)多态性发生肺癌的危险性。

(3)G-6-PD 的遗传多态性。氧化型谷胱甘肽被谷胱甘肽还原酶转化为还原型谷胱甘肽的反应依赖于 G-6-PD。在地中海地区，意大利和希腊白人，以及葡萄牙和西班牙来自 Kurdistan 的犹太人中有 53%、在美洲和非洲的黑人中有 5%～10%、广东有 8.6%、新加坡华裔中有 2.5%的人群存在 G-6-PD 缺乏或活力低下。G-6-PD 缺乏或活力低下可导致红细胞中的还原型谷胱甘肽浓度降低，氧化性物质损伤血红蛋白而发生溶血性贫血。该类人群接触苯肼、皂角甙、萘以及服用伯氨喹类药物后，易发生溶血性贫血。

(4)EH 的遗传多态性。微粒体环氧化物水解酶(mEH)是参与外源化学物体内生物转化Ⅱ相反应的重要代谢酶，催化组织中的多种环氧化物的水解反应，将多种高活性的环氧化物催化成较低活性的水溶性物质，促进其从体内排出。目前在微粒体环氧化物水解酶基因(EPHX1)中已发现两个常见的单核苷酸多态位点，分别为第三外显子 337T＞C (rs1051740)和第四外显子 416A＞G(rs2234922)，其多态性与多种肿瘤的易感性相关。马良等 meta 分析显示，337T＞C 多态位点的等位基因 C 是肝细胞性肝癌易感性的一个高危因素，尤其是携带突变纯合子 CC 基因型较野生型纯合子 TT 或 CT/TT 的个体罹患肝细胞性肝癌的风险明显提高 1.73 倍和 1.88 倍。而 416A＞G 多态位点等位基因 G 可能降低肝细胞性肝癌易感性，为保护基因型。同时也发现吸烟与 337T＞C 的易感基因型在肝细胞性肝癌的发生中起协同作用，提高了个体的癌症危险性。

2. 修复能力的个体差异

机体所有的组织、细胞和大分子对化学物所致损害都有其相应的修复机制，这些修复过程有各种酶参与。若这些酶出现功能缺陷，将会影响损害的修复能力。修复酶也存在多态性，使个体的修复能力出现明显差异。

着色性干皮病(xeroderma pigmentosum，XP)是修复功能缺陷对毒作用影响的典型例子。XP 是一种常染色体隐性遗传病，患者有 DNA 损伤的切除修复、光修复和复制后修复缺陷，对紫外线和某些化学物引起的 DNA 损伤敏感，可出现严重的皮肤灼伤、神经系统损伤，甚至皮肤癌高发。XP 纯合子出现率在人群中十分罕见，但杂合子较常见，发病率大约为 1/300。有报道 XP 纯合子对致癌原作用的敏感性比正常人高 100 倍，杂合子比正常人高 5 倍。

O^6-甲基鸟嘌呤-DNA-甲基转移酶(MGMT)是体内一种高效的 DNA 修复酶，能够将 O^6-烷基鸟嘌呤上的烷化基团转移到自身胱氨酸的残基上，使 DNA 上损伤的鸟嘌呤复原。该酶具有明显的组织差异和个体差异，如肝脏的活性为 0.34～1.09 pmol/mg 蛋白，脑的活性为 0.07～0.1 pmol/mg 蛋白；一些对烷化剂敏感的瘤株，MGMT 活性降低或全无活性。有研究显示，MGMT 基因多态性与食管癌、肺癌等的易感性有关。

3. 受体的个体差异

受体常常是毒作用的靶分子，不同个体、不同的生理状态下，受体在细胞表面分布的数量存在差异。另外，受体亦可出现变异型，使其生物活性发生变化，影响机体对相应外源化学物的反应。

早在 20 世纪 60 年代初，就有人观察到一些使用麻醉剂(如卤烷类及琥珀胆碱)的病人用药后出现高热，代谢急剧升高，肌肉僵硬，死亡率增高，直到 20 世纪 90 年代初才发现该病是由于骨骼肌钙释放通道受体的缺陷所致，正常受体内氨基酸序列上的精氨酸变成了半胱氨酸。

芳香烃受体(Aryl hydrocarbon receptor,AHR)又称二噁英(TCDD)受体,可介导芳香类物质如多环芳烃(PAHs)、卤代芳烃(HAHs)、二噁英(TCDD)和多氯联苯(PCBs)的毒性作用。AHR与配体结合可诱导Ⅰ相酶细胞色素P450超家族成员如CYP1A1、CYP1A2、CYP1B1和Ⅱ相酶GST、UGT等酶的表达,并参与细胞的生长发育、体内激素代谢以及细胞对外界的反应,对维持生理稳定起着重要作用。不同种族、不同组织器官、不同细胞以及相同组织细胞的不同发育阶段AHR受体蛋白的含量不相同,其中种族差异是主要的因素之一。除人外,猴、狗、兔、大鼠、小鼠等哺乳动物体内都含有AHR受体蛋白,一些非哺乳动物如鱼类、鸟类也含有此受体。一些研究显示,哺乳动物体内肺组织中AHR受体蛋白和AHR mRNA的含量最高,肝、胸腺、肾、脾、胎盘等器官中也较高,心、脑、肌肉、胰腺、腭、睾丸、卵巢及前列腺等器官中也可测出。哺乳动物体内AHR的含量、表达、亲和力和分子大小差异很大,如肝组织中AHR受体蛋白含量范围为20～300 pmol/g蛋白,对^{3}HTCDD的亲和力大小范围为0.3～16 mol/L。用^{3}HTCDD作为配体在人群中发现了标记AHR的不均匀性,大约1/10具有高亲和力的AHR表现型个体同时具有CYP1A1高度可诱导性。在人类低亲和力的AHR中发现了Val-381(等同于小鼠中的Val-375)突变使其转变为Ala,将低亲和力的AHR表型转变成高亲和力的AHR表型。暴露于高浓度的TCDD等会导致肿瘤、先天性缺陷、氯痤疮、精神异常、妇女早起闭经、免疫抑制等。吸烟者中,具有高诱导性的表现型较低诱导性的表现型患支气管癌、喉癌和口腔癌的危险性要大3～20倍。有研究分析了汉族成人AHR基因1549C-T、1661G-A、1708 G-A多态性与白血病的关系,认为携带AHR 1661位点突变基因型(A/A+G/A)者可能增加成人急性白血病,尤其是女性急性白血病的危险性。

三、肠道微生态

人类的肠道是一个大型的自然栖息地,里面栖息着多元化的且成动态平衡的微生物,这些微生物群构成了肠道微生态。肠道微生物群的获取始于出生,之后受到一系列因素的强烈影响,包括遗传学、免疫学因素、抗生素的使用以及饮食习惯。肠道微生物群为消化食物所必需,同时对食物中一些物质的毒性又有着重要的影响。因此,肠道微生态的组成与平衡对机体健康状态至关重要,同时也与某些疾病相关。

1. 肠道微生态系统

肠道微生态(intestinal microecology),指的是微生物群是聚居于机体肠道的所有生物群,不仅包括细菌,还包括了其他微生物如真菌、古生菌、病毒和原生动物等。肠道微生态作为人体四大微生态中最重要的一环,其组成十分复杂。肠道微生态系统主要由肠道菌群构成,包括3大类:(1)与机体共生的生理性菌群;(2)潜在的条件致病菌群;(3)侵入性病原菌群。肠道菌群在早期被认为由500～1000种细菌所组成,但现有的研究发现人类肠道菌群的组成超过35000种细菌。对肠道内定植的细菌进行基因分析后发现肠道菌群的基因总数超过500万,比人类基因总数还大150倍。正常的人类肠道微生物群主要由两个主要类群组成,即类杆菌门(Bacteroidetes)(包括普氏菌属(Prevotella)和类杆菌属(Bacteroides)和厚壁菌门(Firmicutes)(包括梭状芽孢杆菌属(Clostridium)、肠球菌属(Enterococcus)、乳酸菌属(Lactobacillus)和瘤胃球菌属(Ruminococcus),这些构成了机体90%的菌属类别和肠道微生态优势菌属。然而,不同的解剖部位,肠道细菌的数量也各不相同,成人肠道菌群主要分布于结肠和末端小肠。肠道菌群的分布和数量与肠道内pH值密切相关。近端小肠pH值从5.5至7.0不等,至末端回肠逐渐升至6.5~7.5,从回肠至盲肠降至5.5~7.5,右半结肠和直肠升至6.1~7.5。上段小肠中绝大多数为需氧菌和革兰阴性菌;回盲部细菌密集,以厌氧菌占优势,如类杆菌、双歧杆菌、真菌、乳酸菌、梭状芽孢杆菌;结肠中厌氧菌数量更多,浓度为1011~1012 CFU/g,优势菌为类杆菌、双歧杆菌和真菌,革兰阴性球菌、梭状芽孢杆菌、肠球菌、肠杆菌等亦较常见。回盲部和结肠细菌增多的原因为这些部位的pH值趋于中性,肠液流量少,肠蠕动减慢。

2. 肠道微生态与健康关系

肠道微生态参与了机体的新陈代谢、营养、生理与免疫功能,因此跟机体的健康与疾病密切相关。肠道微生物群编码比人类宿主更多的具实质性的基因,这使得他们能够进行各种各样的代谢功能,有些是人类无法做的或只能在有限的能力范围内的。肠道微生物群通过对膳食纤维的消化和发酵产生短链脂肪酸(short chain fatty acid,SCFA),SCFA不仅可以为肠道细胞供能,还可以通过释放瘦素和胰高血糖素样肽(glucagon-like pepide-1,GLP-1)参与能量平衡。肠道微生物群还可通过激活脂肪细胞上的脂蛋白脂肪酶活性而影响脂肪代谢。肠道微生物群也富含一种有效的蛋白质代谢机构,这一功能主要通过微生物蛋白酶及肽酶与人的蛋白酶相结合而完成。肠道菌群能够产生多种维生素、合成所有的重要和不重要的氨基酸,并完成胆汁的生物转化。此外,肠道微生态为一些不易被机体消化的碳水化合物提供了重要的生化代谢途径,这些碳水化合物包括来自饮食中的大部分多糖(如抗性淀粉、纤维素、半纤维素、果胶和树胶)、一些消化不全的低聚糖、未被吸收的糖和酒精以及体内产生的黏蛋白。这功能促进了机体能量的恢复与营养吸收,同时为菌群的生长与繁殖提供了营养物质。

肠道微生态越来越多的生理功能被发现。除了传统的促进消化吸收、参与物质代谢和抑制肠道致病菌生长外,肠道微生态还在胃肠道系统的发生和自稳过程中起关键作用,对心血管系统和免疫系统亦有着重要影响。肠道微生态系统与肠黏膜免疫系统相互作用,参与肠黏膜免疫细胞的发育,启动调节肠黏膜免疫功能的信号传导通路。肠道微生态系统与肠黏膜屏障共同组成完善的肠道防御机制,以直接和间接两种方式共同抵御致病菌的侵袭。直接方式为肠道共生菌群与致病菌竞争消耗营养物质,抑制致病菌的增殖;间接方式为肠道共生菌群通过分解代谢糖类以获得短链脂肪酸,主要是乙酸,从而抑制毒素在肠道内的移位。同时肠黏膜在肠道共生菌群的刺激下增加黏液的分泌,加强肠道的屏障作用。

肠道微生物群还具有代谢外源化学物与药物的能力。肠道微生物的代谢产物对甲酚(p-cresol)由于竞争性地抑制了肝脏的磺基转移酶,从而降低了肝脏对乙酰氨基酚的代谢能力。来自放线菌门(actinobacteria phyla)的迟缓埃格特菌(eggerthella lenta)可使强心苷类药物地高辛(digoxin)失活。另外,细菌的β-葡萄糖醛酸酶(β-glucuronidase)可诱导抗癌药伊立替康(irinotecan)的早期剥离,这可能与其腹泻、炎症反应及厌食症等不良反应有关。

生理状态下的肠道微生态系统是一个复杂的细菌生态系统,肠道菌群之间相互依存、相互制约,保持着稳定的比例,并按一定顺序定植于肠壁,达到稳定的微生态平衡,对宿主具有生物屏障作用。肠内细菌分布呈明显的纵轴性,细菌与肠黏膜或结合,或黏附,或嵌合,组成有一定规律的膜菌群形成菌膜屏障结构，能阻止病原微生物过度生长，限制其黏附于肠黏膜。正常肠道菌群中的部分细菌具有潜在致病性，可产生毒素等有害物质，引起炎症反应等病变。肠道有益菌与有害菌之间的动态平衡极易被打破，多种病理因素和治疗干预均可破坏肠道微生态系统，导致肠道菌群比例、数量、种类、位置发生改变，引起肠道菌群紊乱，致病菌过度生长。过度生长的细菌可通过细菌蛋白酶等直接破坏肠上皮细胞微绒毛膜蛋白，或改变肠上皮细胞的生化反应，使微绒毛受损甚至消失。过度生长的细菌还可产生各种毒素以及其他代谢产物，抑制肠上皮细胞的蛋白质合成，从而损伤肠黏膜屏障，甚至引起肠道炎症反应。肠黏膜屏障功能改变可引起细菌易位，使寄生于肠道内的微生物及其毒素越过肠黏膜屏障大量侵入正常情况下无菌的肠壁和肠外组织，如肠壁浆膜、肠系膜淋巴结、门静脉以及远处器官，引发肠源性全身感染。因此，肠道微生态的组成和代谢状况在正常成人中能够保持相对稳定，对于胃肠道功能的正常发挥和机体稳态意义重大。肠道微生态的失衡与肥胖、脂肪肝、Ⅱ型糖尿病、关节炎等及胃肠疾病如炎症性肠病（inflammatory bowel disease，IBD）、肠易激综合征（irritable bowel syndrome，IBS）、结直肠恶性肿瘤等有关。

3. 影响肠道微生态的因素

肠道微生物群的获取始于出生，婴儿刚出生时肠道并无菌，但很快就有了微生物群，并于 3 岁时达到了成人状态。肠道微生态受到一系列因素的强烈影响，包括遗传学、免疫学因素、抗生素的使用以及饮食习惯。实际上，肠道微生物群的个体差异部分地由饮食的摄取不同而引起。如膳食中的多酚及紫甘薯花青素等可调控肠道微生物群，可使双歧杆菌、乳酸菌等有益菌都有较好的增殖作用，并对类杆菌、梭状菌的生长有一定的抑制作用，从而改善机体健康。而多酚广泛地存在于水果和蔬菜中，以及一些植物源性产品如可可粉、茶及葡萄酒等。此外，肠胃微生物群还收到其他因素的影响。胃酸度可影响肠道微生物群，胃酸缺乏的人其胃内细菌数可达 106CFU/ml。胆汁可刺激细菌生长，吃西式膳食的人粪中胆盐及其衍生物较多，其中类杆菌数也较多。肠道蠕动也影响着肠道微生物群的数量。

四、机体其他因素的影响

性别、年龄、营养状况、生理状态等因素可影响化学物在机体的吸收、分布、代谢及排泄，从而影响化学物的毒性效应及机体的敏感性。

1. 性别

有些化学物雄性较敏感，有些则雌性更敏感，其急、慢性毒性的性别差异可达 5～6 倍。究其原因可能是血液性激素的差异，从而导致Ⅰ相或Ⅱ相代谢酶的性别差异。如雄性具有无 GH 分泌的周期，而雌性却一直有着基线的 GH 分泌。另外，睾酮和雌性激素能直接刺激外源化学物代谢酶。如阉割和垂体切除术均可显著降低肾细胞色素 P450 的表达。外源化学物毒性性别差异的经典例子是苯巴妥类麻醉剂，其睡眠时间在雌性大鼠较雄性大鼠长，其原因是因为雌性大鼠对本药物代谢较雄性慢。尼古丁、木防己苦毒素（picotoxin）及杀鼠灵等也表现出雌性较雄性敏感，而麦角碱和肾上腺素却表现为雄性较雌性敏感。化学物性别差异的另一个引人注目的例子是氯仿的雄性小鼠肾毒性。对雌性小鼠无毒性反应的氯仿剂量但对于雄性小鼠而言，却是致死的。对雄性小鼠进行阉割或给予雌激素可降低此毒性反应，另一方面，给予雌性小鼠雄激素却可诱导与雄性小鼠相似的敏感性。除了氯仿，有机磷农药也有同样的性别差异性毒性反应。总的来说，雌性较雄性对有机磷农药毒性反应更敏感，但甲基对硫磷的结果却相反。再者，阉割及激素处理可改变这些性别相关的毒性反应，而刚断乳的雄性与雌性鼠对这些化合物的敏感性是相同的。除了性别可导致化学物的毒性反应差异外，还存在一些激素依赖性的化学物毒性反应差异。如怀孕可增加对杀虫剂的毒性敏感性，哺乳可增加对重金属的毒性反应；甲状腺功能亢进和胰岛素亢进可改变动物和人类对毒物的敏感性。

2. 年龄

一般而言，新生儿和幼儿对许多有毒化学物的毒性反应更敏感。随着年龄的增长，我们对外源化学物的代谢能力也逐渐下降。对外源化学物的代谢，在胎儿与刚出生时是没有或即使有也非常低，但出生后发展迅速并在成年早期达到高峰而后逐渐下降。出生前，对外源化学物的代谢主要来自于母亲的代谢能力。在不同的发育阶段，如出生、断乳及青春期，许多的不同的酶均快速增长。许多Ⅰ相与Ⅱ相代谢酶在哺乳期间处于一个较高水平的表达而断乳后迅速下降。因此，许多与年龄相关的毒性反应差异，尤其是在年轻人与老年人之间的差异，可以用解毒过程的量化差异来解释。当然，新生儿与成年人对外源化学物的肝肾清除差异也是导致其毒性反应年龄差异的另一个因素。

在致癌物上，胎儿和新生儿也更敏感。如对乙基亚硝脲(ethylnitrosourea，ENU)的新生大鼠单剂量致癌试验表明，迟10天后给药可造成患癌动物致死的半数致死时间(LT_{50})相差100天，这充分说明年龄与感受性的关系，即年龄越小致癌物致癌剂量越小。羟化酶在大鼠胎儿发育末期才发育成熟，所以二甲基亚硝胺和二乙基亚硝胺(强致癌剂)仅在孕期末(D21～22)给予才经胎盘致癌。根据人类肿瘤发病率与年龄的相关研究结果显示，成年人的肿瘤潜伏期为20～30年，而老年人却是20～50年。

胎儿和新生儿对外源化学物较敏感的分子学与细胞学基础是他们的组织细胞处于快速增殖状态，此时的外源化学物代谢酶水平尚低。例如葡萄糖醛酸结合酶和环氧水化酶缺乏使解毒能力较差。所以，防癌应早防，重点应针对新生儿和儿童，因为这时期很小量(与成人比较)的致癌物也有可能致癌。

3. 影响外源化学物吸收、分布与排泄的其他机体因素

(1)肠道吸收与屏障。肠道有三个功能，即吸收营养物质，屏障有害物质及代谢营养物质和外源化学物。对经口进入的外源化学物，胃肠道是对毒性损伤的第一防线。小肠中大分子的吸收是通过肠粘膜细胞由受体介导的吞饮(endocytosis)和非受体介导的胞饮(pinocytosis)来实现的。小肠壁中的淋巴样集结内的M细胞也把肠腔内的抗原转运到淋巴样集结内，后者受抗原刺激而产生lgA前体细胞。所以新生儿很容易吸收存在于饮食中的有毒大分子、病原菌与病毒。吸收少的大分子(是个体发育的残余)对健康影响不大，但如果吸收大量抗原或有毒物质则会出现健康损害。影响机体对大分子物质的吸收可见于以下因素，如胃和胰腺不正常的成人，对大分子消化差，造成大量大分子进入小肠细胞内，然后吸收到体内；又如肠粘膜受损(如射性损伤)促使大分子被动地通过，免疫缺陷时抗体产生少，也使大分子吸收增加；某些疾病如过敏性胃肠炎、肠道炎症、病毒与细菌性肠炎、肠道寄生虫病、放射性肠炎等都可能促进大分子的吸收与运输。

(2)毒物与血浆蛋白和组织结合。血浆蛋白和某些组织能有效地与毒物结合，这种结合会改变毒物在机体内的有效剂量而影响宿主的毒性效应。毒物与血浆蛋白有不同的亲和力，如果亲和力小的化学物被亲和力大的取代就会增加其在机体内有效剂量，从而增强其毒

性反应。例如，农药代谢物 DDE 和某些药物能取代与血浆结合的胆红素，游离的胆红素能扩散到大脑组织中，使新生儿发生核黄疸，对大脑产生严重损伤。

脂肪组织、骨、肾以及肝都是毒物结合的特殊组织。毒物在体内某些组织的贮存暂时地降低了毒作用，特别是急性毒作用。然而，当毒物重新释出到血流中时即可导致毒性反应的发生，如铅的毒性反应。脂溶性毒物及其代谢物能大量贮存在脂肪组织；肝同样地大量与外源化学物结合，使血流中的浓度迅速降低，一种称为配体蛋白(ligandin)的肝蛋白质能与许多有机化合物结合，如与铅的结合。肝的这种作用还与这些化合物的生物学转化中的重要作用一致。这种亲和力部分地解释为何肝容易受损伤。肾也容易与某些类型外源化学物结合，如镉形成金属硫蛋白，可以作为对身体毒效应的特异性判断指标之一。

(3)排泄过程。被吸收的有毒化合物主要经尿和胆汁排出。①经尿排泄：已吸收化合物的经尿排出的机制是肾小球、肾小管的被动滤过滤过以及肾小管的主动运输。大部分有毒物和其他化合物主要由肾小球被动滤过和肾小管主动运输来排除。根据尿 pH 值的不同，肾小管内的化合物可通过被动扩散而被再吸收，称之为肾小管重吸收。碱性尿有利于酸性化合物的排除，反之亦然。肾功能不全的人和新生儿(泌尿功能未充分发育)，体内有毒化合物不能很快排泄，因此导致其毒效应增加。②经胆汁排泄：血中许多有毒化合物由肝经胆汁排除，因此，肝胆功能不良的人很可能对某些化合物毒性反应较严重。患病毒性肝炎的人是否比健康人对某些有毒化合物更敏感有待研究。慢性酒精中毒的人可能也有同样问题。最后，肝胆系统发育未成熟的新生儿需要特别保护，使他(她)们避免摄入某些主要经胆汁排泄的外源化学物。③其他排泄途径：经呼出气、汗液、唾液以及乳汁均参与了有害化学物质的排泄，但比起上述经尿和经胆汁排泄来说重要性相对小些。但对饮奶的婴幼儿来说，乳汁还是重要的，牛奶甚至人奶可能含有药物、农药以及环境污染物，曾经在美国引起集体性(非细菌性)食物中毒。

第三节　食品中外源化学物毒作用的环境影响因素

影响食品中的外源化学物毒作用的环境因素包括生活及生产环境中的气象因素，噪声、振动和紫外线等物理因素，昼夜与季节节律和动物的饲养条件等。

一、气象因素

1. 温度

环境温度的改变可引起不同程度的生理、生化系统和内环境稳定系统的改变，如改变某些生理功能(通气、循环、体液、中间代谢等)并影响外源化学物的吸收、代谢与毒性(图 5-1)。正常生理情况下，高温使机体皮肤毛细血管扩张、血液循环加快、呼吸加速，凡经皮肤或呼吸道吸收的化学物吸收速度加快。如对硫磷经皮肤接触，吸收量随着环境气温升高而增加，尤其在 30℃以上。此外，高温时多汗，随汗液排出的氯化钠等物质增多，胃液分泌减少、胃酸降低，影响化学物经胃肠吸收。同时排汗增多、尿量减少，易于造成经肾脏随尿排泄的化学物或其代谢产物在体内存留时间延长。低温条件下，化学物吸收速度减慢，对机体的毒性降低。有人比较了 58 种化合物在不同温度下对大鼠 LD_{50} 的影响，结果有 55 种在 36℃时

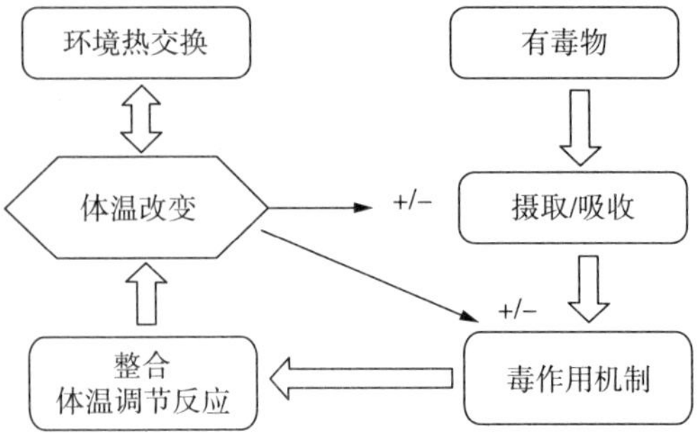

图 5－1 温度对外源化合物毒性的影响

毒性最大，26℃毒性最小。其中引起代谢增加的五氯酚、2,4-二硝基酚在 8℃毒性最小，引起体温下降的氯丙嗪在 8℃毒性最大。但滴滴涕和拟除虫菊酯类杀虫剂却相反，如二氯苯醚菊酯、戊酸氰醚酯和溴氰菊酯对粉纹夜蛾的毒性与温度成负相关。铅是一种质地较软、具有易煅性的灰白色金属，熔点 327 ℃，沸点 1 525 ℃。加热至 400 ℃～500 ℃时，即有大量铅蒸气逸出，在空气中氧化成氧化亚铅，并凝集为铅烟。随着熔铅温度升高，还可逐步生成氧化铅、三氧化二铅、四氧化三铅。铅矿开采及冶炼、熔铅作业均可接触铅烟、铅尘或铅蒸气；铅氧化物常用于制造蓄电池、玻璃、搪瓷、铅丹、铅白、油漆、颜料、釉料和防锈剂；电力行业用于保险丝、电缆的制造等；生活中使用含铅油漆、汽油、化妆品、颜料等也可以接触铅。

2. 气湿

高气湿可造成机体冬季易散热，夏季不易散热，增加其体温调节的负荷。高气湿伴高温可因汗液蒸发减少，使皮肤角质层的水合作用增强，进一步加快经皮吸收化合物的吸收速度，并因化合物易粘附于皮肤表面而延长作用时间，增强对毒物的吸收效果。高湿环境下，某些化合物如 HCl、HF、NO 和 H_2S 的刺激作用增强；某些毒物还会改变形态，如 SO_2 与水反应生成 SO_3 和 H_2SO_4，从而使其毒性增强。苯胺在自然界少量存在于煤焦油中，工业所用的苯胺均由人工合成，用硝酸和苯合成硝基苯，再还原成苯胺。苯胺广泛用于印染、染料制造、橡胶（硫化时的硫化剂及促进剂）、照相显影剂、塑料、离子交换树脂、香水、制药等工业。苯胺可经呼吸道、皮肤和消化道进入，但在生产过程中经皮肤吸收是引起中毒的主要原因，液体及其蒸汽都可经皮肤吸收，气温越高、空气湿度越大，皮肤吸收率越高。经呼吸道吸入的苯胺，可在体内滞留达 90%，氧化后生成毒性更大的中间代谢产物——苯基羟胺，之后再氧化生成对氨基酚，与硫酸、葡萄糖醛酸结合后经尿排出，为吸收量的 13%～56%。苯胺吸收量的增加，其代谢物对氨基酚亦相应地增加，故接触苯胺的工人，尿中对氨基酚量常与血中高铁血红蛋白的量呈平行关系。少量苯胺以原形态由呼吸道排出。

3. 气压

高气压与低气压的环境条件不同，可引起某些外源化学物毒性作用的变化。如低气压条件下士的宁毒性降低，而氨基丙苯毒性则增强。

二、噪声、振动及紫外线

1. 噪声

噪声是一类引起人烦躁，或音量过强干扰人们休息、学习和工作，可引起人心理和生理变化、危害人体健康的声音。生产性噪声指生产过程中产生的声音的频率和强度没有规律，使人感到厌烦的声音，是一种影响范围广泛的职业性危害因素，在多种环境都有接触机会。早期人们只注意到长期接触一定强度的噪声，可以引起听觉系统的损伤，严重者会导致噪声性耳聋。经长期研究发现,噪声对机体健康的影响是全身性的,除了听觉系统外,还可以引起其他系统损伤:(1)神经系统,主要表现为头痛、头晕、心悸、睡眠障碍、全身乏力等神经衰弱综合征,还可出现记忆力减退、情绪不稳等;(2)心血管系统,出现心悸、心率加快或减慢、血压不稳(长期接触噪声者以血压升高为多见)、血管紧张性增强、弹性下降等;(3)内分泌及免疫系统,中等强度噪声可以引起肾上腺皮质功能增强,大强度噪声作用下则减弱,长时间接触较强的噪声可以引起免疫功能下降;(4)生殖机能及胚胎发育,长期接触噪声的女工出现月经不调,如月经周期异常、经期延长、血量增多及痛经等,以工龄 1～5 年的年轻女工多见,高强度噪声可以引起妊娠恶阻及妊娠高血压综合征;(5)消化系统,噪声可以引起胃紧张度降低、胃蠕动减慢、胃液分泌减少等胃肠功能紊乱、食欲不振症状;(6)影响工作效率,在噪声的干扰下,劳动者会出现烦躁、注意力不集中、反应迟钝等症状,不仅影响工作效率、降低工作质量,还可能引发工伤事故。噪声特异性地损害耳蜗,而某些化学毒物不仅破坏耳蜗结构,还影响中枢神经系统结构及功能,两者同时存在于生产环境中可能会加重对工人听觉系统的危害。多数动物实验结果显示噪声与某些化学毒物同时暴露可能存在协同效应。研究者将 Long Evans 鼠分别暴露于噪声(100 dB)或一氧化碳(1 500 mg/m^3,1 200 ppm)环境中 2 h,复合动作电位(CAP)阈值未见位移,而噪声与 CO 同时暴露时 CAP 阈值在频率 16 kHz、40 kHz 处分别提高 24 dB 和 49 dB,表明联合作用可致高频听力受损,但研究中给予的 CO 浓度高于现有职业暴露限值,缺乏低水平 CO 加强噪声效应的证据。关于噪声和苯乙烷的联合作用,暴露时间为 8 $h.d^{-1}$,5 d,噪声大于 105 dB,苯乙烷浓度(1 393 mg/m^3,300 ppm;1 857 mg/m^3,400 ppm),结果显示二者具有协同作用。另将雄性 Wistar 大鼠分别暴露于苯乙烯(2 786 mg/m^3,600 ppm)、噪声(100～105 dB)及二者联合作用环境中(12 h/d,5 d/w),4w 后苯乙烯组听力损失 3 dB,第三排外毛细胞减少严重,噪声组听力损失 2～9 dB,部分外毛细胞缺失,联合暴露组听力损失 23～27 dB,外毛细胞减少较苯乙烯组严重,提示苯乙烯与噪声联合作用加重了大鼠外毛细胞的损伤程度,对听力损伤具有协同作用。另外,噪声与二甲替甲酰胺同时存在也有协同作用,会增强二甲替甲酰胺对机体的毒性。

2. 振动

振动是指物体在外力作用下,以中心位置为基准呈往返振荡的现象。生产过程中的生产设备、工具产生的振动称为生产性振动,分为全身振动和局部振动。适宜的振动有益身心健康,具有增强肌肉活动能力、解除疲劳、减轻疼痛的功效,还可以促进代谢,改善组织营养,加速伤口恢复等。但在生产条件下,作业人员接触的振动强度大、时间长,对机体可以产生不良影响,甚至引起疾病。

(1)全身振动产生的不良影响。①运动病,前庭内脏反射作用即作业人员在交通工具上工作,由于颠簸,摇摆或旋转等任何形式的加速度运动,以及不同方向的振动加速度反复过度刺激前庭器所致。先有疲劳感,精神不振,出冷汗,随之可出现眩晕,恶心,呕吐,呕吐严重者可发生电解质紊乱,甚至休克。部分患者伴有视物模糊,血压下降,眼球阵颤。②神经系统,接受一定强度的振动可以引起不适感,甚至不能忍受。振动可影响手眼配合,影响注意力集中,空间定向障碍,降低工作效率,影响作业能力,降低工作效率。③心血管系统,振动可以刺激交感神经,引起血压升高、脉压增大、心率加快、心搏出血量减少和心肌局部缺血等改变。④消化系统,振动可以使胃肠分泌功能减弱,食欲减退。接触振动的工人胃下垂患病率增高。⑤呼吸系统,引起呼吸运动增强,造成体内氧消耗量增加,能量代谢率增大。另外过度通气，可发生低碳酸血症。⑥其他，大强度剧烈的振动可引起内脏位移或某些机械性损伤；长时间接触振动可以引起骨骼、肌肉损伤，如驾驶员的腰背痛，椎间盘突出症，胸、腰椎退行性变；接触振动女工出现月经紊乱，流产率增高。

(2)局部振动产生的不良影响。局部振动对机体的影响是全身性的。长时间地接触高强度局部振动首先可以造成神经系统不良影响，神经系统大脑皮层功能低下，条件反射潜伏期延长，神经衰弱症状；末梢神经改变，皮肤感觉迟钝，触觉、温热觉、痛觉、振动觉减退。可出现手套型末梢神经炎。其次，可引起植物神经功能紊乱，血压、心率不稳、手颤、手多汗等。局部振动还可以引起周围血管形态和张力的改变，末梢小血管痉挛、变形、狭小或栓塞，手指皮肤温度降低，遇冷皮肤温度降低更为明显，重者手指遇冷变白。大幅度冲击性震动可引起指骨、掌骨、腕骨、肘关节改变，可出现骨质疏松、脱钙、囊样变、骨皮质增生、骨关节变形、无菌性坏死等症状。振动过程往往同时有噪声产生，振动与噪声同时作用于人体可加重对听力的损害。振动对听力的损伤特点是以 125 Hz～500 Hz 的低频部分听力下降为主。同时长期接触振动还可以引起免疫力下降，消化功能减弱，以及女工子宫下垂和流产。

(3)手臂振动病。指长期从事手传振动作业而引起的以手部末梢循环和手臂神经功能障碍为主的疾病，并能引起手臂骨关节一肌肉的损伤，其典型的表现为振动性白指。主要表现为：①主诉，头疼、头昏、失眠、乏力、记忆力减退或植物神经功能紊乱表现。手麻、手痛、手胀、手凉、手掌多汗，手痛多在夜间发生，寒冷可促使疼痛发作。②雷诺氏现象，局部振动引起的手指间歇性发白或发绀，也称振动性白指。多在冬季全身受冷的刺激下发作，发病时伴有手麻、手凉。从手指尖开始，向近端发展，界限分明，色如白蜡，重者可扩至全手变白，常称为死指，死手。③感觉障碍，痛觉、振动觉、两点辨别觉减退、感觉减退呈手套样分布。④骨关节影响多发生于指、掌、腕骨、肘、肩关节，可以出现骨质增生、骨皮质增厚、骨质疏松、空泡形成、骨岛形成、骨关节变形等改变。另外还可以出现手部骨间肌、大小鱼际肌萎缩，甚至呈现“鹰爪样”手部畸形，严重影响手部功能。研究发现，振动可增加外源化学物的蓄积毒性。

3. 紫外线

紫外线是指电磁波谱中波长 10～400 nm 辐射的总称。紫外线与某些致敏化学物联合作用可引起严重的光感性皮炎。另外，汽车尾气中的氮氧化物与碳氢化合物经紫外线照射发生反应形成的有毒烟雾，称为光化学烟雾。黄曲霉毒素广泛存在粮油食品中，其中花生和玉米污染最严重。研究表明，黄曲霉毒素具有较强的毒性和致癌性，不仅可引起急性中毒，还可以引发动物肝癌、胃癌、肾癌等疾病。根据其在紫外线下可发出紫蓝色荧光的特性，分为黄曲霉毒素 B1(AFB1)、黄曲霉毒素 B2(AFB2)、黄曲霉毒素 G1(AFG1)、黄曲霉毒素 G2(AFG2)，其中 AFB1 毒性最强。紫外线照射下，AFB1 分子吸收一定波长的光能，一部分光能被激发荧光消耗掉，剩下部分光能使 AFB1 分子内发生化学变化，荧光性消失，毒性也就消失，但紫外线照射对油脂质量及理化指标均有不同程度的影响。

三、昼夜与季节节律

1. 生物节律与毒性反应

节律是机体生命活动的特征。研究表明，从单细胞生物到高等生物，从整个系统、器官和组织到单个细胞和细胞器，从行为意志到某个生理生化功能都可随时间呈现规律性的变化。依时间而有节律地活动是生物界的普遍现象。生命活动节律有昼夜节律(即活动周期约为 24 小时的节律)和季节节律等。

生物节律是自然进化赋予生命的一种基本特征,具有内源性和可遗传性,同时又受到环境信号的整合和校准。截至目前,已确定和分类出的生物节律如呼吸、心跳、睡眠、觉醒等在除去或脱离了正常环境信号后,仍可以按固有频率继续运转。解剖学和生理学的研究认为哺乳动物下丘脑的视交叉上核是控制节律的重要器官,由此发出信号通过一系列神经和内分泌途径来控制、调节动物体内细胞的活动,使机体各种昼夜节律在时间上保持同步。对一些生物如果蝇,在基因水平上的研究表明,生物节律是其固有的性质,其特征被编码在遗传物质(DNA)中,对这些基因进行突变可导致节律的紊乱。另外的一些研究表明,自然界周期性信号的变化,能够诱导生物节律的偏移。在人为设置的光-暗周期中,动物的睡眠,活动、体温及生殖行为都会发生改变。人类生活环境复杂多变,生活方式、生活习惯及各种社会因素都会对生理节律产生影响。因此,环境信号是生物节律的外界驱动力。

一天中的不同时间以及不同的季节,机体对同样的外源化学物刺激所产生的毒性反应存在差异。在其他条件一致的情况下,一天中染毒时间的不同,可能导致动物对相同剂量化学物的毒性反应程度的差别。比如,将小鼠置于稳定光照周期下喂养(06:00～18:00 光照,18:00～06:00 黑暗)。按四小时间隔给予小鼠腹腔注射相同剂量(按体重计)的乙醇。结果表明,乙醇毒作用的强弱随昼夜时间呈现周期性波动。20:00 接受乙醇注射的小鼠死亡率最高,为其他时间死亡率的 2～3 倍。在一天中的不同时间给小鼠注射 LD_{50} 剂量的氟苯尼考,结果在光照后 16 小时其死亡率最高,光照后 4 小时死亡率最低,前者是后者的 2.5 倍。除了昼夜节律之外,在一年中的不同季节,毒物的毒性也有所不同。在恒温恒光条件下,给小鼠腹腔注射苯丙胺,在不同的月份其 LD_{50} 值有较大的波动。人群中的流行病学调查也表明,各种中毒事故的发生,存在一定的季节性规律。

2. 外源化学物毒作用的时间节律机制

(1)外源化学物可直接作用于与时间相关的生物结构本身,也可作用于其调控途径上的某些环节。如氨基甲酰胆碱可直接作用于视交叉上核,改变神经功能的时相变化,而苯丙胺则通过影响中枢神经递质代谢而呈现出较强的夜间毒性。其次,化学物在体内吸收排泄和代谢的昼夜节律,这些节律对毒物毒性大小的影响有时十分明显。一般来说,吸收快的毒物,吸收速率易受染毒时间的影响。排泄对时间性毒性的影响被认为与尿液 pH 的昼夜变化有关。白天尿液的碱性比夜间要强,故碱性毒物在白天的血浆半减期比夜间要长。昼夜节律也是催化生化反应的酶的特性。在一个昼夜周期中,正常动物体内胆碱酯酶的活性存在着以 24 h 为周期的波动过程。其中活性峰值约在 6:00,而谷值则在 18:00。研究结果表明,胆碱酯酶活性与农药染毒后的死亡率节律在位相上恰呈倒置关系,即在活性的峰值期,染毒死亡率较低,而在活性的谷值期,死亡率最高。结果显示,有机磷农药的时间毒性节律,与各染毒时点相对应的胆碱酯酶活性状态直接相关。已证明肝脏的解毒能力存在着时间性差异,对多氯联苯、甲基胆蒽等致癌物的研究表明,由于肝脏中 P450 酶系统的活性随时间而变化,使得这些毒物的毒性受到染毒时间的影响。

(2)生物机体对外源化学物刺激的敏感度有周期性变化。一个生物系统对一种有害物质在一天中的某一时刻可完全不反应,而在其他时间则可高度敏感,如受试者对组胺的反应以 23:00 最强烈,而在 07:00～11:00 反应最弱。因此,在一天中的某些特定时刻暴露于相同浓度的有害化学物，有可能表现出比其他时间更大的耐受性。机体对毒物的时间敏感性，还取决于靶器官或靶组织的感受性的昼夜节律。研究表明，许多毒物并不直接作用于时间结构，其表现出的时间性毒性是由于受体敏感性的时间差异。乙醇对小鼠毒性的昼夜节律就是这个机制。心血管系统的β1、β2受体敏感性在时间上不一致，可解释某些毒物或药物的不同作用节律。此外，脑中多巴胺受体也存在昼夜节律的感受性波动。

(3)其他。除了时间结构的内源性控制之外，还有一些外界同步因子对毒性节律也有一定作用。对大多数动物来说，光一暗交替是决定性的同步因子，可影响许多生理和生化代谢节律，从而影响毒物的解毒和代谢过程。对人类来说，作息制度和社会因素更为重要，而光一暗周期一般只起次要的作用。已知轮班作业以及跨洲飞行可引起生理功能昼夜节律的紊乱，从而使患病和对毒物的易感性都大为增加。

探索时间节律对外源化学物毒作用的影响具有重要意义。首先，可以规范毒物毒性的测定和评价步骤。其次，进一步阐明毒作用的机制，为毒物的安全评价提供可靠依据。最后，根据人体生理节律和毒物时间毒性，合理安排作息制度和暴露毒物的时间间隔，为疾病的预防开辟新的思路。

四、动物饲养条件

动物饲养条件是实验动物的生存环境，饲养条件不但直接或间接地影响着实验动物生长、发育、繁殖及其各种遗传与生物学特性的表达，而且也直接影响着应用实验动物所进行的毒理学实验研究结果的可靠性、精确性和重复性。动物的饲养条件包括以下几个方面：

1. 饲养密度和笼具

饲养密度有两层意思：一是同一笼具内饲养动物的密度；二是同一饲养间饲养的密度。掌握和正确利用饲养空间对保证实验动物质量是极为重要的，我国的国家标准《实验动物环境及设施》(GB 14925－2001)已经对各类动物所需居所的最小空间做了相应规定。笼具对实验动物影响方面包括：笼具的材质、结构和加工质量，饮水瓶和饲料盒位置，隔板或栖木等方面。饲养密度和笼具空间对实验动物质量产生影响作用的一个重要方面是应激，当饲养密度过大或空间过小时，就会因动物过分拥挤而产生应激作用，处于应激状态的动物由于其体内激素与某些化学物质的代谢水平已发生明显改变，因而严重影响实验结果的可靠性和重复性。饲养密度过大或饲养空间过小而致使实验动物产生应激的作用是多方面的。能够直接检测的可表现为某些参数的改变。诸如生长繁殖性状的改变、糖皮质激素的变化以及机体免疫机能的改变，等等。有研究表明，异丙基肾上腺素对单独笼养3周以上的大鼠，其急性毒性明显高于群养的大鼠。饲养在四壁和底都为铁板的笼内的群鼠对吗啡等物质的急性毒性较养于铁丝笼的大鼠低。实验动物要有一定的活动面积和空间。动物笼内密度过大，使动物活动受到限制，排泄物大量增加，使盒内温度、湿度、氨浓度增加，患传染病的机会增大，内分泌也发生变化，对动物实验结果造成影响。因此，实验动物饲养要有合理的密度，尽量避免饲养密度给实验带来的不利影响。

2. 环境温度

环境温度是动物体热平衡和调节的决定因素之一，环境温度过高或者过低，都会影响动物的体热平衡和调节，使动物感到不舒适。在环境温度较高的环境中，动物食欲减退，摄食量减少，生理机能（心跳、血压、呼吸等）改变，引起营养不良和抗病力下降。在温度较低的环境中，动物能量代谢增强，需要通过增加采食量来维持热平衡，如果饲料供应不足，同样会引起营养不良和抗病力下降；如果饲料充足，动物食欲增强，摄食量增加，能量代谢加强，易造成脂肪沉积，动物肥胖，影响动物正常生长发育。温度的变化可以影响血液的供给和肝脏酶的活性，也会影响药物在体内的毒性。不适宜的环境温度使实验动物处于应激状态，从而出现对化学物质的急性毒性反应改变。如麻黄碱等 3 种药物在不同温度条件下测得的 LD_{50} 有较大差别（表 5－1）。致癌、致畸、致突变以及免疫实验的结果也受环境温度的影响。

表 5－1 不同室温下几种药物对小鼠的半数致死量

药物	温度（℃）	
	15.5	27.0
苯异丙胺	197.0 mg/kg	90.0 mg/kg
盐酸脱氧麻黄碱	111.0 mg/kg	33.2 mg/kg
麻黄碱	477.1 mg/kg	56.5 mg/kg

在舒适区温度下，动物食欲正常，摄食量适中，对动物生长发育极为有利。将动物饲养于其温度舒适区内，动物既不需要消耗能量抗寒，也不需要消耗能量散热，因此能将其所摄取的营养物质全部转化为生产能，这样既经济，又能保证动物质量，使之最充分地表现其生物学特征。

3. 环境湿度

环境湿度和温度有着密切的关系。在某种温度范围内，实验动物可以耐受较大的湿度变化。而环境湿度与实验动物对各种疾病的感受性有着内在的联系，在高湿情况下有利于病原微生物和寄生虫的生长繁殖，还会引起饲料、垫料发霉变质，动物被感染及生病的概率大大增加，动物健康受到威胁。实验动物饲养环境湿度与饲养管理和设施条件有关。笼具的种类、滤器的使用、动物饲养密度、垫料种类及其更换频率等都对动物饲养环境相对湿度有着明显的影响作用。环境湿度对动物的影响表现在如果湿度过高，动物机体的蒸发受到抑制，很容易引起代谢紊乱，使动物机体抵抗力下降，发病率增加；湿度过低，会引起动物躁动不安、神经紊乱、呼吸道疾病、环尾病等，母鼠会出现拒绝哺乳和食仔现象等。合理的环境湿度能够保障实验的顺利进行及结果分析。

4. 环境通风条件

通风是应用控制空气的方法来改善实验动物环境温度、湿度、气味以及粉尘颗粒等的过程。饲养过程中通风不良或通风过度都可以直接或间接影响实验动物质量。气流速度过大，动物表面散热量增加，也会影响动物的健康。气流速度过小，空气流通不畅，室内有害气体及臭气不能及时排除。空气污浊，人和动物都不舒服，易导致疾病的发生，甚至死亡。温度、湿度和气流是影响动物体热平衡和调节的三项重要因素，但都不是各自单一的因素对动物产生影响的。而是在相互关联的状态下影响动物的。

5. 其他条件

（1）垫料是实验动物饲养中必不可少的条件，它可吸附动物的排泄物，降低笼内氨气浓度，保持笼内干燥，其质地又符合啮齿类动物啃咬的生活习性，动物可在其中做窝，营造生长繁殖的舒适小环境，因此其质量是影响实验动物质量的重要因素之一。垫料直接与机体接触，可用来维持笼内和动物本身的清洁卫生。可以说垫料质量的优劣直接影响到实验动物的福利。垫料质量对实验动物健康的影响。①垫料宜无粉尘或少粉尘，如粉尘较多，动物活动时，粉尘就会四处飞扬，动物易患呼吸道和皮肤疾病；②如垫料含有芳香类、挥发类、酚类等化学物质，都会给动物健康带来危害；③如果垫料原材料受到严重的化学污染或被有毒有害物质、微生物、寄生虫污染过，动物感染疾病的概率就会大大增加。实验动物垫料材质宜选用质的松软、吸湿性强、无异味，不含重金属及芳香类、挥发性物质，未被有毒有害物质、微生物、寄生虫污染，用无变质、腐败、霉变的原材料制作。

(2)空气质量即空气清新状况，常用空气洁净度来衡量。空气洁净度是指空气中飘浮着颗粒物的程度与有害气体的浓度。无论是空气中的颗粒物还是有害气体，都对空气造成污染，都有可能对动物机体造成不同程度的危害。空气中飘浮的细小颗粒物被动物吸入后极易引起呼吸道疾病，如支气管炎、哮喘、尘肺等，严重者甚至产生急性肺水肿而导致动物死亡。空气中的有害气体主要对动物的眼结膜、鼻腔粘膜和呼吸道粘膜等产生刺激，引起动物皮肤、眼结膜、鼻腔粘膜和呼吸道粘膜等变态反应，出现皮肤过敏、皮炎、发烧等症状。长时间处于氨浓度较高的环境下，动物上呼吸道可出现慢性炎症，使动物处于病痛之中。研究表明，饲养于屏障环境和普通环境的实验大、小鼠在一般生理表现上出现部分差异，动物的抗应激能力和对药物的反应未发生显著变化；但在屏障环境条件中，动物的药物反应更敏感、所获数据更稳定。

(3)生物因素。①同种动物因素：实验动物也存在为社会地位和势力范围的相互争斗，一些动物在社会地位形成的过程中，要发生激烈的争斗，这种现象在同一笼内饲养数只雄鼠时经常能看到。动物还存在划分势力范围的现象，动物的争斗和社会地位也可影响到内分泌系统的功能。②异种生物因素：动物室空气中浮游着大量通过空气、动物或饲养器具而带进来的细菌、病毒、立克次体等，这些微生物在一定条件下会迅速增殖，造成动物污染，影响动物质量和动物实验结果。

异种动物之间可产生相互影响，将小鼠和猫在同一房间内靠近饲养时，就会出现小鼠性周期不规则的现象。动物种之间共患病可以相互传染，不同动物种、品系、性别引起的不同气味，可对精密实验产生影响。因此，动物室最好是按品种、品系分室饲养。

还有许多诸如光照和声音等物理因素，这些因素的变化可以直接作用于动物神经内分泌系统或通过其他途径而间接影响实验动物的生长、繁殖及其他质量性状，进而影响实验结果的科学性。

饲养条件是实验动物生存的基本环境，它主要由饲养密度、温度、湿度、通风、垫料、空气质量、生物学因素及光照、声音等因素构成。环境因素的改变势必会对动物的生长、发育、繁殖及其遗传与生物学特性的表达产生直接或间接的影响作用，保证良好的饲养条件，满足实验动物必需的环境福利要求，使动物处于舒适的环境中，才能使毒物的毒作用准确表现出来，实验数据的可靠性才能得到保障。

（牛丕业　李艳博　郑金平　欧超燕　邹堂斌　李伟桥）

【思考题】

1. 食品中外源化学物毒作用的影响因素主要有哪些？
2. 什么是脂/水分配系数？脂/水分配系数对化学物的毒性有何影响？
3. 外源化学物联合作用的机制有哪些？
4. 请简述肠道微生态的组成及其与健康的关系。
5. 外源化学物毒作用的时间节律机制是什么？

第六章　食品毒理学研究方法

动物实验、体外实验、人群流行病学调查和人体试验等方法可用于观察和研究食品中毒物的毒效应及其毒性作用机制。此外，借助相关的分析检测技术还可对食品中的毒物及其含量进行分析检测。

第一节　动物实验

食品毒理学研究的目的是探讨外源化学物对人体的损害作用（毒作用）及其机制，但不能在人体上直接进行研究和观察。因此，动物实验是进行食品毒理学相关研究的主要手段。食品毒理学是以实验动物为模型，观察外源化学物对动物所致的各种毒性反应、毒作用靶器官和毒作用机制，并外推至人，以评估食品中外源化学物对人的危害及其危险性。

一、动物实验基本原则

1. 外源化学物对实验动物产生的作用可外推至人

基本假设为人是最敏感的物种，代谢是人和实验动物共有的生物学过程，与体重或体表面积相关，这两个假设是实验生物学的前提。以单位体表面积计算，对人和实验动物产生毒作用的剂量通常相近，而以体重计算，则人通常比实验动物敏感，差别可能达10倍，因此可利用安全系数计算人的相对安全剂量。一般认为，如果某化学物对几个物种的毒性是相似的，则人的反应也可能是相似的。

2. 实验动物必须暴露于高剂量

根据质反应的概念，随剂量或暴露量增加，群体中效应发生率增加，这是发现对人潜在危害的必需和可靠的方法。仅检测受试物在人体暴露剂量是否引起毒效应是不够的，当引起毒效应的最低剂量与人体暴露剂量接近时，说明该化学物不安全。当该剂量与人体暴露剂量有很大差距（如几十倍或几百倍），才认为具有一定的安全性，差距越大，安全性越大。如果研究中所用的一系列剂量不能引起毒效应，则认为所选剂量还不够大，应加大剂量以确定受试物的毒性。此外，实验模型所用的动物数量总是远少于处于危险中的人群，为在使用少量动物的试验中得到有统计学意义的可靠结果，需要应用相对较高的剂量，以检测效应发生的频率。

3. 人的可能暴露途径是选择染毒途径的主要依据

外源化学物经不同途径染毒，实验动物所表现的毒性可能有很大差异，这是由于染毒部位的解剖生理特点不同，外源化学物吸收进入血液的速度和剂量以及首先到达的器官和组织不同所致的。因此，食品毒理学试验中染毒途径的选择应尽可能模拟人的暴露途径。

二、常用实验动物选择

1. 种属选择

实验动物又称模式动物(model animal)，为保证动物实验更科学、准确和重复性好，通过各类方法把一些需要研究的生理或病理活动相对稳定地显现在标准化的实验动物身上，供实验研究之用。这些标准化的实验动物就称之为模式动物。目前将模式动物划分为传统模式动物和新型模式动物两大类。大鼠、小鼠、家兔和犬等是哺乳动物中经典传统模式动物，广泛应用于安全性评价、毒性测试、生物效应测定和药物效价比较、药物筛选、遗传、免疫及衰老等多个研究领域。灵长类动物尽管繁殖力低、实验周期长、价格昂贵，但由于其进化程度高，更接近人类，有与人类近似的代谢特征及高度基因同源性，也是毒理实验及药物代谢极为理想的实验动物。

新型模式动物主要有果蝇、斑马鱼、大型蚤、秀丽隐杆线虫、爪蟾等。通过对其研究所获得的研究结果可应用于人和其他动物中，特别是一定程度上应用于更复杂的生物中。新型模式动物具有许多特点和优势，如易于培养、繁殖速度快、繁殖数量多，可以获得丰富的突变型；相对于较高等动物，新型模式动物形态结构比较简单，减少了对特有生命现象的干扰，更有利于研究生命体的基础代谢机制。近年来，利用新型模式动物开展的高通量筛选方法对于快速筛检潜在毒物并研究毒物的分子机制有着广泛的应用。

2. 品系选择

品系(strain)是实验动物学的专用名词，指用计划交配的方法获得起源于共同祖先的一群动物。不同品系实验动物的遗传基因型不同，因而可能具有不同的生物学特征，如相同种属不同品系的动物对同一刺激的反应差异可能会很大，因此选择实验动物时需注意。

按遗传学分类，可将同一种属的实验动物分为近交系、封闭群(远交系)和杂交群三类。近交系(inbred strain)动物是指经至少连续20代的全同胞兄妹之间或亲代与子代之间交配培育而成的动物，又称纯系动物。近交系动物的遗传基因纯合性达98.6%，表型和对外界刺激的敏感性高度一致。常用的近交系大鼠有ACI、BN、F344、SHR、WKY等；常用的近交系小鼠有BALB/C、C57BL/6、DBA/2、A/He等。近交系动物常用于致癌、抗癌等实验。封闭群(closed colony)动物是指以非近亲交配，但不与群外动物杂交的方式繁殖生产的一个种群，在群体内保持了遗传的多态性和基因频率的稳定性。常用的封闭群动物有Wistar大鼠、SD大鼠、昆明小鼠、NIH小鼠、ICR小鼠、Beagle犬等。封闭群动物繁殖率高可以大量生产，作为鉴定实验用，尤其是在化学药品的鉴定上，其反应稳定性远远优于市售动物，特别是作为热源质试验的家兔更为明显。进行各种筛选性实验时，选用封闭群动物有一定优点，因为在这群动物中有的可能有近亲关系，有的可能没有，而保持一定的遗传差异。杂交群(hybrid strain)又称系统杂交动物F_1代，如B6D2F_1(雌性C57BL/6小鼠与雄性DBA/2小鼠杂交的第一代动物)。F_1表现杂交优势，就多少克服了纯系的缺点，对长期实验的耐受性也大，而且对由于环境因素所引起变异的可能性也较纯系为小。因此，F_1动物与近交系动物一样，它们具有遗传均一性，但生命力强，经过杂交，从一亲代来的隐性有害基因与另一亲代来的显性有利基因组合，成为杂合子，隐性有害基因的作用被显性有利基因的作用所掩盖，而出现杂种优势。它与一般动物育种上的杂交意义不同，既具有杂交优势，又具有明确的遗传背景，在遗传组成上是交配的两个近交品系之和。

根据实验动物遗传均一性排序，近交系最高，杂交群次之，封闭群较低。对某种外源化学物进行毒理学系列研究时，应固定使用同一品系动物，以求研究结果的稳定性。如遗传毒理学一般采用啮齿类动物，主要是大鼠或者小鼠。

3. 按微生物学和寄生虫学控制选择

在动物的饲养环境及动物体表和消化道中，存在着种类繁多的微生物与寄生虫。这些微生物有致病性的、条件致病性的、非致病性的和有益的；有的微生物具有宿主特异性，即仅能感染同一种属的动物，而有的却能感染多种属动物，甚至是人畜共患病的病原体。控制实验动物体内外的微生物和寄生虫，避免其对实验动物和动物实验产生干扰是保证实验结果准确性的关键条件之一。

根据实验动物体内外微生物和寄生虫的控制程度，实验动物分为四个级别。

(1)普通动物(conventional animal，CVA)：不携带所规定的人兽共患病病原和动物烈性传染病病原，如沙门菌、狂犬病毒、弓形虫等。普通动物是微生物和寄生虫控制级别中最低的实验动物，常用的普通级动物有豚鼠、兔、犬和猴，我国国家标准已取消了普通级小鼠和大鼠。

(2)清洁动物(clean animal，CLA)：除普通动物应排除的病原外，还应不携带对动物健康危害大和对科学研究干扰大的病原。清洁动物对实验的敏感性和重复性较好。

(3)无特定病原体动物(specific pathogen free animal，SPFA)：除清洁动物应排除的病原外，不携带主要潜在感染或条件致病和对科学研究干扰大的病原，是真正意义上的“健康”动物。SPF 动物来源于无菌动物或剖宫产净化动物，饲养在屏障环境中。SPF 动物不带潜在感染或条件致病病原，体质健康、自然死亡率低，因而实验结果准确可靠，作为国际公认的标准实验动物，广泛应用于生物医学研究各个领域。

(4)无菌动物(germ free animal，GFA)：用现有的检测技术和方法在动物体内外任何部位均无可检出一切生命体的实验动物。无菌动物来源于普通动物经无菌剖宫产手术，幼仔在无菌隔离器中经人工哺育或由其他无菌级动物代乳饲育而成。

4. 个体选择

(1)性别：同一种属、品系的不同性别实验动物通常对相同外源化学物毒性反应类似，但雌雄两性有时会对化学物毒性的易感性存在差别。一般来说，对于初次试验的受试物，应该采用两种性别，如发现存在性别差异，则应将不同性别动物的实验结果分别统计分析。如已知不同性别的动物对受试物敏感性不同，应选择敏感的性别。

(2)年龄和体重：根据毒理学试验的研究目的选择实验动物的年龄，如急性毒性试验一般选用成年动物，慢性毒性试验因实验周期长，应选用年幼的或初断乳的动物，以使实验周期能覆盖成年期。实验动物的年龄与体重存在相关性，因此实际工作中常以体重来表示年龄，作为挑选适龄动物的依据。同一试验中，组内个体间体重差异应小于 10%，组间平均体重差异不应超过 5%。

(3)生理状态：在毒理学试验中，除研究需要外，不应选择特殊生理状态(妊娠、哺乳等)的动物。如妊娠动物会影响体重及其他指标的检测结果，性激素对外源化学物代谢转化有影响，选用的雌性动物应未产未孕，因此实验过程中的雌、雄动物应分笼饲养。

(4)健康状况：实验动物的健康状态对毒理学实验结果有很大影响，因此实验应选用健康动物。健康动物应发育正常、体格健壮、无外观畸形，被毛浓密、有光泽、顺贴而不蓬乱，行动灵活、反应敏捷、眼睛明亮有神，表皮无溃疡和结痂、天然道孔干净无分泌物等。为确保选择健康的动物，一般在实验前应观察动物 5～7 d。

5. 常用实验动物选择原则

外源化学物的毒性往往在人和不同种属动物间表现不同，因此，应根据实验目的和研究需要选择相应种类的实验动物。

(1)选择解剖和生理特点符合研究目的的动物。如观察神经体液因素对心血管活动的影响，宜选用减压神经独立分支的家兔；观察呕吐反应宜选用狗，而不能选用无呕吐反应的大、小鼠；血管微循环观察可选用蟾蜍的舌或肠系膜血管。

(2)选择结构功能简单，且能反映观察指标的动物。如蟾蜍的心脏是三腔的，由一个心室和两个心房组成，离体情况下可搏动较长时间，可用于外源化学物对心脏的毒性研究。

(3)选用结构、功能、代谢及疾病特征与人类近似的动物，以便将动物实验结果进行合理外推。如狗的消化过程与人类相似，可用于消化液分泌方面的研究。

(4)在不影响实验质量的前提下，选用易获得、经济、易饲养管理的动物。

三、动物实验优缺点

1. 动物实验优点

(1)动物实验遗传背景简单，易发现单因素与结果的关系，能提供大量有价值的与人类生命活动现象类似的资料。

(2)实验动物的大部分毒性表现能够外推至人。哺乳动物有许多组织结构的相似性，其生命功能的基本过程也相似。许多动物器官系统功能与人类是相似的，如犬具有发达的血液循环和神经系统，在毒性方面的反应与人类比较接近，血液性状与人类也一样，适用于做血液系统和神经系统毒性方面的实验研究。根据动物的毒性表现可掌握外源性化学物毒作用的性质、特点，推断其可能的毒作用靶器官和作用机制，并外推至人。

(3)动物试验的不断发展给食品毒理学提供了新的课题解决途径。无论是实验手段的设计与完成，还是研究手段的建立、毒效应观察，相关的主要研究数据都可通过实验动物获得。同时，动物试验对于降低科研成果的应用风险也具有重要作用，通常科研课题及新药的研发则以屏障环境的大、小鼠等动物试验及测试为手段。

2. 动物试验缺点

(1)实验动物和人对外源化学物的反应敏感性不同。实验动物不能述说涉及主观感觉的毒效应，如疼痛、腹胀、疲乏、头晕、眼花、耳鸣等，这些毒效应就难以或不可能被发现。

(2)动物染毒剂量远大于人实际接触剂量。毒理学研究中观察外源化学物的毒作用性质及靶器官，为使用相对少量的动物就能得到剂量—反应(效应)关系，往往选用较大的染毒剂量，这一剂量通常要比人实际接触剂量高很多。有些化学物在高剂量和低剂量的毒性作用表现和机制并不一致。

(3)试验中使用的动物数量有限。毒理学试验所用动物数量有限，因此发生率很低的毒性反应在少量动物中难以被发现。而化学物一旦进入市场，接触人群往往会很多，这就存在小数量实验动物到大量人群外推的不确定性。

(4)实验动物的选择单一。实验中,一般选用单一年龄段的健康动物,反应较单一,而接触人群可以是不同的人种、年龄、生理状态和健康状况的个体,在对外源化学物毒性反应的易感性上存在很大差异。

四、动物实验设计基本原则

动物实验实施过程中,涉及医学、生物学、管理学,甚至是伦理学的内容,所以在动物实验设计时,要考虑到其科学性、伦理性、经济性和可行性。

1. 对照

通过设立对照使各种非实验因素在各处理组处于相同的状态,不仅可判断实验因素和非实验因素对实验结果的影响,还可以排除动物自身的生理状态、药物敏感性等非实验因素对实验结果的影响。只有有了高度可比性的对照组,对实验结果进行科学分析后,才能得出具有说服力的结论。食品毒理学实验常用的对照有未处理对照(空白对照)、阴性(溶剂)对照、阳性对照和历史对照等4种。

2. 一致性

一致性是指实验过程中实验组与对照组间除了处理因素之外,所有的非处理因素基本是均衡一致的,从而保证各组间具有较好的可比性。均衡一致是使处理因素具有可比性的基础,均衡性越好就越能显现出处理因素的作用。如动物实验中要求各处理组的动物性别、体重分布等因素保持一致。

3. 重复性

动物实验研究的目的是将对动物研究所得到的客观结论外推至人,但实验中所涉及的只是一些个体,一般情况下用个体代表总体是很难排除偶然误差的。诸多实验证明只要样本量足够大,经过大量的重复实验,就可以用样本代表总体。重复也称为平行实验,实验中的重复也就是通过反复多次实验,降低由于个体差异、仪器设备和操作的不稳定性导致的实验误差,以提高实验结果的精确性和准确性。重复不仅可通过增加样本量来实现,还可将同一个样本分成若干份,在相同条件或有规律的改变部分条件下进行重复实验来实现。

4. 随机化

随机化是为了避免研究人员在研究过程中,由于主观因素或动物本身的个体差异而产生的偏移,进而影响实验结果的真实性和精确性。因此,随机化原则是动物实验研究中确保取得无偏差估计的重要原则,是使实验结果对总体具有代表性的关键。例如,实验动物随机化是指按照机遇均等的原则把实验动物随机分配到对照组和各处理组中。

5. 客观性

客观性原则是指实验设计和实施过程中,要排除研究人员、数据统计分析人员由于主观偏见或不自觉的偏性而对实验结果产生的偏差,并且在确定研究分析指标时,尽量减少带有主观成分指标的纳入。为保证实验过程中的客观性原则,常采用盲法分析和检测。

五、动物福利"3R"原则

动物福利是指动物所处的环境应能满足其基本的生活需求,即实验过程中要保证动物能在健康舒适的环境状态下生存，不仅是生理上，还要其心理状态愉悦，不应使实验动物受到不必要的痛苦。英国动物学家罗素提出了“3R”原则，即减少（Reduction）、优化（Refinement）和替代（Replacement）。目前，以“3R”原则为基础的动物福利已成为实验动物研究中需要关注的重要问题。

1. 减少

减少并不是单纯地减少实验动物的数量，而是在动物实验过程中尽可能地使用较少量的动物获取同样多的实验数据，或是使用一定数量的实验动物而获得较多的实验数据。减少原则的践行不仅是为降低实验成本，更是为用最少的实验动物达到所需的目的。目前，减少实验动物的使用主要有以下几个方面：

（1）实验设计阶段，制定较为详细的实验计划，科学地计算出所需的实验动物数量，避免实验动物的浪费。

（2）实验操作之前，尽可能地优化实验步骤，提高实验成功率，以减少实验过程中由于操作的不稳定性导致实验动物的浪费。

（3）充分利用已有的实验数据，包括预实验所得到的数据、实验文献的数据等途径获得的有说服力的数据。

（4）根据实验要求，选择适合的实验动物种系和高质量的实验动物。

（5）根据实验要求和动物质量决定重复使用某些实验动物，比如对照组实验动物的重复使用。

2. 优化

动物实验操作过程中，通常会因为实验或非实验因素造成实验动物的疼痛和紧张，而这些问题可以由良好的实验方案解决，主要包括以下内容：

（1）通过优化实验程序和完善实验技术减轻或避免给实验动物造成与实验目的无关的疼痛和不安。

（2）选取实验指标时应尽可能谨慎，详细记录实验操作流程。

（3）在符合科学性的原则上，善待动物，让实验动物在生理和心理上都处于健康状态，以保证动物试验结果的可靠性，并提高动物福利。

3. 替代

替代是指不使用动物或使用低等动物替代高等动物进行实验或研究，获得相同试验效果的科学方法。替代一直是医学实验研究中的热点问题，替代不仅可节约经费，也可有效减少所需要的实验动物数量甚至是不需要的实验动物。替代涉及范围广泛，主要体现在以下几个方面：

（1）用低级动物代替高等动物、用小动物代替大动物。如进行脊髓灰质炎减毒活疫苗的生物活性检测实验中，可以用转基因小鼠替代猴。基础医学研究中也可用低等的线虫、斑马鱼代替传统的小鼠、大鼠等高等动物。

（2）用细胞和组织学实验代替整体动物实验。目前已可用组织和器官，甚至细胞 3D 培养代替部分动物实验。如斑马鱼胚胎常用作斑马鱼成鱼及高等脊椎动物的毒性实验替代。另外，胚胎干细胞可诱导分化为包括心肌在内的多种细胞类型，目前人胚胎干细胞已作为实验模型成功用于心脏、神经及肝脏等发育毒性研究。

（3）利用物理、化学和生物信息等新技术和方法进行动物实验的替代。如用分子生物学方法或利用人工合成的新材料代替实验动物，来鉴定食品中的遗传毒性成分或致癌成分。

(4)利用数学及计算机模拟动物的各种生理反应代替动物实验。随着计算机技术的发展，用计算机数学模型虚拟动物的毒理代谢等实验是未来替代动物实验的发展方向。

第二节　体外实验

随着新资源食品的研发，大量新的化学物可能成为食品成分，这些新的化学物需要进行必要的毒理学评价。利用经典的动物试验取得完整的毒理学资料十分困难，因此，解决问题的方法之一就是进行体外实验和基于计算机的非动物试验方法。体外实验的取材范围广泛，如哺乳动物的离体脏器灌流、脏器切片温育、细胞培养、亚细胞器组分以及提纯的某些酶分子或DNA分子等。体外实验具有一些优点，如可控制实验条件和环境因素，可排除免疫、神经内分泌等系统相互作用的影响或干扰，比较快速和经济，实验间误差较小，所需受试化学物较少，产生的有毒代谢物较少，可利用人体细胞或组织进行实验，还可减少实验动物的使用等。但体外实验也有其不足之处：第一，体外实验不能提供每日允许摄入量及化学物在体内分布等方面的信息；第二，体外实验系统与整体动物试验系统在毒性作用表现方面存在差异；第三，体外毒性实验难以预测慢性毒性。因此，体外实验须与体内试验相互补充、相互验证才能为毒理学研究提供坚实的科学基础。

一、体外实验研究方法

哺乳动物体外实验研究可包括器官水平、细胞水平以及亚细胞水平。

1. 器官水平

器官水平主要是利用器官灌流技术研究脏器对受试物的反应及受试物在脏器中的代谢情况，常用的灌流器官有肠、肝、膈肌、肾、肺等。

(1)肝脏灌流：肝脏灌流是毒理学中研究外源化学物对肝脏损伤及代谢的常用方法。一般常以下腔静脉和门静脉为插管灌流通路，结扎肝动脉和上腔静脉，在恒温条件下进行灌流。肝脏灌流液中加入外源化学物，并维持灌流液pH值、氧含量及控制适宜的灌流流速。需注意肝灌流时间不宜过久，以4小时内为宜，否则肝细胞功能与生存不能维持。目前，肝脏灌流可按照位置分为离体肝脏灌流和原位肝脏灌流；按灌流方式可分为循环式与一过式(非循环式)、正向与反向以及双重灌流等。

离体肝脏灌流与原位肝脏灌流是最为常用的肝脏灌流技术。前者在完成插管手术后，摘取肝脏置于特定的体外装置进行灌流，而后者则在动物体内肝脏原位进行插管术及灌流。二者在代谢研究上具有等效性。原位肝脏灌流与体内试验的相似性较离体肝脏灌流要好，但无法避免受肝门静脉和动脉血流、神经和激素等内源性物质对肝脏代谢的影响；而离体肝脏灌流则不受上述因素影响，且采样方便，故应用广泛。

肝脏灌流按灌流液是否循环，分为循环式和一过式(非循环式)。循环灌流是密闭型灌流，使灌流液流回储液池，不断循环，反映了物质在肝脏中不断循环、代谢的实际情况，更接近生理状态；灌流液循环使用，需要的灌流液量少，但灌流液中累积的内源性代谢物有时会影响肝脏功能。一过式灌流是开放性的，灌流液经过肝脏后不再循环，自下腔静脉流出，减少了代谢物累积，因此可检测出流出液中化学物的瞬时转变和代谢物生成；依据流出液中化学物的变化，评价灌流肝脏的活性、观察剂量—效应关系；且易于改变某些实验条件，如受试物浓度等。一过式灌流对灌流液的需要量大，内源性物质不断被灌流液冲洗掉，若某些代谢过于微弱，则不易检测出其变化。

依据灌流液流向不同，肝脏灌流又可分为正向灌流和反向灌流。正向灌流是将灌流液经门静脉导入，由肝静脉导出，反向灌流则是由肝静脉导入，由门静脉或肝动脉导出。目前，绝大多数肝脏灌流为正向灌流。

肝脏有两条血供途径，即门静脉和肝动脉。双重灌流就是既进行门静脉灌流又进行肝动脉灌流，可更好地模拟肝脏生理体系。由于肝动脉太细且离门静脉又近，因此肝动脉不能直接插管，通常是从腹腔动脉或胃十二指肠动脉（适用于大动物）间接插管，因此，实验操作难度较大。

肝脏灌流技术作为与在体肝脏最具可比性的一种体外系统，既有其自身的优势，也存在一定的劣势，表 6－1 列出了肝脏灌流在毒理学中应用的优缺点。

表 6－1　肝脏灌流在毒理学中应用的优缺点

类　别	内　容
优　点	① 可在接近生理状态条件下进行肝功能的研究，可将因血流、血压或激素水平的波动而引起的波动降低到最低限度。 ② 保持了肝组织功能和结构的完整性、肝脏的生理生化特性及位于不同亚细胞空间的代谢通路。 ③ 排除了其他组织、器官的干扰以及整体动物实验的毒性问题。 ④ 能够严格控制灌流液中受试物的浓度。 ⑤ 易于采集血样或灌流液，可动态定量分析受试物及其代谢产物，并进行结构鉴定。
缺　点	① 灌流实验只能在有限的时间内进行。 ② 肝脏功能受多种因素和实验条件影响。 ③ 手术及插管操作技术复杂。

（2）肠灌流：肠灌流是利用部分小肠体外灌流，研究某些化学物的吸收及动力学过程。如在麻醉条件下分离大鼠一段小肠，在保持原有血液循环的情况下，将肠两端插管，洗净小肠内容物，恒温环境下进行灌流。如在锌的吸收及其影响因素研究中，将大鼠回肠段作为观察模型，证实锌吸收呈二室模型（肠腔为Ⅰ室、肠粘膜为Ⅱ室），苯丙氨酸能加速肠腔与肠黏膜之间锌的交换，且加速向血流的清除过程。

（3）膈肌-膈神经标本：置于恒温灌流液中完整的大鼠膈肌—膈神经，可维持基本正常的神经肌肉传导几个小时，该类型标本可用于研究神经毒物对神经传导功能的损伤及强度。

此外，器官水平也可利用组织薄片培养技术开展实验研究。组织薄片是将新鲜组织制成薄片，将薄片培养在特定的孵育体系中，可在短时间内进行生理学、细胞化学的酶系反应。例如脑片和心肌条等是将组织片置于恒温的孵育液中进行有关试验研究，但要注意薄片中的细胞需保持完好的细胞基质和细胞之间的交流。组织薄片的优点是保持了细胞之间的结构，其操作也比脏器灌流容易，但薄片内的细胞易于缺氧，且受试物不易均匀到达细胞内。

2. 细胞水平

细胞培养技术在毒理学研究中已被广泛应用，且应运而生为一门新的学科——细胞毒理学。众多研究发现外环境中的多种有害因子，包括物理、化学和生物因子，通过不同途径作用于机体，引起机体器官组织结构与功能的改变，而这些改变均能通过细胞结构与功能的变化反映出来。通过检测靶细胞形态、结构和功能的改变，可了解有害因子的毒作用效应和毒性机制。

(1)细胞毒理学研究内容

① 研究外源性有害因子对机体的细胞毒性作用及特异细胞毒作用。靶细胞受到有害因子作用后，常致细胞发生退行性变、坏死、凋亡等，故可用细胞毒理学实验手段筛检毒物对不同细胞的毒性作用或不同类型细胞对毒物的敏感性。已知有细胞毒性作用的多数药物或毒物在体内与体外的毒性效应是一致的。

② 研究细胞毒物代谢。体外培养细胞可能是研究毒物代谢最合适的体外实验模型。在体外培养条件下，可按研究者的思路进行实验条件的选择和控制，排除体内复杂的神经-内分泌、营养物质等因素的干扰，严格控制毒物剂量和暴露时间，直接观察细胞形态结构、功能的改变，了解毒物代谢与毒性之间的关系。如肝脏是毒物代谢和解毒器官，肝细胞是执行该功能的主要细胞，因此可用原代培养的肝细胞研究毒物的代谢情况。

③ 探讨毒物的细胞毒作用机制。如应用哺乳动物的肝细胞研究酒精致肝损伤的发生、发展过程及其作用机制。

④ 进行食品功效成分筛选。应用细胞模型研究食品中某些成分的药理、毒理、功效及其作用机制，可对食品中有效成分进行初步筛选，在此研究的基础上对其疗效好、毒性小的初筛有效成分通过动物实验加以验证，如葡萄皮/籽中葡多酚的抗氧化作用就是通过此方式筛选出来的。

(2)常用的细胞

细胞是毒理学研究中使用最广泛和最深入的体外实验系统。体外实验常用的细胞包括悬浮的新鲜游离细胞、原代培养细胞、细胞株(系)及复合培养的细胞。如食品毒理学研究中常用中国仓鼠肺成纤维细胞(V79)、中国仓鼠卵巢细胞(CHO)、人外周血淋巴细胞检测化学物诱发的染色体畸变。表 6-2 列出了毒理学研究中常用的细胞，其中部分细胞也可来源于人体组织。

表 6-2 毒理学研究中常用的细胞

细胞类型	细胞类型	举例
淋巴母细胞	肝细胞	1. 利用原代培养的肝细胞筛检与鉴定化学物的肝脏毒性 2. 利用巨噬细胞的免疫功能检测外源化学物的免疫毒性 3. 应用 T、B 淋巴细胞进行有毒重金属免疫毒理研究
腹水瘤细胞	肝癌细胞	
淋巴细胞	肾脏髓质和皮质细胞	
角质细胞	肺脏各种类型细胞	
脂肪细胞	心脏细胞	
不同种属的成纤维细胞	膀胱细胞	
培养的背根胶质细胞	培养的睾丸细胞	
脊髓微血管细胞	人类结肠腺癌细胞	

(3)细胞培养特点

细胞培养在某些方面比体内实验更有优势,但同时它也存在着诸多不足之处,表6-3列出了细胞培养在毒理学研究中的优缺点。

表6-3 细胞培养在毒理学研究中的优缺点

类别	内容
优点	① 改善效率,减少费用。 ② 可直接观察受试物作用于活细胞后所致的形态结构变化。 ③ 仅需少量的受试物。 ④ 较大程度控制细胞性状。 ⑤ 直接控制胞外基质、化学物浓度及接触时间。 ⑥ 排除可能因素如激素、神经系统或免疫系统的影响。 ⑦ 可从同一实验体系重复取样。
缺点	① 难于反映外源化学物对整个机体器官的形态学影响。 ② 选择性丧失整体器官特异性功能,如毒性代谢酶的丧失。 ③ 缺乏可能的调节影响因素,如激素、神经系统或免疫系统。 ④ 一般为静态系统,将导致营养物质的逐渐减少和代谢终产物的逐渐累积。 ⑤ 多为短期实验,对亚慢性或慢性毒性的评估价值不大。

(4)细胞实验设计基本要点

① 细胞类型选择。细胞类型的选择取决于实验目的。筛选化学物一般毒性时,应选择生长迅速且易于处理的细胞系;涉及机制的研究多不选用细胞系,因为培养的细胞会逐渐丧失许多功能,如细胞色素P450活性降低或丧失。细胞培养的优点之一是可选择来源于人体的组织细胞,可减少实验结果的种属差异。

② 代谢活化。细胞经8～24小时培养后,细胞色素P450活性会迅速下降,因此,培养的细胞对需代谢活化的化学物敏感性降低。解决这个问题的方法就是加入代谢活化系统,常用的代谢活化系统为S_9和原代培养肝细胞。S_9需要NADPH才发挥代谢活化作用,故在培养液中应加有NADPH生成系统(葡萄糖-6-磷酸脱氢酶、葡萄糖-6-磷酸和$NADP^+$)。与原代肝细胞进行复合培养时也可采用其他不同的细胞系,如中国地鼠肺成纤维细胞和人成纤维细胞。

③ 溶剂。所用试剂不应与受试物发生化学反应,并对细胞存活率无影响。如采用不常用的溶剂,应有资料表明其对细胞无毒性作用。推荐使用蒸馏水作溶剂,若必须使用其他溶剂时,应尽可能使溶剂浓度降低,以免影响细胞存活率和增殖率。如用DMSO作溶剂,其在培养基中的终浓度应低于1%,且溶剂浓度在所有受试组的培养基中应保持一致。

④ 受试物。需了解受试物结构、相对分子质量、常温常压下的状态、熔点、沸点、密度、挥发度、溶解性等理化特性,纯度、杂质成分与含量等,并考虑受试物在试验介质中的溶解性、对细胞的毒性和pH或渗透压影响。不溶性的受试物,如颗粒和油剂在加入培养液中时仍存在问题,一般是混悬于培养液或者先溶于溶剂,再加入培养液中,但有时会产生不同的毒性结果。如黄樟醚和降脂乙醚等油性受试物,较高剂量时会使某些塑料培养皿成分溶出,则所观察到的毒性作用可能部分是由于某些塑料成分所致。

⑤ 设立阳性对照。实验系统的可靠性应该用阳性对照物来检测。如代谢活化研究中常选择环磷酰胺为阳性对照物，细胞毒性筛检时可选二甲基环己基烃乙基戊二酰亚胺和二硝基苯酚为阳性对照物。

⑥ 毒性指标的选择。依据不同的实验目的和条件，可选择不同的观察指标，毒理学中经常采用的观察指标有半数抑制浓度(half maximal inhibitory concentration，IC_{50})、细胞膜损伤(如台盼蓝摄取实验、胞浆酶漏出实验、Ca^{2+}释放实验等)、大分子物质合成与降解的改变(如[^{14}C]亮氨酸蛋白实验和[^{3}H]尿嘧啶掺入 RNA 实验等)、代谢能力(如检测 ATP 浓度、$NADP^+$/NADPH 比、谷胱甘肽含量、氧消耗量、毒物代谢酶活性、细胞膜脂质过氧化等)、形态学观察等。

⑦ 重复。质控良好的实验得到明确的阴性结果和阳性结果，不强调要求重复。可疑结果则应重复试验，最好改变剂量范围、剂量间隔或改变实验方法进行重复。

(5)细胞培养在毒理学中的应用

利用培养的细胞可进行多方面的毒理学研究，主要涉及的研究见表 6-4 所列。

表 6-4　细胞培养在毒理学研究中的应用

类型	备注
细胞急性毒性	
器官特异性毒性	利用有代表性细胞，如肝细胞、肾近曲小管细胞、神经细胞及心肌细胞
毒作用机理	
生物转化、毒性代谢产物的形成	
遗传毒性	
增殖毒性	
联合毒性	
不同物种间的比较毒性	
光敏毒性	

3. 亚细胞水平

细胞由许多亚细胞组分组成，如细胞核、线粒体、内质网、溶酶体及高尔基体等，它们在维持细胞正常的生理功能方面起着重要的作用。许多外源化学物引起机体的损害作用，与亚细胞组分的结构与功能损伤有关。亚细胞组分主要用于中毒机理的分子水平研究，更深入地了解外源化学物对靶细胞的作用机理。但亚细胞成分离开了整体细胞的环境，仅提供有关一些特殊作用能力的特定信息，对外源化学物毒作用机理研究还应结合其他研究方法，如动物试验、细胞实验等，综合做出评价。

尽管体外实验尚不能完全代替整体动物试验，但在化学物毒性筛选及作用机制的研究方面却具有很好的优越性和发展前景。目前，除哺乳动物体外实验外，利用微生物作为体外实验的模型也是食品毒理学常用的体外实验方法，如利用受试物的诱变作用和微生物的表型变化进行外源化学物诱变性和致癌性的筛选。毒理学中经典的微生物实验是鼠伤寒沙门氏菌基因缺陷型回复突变试验(salmonella typhimurium/reverse mutation assay),简称Ames试验,该实验可检测受试物的致突变作用,具有敏感、简便、检出率高等特点,已成为毒理学致突变遗传学终点初筛检测的标准方法,并被各国列为食品安全性毒理学评价实验之一。由于微生物与哺乳动物在种属上的差异较大,其实验结果与哺乳动物体内试验结果可能有一定的差异。

二、体外实验的新技术

1. 荧光原位杂交技术

荧光原位杂交(fluorescence in situ hybridization,FISH)技术是一种非放射性分子细胞遗传技术,在遗传毒理学染色体畸变研究和检测中具有重要的应用价值,可检测细胞分裂中期和间期染色体的异常改变,还可用于鉴定微核的来源。FISH技术的基本原理是利用特异DNA/RNA探针,与待检测的染色体或组织切片上细胞内DNA进行原位杂交,形成靶DNA与核酸探针特异结合的杂交体,用荧光信号来显示杂交定位信号。可用荧光分子直接标记探针;也可采用一个中间分子标记探针,杂交后再用荧光标记的中间分子的亲和物或抗体进行检测。近年还发展了多彩荧光原位杂交技术和染色质纤维荧光原位杂交技术。

FISH技术优点:(1)荧光试剂和探针经济、安全;(2)探针稳定,一次标记后可在两年内使用;(3)实验周期短,能迅速得到结果,特异性好、定位准确;(4)FISH可定位长度在1 kb的DNA序列,其灵敏度与放射性探针相当;(5)多彩荧光原位杂交技术可在同一样品上同时检测多种序列;(6)既可以在玻片上显示中期染色体数量或结构的变化,也可以在悬液中显示间期染色体DNA结构。但FISH技术不能达到100%杂交,特别是在应用较短的cDNA探针时效率明显下降。

FISH技术在毒理学研究中可用于检测中期或间期细胞染色体/染色质畸变、哺乳动物精子非整倍体检测及微核来源的鉴定等。随着特异染色体探针的制备及商品化供应,FISH技术用于间期细胞非整倍体检测独具优势,同时使用不同标记的多个探针,可一次检测靶细胞的多条染色体。

2. 基因芯片技术

基因芯片(genechip)又称DNA芯片、DNA微阵列(DNA microarray)。基因芯片是生物芯片(biochip)中应用最广泛、技术最成熟的分支,其概念来源于计算机芯片,利用大规模集成电路的手段,控制固相合成成千上万个靶基因或寡核苷酸探针,并把它们有序地、高密度地排列在玻璃或硅片等不同载体上。一块基因芯片相当于一个集成处理器,其中每个探针相当于一个探头,能对相关的大量信息实现同时、自动和快速的采集传输、分析和处理,给出相应的检测、诊断结果。基因芯片上探针与样品中靶基因片段之间发生的特异性核酸杂交。所用的探针为核酸分子探针,是特定的已知序列的核酸片段,能与互补核酸序列发生杂交。因此可利用探针检测样品中特定基因的特征片段或测定未知基因的序列。根据核酸分子探针的来源及其性质,可分为基因组DNA探针、cDNA探针、RNA探针及寡核苷酸探针等。

3. 流式细胞术

流式细胞术(flow cytometry,FCM)是利用流式细胞仪(flow cytometer)对处在快速直线流动状态的悬液中单个细胞或生物颗粒经适当染色后其成分所发出的散射光和荧光进行快速测量并自动分析的技术。单个细胞通过焦点发出的散射光或荧光信号，经过滤及光镜系统采集到达光电检测器，被定量转换成电信号，再经数字转化器变成电子数据并存储，用于数据处理和分析。FCM综合了激光、计算机、流体力学、电子物理、光电测量、细胞化学、图像分析等多领域技术。FCM主要特点是：可以在单细胞水平上对大量细胞进行快速、准确、多参数定量分析和分选，以测定细胞体积、细胞颗粒度、细胞表面积、核浆比例、DNA含量与细胞周期、RNA含量、蛋白质含量以及细胞活性、细胞内细胞因子、酶活性、激素结合位点、细胞受体等；可在无菌状态下，对活细胞进行分类收集，纯度可达99%。近年来，随着激光技术、荧光染料/探针和单抗技术的发展，FCM在同一个细胞中同时检测多种参数的分析能力大大提高。由于其具有多信息分析和高纯度分类的优点，已广泛应用于生命科学的各个研究领域，在食品毒理学中，FCM是细胞活性、细胞周期、细胞凋亡和细胞毒性、免疫学分析等的常用手段。

第三节　人体试食试验与人群流行病学研究

由于种属及体外实验条件与人体的差异，动物试验和体外实验研究结果不能准确地反映人体的真实情况。即使某种食品通过动物实验及体外实验证实毒作用小或无，第一次用于人体时还是有一定风险的，只有通过人体直接证实才能获得客观的评价。人体试食试验与人群流行病学研究对于明确一些食品中潜在的有毒有害物质是否对人体健康有损害作用是必不可少的，将动物试验、体外实验结果与人体试食试验和人群流行病学研究结果相互结合和相互印证，进行综合评价才能得出正确结论，从而最大限度地保障食品安全。

一、人体试食试验

人体试验资料是最宝贵的毒性研究和评价资料，但往往难以获得。通过偶然的急、慢性中毒事件，可直接获得一些有关人体的毒理学资料评价食品安全性时，在充分的动物试验和体外实验确证安全性的基础上，在符合伦理学要求，受试物低浓度、短时间暴露，且毒效应可逆等前提条件下，可选择志愿者进行不损害人体健康的受控试验。志愿受试者体内代谢资料对将动物实验结果外推至人具有重要意义。各国都颁布了一系列的法律法规和道德准则，保障人体试食试验的安全性和合法性。我国在2003年制定了保健食品人体试食试验规程，保健食品人体试食试验的目的是验证保健食品各种保健作用和安全性。

1. 试验前准备

组织有关专家对拟定的计划方案及进度进行论证，并经本单位伦理委员会批准。根据试食试验设计的需要、受试样品性质、期限等，选择一定数量的受试者。人体试食试验必须把维护受试者利益和健康作为第一准则，对受试者权益的考虑必须优先于科学和社会利益。实验前要权衡利弊，运用安全性最优的途径和方法，且估计可能的不良反应并做好应急预案。

2. 对受试样品要求

必须对受试样品的来源、组成、加工工艺和卫生条件等详细说明，提供同批次的符合有关卫生标准的卫生学检测报告，必须经过动物安全性毒理学评价确认为有某种特定的保健功能和安全的食品。

3. 伦理学审查要点

人体试食试验只能是为了研究对人体的发病机制，及时发现较少见或潜伏期较长的毒副作用，提供预防、诊疗和护理措施等，有助于提高人类健康水平及促进科学和社会发展，任何背离这一目的的人体试食试验，很可能都是违法的。

伦理审查委员会应由多种立场的委员组成，从尊重受试者的个人尊严、人权及其他伦理和科学的观点出发，对试食试验的开始或继续及其他相关事项进行审查，且必须贯彻于试验前、试验中和试验后的整个试验过程。试验过程中要有充分的安全措施和应付意外的急救措施，一旦在试验中出现了严重危害受试者健康利益的情况，无论试验多重要，都要立即停止，对出现的不良反应要给予有效的治疗。

4. 对试验实施者的要求

进行人体试食试验的单位应是国家相关机构认定的检验机构，负责人体试食试验的主要研究者应具有副高级职称，如需与医院共同实施的人体试食试验，必须选择三级甲等医院合作进行。与主要研究者取得密切联系，指导受试者的日常活动，监督检查受试者遵守试验的有关规定，并详细记录志愿者身上采集的样品种类、数量、次数、采集方法和采集日期等。

试验实施者必须将实验目的、方法、预期的益处、潜在的危险等信息告知受试者或其代理人，让其理解，并能回答对方的质疑；在知情基础上，受试者表示自愿同意参加并履行书面的承诺手续后才能进行，并给予受试者适当的物质奖励或经济补偿。

人体试食试验的全过程必须遵循医学科学研究的原理，以确保试验结果的科学性，经得起重复验证。由于影响人体或动物的各种因素的复杂性和个体差异性，坚持对照的原则，采用安慰剂对照和阳性对照等进行对照试验，在生物学和医学的试验中有其特殊重要的意义。

5. 对受试者的要求

受试者应充分了解试食试验的目的、内容、安排及有关事项，且受试者病史可靠，以排除可能干扰试验目的的各种因素。受试者应填写参加试验的知情同意书并签字。试食试验期限不得少于 30 天(特殊情况除外)，必要时可适当延长。试食组和对照组有效人数不少于 50 人，试验的脱离率一般不得超过 20%，并且试食组和对照组具有均衡性。

6. 试验观察指标的确定

根据受试样品的性质和作用确定观察指标，一般包括受试前受试者的常规体检，试验结束后根据情况决定是否重复；受试期间受试者的主观感觉、进食状况、生理指标，症状和体征，常规的血液学指标、生化指标、功效性指标等。

二、人群流行病学研究

对于食品中已存在的外源化学物(如腌制、烟熏和烧烤食品)带来的食品毒理学问题，可以用流行病学调查获得某食品危害因素与健康的关系。利用流行病学方法不仅可研究食品中已知的某些因子对人体健康的影响，还可探寻引起已知疾病或健康损害的食品中的未知因子。流行病学研究方法分为观察性研究、实验性研究和数学模型研究三大类。

1. 观察性研究

观察性研究指研究者不对被观察者的暴露情况加以限制，主要通过现场调查分析获得数据或信息。观察性研究包括横断面描述性研究、病例对照研究和队列研究三种方法，基本内容有核实诊断、制定病例定义、病例搜索、个案调查、描述性流行病学分析、分析性流行病学研究等。

(1)核实诊断

当食用某食品发生中毒事件后，研究者首先应核实发病情况、访谈患者、采集患者标本和食品样本等，并通过接诊医生了解患者主要临床特征、诊治情况，摘录和复制相关资料。根据事故情况制定访谈提纲、确定访谈人数并进行病例访谈。

(2)制定病例定义

根据发病情况制定病例定义。病例定义可分为疑似病例、可能病例和确诊病例。病例定义包括时间、地点、人群、症状和体征、临床辅助检查阳性结果、特效药物治疗有效、致病因子检验阳性结果等内容。病例定义应简洁、具有可操作性，且随调查进展可进行调整。

(3)开展病例搜索

调查初期可采用灵敏度高的疑似病例定义开展病例搜索，并将搜索到的所有病例进行描述性流行病学分析。进行分析性流行病学研究时，应采用特异性较高的可能病例和确诊病例定义，以分析发病与可疑暴露因素的关联性。

(4)个案调查

根据病例的文化水平及配合程度，并结合病例搜索的方法要求，可选择面访调查、电话调查或自填式问卷等方法进行个案调查，并可与病例搜索相结合同时开展。调查范围应结合事故调查需要和可利用的调查资源等确定，避免因完成所有个案调查而延误后续调查的开展。个案调查应收集的信息主要包括人口统计学信息、发病和诊疗情况、进食史及其他个人高危因素信息等。

(5)描述性流行病学研究

个案调查结束后，根据一览表或个案调查表建立数据库，及时录入收集的信息资料，按照临床特征、时间分布、地区分布、人群分布等内容进行描述性流行病学分析。根据访谈病例、临床特征和流行病学分布，提出描述性流行病学的结果分析，并由此对引起事故的致病因子范围、可疑食品做出初步判断，用于指导临床救治、食品卫生学调查和实验室检验，提出预防控制措施建议。

(6)分析性流行病学研究

分析性流行病学研究主要用于分析可疑食品与发病的关联性，可采用病例-对照研究(case－control study)和队列研究(cohort study)。

① 病例-对照研究：在难以调查事故全部病例或事故暴露人群不确定时，可开展病例-对照研究。病例人数较少(＜50 例)时可选择全部病例，人数较多时可随机抽取 50～100 名病例。对照组应来自病例所在人群，通常选择同家庭等未发病的健康人群作对照，人数应不少于病例组人数。根据初步判断的结果，设计可疑食品的调查问卷，采用一致的调查方式对病例组和对照组人群进行个案调查，收集进食可疑食品的信息及进食量。按食品品种计算病例组进食与未进食之比，及与对照组进食和未进食之比的比值(OR)及 95％可信区间(CI)，如 OR＞1 且 95％ CI 不包含 1 时，可认为该食品与发病的关联性具有统计学意义。

② 队列研究：事故暴露人群已经确定时，可开展队列研究。根据初步判断的结果，设计可疑食品调查问卷，采用一致的调查方式对所有研究对象进行个案调查，收集发病情况、进

食可疑食品的信息及进食量。按食品进食情况分为暴露组和未暴露组，计算每个食品暴露组的罹患率和未暴露组的罹患率之比（RR）及95%CI，如RR>1且95%CI不包含1时，可认为该食品与发病的关联性具有统计学意义。如出现两种及以上可疑食品时，可采用分层分析、多因素分析方法控制混杂因素的影响，并对确定的可疑食品进一步做剂量—反应关系的分析。

2. 实验性研究

在研究者控制下，让研究对象食用某种食品或食品中某种成分，观察该受试物对研究对象的影响，可分为人体试食试验、现场试验和社区干预试验三种试验方式。

3. 数学模型研究

数学模型研究又称为理论流行病学研究，即根据理化检测、体外实验、体内试验、横断面研究、病例对照研究和队列研究、人体试食试验、现场试验和社区干预试验等获得的基础资料，通过数学模型的方法来模拟某种受试物对人群健康影响的流行过程，以探讨该受试物对人群健康的影响，从而为该受试物对人群健康影响的预防和控制、卫生策略的制定提供服务。

第四节　检测分析技术

食品毒理学研究对象是食品中有毒有害物质，采用快速、准确、简便的检测方法确定有毒有害物质的存在是食品毒理学研究内容之一。

一、免疫分析技术

免疫分析技术（immunoassays）是利用抗原－抗体特异性结合反应检测物质的一种分析方法。该技术已被广泛应用于医学检验、食品检验及有毒有害物质的鉴别和检验等诸多领域，酶免疫测定法是食品毒理学中最常用的一种免疫分析技术。

1. 酶免疫测定法

酶免疫测定法（enzyme immunoassay）是将免疫反应与酶的催化作用相结合的一种技术，其基本原理是利用酶标记物与待测样品中的抗原或抗体相结合形成酶－免疫复合物，借助酶的催化作用，与无色底物发生反应形成有色产物，进行定性或定量分析。应用最广泛的酶免疫测定法是酶联免疫吸附试验（enzyme-linked immunosorbent assay，ELISA），目前根据不同检测受试物已研发出相应的ELISA试剂盒。酶免疫测定法具有酶标记物稳定性好、特异性强、灵敏度高及操作简单、快速、费用低等优点。随着相关新技术的发展，酶免疫测定法不断更新，应用范围不断扩宽。酶免疫测定法在食品毒理学中主要用于食品中残留农药（兽药）、食源性病原菌及毒素、转基因食品的检测及食品中有毒有害物质的识别等。

2. 发光免疫分析法

发光免疫分析法（luminescent immunoassay）是将化学发光或生物发光体系与免疫反应相结合，用于检测微量抗原或抗体的一种免疫测定技术。其基本原理和操作技术与酶免疫分析技术相似，不同之处是以发光物质代替酶作为标记物，并借助其自身的发光强度直接进行测定。近年来，以抗原抗体免疫学反应为基础的免疫快速检测技术发展迅速，如免疫检测试剂条、自动酶免疫检测技术、斑点免疫金渗滤法等，在一定程度上满足了对食品安全快速、自动化检测的需要。

二、分子生物学技术

1. 聚合酶链反应技术

聚合酶链反应(polymerase chain reaction，PCR)技术又称体外DNA扩增技术，其原理是在DNA聚合酶催化下，以拟扩增的DNA分子为模板、以与模板5′端和3′端互补的寡核苷酸片段为引物，通过变性、退火和延伸，复制出与模板DNA互补的子链DNA的过程，从而达到特异地扩增DNA的目的。PCR技术特异性强、灵敏度高、操作简便快速，对样品纯度要求低，适于微量分析，可应用于食源性致病菌、食品掺伪、转基因食品鉴定等。根据PCR检测技术，已研发出了常见食源性致病菌(如大肠杆菌O157、李斯特菌、沙门氏菌等)的商品化检测试剂盒。

2. 生物芯片技术

生物芯片(biological chip)技术是一种微量分析技术，是根据生物大分子间具有特异相互识别的能力，采用适当的方法将大分子物质、细胞、组织切片等生物样品有序地固化于各种支持物表面，组成密集二维分子排列，然后与标记的待测样品中的靶分子杂交，通过计算机对杂交信号强度进行检测分析，判断样品中靶分子的数量(含量)。根据芯片上固定的探针不同，生物芯片分为基因芯片、蛋白芯片、细胞芯片、组织芯片，其中基因芯片的应用范围最广。生物芯片技术使样品检测和分析过程实现快速、高通量、连续化、集成化、微型化和自动化。识别不明肉类的基因芯片、检测食品中常见病原微生物的基因芯片、检测家禽组织中兽药残留的蛋白芯片等已经得以应用。生物芯片还可同时对上千个基因的表达情况进行分析，为研究新型食品资源、食品添加剂或食品中的生物毒素和病原微生物污染等对人体健康损害的作用机理提供参考。

3. 化学活性荧光素酶表达法

化学活性荧光素酶表达法(chemically-activated luciferase expression)是基于分子生物学原理的一种快速检测技术，是目前二噁英检测中灵敏度最高的一种方法。其原理是将二噁英反应元件调控下的荧光素酶基因质粒转染入二噁英敏感的细胞中，构建新的重组细胞系，然后将受试物和细胞共培养一段时间后加入荧光素底物，根据培养液中荧光强度和制作的标准曲线对二噁英的总毒性当量进行定量。

三、生物传感器技术

生物传感器(biosensor)是将生物敏感部件与转换器紧密结合的一种检测仪器，其中生物敏感部件(酶、微生物、抗原、抗体、细胞、组织、基因等)对特定化学物或生物活性物质具有选择性和可逆响应，通过测定电流、电位、电导、pH等物理化学信号的变化，检测出受检物及其浓度。根据选用生物活性物质的不同，生物传感器分为酶传感器、微生物传感器、基因传感器、免疫传感器等。

生物传感器具有专一性强、准确度高、响应快，需样品量少且无须前处理，操作系统简单，可自动分析，且体积小便于携带、成本低、可反复使用，能连续在线监测和现场检测等优点，在食品毒理学中应用于食品成分、食品添加剂、农药和抗生素残留、食源性微生物和毒素的检测分析等。目前常用的有检测食品中亚硫酸盐、有机磷杀虫剂的酶生物传感器及检测食物中大肠杆菌 O157∶H7 的光纤生物传感器。

四、理化分析技术

理化分析法是在一定的实验条件下，借助各种仪器、设备和试剂，通过测量物质的某些物理或化学性质参数及其变化，获取物质的化学组成、含量等信息的一类方法，检验结果客观、精确、科学。光谱分析法和色谱分析法是理化分析技术在食品毒理学研究中最常用的两种方法。

1. 光谱分析法

不同结构的物质有其各自的特征光谱，光谱分析法(spectrum analysis)是利用特征光谱研究物质结构或测定化学成分的方法。紫外-可见分光光度法和原子吸收光谱法是目前食品毒理学中最常用的两种光谱分析法。为提高检测的灵敏度，相继建立了分子荧光分析法、化学发光分析法和电感耦合等离子体原子发射光谱法、原子荧光光谱法等。

紫外-可见分光光度法(ultraviolet-visible spectrophotometry，UVS)是根据物质分子对波长为 200～760 nm 范围(紫外光区为 200～400 nm、可见光区为 400～760 nm)内电磁波的吸收特性和吸收程度，对化学物成分进行定量和(或)定性分析的方法。该方法具有操作简单、快速，准确度高、选择性和重现性好，分析成本低、仪器设备简单等优点，在食品毒理学检测中 UVS 用于食品中重金属污染、农药残留、防腐剂、甜蜜素、硝酸盐等检测。

原子吸收光谱法(atomic absorption spectrometry，AAS)是基于从光源发出的被测元素的特征辐射通过样品的原子蒸气时被元素的基态原子吸收，由辐射的减弱程度推测被测元素含量的一种方法。AAS 优点是检出限低(可达 10^{-13} g/L)、选择性好、精密度高、抗干扰能力强(不存在共存元素的光谱干扰)、分析速度快、应用范围广、需样品量小、操作简便等。AAS 在食品毒理学中主要用于检测农作物和食品中金属的污染水平。

2. 色谱分析法

色谱分析法(chromatographic analysis)是基于混合物各组分在体系中两相的物理化学性能差异(如吸附、分配等差异)而进行分离和分析的方法，广泛应用于多组分复杂混合物的分离分析。色谱分析法体系中的两相作相对运动时，通常其中一相是固定不动的，称固定相(stationary phase)；另一相是移动的，称流动相(mobile phase)。色谱分析过程中，物质的迁移速度取决于其与固定相和流动相的相对作用力。被较强吸附在固定相上的溶质相对滞后于较强地吸附在流动相中的溶质，产生差速迁移，随着相对运动的反复进行与多次分配，致使混合物中各组分得以分离。分离出的各组分可直接进入质谱仪和光谱仪，与已知标准品进行比对，通过定性-保留时间或定量-峰面积和峰高进行定性鉴定和定量分析。色谱法具有高效(可分离含有上百种组分的复杂混合物，且可分离性质近似的物质)、高速(分离速度快，几分钟到几十分钟就能完成一次分离操作)和高灵敏度(检测下限达 10^{-12} g)特点。在色谱分析法中，流动相可以是气体，也可以是液体，由此可分为气相色谱法(Gas Chromatography,GC)和液相色谱法(Liquid Chromatography,LC)。

GC主要是利用化学物沸点、极性及吸附性质的差异实现混合物的分离，适用于分析各种气体和易挥发有机物，热稳定性好。GC在食品毒理学领域主要用于检测分析蔬菜、水果等农作物中残留的农药(如有机氯、有机磷等)、畜禽和水产品等中残留的兽药、食品添加剂种类及含量等。

LC适用于分析各种液体和不易挥发的物质。在LC基础上，采用GC理论和技术发展而成的高效液相色谱法(high performance liquid chromatography,HPLC)除具有色谱分析法的高效、高速和高灵敏度特点外，还具有高压性(液体流动相流经色谱柱时受到的阻力较大，须对载液施加高压)。与GC相比，HPLC只要求样品能制成溶液而不需气化，因而样品不受挥发度和热稳定性的限制，绝大多数有机物均可使用HPLC进行检测分析，尤其是高沸点、大分子、极性强、热稳定性差的化学物，使其应用范围更广泛。HPLC在食品毒理学领域主要用于食品中有毒有害物质(如农药、兽药等)的测定和食品掺伪的辨认，也可用于食品中各类食品添加剂(如甜味剂、色素、防腐剂等)和食品中毒素(如黄曲霉素)的分析测定。

五、纳米检测技术

功能化纳米材料与传统检测方法相结合所建立的高灵敏、高通量、快速的检测方法，为解决食品安全检测问题提供了良好的理论基础和技术支持。

1. 纳米磁珠分离法

磁性分离技术(magnetic separation)是通过磁性分离载体在外加磁场的定向控制下，利用亲和作用，从复杂的原始生物体系中直接分离出目标生物分子，具有简单方便和高选择性的优势。将磁分离技术与分子生物学检测技术、免疫学检测技术、荧光检测技术等相结合，可显著提高检测的速度和灵敏度。免疫磁分离技术是目前应用最广泛的一种磁性分离技术，适用于低浓度的粗提液样品的分离检测，可用于食品成分的快速检测。

2. 纳米金比色法

纳米金(nanogold/gold nanoparticle)具有极高的消光系数和较强的粒子间距效应，在分散状态或粒径较小时(10～50 nm)呈红色，在520 nm左右有明显的光吸收，但当纳米金发生团聚或粒径变大后，变为紫色或蓝色，在600～700 nm处光吸收增强。目前常用的纳米金比色法的原理主要有两种：第一种是去保护法，先用适配体或其他修饰分子保护纳米金，使其在高盐浓度下保持分散状态(溶液成红色)，当加入待检样品时，待检样品与保护分子结合，而使失去保护的纳米金发生团聚，溶液变为蓝色；第二种是交联法，选择或设计合成能同时与待检样品中两个及两个以上的位点特异结合的修饰分子修饰纳米金，加入待检样品时，不同纳米金上的修饰分子通过与待检样品发生反应而将纳米金交联在一起，溶液颜色变蓝。纳米金比色法具有操作简单、成本低廉、反应速度快、灵敏度高等特点，在快速检测领域发展迅速，在食品毒理学中可应用于抗生素、农药、违禁添加物、生物毒素、重金属及其他污染物等的检测。

六、便携式快速检测分析仪

农药残留检测速测卡、微型薄层色谱试纸条等便携式快速检测分析仪不需配制试剂，直接通过观察颜色变化即可用于水果中农药残留、食用油变质等定性检测。提取受检样品中的残留农药，与酶进行显色反应后，使用农药残留快速检测仪进行检测，可同时检测多个样品，效率高。

前述几种检测技术均适用于食品中有毒有害物质快速检测的需要，但大多数便携式现场快速检测仪器没有被列入国家标准检测方法中，随着国内外突发公共卫生事件和食品安全事件的频繁发生，现场实测、快速、简便、低成本的便携式现场检测仪器具有明显的优势。

（张晓峰　陈涛　刘智　高怡　戈娜）

【思考题】

1. 动物实验的基本原则是什么？
2. 动物实验的优缺点有哪些？
3. 体外实验的优缺点及其在食品毒理学发展过程中发挥的重要作用有哪些？
4. 细胞毒理学的研究内容是什么？研究方法的特点是什么？
5. 人体试食试验的基本内容有哪些？
6. 食品中有毒有害化学物的检测分析技术有哪些？

第七章　外源化学物的一般毒性及其评价

第一节　概　述

外源化学物的一般毒性也称基础毒性，与特殊毒性（遗传毒性、致癌、生殖和发育毒性等）相对而言，是外源化学物对机体（实验动物或人）产生综合毒效应的能力。根据接触外源化学物时间的长短，一般毒性作用可分为急性毒性、短期重复剂量毒性（亚急性）、亚慢性毒性和慢性毒性作用。观察和评价上述毒作用的实验分别为急性毒性实验、短期重复剂量毒性实验、亚慢性毒性实验和慢性毒性实验，后三种可统称为重复染毒毒性实验。

食品在生产、加工、运输、储存和经营过程中所涉及的可能对健康产生危害的化学、生物因素都需要进行一般毒性作用的观察和安全性评价。一般毒性作用的评价以哺乳动物体内实验为主。急性毒性实验主要研究外源化学物的急性毒作用特征和上限参数（LD_{50}），并进行急性毒性分级。短期重复剂量毒性和亚慢性毒性实验具有预备和筛选实验的性质，亚慢性毒性实验为慢性毒性实验设计提供直接的具体依据。慢性毒性实验是受试物一般毒性评价的最后阶段，耗费大量的人力、物力和时间，常倾向于和致癌实验合并进行。目前亚慢性毒性实验已成为比较常用的重复染毒毒性实验方法，必要时才进行慢性毒性实验。

观察和评价外源化学物的一般毒性作用是毒理学最基本的工作，对外源化学物的毒理学安全性评价、危险度评定、制定安全限量标准以及管理毒理学的决策方面均具有十分重要的意义。一般毒性评价和研究的主要目的包括：

1. 受试物毒作用的表现和性质。通过一般毒性实验，观察受试物对机体的有害作用，确定毒效应的性质及特征，初步评价外源化学物对人体健康产生损害的可能性。发现有害作用是进行剂量—反应（效应）研究的前提。

2. 剂量—反应（效应）研究。剂量—反应（效应）研究是毒理学评价的主要目的之一，可获得外源化学物的多种毒性参数和剂量—反应（效应）曲线的斜率。急性毒性实验中可得到半数致死剂量（LD_{50}），重复染毒毒性实验中可获得观察到有害作用的最低水平（LOAEL）和未观察到有害作用的水平（NOAEL）。以 NOAEL 为基础，同时结合遗传毒性、致癌、生殖和发育毒性等，可制定食品中外源化学物的每日容许摄入量（ADI）。

3. 确定毒作用的靶器官。确定受试物毒效应的靶器官是毒理学研究的重要目的，为进一步的毒作用机制研究和防治提供线索。

4. 确定损害作用的可逆性及迟发性。在一般毒性实验研究若存在有害作用，还应研究停止接触后的损害作用是否可逆或消失，受损的器官组织功能能否恢复。毒效应的可逆性关系到对人的危害评价，如果受损的器官组织能够修复并恢复正常功能，则可能接受较高危险性的接触水平。染毒期限超过亚慢性的重复染毒实验，一般都应当在停止染毒后观察一段时间，一方面观察可能出现的损害作用的可逆性，一方面观察是否会出现新的损害。

5. 其他。一般毒性研究还可能有其他的目的和要求，例如毒作用的敏感检测指标和生物学标志、毒作用机制、毒物动力学、代谢研究以及中毒的解救措施。

第二节　急性毒性作用

外源化学物的急性毒性资料对于毒理学安全性评价及化学物管理非常重要，是评价亚急性、亚慢性、慢性毒性的基础。因此，急性毒性实验是外源化学物毒理学安全性评价程序的首要内容，在对食品生产、加工、运输、储存和经营过程中产生的可能对健康有危害的化学、生物因素进行安全性评价时，急性毒性实验是必须做的实验。

一、急性毒性的概念

急性毒性(acute toxicity)指机体(人或实验动物)一次或24小时内多次接触某种外源化学物后在短期内产生的毒性效应，甚至死亡。

“一次”接触是指经口、经注射途径时瞬间染毒，或经呼吸道、皮肤途径时，在规定的时间内持续染毒。“24小时内多次”是指当外源化学物毒性或溶解度很低，即使一次给予实验动物规定染毒途径允许的最大容积的饱和溶液，仍不能观察到明显的毒性作用，需要24小时内多次接触，以达到规定的限制剂量。一般规定24小时内不超过3次，且有一定的时间间隔。

急性毒性效应一般在机体接触化学物后，较短时间内即可观察到。有的化学毒物在实验动物接触数分钟即可出现，甚至死亡；而有些化学物几天、十几天后才出现明显的中毒症状和死亡。有的化学物在出现剧烈毒效应后很快恢复；有的化学物早期仅有轻微症状，很快恢复，但在几天后又出现严重中毒症状甚至死亡。因此，国内外毒理学安全性评价程序中对急性毒性的观察时间，一般规定为7～14天。

二、急性毒性实验的目的

急性毒性实验(acute toxicity test)是了解和探讨外源化学物对机体毒性效应的第一步。其目的主要有以下几个方面：

1. 获得急性毒性参数，包括LD_{100}或LC_{100}、LD_{50}或LC_{50}、MLD，LD_{01}或MLC，LC_{01}、MTD，LD_0或MTC，LC_0等，其中LD_{50}为最主要的参数，是急性毒性作用分级和评价的依据。

2. 通过观察动物中毒表现、毒作用强度和死亡情况，初步评价毒物对机体的毒效应特征、靶器官、剂量—反应(效应)关系和对人体产生损害的危险性。

3. 为重复剂量毒性实验及其他毒理学实验的剂量设计和观察指标选择提供依据。

4. 为毒作用机理的探讨提供线索。

三、急性毒性实验的方法要点

国内外相关的法规对不同物质(如食品、农药、化妆品、药物等)的急性毒性实验的程序有不同的要求，但总体原则相似，食品毒理学安全评价程序主要包括实验动物的选择、受试物的配置，染毒途径、剂量设计、毒性效应的观察等。

实验前，首先要了解受试外源化学物的结构、分子量、常温常压下的状态（液态、固态或气态）、生产批号、纯度、杂质成分与含量、溶解度、挥发度、pH 值等理化特性。而对于新的受试化学物，需先查阅文献，找到与受试物化学结构、理化性质相近的化学物的毒性资料，为实验设计提供信息。

1. 实验动物的选择

一般原则包括：对毒物的代谢、生化和中毒特征与人最接近，易于饲养、繁殖能力强，价格较低，易于获得的动物。实验动物的选择包括种属和品系、年龄、体重、数量等方面，在不同的毒理学实验有不同的要求。急性毒性实验对动物的要求如下：

（1）种属和品系：一般首选哺乳动物，其中以大小鼠最为常用。最好选择两个种属的动物，啮齿类和非啮齿类。啮齿类多选用小鼠和大鼠，非啮齿类一般选用犬或猴子。急性毒性实验所用大鼠的品系以 Sprague-Dawley（SD）、Wistar 为主，小鼠则以昆明种、NIH、ICR 等为主。

（2）体重和年龄：急性毒性实验一般选择刚成年、健康、未交配和未受孕的动物。小动物的年龄与体重具有较好的相关性，所以一般按体重来选择。通常大鼠 180～240 g、小鼠 18～25 g、家兔 2～2.5 kg、豚鼠 200～250 g、Beagle 犬 4～6 kg、杂种犬 8～15 kg。一般来说，同批次体重的变异范围不应超过平均体重的 20%。

（3）性别：一般要求为雌雄各半。如果有资料或者预实验表明受试物对动物的毒效应有性别差异，需对两种性别求出各自的 LD50 值。对于一些特殊的毒理学实验，可以选择单一性别动物。如雄性生殖毒理学研究，仅需雄性动物的急性毒性实验。

（4）数量与分组：不同急性毒性实验方法对动物组数的要求不同。如寇氏法要求一般为 5～8 组，霍恩氏法一般选择 4 个组。每组动物的数量一般大、小鼠等小动物为 10 只，犬等大动物为 6 只（均为雌雄各半）。考虑到实验动物本身的差异和对化学毒物的毒效应的个体差异，采取按体重随机化分组原则，提高每组动物间的可比性，减少非处理因素对实验结果的影响。

（5）预检及其染毒前的禁食　实验动物一般需进行检疫观察，小动物检疫期为 1 周，大动物适当延长至 2～3 周。主要是为减少环境和生理变化可能对实验结果的影响；同时检出不符合实验要求的动物。为减少实验动物胃肠道内残留食物对受试物的毒性应产生干扰，染毒前应作禁食处理。大鼠主要在夜间进食，在染毒前应隔夜禁食，小鼠较大鼠消化吸收和代谢速度快，可隔夜禁食也可禁食 4 小时以上。

2. 受试物的配置

急性毒性实验受试物常用剂型为水溶液、混悬液、油溶液。所用的溶剂和助溶剂应无毒，不与受试物发生反应。水溶性受试物，以水为溶剂，注射等胃肠道外染毒需用生理盐水。不溶于水的受试物常用天然植物油（如玉米油、橄榄油）、0.5%羧甲基纤维素钠、10%阿拉伯乳胶配置为油溶液或者混悬液。最好现用现配。

3. 染毒途径

应尽可能选择与人实际接触相同或相近的途径，同时还需考虑受试物的性质和用途，评价程序的要求等。最常用的染毒途径包括经口、经呼吸道、经皮肤及注射途径。食品毒理学多以经口接触为主。

4. 剂量设计

剂量设计是急性毒性实验成功的基础。首先要进行预实验，以少量动物，较大的剂量间隔（一般是按几何级数）染毒，找出10%～90%（或0%～100%）的致死剂量范围。然后在此剂量范围内以适当间距设几个剂量组，以得到一系列毒效应和死亡率，剂量—反应关系和LD_{50}。拟用计算LD_{50}的方法不同，剂量组数和间距也不同，如寇氏法、Bliss法一般设5～8个剂量组，霍恩氏法设4个剂量组。急性致死性毒性实验可不设阴性对照。

5. 毒效应的观察及观察时间

根据受试物理化性质、毒性反应、毒作用发生时间及恢复期长短等确定观察期，一般观察7～14天。每天至少密切观察一次，观察皮肤、被毛、眼和粘膜改变、呼吸、循环、神经系统、四肢活动和行为变化，特别要注意观察有无震颤、惊厥、流涎、腹泻、呆滞、嗜睡和昏迷等表现。记录各种体征发生时间、表现程度、发展过程、死亡前特征和死亡时间。染毒前、染毒后每周及死亡时称体重。所有动物均应进行大体尸检，记录观察到的全部病变，如脏器外观、大小、色泽，有无充血、出血、水肿或其他改变。必要时，做组织病理学检查。

四、结果评价

1. 可靠性评价

为保证急性毒性实验结果的可靠性，从事实验研究规划设计、执行实施、管理监督和记录报告的实验室组织管理、工作方法和有关条件均应符合GLP的要求。包括供试品质量稳定，动物合格，实验方案，实验原始记录，标准操作规程，总结报告等。

2. 安全性评价

根据急性毒性实验结果判断外源性化学物毒性的强弱和类型。目前各国均参照外源性化学物的急性毒性分级（acute toxicity classification）标准进行评价。现行的各种急性毒性分级标准均以LD_{50}为基础，世界卫生组织推荐分为剧毒、高毒、中等毒、低毒和实际无毒五级（表7-1）；欧盟则分为高毒、有毒、有害、不分级4个等级（表7-2）；除此之外，还有美国环保署、美国国家标准协会等均制定了各自的急性毒性分级标准，这些分级标准各不相同，尚未完全统一。

表7-1　外源化学物急性毒性分级(WHO)

毒性分级	大鼠一次经口 LD_{50}(mg/kg)	6只大鼠吸入4 h，死亡2～4只的浓度(ppm)	兔经皮LD_{50} (mg/kg)	对人可能致死的估计	
				g/kg	总量(g/60 kg)
剧毒	<1	<10	<5	<0.05	0.1
高毒	1～49	10～99	5～43	0.05～0.49	3
中等毒	50～499	100～999	44～349	0.5～4.99	30
低毒	500～4 999	1 000～9 999	350～2 179	5～15	250
实际无毒	≥5 000	≥10 000	≥2 180	>15	>1 000

表 7-2 欧盟化学品急性毒性分级标准(OECD)

毒性分级	大鼠经口(mg/kg)	大鼠经皮(mg/kg)	大鼠吸入(mg/L4 h)
高毒(very toxic)	≤25	≤50	≤0.25(气溶胶或颗粒) ≤0.5(气体和蒸汽)
有毒(toxic)	26～200	51～400	0.25～1(气溶胶或颗粒) 0.5～2(气体和蒸汽)
有害(harmful)	201～2 000	401～2 000	1～5(气溶胶或颗粒) 2.1～20(气体和蒸汽)
不分级	>2 000	>2 000	>5(气溶胶或颗粒) >20(气体和蒸汽)

我国目前除参考国际上几种分级标准外，也制定了一些国家标准。如 1978 年提出工业毒物五级急性毒性分级标准(表 7-3)。1995 年还提出农药急性毒性分级标准(表 7-4)。

表 7-3 工业毒物急性毒性分级标准

毒性分级	小鼠一次经口 LD_{50} (mg/kg)	小鼠吸入 2 h LD_{50} (ppm)	兔经皮 LD_{50} (mg/kg)
剧毒	<10	<50	<10
高毒	11～100	51～500	11～50
中等毒	101～1 000	501～5 000	51～500
低毒	1 001～10 000	5 001～50 000	501～5 000
微毒	>10 000	>50 000	>5 000

表 7-4 农药的急性毒性分级

毒性分级	小鼠一次经口 LD_{50} (mg/kg)	小鼠吸入 2 h LD_{50} (ppm)	兔经皮 LD_{50} (mg/kg)
剧毒	<10	<50	<10
高毒	11～100	51～500	11～50
中等毒	101～1 000	501～5 000	51～500
低毒	1 001～10 000	5 001～50 000	501～5 000
微毒	>10 000	>50 000	>5 000

以上述指标作为参考对外源化学物进行分级时，注意动物种属和染毒途径应与标准一致。但迄今还没有食品安全性毒理学评价标准，仍沿用国际上的6级标准(表7-5)。

表7-5　化学物质急性毒性(LD_{50})剂量分级

毒性分级	大鼠经口 LD_{50} (mg/kg)	相当于人的致死剂量	
		mg/kg	g/人
极毒	<1	稍尝	0.05
剧毒	1～50	500～4 000	0.5
中等毒	51～500	4 000～30 000	5
低毒	501～5 000	30 000～250 000	50
实际无毒	5 001～15 000	250 000～500 000	500
无毒	>15 000	>500 000	2 500

五、常用的急性毒性实验方法

1. 半数致死量(median lethal dose，LD_{50})测定方法

LD_{50}是指能够引起实验动物一半死亡的剂量，是经统计学计算得到的毒性参数，并要报告其95%可信限。LD_{50}有消耗的动物量大，获得信息有限，测得值是近似值等不足，但较少受实验动物个体易感性差异的影响，相对准确，因此是最重要的急性毒性参数，是急性毒性分级依据。常用的LD_{50}测定方法有加权概率单位法(Bliss法)、霍氏法(Horn法)、寇氏法(Korbor法)及改良寇氏法几种。

加权概率单位法(Bliss法)：也称概率单位正规法。其基本思想是将剂量反应曲线直线化，拟合直线时使$y=5$附近的数据起主导作用，以消除极值影响；同时考虑各组受试动物多少对死亡率稳定性的影响。求出直线方程，再从方程求出LD_{50}。本法在数理上严谨精密，非常精确，是目前认为最为精确可靠的LD_{50}测定方法。早期，由于Bliss法计算过程太过烦琐，难以推广。现随着计算机的普及，可运用基于Bliss法的LD_{50}计算软件进行计算。

霍氏法(Horn法)：又叫平均移动法、剂量递增法，是利用剂量对数与死亡率(反应率)的转换数(即概率单位)呈直线关系而设计的方法。要求做4个剂量组，每组动物数5只，设计剂量时根据化学物致死剂量范围的宽窄应用两个剂量系列，组距分别为2.15倍和3.16倍。根据每组动物数、组距和死亡数，从Horn氏表中查得LD_{50}及其95%可信限。本法使用动物数少，可直接从Horn氏表查出LD_{50}及其95%的可信限，不需计算，甚为简便。但LD_{50}的95%可信区间范围较大，方法精确度尚不够。

寇氏法(Korbor法)及改良寇氏法：Korbor法由Kärber于1931提出，后经Finney、顾汉颐改进，1963年孙瑞元教授对该法进一步改进，增加了不含0%和100%死亡率的校正式，所得LD_{50}及全部有关参数与正规概率单位法相近。改良寇氏法(Käber)实验设计的原则是：各组剂量按等比级数，各组动物数相等，有一半组数的动物死亡率在10%～50%之间，另一半在50%～100%之间，最好出现0%和100%的剂量组。

2. 最大给药量法

最大给药量法指在合理的最大给药浓度及给药容量前提下，以允许的最大剂量单次给药或 24 小时内多次给药（剂量一般不超过 5 g/kg 体重），观察动物出现的毒性反应。本法适用于毒性较低的受试物，一般使用 10～20 只动物，连续观察 14 天。

3. 近似致死剂量法（approximate lethal dose test）

本法主要用于非啮齿类动物实验。一般采用 6 只健康的犬或猴，根据小动物毒性实验结果，受试物的化学结构和其他相关资料，估计可能引起毒性和死亡的剂量范围。按 50% 递增的原则，设计出含数个剂量的剂量序列表。根据估计，由剂量序列表中找出可能的致死剂量范围，在此范围内，按间隔剂量给药，找出最低致死剂量和最高非致死剂量，取二剂量中间的剂量给药。如该剂量下动物死亡，则该剂量与最高非致死剂量间的范围为近似致死剂量范围；如该剂量下动物未死亡，则该剂量与最低致死剂量之间的范围为近似致死剂量范围。

4. 上下法（Up and Down Method）

也叫阶梯法，由 Dixon 和 Mood 提出，后经 Bruce 改进。其最大的特点是节省实验动物的数量，观察毒性表现的同时，还可估算 LD_{50} 及其可信区间，适于能引起动物快速死亡的化合物。该法分为限度实验和主实验，限度实验主要用于可以从受试物相关的化合物或相似的化合物获得相关毒性信息，提示受试物毒性可能较小的情况。如相关毒性信息很少，或预测受试物有明显毒性时，应选择主实验。

5. 累积剂量设计法（金字塔法，Pyramiding dosage design）

用于非啮齿动物急性毒性实验。经典的实验设计需要 6～8 只动物，分对照组和给药组，每组 2～4 只动物，雌雄各 1～2 只。通常隔日给药一次，受试物剂量逐渐加大，直到出现动物死亡或达到剂量上限为止。本法的缺点是不能产生致死性曲线，不能计算 LD_{50}，也不能发现迟发性毒性反应。如受试物半衰期很长，产生药物蓄积，从而导致低估急性致死剂量。

第三节 短期、亚慢性和慢性毒性作用

一、概述

在生产和生活环境中，人类对化学物的接触通常是较低剂量的长期、重复接触，而一次较大剂量染毒和长期重复低剂量染毒可能出现完全不同的毒作用，如急性苯中毒有中枢神经系统麻醉症状，慢性苯中毒损伤血液系统，引起白细胞减少、血小板减少、贫血，甚至出现再生障碍性贫血或白血病。故仅采用急性毒性实验的资料难于评价低毒或长期低剂量接触可能导致慢性中毒的物质，因而有必要研究长期反复接触外源化学物的毒作用，这对于其安全性评价更为重要。

1. 蓄积作用

外源化学物进入机体后，经代谢转化成代谢产物或以原型的形式排出体外，而当外源化

学物连续、反复地进入机体，且进入的速度或总量超过代谢转化与排出的速度或总量时，该物质有可能在体内逐渐增加并贮留，该现象称为外源化学物的蓄积作用(accumulation)。体内蓄积的化学物可以原形或代谢产物的形式，或与体内某些物质结合的形式存在。机体反复多次接触化学物后，可用化学分析方法在体内测出该物质的原形或代谢产物的蓄积，称为物质蓄积(material accumulation)。若体内的原形或代谢产物的数量极微，甚至不能检出，但机体出现了功能或形态结构的改变，发生了慢性毒作用，称为损伤蓄积或效应蓄积(damage accumulation)。随着现代检测技术进步，原认为是功能蓄积的化学物已证实也是物质蓄积。外源化学物的蓄积作用是发生亚慢性和慢性毒作用的物质基础，因而蓄积毒性是评价其可能发生慢性中毒的重要指标，也是制定卫生限量标准时确定安全系数的科学依据。

2. 短期、亚慢性和慢性毒性作用的概念

按照外源化学物重复接触时间的长短，可分为短期毒性作用(亚急性毒性作用、短期重复剂量毒性作用)、亚慢性毒性和慢性毒性作用。其相应的评价实验分别是短期毒性实验、亚慢性毒性实验和慢性毒性实验。

短期毒性作用是指实验动物或人连续接触外源化学物 4 周(28 天)内所产生的毒效应。该实验方法是一种初步推测长期接触可能出现毒效应的经济实用方法，能初步确定 NOAEL 和(或)LOAEL，可为下一步进行亚慢性毒性和慢性毒性实验剂量的选择提供依据。

亚慢性毒性(subchronic toxicity)指实验动物或人连续较长期(约为 1/10 的生命周期)接触外源化学物出现的中毒效应。该实验方法可基本确定外源化学物的 NOAEL 和(或)LOAEL。

慢性毒性(chronic toxicity)指实验动物长期接触外源化学物出现的毒性效应。"长期"无统一、严格的时间界限，可以是终生染毒。

由于慢性毒性实验持续时间长，消耗大量的人力和物力，短期重复剂量和亚慢性毒性实验可作为筛选实验，特别是 28 天短期毒性实验，已被纳入各类化学物、食品和消毒剂的常规毒性评价程序。1995 年，Parkinson 将 117 种药品对犬的亚慢性(90 天)和慢性(24 个月)毒性实验结果与大鼠短期或长期实验结果比较，几乎未观察到新的毒性效应，故认为除致癌实验外，无须进行更长时间的染毒。目前，亚慢性毒性实验(尤其是 90 天实验)是较常用的重复染毒实验，该实验可以确定外源化学物的 NOAEL。亚慢性毒性实验常作为慢性毒性实验的预备或筛选实验，在必要时才进行慢性毒性实验。染毒期限达 2 年甚至终生染毒的慢性毒性实验可与致癌实验合并进行。

二、短期毒性、亚慢性和慢性毒性实验的目的

1. 了解长期暴露受试物的毒效应谱、毒作用特点、靶器官。

2. 了解长期暴露受试物的毒作用机制。

3. 了解长期暴露受试物毒作用的可逆性。

4. 探讨长期暴露受试物毒作用的剂量—反应(效应)关系，确定 NOAEL 和(或)LOAEL，为制定人类暴露的安全限量提供依据。

5. 观察不同动物对受试物的毒效应差异，确定安全系数，为把实验结果外推到人提供

科学依据。

三、实验方法

1. 实验动物的选择

(1)物种和品系原则上要求实验动物应是对受试物的生物转化、毒性反应与人类相似,通常要求两种实验动物:一种是啮齿类,另一种是非啮齿类,以便全面了解受试物的毒性特征。啮齿类动物首先是大鼠,常用品系为 Wistar 和 Sprague-Dawley。非啮齿类动物首选 Beagle 犬,有条件时可用猴。由于大鼠对一般化学物的反应和代谢过程大多与人近似,因而在实际中常被使用。如果短期毒性实验是为亚慢性和慢性毒性实验做准备,则采用的实验动物应该与慢性毒性实验相一致。

(2)性别、年龄和动物数　通常要求雌雄各半,若研究某受试物仅用于单性别时,可选用单性别动物。亚慢性毒性实验大鼠通常是 6～8 周龄,慢性毒性实验动物年龄要比亚慢性毒性实验的小,FDA 要求啮齿类动物在研究开始时小于 6 周龄,可用刚断乳大鼠。每组大、小鼠不少于 20 只。犬通常选用 4～6 月龄的幼犬,通常不超过 9 个月。每组犬、猴不少于 6 只。如实验中期需要处死部分动物做检查,则每组动物数量要相应增加。对照组和受试组在动物数、性别、体重(年龄)方面要求一致,有可比性。

2. 染毒期限

染毒期限应依受试物的种类和实验动物的物种而定。短期重复剂量毒性实验期限是 28 天,最多不超过 32 天。OECD《化学品测试方法》和 USEPA《健康效应评估指南》中啮齿类动物短期毒性实验的染毒期限为 28 天、亚慢性毒性实验均规定染毒期限为 90 天,犬为 1 年。慢性毒性实验中,工业毒物至少是 6 个月,环境毒物与食品要求 1 或 2 年的染毒期限。这是考虑到人类接触大气、水和食品污染物的持续时间一般较久,而在工业生产过程中接触化学物限于工作年龄阶段,且每日工作不超过 8 小时,因而染毒时间较短。OECD《化学品测试方法》要求慢性毒性实验大鼠至少染毒 1 年。目前,多数人认为动物终生染毒获得的 LOAEL 和 NOAEL 能更准确地反映化学物的慢性毒作用。如为了探讨受试化学物对实验动物有无延迟毒性作用及引起的毒性变化是否可恢复,在染毒结束后,可将各剂量受试组与对照组分别留部分动物继续饲养 1～2 个月,并观察各项指标,期间不再对动物进行染毒。

新药临床毒性评价的长期毒性评价不同于亚慢性、慢性毒性实验概念。其长期实验期限主要取决于临床拟用期限,一般是临床用药的 2～3 倍。如临床用药 3 天,“长期毒性实验”实验时间是 9 天;临床用药 10 天,“长期毒性实验”期限是 1 个月;未限制用药期限的临床用药,亚慢性毒性实验可进行 6 个月。

3. 染毒途径

首先应尽量选择和人类接触受试物途径相似的方式,二是与预期要进行的亚慢性毒性及慢性毒性实验的接触途径一致。一般经口、经呼吸道和经皮肤染毒较多。具体染毒途径应根据实验目的和受试物理化特性来确定。染毒频率为每日染毒一次,连续给予,如实验期达到或超过 3 个月,可每周 6 次。每日染毒时间应保持一致,以维持体内化学物浓度,保证每日出现相似的生物效应。

(1)经口染毒。小动物多采用灌胃法和喂饲法。对染毒量准确度要求较高或受试物有异味或易水解时宜采用灌胃法。大动物(犬或猴)采用胶囊法较好,喂饲法对受试物的消耗量太大,且难免浪费食物。短期毒性实验和亚慢性毒性实验可用灌胃法。慢性毒性实验建议采用喂饲法。将受试物混入饲料,让动物自行食入,但应保证受试物在饲料中混合均匀、稳定,以不影响动物摄食、营养平衡和饮水量为原则。短期毒性实验中受试物的掺入量不得超过 10 g/100 g 饲料,亚慢性毒性实验中受试物的掺入量不得超过 8 g/100 g 饲料,慢性毒性实验中受试物的掺入量则不得超过 5 g/100 g 饲料。食品毒理学实验一般采用喂饲法,将食品或食品污染物混入饲料中。

(2)经呼吸道染毒。常采用动式染毒方式,一般每天 2~6 小时。OECD 要求,染毒柜受试物浓度达到平衡后,亚慢性毒性实验每天至少 6 小时。慢性毒性实验可模拟观察的生活或职业环境作业地点情况,采用间歇性吸入和连续性吸入染毒。间歇性吸入染毒适用于职业环境暴露毒物,每天吸入 6~8 小时,连续性吸入适用于生活环境暴露毒物,一般要求每天吸入 22~24 小时。

(3)经皮肤染毒。去毛部位不超过体表总面积的 10%~15%,每天染毒 4~6 小时,染毒过程中密切观察,防止动物舔食,每周应对染毒部位脱毛 1 次。

(4)注射染毒。如静脉、肌肉、皮下注射等,多在药物长期毒性实验中采用,要注意无菌操作。

4. 剂量选择和分组

在毒性实验设计中,染毒剂量选择是最重要、困难的问题之一,影响到实验的成败,特别是亚慢性、慢性毒性实验。为了得出明确的剂量—反应/效应关系,确定 NOAEL 和(或) LOAEL,充分观察受试物长期暴露的毒作用,通常至少要设 3 个剂量组和 1 个阴性(溶剂)对照组,对照组的设置可排除实验动物在实验期间随着年龄增长而发生的某些生理生化变化及与受试物无关的疾病或死亡。剂量的设计应参考 LD_{50} 和人实际接触剂量,高剂量组应能引起明显的毒性,但实验动物应在染毒期间不发生中毒性死亡,或死亡数少于动物数的 10%,中剂量组应为可引起轻微毒性的剂量,相当于 LOAEL,低剂量组应无中毒反应,相当于 NOAEL,应高于人的实际接触水平。较理想的组距以 3~10 倍为宜,最低不少于 2 倍。剂量的选择应参考以下原则。

(1)以相同品系动物相同染毒途径的短期毒性资料为依据。短期毒性实验可采用 1/10~1/4 的 LD_{50} 作为最高剂量。亚慢性毒性实验以急性毒性 NOAEL 为最高剂量,或取 1/20~1/5 的 LD_{50},LD_{50} 的参考值应来自同一品系动物和相同染毒途径,低剂量应接近亚慢性阈剂量或 NOAEL。在慢性毒性实验中,可选择亚慢性 NOAEL 或其 1/5~1/2 为最高剂量,以其 1/50~1/10 为慢性实验中剂量,1/100 为低剂量;或以 1/10 LD_{50} 为最高剂量、1/100 LD_{50} 为中剂量、1/1 000 LD_{50} 为低剂量。剂量选择的一般步骤可归纳为:急性毒性实验(单剂量)⟶短期重复剂量毒性实验(28 天毒性实验)⟶亚慢性毒性实验(90 天毒性实验)⟶慢性毒性实验。

(2)食品、药品和保健品以人拟用最高剂量为剂量设计依据,低剂量组要高于人实际应用剂量。对于药品,大鼠可用人拟用量的 10、30 和 100 倍,对非啮齿类可用 5、15 和 50 倍剂量。对于食品,实验剂量应尽可能涵盖人体预期摄入量的 100 倍,在不影响动物摄食及营养平衡的前提下,应尽可能提高高剂量组的剂量。对于人体拟摄入量较大的受试物,高剂量组也可以按最大给予量来设计。当预期受试物无明显毒性时,亚慢性和慢性毒性实验设计至少要用人拟用剂量的最大倍数，化学药品、中药和保健食品分别是30、50和100倍。各类化学药品的特殊性和管理政策的不同，其法规程序对剂量设计的要求也有差异。

5. 毒作用观察

在染毒过程中和染毒结束时，对实验动物进行全面、系统、深入地观察检测是必做的工作。在短期毒性实验中，观察指标范围应适当放宽，以免遗漏重要信息。亚慢性毒性实验因具有筛选性，选择的指标也应比较广泛，包括一般性指标、实验室检查、组织病理学检查和特异性指标。慢性毒性实验观察指标基本同亚慢性毒性实验，其中病理学检查是重点，同时要优先选用亚慢性毒性实验的敏感指标或特异性指标进行观察。

(1)一般性指标：即非特异性指标，主要指动物外观体征、行为活动、体重变化、饲料消耗量、粪便性状等，能综合反映外源化学物对机体的毒作用。

① 动物外观体征、行为活动：染毒期间，每日观察动物客观征象的异常和出现的行为改变，并详细记录各体征出现的时间和先后顺序，包括食欲、活动、被毛、分泌物、排泄物等，尤其要注意观察被毛光泽度、眼分泌物、呼吸、神态、行为等变化，有助于判断外源化学物损害机体的部位及程度。

② 动物体重：动物体重可反映受试物对实验动物生长发育及一般状态的影响，是一个重要且比较敏感、客观的指标。在亚慢性或慢性染毒过程中，有多种因素可影响动物体重的增长，包括食欲变化、消化功能变化、代谢和能量消耗变化等。体重变化的表示方式，可将受试组与对照组同期绝对增长的重量加以比较和统计学处理，也可将受试组与对照组同期体重的增长率(以接触外源化学物开始时的体重为100%)进行统计和比较。

在与对照组相同的喂饲条件下，如果受试组动物体重增长比对照组低10%，提示是由受试物引起的毒效应，若各受试组体重增长变化呈剂量—反应关系，可以肯定是一种综合毒性效应。定时称量体重，可了解受试物对动物生长发育情况的影响，也可根据体重变化及时调整给予受试物的量。一般在实验开始1～3个月内每周称重一次，以后每2周称重一次。

③ 食物利用率：指动物每摄入100 g饲料所增长的体重克数，即食物利用率＝g体重/100 g饲料。亚慢性和慢性实验期间必须注意观察并记录动物每日的饮食情况，计算食物利用率，比较受试组与对照组动物的食物利用率，有利于了解毒性效应。在喂饲法染毒时，可计算各组动物实际染毒剂量。影响食物利用率的可能因素有化学物影响动物食欲或干扰食物的吸收和代谢。如果化学物影响动物食欲，每日进食量减少，体重下降，但食物利用率不一定改变；如果化学物干扰食物的吸收或代谢，虽不一定影响动物食欲，但体重下降，因而食物利用率也会发生改变。

(2)实验室检查：通常包括血常规、尿常规、血液生化指标检测及肝、肾功能检查，是非常重要并不可缺少的检查。根据实验室检查显示的功能变化，不仅可发现受试物作用的器官和系统，为病理组织学检查提供线索，也可为阐明受试物毒作用机制提供依据。由于实验室检查指标繁多，在选择指标时应依据受试物可能产生的毒性作用有目的地加以选择。

① 血液学检测指标：白细胞计数及分类、红细胞计数、血红蛋白浓度、血细胞比容、血小板计数、凝血酶原时间等。如受试物对血液系统有影响，还需检测网织红细胞、骨髓涂片细胞学检查等。

② 血生化检查指标：电解质平衡，糖、脂、蛋白质代谢，肝功能、肾功能等方面。至少应包括谷丙转氨酶(ALT)、谷草转氨酶(AST)、谷氨酰转肽酶(GGT)、碱性磷酸酶(AKP)、尿

素(Urea)、肌酐(Cre)、血糖(Glu)、总蛋白(TP)、白蛋白(Alb)、总胆固醇(TC)、甘油三酯(TG)、氯、钾、钠等指标。必要时还需检查钙、磷、尿酸、高铁血红蛋白、激素等指标。

③ 尿常规检查指标:尿蛋白、比重、pH、葡萄糖和潜血等。若预期有毒性反应出现,还需增加尿沉渣镜检和细胞分析等项目。

(3)组织病理学检查:是亚慢性和慢性毒性实验中最重要的指标之一,目的是确定化学物对机体毒作用的靶器官、损害的性质和程度,从病理学角度寻找化学物与病理改变的剂量—效应关系,为了解化学物的毒效应及其机制提供依据。病理学检查可分别从大体、组织、细胞、亚细胞甚至分子水平等多方面检查获得毒效应信息。在亚慢性毒性实验中,可参考急性毒性实验资料和相关化学物资料,尽量选择对受试物敏感的脏器或系统;当对受试物的特征不了解时,应尽可能多地选择脏器进行病检,以防遗漏。在慢性毒性实验中,病理组织学检查是必选项目,重点选择在亚慢性毒性实验中呈现阳性变化的指标。

① 系统尸解:在实验结束时,必须对所有实验动物做系统解剖,进行详细的肉眼观察,特别注意联系动物中毒表现及与受试物直接接触的器官和解毒、排泄器官,如消化道、肺、肾、肝、脾、心脏、淋巴结、腺体、眼、皮肤等,记录有无肉眼可见的异常变化,为组织学检查提供依据。在实验过程中死亡或处于濒死状态的动物,也应及时做系统尸解和病理学检查。

② 脏器系数:又称脏/体比值,指某脏器的湿重与单位体重的比值,通常以每百克体重或克体重计,表示为脏器系数=(脏器重量 g/体重)×100。该指标的意义是实验动物在不同年龄期,其各脏器重量与体重之间的重量比值有一定规律。该指标适用于实质性脏器,如心、肝、肾、脾、脑等,若受试化合物使某个脏器受到损害,可使脏器肿大或缩小,如增生、充血、水肿、坏死、萎缩等,与对照组比较,则比值就会发生改变,因此,脏器系数是一个灵敏、有效和经济的指标。应用时应注意称量脏器前洗净表面血污,吸干水分,同时也要防止风干失水,并注意去除脏器表面的结缔组织。当然,体重的改变也会影响脏器系数,若受试物明显阻碍体重增长,而对脏器无明显毒效应,也会引起脏器系数增加。在实验动物体重受到明显影响时,应同时比较脏器的绝对湿重,以排除可能假象。

③ 组织病理学检查:可先对高剂量组和对照组动物进行主要脏器的组织病理学检查,如发现病变,再对较低剂量组的相应器官、组织进行检查。检测脏器应包括脑、心脏、肝、脾、肺、肾、胃、肠、膀胱、胰腺、甲状腺、肾上腺、胸腺、卵巢、睾丸等,必要时再增加其他组织器官的组织病理学检查。对肉眼可见病变或可疑病变组织,尤其要进行仔细的组织病理学检查。除常规组织病理学检查外,必要时可做组织化学或电镜检查。在对组织病理学检查结果进行分析时,应结合其他功能指标综合进行评价。

(4)特异性指标:指能反映受试物对机体毒作用本质的特征性指标,常与其毒作用机制有关,有时还可作为效应生物标志。这类指标意义重大,但在中毒机制不明确的情况下指标选择难度很大。一般从分析受试物的化学结构(如特殊基团)或参考急性或短期重复剂量毒性实验资料或同系衍生物毒性资料寻找线索,增加相应的特异性指标,如内分泌毒性、神经毒性或免疫毒性等相关指标。

四、慢性毒性实验的注意事项

慢性毒性实验有以下几点特殊:(1)周期长,人力、物力、财力消耗大,实验过程中动物容易发生自发性疾病，干扰实验结果；(2)长期低剂量染毒，实验动物处在不断损伤、不断适应和恢复的过程中；(3)观察指标的变化程度较小，变化规律复杂；(4)检测仪器和试剂的变化不易控制；(5)实验人员出现操作失误的可能性较大。如果实验设计不周密，或者实施过程的失误，都可能会带来不可弥补的损失；如果是委托实验，还可能会面临法律诉讼等后果，将极大影响实验机构和实验者的声誉。实验质量控制是保证实验数据具有科学性、准确性和公平性的先决条件，慢性毒性实验应严格规范所有的实验条件，在符合国家实验动物标准的环境中进行，全过程实施严格的质量控制，遵循优良的实验室规范(good laboratory practice, GLP)原则进行实验。

五、结果评价

短期重复剂量毒性实验、亚慢性毒性实验和慢性毒性实验的主要目的是明确受试物的毒效应、确认剂量—反应/效应关系和毒作用靶器官，并获得相应的 NOAEL 和(或)LOAEL。在结果评价时，首先应根据实验数据类型选择适当的统计学方法，比较受试组与对照组之间相应指标的差异是否具有统计学意义。但统计学差异不能作为判断生物学意义的唯一标准。在实际工作中，常发现受试物的某参数水平差异有统计学意义，但没有生物学和毒理学意义的情况。所以，当受试组与对照组之间的差别有统计学意义时，还需通过有无剂量依赖性趋势、结果重现性、相关指标变化情况、性别一致性及效应差异等方面来判断是否具有生物学意义。

1. 剂量依赖性趋势

剂量—反应/效应关系是判定反应或效应与处理因素相关性的最重要参数之一。若某个或几个剂量组与对照组检测结果之间有差异，且该差异随受试物剂量水平增加而加大，那么该反应或效应的出现很可能与受试物的作用有关。若仅高剂量组与对照组的反应或效应有差异，在确定该差异是否与处理因素相关时要同时考虑其他因素的影响。如果无剂量—反应/效应关系，可初步判断与受试物无关或者是剂量范围选择不合适。

2. 结果的重现性

若实验观察到的某种结果可重现，可基本确定该效应与受试物相关。重现可包括在同一研究中的不同时间点、在同一种系动物的其他实验研究中或在另一种系动物的实验中发生相同或相似的改变。若研究结果不可重现，特别是在同一种系、相同的实验条件下结果不可重现，则说明该差异可能是偶然产生的，其意义也有限。

3. 相关指标的变化

若与对照组相比，受试组某项指标出现改变，且伴随着其他相关指标的类似变化，则此效应可能与受试物有关。如在血液生化指标分析时，应横向比较分析其他同类型的血液指标变化情况，并结合病理组织学检查结果进行综合判断。如血清丙氨酸氨基转移酶活性增高，同时伴有血清天门冬氨酸氨基转移酶活性升高，且病理组织学检查发现肝坏死，则可判断此效应与受试物有关。反之，若无相关指标改变，单凭某种酶活性的改变来判断其是否具有生物学意义需要十分谨慎。

4. 性别差异

通常除某些生殖毒物和内分泌干扰物外，不同性别的动物对外源化学物的反应类型是基本一致的，但因雌雄动物体内代谢酶的活性存在差异，对受试物的敏感性表现有所不同，故在分析结果时要全面考虑、综合评价，将两种性别分别统计分析，进行比较。

5. 效应差异大小和效应时间变化趋势

受试组与对照组之间效应的差异大小往往可反映该差异与接触受试物的关联程度。用差异大小估计某种改变的毒理学意义时，需要了解该指标的正常值范围和变化趋势。受试组与对照组之间的效应差异，若随着实验时间延长可持续观察到，且差异逐渐增大，则该效应极有可能是由该受试物引起的。

6. 历史对照的作用

同一实验室的历史对照（正常值）参考范围可作为评价对照组与受试组差别是否有生物学意义的依据。历史对照资料可反映正常的生物学变异，包括：(1)有助于识别异常的阴性对照。若同期对照组水平超出历史对照的范围，要检查实验动物的资料、饲养条件变化等。(2)有助于更好地认识和发现某些低发生率事件。如肿瘤、致死性畸形发生率，受试组可能出现低发生率，对照组发生率可能是零，即使两组比较差异无统计学意义，但与历史对照比较仍可能有毒理学或生物学意义。(3)如果受试组某指标的变化与对照组比较有统计学意义，但在历史性对照范围内，即在正常生物学变异范围内，则该差异不能确认为受试物产生的效应。

综上，在短期毒性实验、亚慢性和慢性毒性实验结果评价过程中，要对整个受试期间的全部观察和检测结果进行全面的数据采集，结合受试物的理化性质和相似化学物的构效关系，借助统计学方法，与对照组比较，明确观察指标是否有差异，结合毒理学、生物学和其他相关学科的理论知识综合进行分析，并结合可能得到的人体资料和流行病学调查数据，力求得出科学合理的结论，为化学物的危险性管理提供毒理学实验依据。

第四节　一般毒性替代实验

随着科技的不断发展，越来越多新的化学物，包括一些和食品相关的如食品添加剂和防腐剂不断涌入我们的生产和生活环境中。对这些外源化学物的毒性进行安全性评价和危险度评价所需的实验动物数以千万计，传统的毒理学评价方法面临巨大的挑战，同时也面临来自动物保护主义的压力。随着实验动物使用"3R"原则(Refinement 优化；Reduction 减少；Replacement 替代)的倡导与实施，生物医学的研究模式逐渐发生了改变，毒理学替代实验已成为毒理学研究的发展方向。在生物医学研究、教育或检测中凡是能替代实验动物、减少所需实验动物数量或使动物实验程序得以优化而减少动物痛苦的任何一种方法和程序都被认定为替代法(alternative toxicological methods)。

一、急性毒性替代实验

经典的急性毒性实验以死亡为终点，因使用动物多而逐步被替代实验所取代。2001 年经济合作与发展组织(Organization for economic cooperation and development，OECD)修订和发布了三种测定急性经口毒性的实验方法(固定剂量法、急性毒性分级法、上下法)，这三种方法可有效减少实验动物的使用，已逐渐取代传统的急性毒性实验。OECD于2002年废除了传统的实验方法，2008年我国将上述方法定为化学品检验国家标准。另外，在食品毒理学研究中常用到限量实验。

1. 固定剂量法(fixed dose procedure)

该方法由英国毒理学会1984年提出，OECD于1992年正式采用，2001年更新。与经典急性毒性实验方法不同之处在于此法不以死亡作为观察终点，而是以毒性反应来判断毒性和分类。

实验动物首选大鼠。利用一系列固定的剂量(5,50和500 mg/kg,最高限量2 000 mg/kg)或预先选定的剂量染毒，观察染毒动物的死亡情况和毒性反应，并依此对化学物的毒性进行分级。例如，如果以一系列固定剂量染毒，首先以50 mg/kg的剂量给10只实验动物(雌雄各半)染毒。如果存活率低于100%，再选择一组动物以5 mg/kg染毒；如果存活率仍低于100%，将该受试物归于"高毒"类，反之归为"有毒"类。如果以50 mg/kg的剂量染毒，动物存活率为100%，但有中毒表现，则不需要进一步实验，将其归为"有害"类。如果以50 mg/kg的剂量染毒后，动物存活率为100%，且没有中毒表现，则继续以500 mg/kg的剂量给另外一组动物染毒；如果存活率仍为100%，且没有中毒表现，则以2 000 mg/kg的剂量染毒；如果仍然100%存活，将受试物归于"无严重急性中毒的危险性"类。

OECD组织了对固定剂量法的国际验证，用固定剂量法和经典急性毒性实验对30个化学物急性毒性分级进行比较，结果两种方法毒性分级一致性达80.2%，但固定剂量法比经典急性毒性实验少用约10只大鼠。

2. 急性毒性分级法(acute toxic class method)

OECD于1996年采用急性毒性分级法，2001年更新。该实验是以死亡为观察终点，每一阶段选用3只单一性别动物，根据动物死亡数，平均经过2～4个阶段即可判断急性毒性。此方法具有可重复性，使用动物数量较少，对化学物的分类结果与其他急性毒性实验方法(固定剂量和上下法)类似。原则上，该方法不能计算精确的LD_{50}，但死亡仍然是该实验的主要观察终点，所以可以确定致死剂量范围。

(1)正式实验。此法首选大鼠。从25、200和2 000 mg/kg 3个固定剂量中选择1个剂量作为起始剂量，每一阶段选用3只单一性别动物。根据动物死亡状态决定下一阶段实验：①无须做进一步实验，直接进行分级；②以相同剂量再染毒另一种性别的3只动物；③以更高或更低剂量再染毒3只动物，确认染毒动物存活后，进行下一个剂量或下一个性别的实验。平均经过2～4个阶段即可判断受试物的经口急性毒性。

根据动物出现毒性症状的开始时间、持续时间和严重程度，确定各处理组染毒的时间间隔。在确定前一个剂量组动物存活后才能进行下一个剂量动物的染毒。只有在特殊的管理需要时，才考虑采用高于5 000 mg/kg的剂量水平。

(2)限度实验。如果有文献报道最高起始剂量(2 000 mg/kg)也不会引起动物死亡或者文献表明受试物可能无毒时可以采用限度实验，也就是说监管限制剂量之上才能出现毒作用。受试物的毒性信息可以从结构相似的化学物或混合物或产品的资料获取。如果没有该受试物的相关毒性资料或估计受试物可能有毒时，则需要进行正式实验。

限度实验起始剂量是2 000 mg/kg体重，需要用6只动物完成(每阶段3只动物)。如果出现与受试物相关的死亡，则需要进行较低剂量的下一阶段实验。特殊情况下，限制实验可以 5 000 mg/kg 作为起始剂量，只需要 3 只动物一个阶段完成。如果第一只动物死亡，根据 2 000 mg/kg 作为起始剂量的实验流程进行。如果第一只动物存活，其余两只动物继续染毒。如果 3 只动物只有 1 只死亡，估计 LD_{50} 值大于 5 000 mg/kg 体重。如果两只都死亡，以 2 000 mg/kg 体重作为起始剂量继续进行实验。

3. 上、下移动法（up/down method）

亦称阶梯法或序贯法。OECD 于 1998 年采用，2001 年更新。该法最大的特点是可以节省实验动物。此外，不但可以进行毒性表现的观察，还可以估计 LD_{50} 及其可信限，适合于快速发生中毒反应及死亡的化学物的毒性实验。该方法分为限度实验和主实验，在预测受试物毒性可能较小的情况下选择限度实验，在受试物可供参考的资料很少或没有时，应进行主实验。

（1）限度实验。最多用 5 只动物进行实验，实验剂量为 2 000 mg/kg。将受试物给予 1 只动物，如果该动物死亡，则进行主实验；如果该动物存活，将受试物给予另外 4 只动物。如果有 3 只或 3 只以上的动物死亡时，可判定受试物 LD_{50} 小于 2 000 mg/kg，应进行主实验；有 3 只或 3 只以上动物存活时，LD_{50} 大于 2 000 mg/kg，不必进行主实验。当受试物毒性较小时也可使用 5 000 mg/kg 作为限度实验剂量。也是将受试物给予 1 只动物，如果该动物死亡，则进行主实验；如果该动物存活，将受试物给予另外 2 只动物，如果这 2 只动物都存活，则判定 LD_{50} 大于 5 000 mg/kg，可以停止实验。如果 2 只动物中有 1 只死亡或者 2 只均死亡，将受试物给予另外两只动物。如果有 3 只或 3 只以上动物死亡，LD_{50} 小于 5 000 mg/kg 应进行主实验；有 3 只或 3 只以上动物存活，LD_{50} 大于 5 000 mg/kg，不必进行主实验。

（2）主实验。它是由一个设定的染毒程序组成。在此程序中，每次染毒一只动物，每次染毒至少间隔 48 小时。第一只动物的染毒剂量应低于 LD_{50} 的最接近的估计值。如果该动物存活，第二只动物给予高一级剂量；相反，如果第一只动物死亡或出现濒死状态，第二只动物给予低一级剂量。一般选用的剂量系列为 1.75、5.5、17.5、55、175、550、2 000 mg/kg，有特殊要求时可以选择 1.75、5.5、17.5、55、175、550、1750、5 000 mg/kg 剂量系列。如果没有受试物致死剂量的估计值，可以从中间剂量 175 mg/kg 开始实验。

当满足停止实验的标准之一时，停止染毒，同时根据实验终止时动物的状态计算 LD_{50} 的估计值和可信区间。停止染毒的标准有：①连续 3 只实验动物存活；②任意连续 6 只动物中 5 只连续发生存活/死亡转换；③第一只动物发生转换之后至少有 4 只动物进入实验，并且其 LD_{50} 的估算值范围超出临界值。当满足实验终止条件后，根据动物的死亡情况用相应的软件计算 LD_{50} 和毒性分级。

上下法节省实验动物，一般 12～14 只动物即可，但也存在一定的局限性。例如：由于实验要求分阶段进行，每只动物染毒时间最少间隔 48 小时，因此该方法比较费时，只适合于快速发生中毒反应及死亡的化学物的毒性实验，不适合染毒后发生延迟死亡的受试物。

4. 限量实验（limiting test）

此法适用于受试物毒性较低的情况。以最大剂量单次染毒或 24 小时内多次染毒，剂量一般为 2 g/kg，也有人认为不超过 5 g/kg，对于食品毒性研究一般不超过 15 g/kg。一般选用啮齿类动物（大鼠或小鼠）10 只或 20 只，雌雄各半，连续观察 14 天。根据实验结果判断：（1）如果动物无死亡，则最大耐受剂量（MLD）大于该限量；（2）如果动物死亡率低于 50%，则 LD_{50} 大于该限量；（3）如果动物死亡率高于 50%，则应进行常规的急性毒性实验。

二、非传统动物毒性替代实验

除了减少实验动物的用量，一种新的发展趋势是采用其他手段替代传统的动物实验，如采用低等生物、体外实验、计算机定量参数模型等方法进行快速高效的毒性评价，这是 3Rs 原则新的体现，主要包括以下方面：

(1)使用低等生物，如斑马鱼、果蝇、线虫、拟南芥等模式生物，以及鸡胚等动物的卵；

(2)使用哺乳动物和人体细胞的体外二维和三维培养模型；

(3)使用亚细胞器如线粒体、内质网、溶酶体进行毒性预测；

(4)测定代谢关键酶的活性，如 Caspase、SOD、MDA、Cyt C；

(5)构建计算机数学模型，根据化合物结构参数计算和预测毒性效应。

目前，非传统动物的毒性替代方法尚处在研究阶段，未能进入正式的法规毒理学评价程序，但近年来其发展势头迅猛，需要有所了解。

1. 斑马鱼模型

斑马鱼(Danio Rerio)是一种小型鱼类，体长 4～5 cm，属于体外受精动物，产卵多，发育快，繁殖周期短，饲养简便。作为新型模式生物，斑马鱼的独特优势是其通体透明，能直接观察到内脏器官的形态与运动，并且其胚胎在体外发育，易于进行动态观察，因而适合开展高通量毒性评价。

斑马鱼在胚胎发育、遗传基因、生理反应方面与人类相似度很高，作为一个完整的生物体，斑马鱼能提供生长、繁殖、运动、行为等体外研究无法观测的指标，也适合进行胚胎发育毒性、心脏毒性、肝脏毒性、神经毒性等器官毒性的评价。

(1)斑马鱼的饲养。斑马鱼饲养于 30 cm×40 cm×30 cm 玻璃缸中，饲养密度为 1.5 g/L (1 L 水中容纳 1.5 g 斑马鱼)，采用预先曝气去氯的自来水，饲养过程中持续曝气以维持水中的溶氧量，恒温光照培养箱中控制水温在 25±1℃，t(光)∶t(暗)＝14∶10，每日 8:00 与 20:00两次定量投喂冰冻红虫，饲喂量为每缸鱼总体重的 3%，每日半量换水，虹吸法清除饲料残渣与排泄物。

(2)斑马鱼的繁殖。将成年斑马鱼雌雄分开饲养，两周后集卵，在实验日前一天上午 8:00将斑马鱼按 2 条雌鱼、1 条雄鱼比例放入专用产卵盒，雌雄鱼之间用透明隔板隔开，光照 14 h 后转为暗周期；次日上午 7:30 抽掉隔板，转为光周期，刺激雌雄斑马鱼追逐产卵，0.5 h 后收集新卵，清洗后放于孵化液中，27℃、14 h/10 h 光周期条件下孵化。

(3)半数致死量测定。将外源毒物与水配制为 5～6 个不同浓度的系列溶液，药液浓度经预实验确定。不同反应阶段的斑马鱼饲养暴露于盛有不同药液的烧杯中，急性毒性观察 24、48、72、96 h，亚慢性毒性观察 10、20、30 d，慢性毒性则需要观察 1～2 年。分别记录死亡个体数，计算半数致死浓度、安全浓度与 95%置信区间。胚胎、仔鱼和成鱼的半数致死量各不相同。

(4)亚致死效应。斑马鱼成鱼呈现身体翻转，背部变黑，游动失衡等中毒表现；胚胎与仔鱼表现为自主运动减少，心率缓慢，胚胎发育停滞，头部不分化，心包囊肿，尾部畸形，仔鱼脊柱弯曲，鱼体发黑等异常。

(5)生长发育毒性。常用的观测指标有胚胎孵化率，孵化时间，胚胎成活率；仔鱼体畸变率，成鱼身长，体重，肝、脑、鳃的脏体比。

2. 线虫模型

秀丽线虫(Caenorhabditis elegans)是最简单的多细胞生物，体长仅 1 mm，以大肠杆菌为食，易于保藏，其结构简单，生活史短，从受精卵发育至成熟的成虫只需要 3 天时间，适用于遗传发育、生殖毒性、神经毒性等方面的高通量筛选评估。

(1)秀丽线虫的饲养。秀丽线虫的饲养方法比较简单，首先制备 NGM 平板培养基，在每个 NGM 培养基上滴加菌液接种大肠杆菌，室温放置 2～3 天，大肠杆菌在培养基上长成薄层，以 M9 缓冲液制备秀丽线虫悬液，滴加于 NGM 培养基，放置 20℃饲养。

(2)秀丽线虫的保存和复苏。将处于生长期的秀丽线虫用 M9 缓冲液从 NGM 培养基冲洗下来，加入等体积的冻存液混合，置于冻存管中，－20℃放置 24 h，再转移到－80℃冰箱可长期保存；复苏时只要将冻存管投入 37℃水浴快速融化冻存液，离心弃去上清，再经洗涤完全去除冻存液，加入 M9 缓冲液，将秀丽线虫转移到已长满大肠杆菌的 NGM 培养基即可恢复生长。

(3)致死率的测定。首先需要将秀丽线虫进行生长周期同步化处理，用 M9 缓冲液冲洗收集 NGM 培养基上生长的怀孕秀丽线虫，离心洗涤 2～3 次，加入碱裂解液进行处理，获得的虫卵用 M9 缓冲液漂洗 3 次，置于 20℃ NGM 培养基上孵化过夜，即得到同步发育的幼虫；配制不同浓度梯度的待测毒物溶液，分加于 24 孔细胞培养板，接种同步化的秀丽线虫，20℃条件下进行毒物暴露；暴露结束后解剖镜下观察秀丽线虫存活情况，以虫体静止不动、咽泵停止运动、解剖针多次触碰无反应作为死亡标准，记录死亡动物数量，计算致死率。

(4)生长发育指标。常用的评价指标有体长、体宽、后代数量、世代时间、畸形发育情况。体长多是将同步化的幼虫暴露于毒物溶液，培养至成虫后再进行测定，体宽以线虫身体中段产卵器部位作为测量点，这些指标在低浓度和短时间的毒物暴露中较少发生改变，主要反映的是慢性长时期毒性。

(5)神经功能指标。秀丽线虫具有简单的神经系统，其传递的神经递质与网络结构与脊椎动物具有很大的相似性，可用于神经毒性的快速评价，常用的运动行为指标有身体弯曲频率、头部摆动频率、基本运动能力和运动速率，化学趋向性和温度趋向性则被用来测定学习记忆能力。

3. 细胞三维培养体系

普通的细胞培养是单层细胞生长(二维)，难以准确反映组织间、细胞间的相互关系，构建细胞三维培养系统，能呈现细胞在空间上的立体关系，更准确地模拟体内真实情况。通常由干细胞作为种子细胞，种植在由琼脂、胶原等材料构成的立体支架，或利用细胞自身的聚集特性直接聚集成团。这种新型方法目前受到国际组织普遍关注，已有许多商品化的三维培养体系上市。细胞三维培养体系常用于进行胚胎毒性、肝毒性、皮肤毒性的替代方法检测。

(1)胚胎干细胞球聚体。哺乳动物发育早期的胚胎干细胞具有自发聚集成球的特性，采用常规细胞培养方法可培养出大小不等的球聚体，这种方法简单方便，但只适用于少数细胞类型，球聚体松散不稳定，易于受到外力影响而解体。

(2)软凝胶集落培养。在细胞培养液中加入适量琼脂或胶原蛋白制备软凝胶培养基质，从组织中获得新鲜分散的种子细胞悬液，将细胞接种在培养基质中，细胞在局部生长增殖，形成球状体，这种方法细胞聚集效果较好，大多数组织细胞如肝细胞可以采用这种方法进行三维培养，所产生的细胞球聚体稳定而大小一致。

(3)三维支架培养。采用胶原蛋白等天然材料或合成材料构建三维凝胶培养支架，然后将种子细胞接种到支架上，支架内大小均匀的孔隙为细胞生长提供了理想的营养物质与代谢产物的交流场所，并为细胞的生长排布提供了路径安排，这种方法能够使几种细胞在其中有序生长，形成类似于组织结构样的培养体系，有很好的应用前景，主要的缺点是成本昂贵，对技术要求也较高。

（卫秦芝　仇玉兰　刘涛　庞雅琴　卢日峰　陈晓萍　周泉）

【思考题】

1. 根据机体接触外源化学物时间的长短，一般毒性实验分为哪几种？各实验的目的是什么？

2. 什么是急性毒性？急性毒性实验设计要点有哪些？与慢性、亚慢性实验有什么不同？

3. 一般毒性的替代实验有哪些？

第八章　食品中外源化学物的特殊毒性及其评价

食品中外源化学物的特殊毒性作用是相对于一般毒性作用而言的，主要包括化学物的致癌作用、致突变作用、致畸和生殖毒性等。特殊毒性研究是食品安全性评价和危险性评价的重要组成部分。本章主要介绍食品中外源化学物的致突变作用、致癌作用、生殖毒性作用和发育毒性作用及其常用的评价方法。

第一节　食品中外源化学物的致突变作用及其评价

突变（mutation）是指遗传物质发生变化及引起的变异。突变可分为自发突变（spontaneous mutation）和诱发突变（induced mutation）。自发突变是在自然条件下发生的突变，发生率通常极低，对物种进化有着重要的作用。诱发突变是指人为的或某些因素诱发产生的突变，发生过程短、频率高，可能会对健康产生危害。突变的发生及其过程称为致突变作用（mutagenesis）。能够引起生物体发生突变的物质称为致突变物（mutagen）。有些化学物具有很高的化学活性，其原型就可引起突变，称为直接致突变物（direct acting mutagen）。还有些化学物质本身不能引起突变，须经过代谢活化才具有致突变作用，称为间接致突变物（indirect acting mutagen）。

一、食品中外源化学物致突变的类型

食品中外源化学物的致突变作用可分为基因突变、染色体畸变及基因组突变三种类型。

1. 基因突变

基因突变（gene mutation）指基因中 DNA 分子发生的变化。因基因突变限制在一特定的部位，也称为点突变 point mutation 。基因突变可分为以下几种类型。

（1）碱基置换。碱基置换（base substitution）指 DNA 多核苷酸链上某个碱基被另一种碱基取代，即不正确的碱基取代了正确碱基，导致 DNA 碱基序列异常。碱基置换包括转换和颠换两种。转换（transition）指同类碱基之间的置换，即嘌呤换嘌呤、嘧啶换嘧啶；颠换（transversion）是指不同类碱基的置换，即嘧啶和嘌呤之间的置换。转换和颠换的后果取决于其在蛋白质合成过程中的错义密码和无义密码的多少。在错义突变中，密码子发生了改变，从一种氨基酸变成另一种氨基酸，突变可能产生无活性的基因产物，对其功能无影响或是严重影响，这取决于替代的特定氨基酸及其在蛋白质一级结构中所处的位置。在无义突变中，原编码氨基酸的密码子变成了终止密码，基因产物是不完全或是无功能的。这种突变可通过防止转录或 RNA 的正常拼接阻止形成具有作用的基因产物。碱基置换也可能使密码子变为编码同一氨基酸的同义密码，谓之同义突变，对编码蛋白质的结构和功能没影响，但并不一定无生物学意义。

（2）移码突变。在 DNA 碱基序列中减少或增加一对或几对（不为 3 的倍数）碱基所造

成的突变称为移码突变(frameshift mutation)。DNA链碱基排列及密码的阅读是连续的,以致从受损点开始碱基序列完全改变,形成错误的密码,并转译成为不正常的氨基酸。移码突变往往会使基因产物发生明显改变,产生明显的表型效应,移码突变较易成为致死性突变。

(3)整码突变。在DNA碱基序列中减少或增加的碱基数目为3或3的倍数时,只影响一个或多个密码子,指导合成的基因产物多肽链只有一个或几个氨基酸改变,之后的氨基酸序列没有改变。

2. 染色体畸变

染色体畸变(chromosome aberration)是指染色体的结构改变,是致突变物引起染色体或染色单体断裂,断端不发生重接或发生错误重接所致。一般通过光学显微镜检查细胞有丝分裂中期的染色体可以发现。畸变发生在染色体复制过程中两条染色单体中的一条,称为染色单体型畸变(chromatid-type aberration),若涉及两条染色单体,称为染色体型畸变(chromosome-type aberration)。染色体畸变的类型主要包括:

(1)缺失(deletion)。染色体上丢失了一个片段。

(2)重复(duplication)。在一套染色体里,一个染色体片段出现不止一次。

(3)倒位(inversion)。染色体发生两次断裂,其中间节段旋转180°后再重接。如果倒位的节段是有着丝点的阶段,称为臂间倒位。如长臂或短臂的某中间节段发生倒位,称为臂内倒位。

(4)易位(translocation)。一个染色体片段的位置改变了。染色体间的易位可分为转位(transposition)和相互易位(reciprocal translocation)。前者指一条染色体的某一片段转移到了另一条染色体上即单向易位,而后者则指两条染色体间相互交换了片段,较为常见。

外源化学物引起染色单体型畸变还是染色体型畸变,取决于该化学物的性质及接触该化学物时靶细胞所处的细胞周期。一般认为,致突变物作用于G0期或G1期细胞,产生染色体损伤;而S期和G2期细胞染色体已分成两条姐妹染色单体,致突变物可引起染色单体损伤。一般,经过一个S期后,染色单体型畸变会转变为染色体型畸变。

3. 基因组突变

基因组中染色体数目的改变称为基因组突变(genomic mutation),也称为染色体数目异常(numerical abnormality)。

在细胞分裂过程中,如果染色体出现分离异常或复制异常就会导致细胞染色体数目异常。染色体数目异常包括非整倍体(aneuploidy)和多倍体(polyploidy)。染色体数目异常是以二倍体细胞为标准进行命名,非整倍体指增加或减少一条或几条染色体;而多倍体指以染色体组为单位的增加。例如,人类体细胞正常为二倍体(2n),有46条染色体。如果细胞有45或47条染色体,定义为非整倍体。如果有69条染色体,定义为多倍体,此为三倍体。唐氏综合征又称21三体综合征或先天愚型,是最常见的严重出生缺陷病之一有三条21号染色体,染色体数目为47条,即该病由非整倍体所引起。

二、食品中外源化学物致突变作用的机制及后果

致突变物作用于体细胞,引起体细胞突变,可能与肿瘤的发生有关;如果生殖细胞发生

突变，可发生不孕、流产、死胎和新生儿死亡及畸形儿出生等。因此，深入了解致突变作用的机制及后果十分必要。

1. 作用于 DNA 引起突变

致突变作用的基础是 DNA 结构的化学性质或物理性质的改变。不同的 DNA 损伤所致突变的类型不一。

(1)DNA 烷化。对 DNA 和蛋白质都有强烈烷化作用的物质称为烷化剂(alkylating agent)。烷化剂提供甲基或乙基等烷基与 DNA 共价结合的过程叫烷化作用。常见的烷化剂有乙基亚硝基脲、硫酸二甲酯、氮芥等，烷化剂所致甲基损伤表现为错配。目前认为，最常发生烷化作用的是鸟嘌呤 N-7，其次是 O-6。腺嘌呤的 N-1、N-3、N-7 也容易烷化。烷化的碱基可表现出同样的配对特性(像正常碱基一样)或者不同的配对特性，主要取决于烷化的位置。通常在鸟嘌呤 N-7 上烷化表现为正常配对，而在鸟嘌呤 O-6 上的烷化容易与胸苷错配，引起 G:C ⟶ A:T 转换。

错配不是烷化剂引起突变的唯一机理，有些烷化碱基可引起 DNA 二级结构改变。例如：在 N-7 烷化鸟嘌呤上的烷基，造成碱基与脱氧核糖结合力下降，引起碱基脱落，在 DNA 骨架相应位置留下无嘌呤无嘧啶的位点，通常称 AP 位点(apurinic or apyrimidinic site)。不正确的碱基插入 AP 位点，可引起突变，大部分是颠换。在 AP 位点形成的基础上，可以发生 DNA 单链断裂并最终引起染色体畸变。

(2)平面大分子嵌入 DNA 链。有些外源化学物能嵌入 DNA 单链的碱基之间或 DNA 双螺旋结构的相邻多核苷酸链之间，称为嵌入剂。它们多数是多环平面结构，如吖啶橙、吖黄素、溴乙啶等。这些吖啶类染料分子含有吖啶稠环，大小与 DNA 的碱基对大小差不多，可以嵌合到 DNA 的碱基对之间。如果嵌入新合成的互补链，就会使之缺失一个碱基；如果嵌入模板链的两碱基之间，就会使互补链插入一个碱基。无论多或少一个碱基都造成移码突变，如 9-氨基吖啶就是一种移码突变物。有些化合物既可插入 DNA 链，又可与 DNA 发生共价结合，如吖啶芥 ICR-191。这样的化学物要比单一插入剂更具致突变能力。

(3)碱基类似物的取代。有些化学物的结构与碱基非常相似，称碱基类似物。在细胞周期的 DNA 合成期(S 期)，它们能与正常的碱基竞争，取代其位置，引起碱基置换，如 5-溴脱氧尿嘧啶核苷取代胸腺嘧啶，2-氨基嘌呤(2-AP)取代鸟嘌呤。

(4)碱基化学结构的改变。有些化学物可通过氧化作用损伤碱基结构，有时还可以引起 DNA 链断裂。例如，亚硝酸盐能使腺嘌呤和胞嘧啶发生氧化脱氨，生成次黄嘌呤和尿嘧啶；羟胺使胞嘧啶 C-6 的氨基变为羟氨基。这些改变可导致碱基置换。还有些化学物在机体内可形成有机过氧化物或自由基来破坏嘌呤的化学结构，最终导致 DNA 链断裂，如甲醛、乙氧咖啡碱、氧基甲酸乙酯等。

(5)二聚体的形成。在紫外线和一些化学物作用下，DNA 同一条链上两个相邻的嘧啶核苷酸会发生共价连接，形成嘧啶二聚体。胸腺嘧啶二聚体(TT)是主要的二聚体类型，此外还有胞嘧啶(CC)及胞嘧啶-胸腺嘧啶(CT)二聚体。二聚体不能作为复制模板，严重影响 DNA 复制和转录，可能引起细胞死亡。

(6)DNA 加合物的形成。加合物是活性化学物质与细胞大分子之间通过共价键形成的稳定复合物，通常很难用一般的化学或生物学方法使其解离。例如，烷化的 DNA 加合物，O6-甲基脱氧鸟苷，可引起碱基置换，C8-鸟嘌呤的 N-乙酰基-N-α-乙酰氨基芴加合物引起移码突变。另外，DNA 加合物形成可活化癌基因，影响调节基因和抑癌基因的表达，比如黄曲霉毒素 B 和苯并(a)芘经生物活化形成环氧化物，然后与 DNA 共价结合，形成 DNA 加合物，从而诱发突变。

(7)交联物的形成。交联物是一种稳定共价结合物，许多外源化学物，如亚硝酸、丝裂霉素 C、氮芥等，引起 DNA 发生链内或链间交联。交联物在 DNA 复制中不能解离，引起 DNA 复制和转录停止，导致细胞死亡。许多外源化学物如烷化剂、苯并(a)芘、砷化合物、醛类化合物(如甲醛)及一些重金属(如镍、铬)等，可引起 DNA-蛋白质交联。与 DNA 交联的是核蛋白，而核蛋白是维持 DNA 构象的重要成分，并参与 DNA 复制与转录的调控，故 DNA－蛋白质交联物将严重影响 DNA 构象与功能，造成突变。

2. 影响细胞分裂过程引起突变

因染色体分离异常而产生非整倍体和多倍体，主要涉及细胞分裂过程的改变，如纺锤体、微管蛋白的合成与聚合、微管结合蛋白合成与功能发挥、细胞分裂纺锤纤维的功能发挥、与着丝粒有关的蛋白质作用、极体复制与分离、减数分裂时同源染色体联合配对和重组等。对纺锤体作用的分子机制有以下几种：

(1)与微管蛋白二聚体结合。微管蛋白二聚体是构成纺锤体的基本成分，外源化学物如秋水仙碱、长春新碱可与微管蛋白二聚体结合，妨碍微管的正确组装，抑制细胞分裂，导致细胞染色体不分离。

(2)与微管上的巯基结合。某些外源化学物可与微管蛋白上的巯基结合，影响微管功能。不同化学结构的物质，与微管蛋白不同部位的巯基结合，如苯基汞与着丝粒微管结合，甲基汞易于与极间微管结合，结合可造成多种后果，通常是使细胞分裂部分抑制，即造成非整倍体。

(3)损坏已组装好的微管。外源化学物有多种方式破坏微管。秋水仙碱、灰黄霉素、长春花碱可与微管结合蛋白结合，虽结合点和作用方式不尽相同，但均可使已组装好的微管解聚；毛地黄皂苷可使蛋白质变性从而破坏微管；异丙基-N-氨基甲酸苯酯通过对细胞分裂和 DNA 合成的复杂作用使微管失去定向能力。

(4)妨碍中心粒移动。秋水仙碱能妨碍有丝分裂早期两对中心粒的分离和向两极移动，其机制不明。

(5)其他作用。N_2O 亦可产生与秋水仙碱作用相同的后果，但观察不到微管组装受抑制、微管破坏、中心粒位置不正常等现象，其作用机制尚不清楚。

3. 其他改变

对 DNA 合成和修复相关酶系统的作用可影响 DNA，诱发基因突变或染色体畸变。

(1)基因调控下，DNA 高保真复制需多种酶参与。复制相关酶类及组蛋白和非组蛋白受到影响，也可导致突变。例如，一些氨基酸类似物可破坏 DNA 合成相关酶系统而诱发突变。

(2)DNA 损伤的修复过程依赖各种各样的酶。例如，光修复的光裂合酶，切割修复的 DNA 糖基化酶和内切酶。外源化学物可能以这些酶为作用靶而致突变，如锰除了直接作用于 DNA 外，还可以作用于酶促防错修复系统而诱发突变。

4. 突变的后果

致突变物作用于体细胞和生殖细胞的健康危害不同。作用于体细胞只影响接触致突变物的个体,不影响下一代;作用于生殖细胞,则会影响后代。

(1)体细胞突变的后果。体细胞突变主要不良后果有肿瘤、衰老、动脉粥样硬化及致畸等。以肿瘤最受关注,在肿瘤的发生发展进程中,原癌基因因为突变(点突变、易位、扩增等)而激活,抑癌基因因突变(主要是杂合性丢失)而失活,是最为重要和普遍的分子事件。许多人类肿瘤存在 ras 基因突变,约 90%的 Burkitt's 淋巴瘤存在 8 号染色体长臂的 c-myc 癌基因到 14 号染色体的易位,著名的抑癌基因 p53 基因与大多数人类肿瘤有关。孕体的体细胞突变可导致不良生殖结局,如出生畸形、着床前死亡(早孕丢失)、流产、死胎、发育迟缓等。

(2)生殖细胞突变的后果。如果突变发生在生殖细胞,无论其发生在任何阶段,都可能会对后代产生影响。生殖细胞突变的后果可分为致死性突变和非致死性突变,又可分为显性与隐性。显性致死性突变使精子不能受精,或孕体在着床前后死亡。隐性致死性突变纯合子或半合子出现死亡。而非致死性突变,显性突变将造成后代遗传性疾病发生率增加或出现新病种;隐性遗传则增加后代基因库的遗传负荷。致死性突变将影响后代的数量而非质量,非致死性突变主要影响后代的质量。

基因突变与许多按孟德尔定律遗传的疾病有关。分子生物学分析证实,这些遗传性疾病中有几乎一半的突变是碱基置换,余下的大多数是小缺失。许多遗传性疾病是由隐性突变表达所致,纯合子表现该病,而杂合子则是表现型正常的携带者,如白化病、全色盲等。隐性突变增加后代基因库的遗传负荷(genetic load)。基因库指某一物种在特定时期中能将遗传信息传至下一代的处于生育年龄的群体所含有的基因总和。遗传负荷指一种物种的群体中每一个体携带的可遗传给下一代的有害基因的平均水平。例如,婴儿中有 3%~6%受到先天性畸形的影响;在人群中,那些发病较晚的疾病,如心脏病、高血压及糖尿病,遗传因素影响的比例可高达 60%。

遗传性疾病的另一个原因是染色体异常。与染色体畸形有关的综合征在婴儿中约为 4‰。染色体异常在受检的双亲中约为 5%,在死亡的婴儿中有 6%,在自然流产和死亡胚胎中占 30%。引起遗传性染色体异常病的类型中,非整倍体最常见,多倍体次之,结构异常约占 5%。许多染色体异常是由上辈遗传来的,有 85%染色体异常可在新生儿检出。亲代生殖细胞突变和胚胎细胞突变还可造成生殖和发育毒性,表现为胚胎死亡、畸胎、胚胎功能不全及生长迟缓。

三、致突变作用的评价方法

致突变作用的评价主要是对遗传物质的损伤进行检测,包括基因突变、染色体畸变和非整倍体。目前已有致突变作用评价方法有 200 多种,食品中外源化学物致突变作用评价较常用的方法约 20 种。

1. 评价方法的选择

(1)观察效应终点。基因突变和染色体畸变的检查可直接反映化学物的致突变性,是评价外源化学物致突变唯一可靠的方法。在致突变过程中发生多种遗传物质损伤的事件,通常将致突变试验的观察终点称为遗传学终点(genetic end point)。目前,致突变试验检测的遗传学终点包括:基因突变,染色体畸变,染色体不分离和原发性 DNA 损伤。

(2)成套的观察项目。目前尚无一种致突变试验能涵盖所有的遗传学终点。任一遗传学终点的任一试验得到阳性结果，都可被认为是致突变物；而要定义非致突变物，则需要包含全部遗传学终点的充分试验都无阳性发现，才可谨慎结论可能是非致突变物。因此，我国《食品安全国家标准—食品安全性毒理学评价程序》(GB15193.1—2014)要求遗传毒性试验组合应遵循原核细胞与真核细胞、体内外试验相结合的原则，推荐了两个组合供选择。组合一包括：①细菌回复突变试验，②哺乳动物红细胞微核试验或哺乳动物骨髓细胞染色体畸变试验，③小鼠精原细胞或精母细胞染色体畸变试验或啮齿类动物显性致死试验；组合二把组合一的③改为体外哺乳类细胞染色体畸变试验或体外哺乳类细胞 TK 基因突变试验。备选试验有果蝇伴性隐形致死试验，体外哺乳类细胞 DNA 损伤修复(非程序性 DNA 合成)试验，体外哺乳类细胞 HGPRT 基因突变试验。

2. 常用的致突变试验

(1)细菌回复突变试验(Ames 试验)。细菌回复突变试验是利用突变体做测试菌株，观察受试物能否纠正或补偿突变体所携带的突变改变，判断其致突变性。常用的菌株有鼠伤寒沙门菌(Salmonella typhimurium)和大肠杆菌(E. Coli)。鼠伤寒沙门菌突变试验是应用最广泛的检测基因突变方法，由 Ames BN 于 1979 年建立，称 Ames 实验。采用鼠伤寒沙门菌组氨酸缺陷型突变株作为指示微生物，检测受试物致突变性。

① 原理。人工诱变的突变株在组氨酸操纵子中有一个突变，无法合成自身生长必需的组氨酸，在无组氨酸的选择性培养基上不能存活，致突变物可使其基因发生回复突变，使其在缺乏组氨酸的培养基上能生长。如图 8-1 所示，计数诱发的回复菌落数即可判断化学毒物的致突变性。

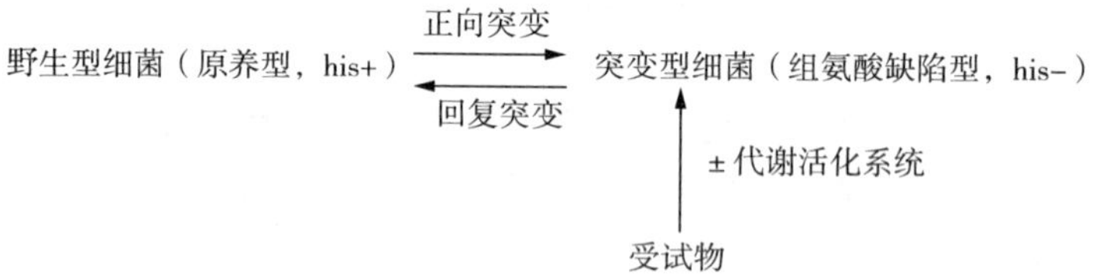

图 8-1 Ames 实验原理示意图

② 菌株。试验中可供选用的测试菌株有多种，在不同的基因中携带突变，各有不同特性，有的测定碱基置换，有的测定移码突变，有的两者都可测定。不同菌株的检出能力也不同，因此试验中菌株也要配套。Maron 和 Ames 于 1983 年推荐 TA97、TA98、TA100 和 TA102 组合，GB 15193.4—2014 推荐组合为：TA1535，TA97a 或 TA97 或 TA1537，TA98，TA100，TA102 或大肠杆菌 WP2uvrA 或大肠杆菌 WP2uvrA(PKM101)。

③ 方法。常用方法有平板掺入法、预培养平板掺入法和点试法等。

除上述细菌回复突变实验外，在遗传毒理学试验中还有正向突变试验。正向突变指野生型基因失活的突变。正向突变试验是利用培养哺乳类细胞系如小鼠淋巴瘤 L5178Y 细胞系、中国仓鼠肺细胞株(V79)和中国仓鼠卵巢细胞株(CHO)，观察特定基因座上是否诱变产生突变体，突变体的检出可依赖于营养需求型、细胞周期型、辐射及拟辐射物质敏感型、药物耐受性及溴尿嘧啶脱氧核苷依赖性等指标。最常用的基因座是 hprt 和 tk。tk 位于常染色体，其基因产物是胸苷激酶(TK)。Hprt 是位于 X 染色体，其基因产物是次黄嘌呤鸟嘌呤转磷酸核糖激酶(HPRT)。正向突变试验可检测基因位点内的碱基置换、缺失、移码和重排等点突变。

(2)哺乳动物红细胞微核试验。微核(micronucleus)与染色体损伤有关,是在细胞分裂后期,不能进入子细胞核的染色体断片或滞留的染色体,在子细胞胞质内形成的一个或几个规则的次核,比主核小,故称微核。微核试验(micronucleus test,MNT)通过观察有微核的细胞率检测DNA断裂剂和非整倍体诱变剂。其灵敏度与细胞遗传学试验基本相同,但它观察技术简易而省时,故发展迅速。

(3)染色体畸变试验。观察染色体结构和数目的改变称为染色体畸变试验(chromosome aberration test),也常称为细胞遗传学试验(cytogenetic assay)。是用显微镜直接检查分裂中期相细胞的染色体畸变和染色体分离异常。可观察到裂隙、断裂、断片、无着丝粒环、染色体环、双或多着丝粒染色体、射体和染色体粉碎等结构异常。对于缺失,除染色单体缺失外,需作核型分析或用流式细胞仪作电脑图像分析才能判断。对于倒位、插入、重复以及易位(除生殖细胞非同源染色体相互易位外),需显带技术。对于染色体分离异常,需在染毒后经过一次细胞分裂才能发现,但此时一些不稳定的染色体畸变往往消失,且因操作原因往往难以判断非整倍体。分裂中期相分析耗时且需要熟练技巧。

(4)果蝇伴性隐性致死试验(sex-linked recessive lethal test,SLRL)。利用隐性基因在伴性遗传中具有交叉遗传特征,用以检测生殖细胞致突变物。对3~4日龄的雄性野生型黑腹果蝇(Drosophila Melanogaster,红色圆眼)染毒3 d后,按2-3-3 d间隔(分别表示对精子、精细胞和精母细胞的效应)与3~5日龄的处女雌蝇(Muller-5,淡杏色棒眼,X染色体带有防止F1代把父系和母系X染色体互换的倒位畸变)交配,若雄蝇的X染色体上有基因突变,传给F1代雌蝇,又经F1代雌蝇传给F2代雄蝇,使位于X染色体上的隐性基因在半合型雄蝇表现出来,即F2代中没有红色圆眼雄蝇。根据受试染色体数(即F1代交配的雌蝇数减去不育数和废管数)与致死阳性管数求出致死率,具体计算按照下式:

$$致死率=致死管数/受试染色体数\times 1\,000‰$$

受试物诱发的致死率明显增加,与阴性对照组相比有统计学差异,并且有剂量—反应关系时判为阳性;如无剂量—反应关系,应至少有一时间点的阳性致死可重复并有统计学意义上的增加,也可以判为阳性。SLRL是果蝇各种测试系统中最敏感的实验,果蝇具有世代周期短、繁殖率高、饲养方便、经济、判断突变终点客观、不需代谢活化等优点,其不足之处是它与哺乳动物差异较大,结果外推应慎重。SLRL能检出点突变、小缺失、重排等几种遗传变异类型。

(5)显性致死试验(dominant lethal test,DLT)是检测受试物诱发哺乳动物生殖细胞遗传毒性的体内试验方法,观察终点是显性致死突变。显性致死突变指哺乳动物生殖细胞染色体损伤(结构和数目变化),出现不能与异性生殖细胞结合,或受精卵在着床前死亡,或胚胎早期死亡。DLT可检出单纯染色体断裂导致的大缺失或重复,或同时还有因染色体重排所致不平衡染色体分离或不分离,即非整倍体。一般对雄性啮齿类动物染毒,与雌性交配,观察一个精子发育周期中各阶段雌鼠胚胎早期死亡发生率的变化,以判断受试物有无对雄性生殖细胞致突变作用及作用敏感期。它是评价化学物对雄性生殖细胞遗传毒性较好的方法,还可进一步确证体外试验或其他实验系统获得的阳性结果。本试验多选用小鼠,也可用大鼠、仓鼠、豚鼠等，在哺乳动物体内进行，不需特殊设备条件，是一种较为实用的方法。其不足之处是灵敏度差和使用动物数量大，且要求一定的受孕率。

(6)非程序性DNA合成试验。正常细胞有丝分裂过程，仅在S期进行DNA复制合成。当DNA损伤时，细胞启动非程序性DNA合成程序以修复损伤的DNA。非程序性DNA合成试验(unscheduled DNA synthesis test，UDS)是观察分离或培养的细胞，在培养液中加入标记的DNA合成原料，如^{3}H-胸苷，将受试细胞分裂周期同步化于G1期，再用羟基脲抑制残留的S期半保留复制DNA，用放射自显影或者液闪计数法确定^{3}H-胸苷的掺入量，判定在S期外是否有DNA合成发生，以^{3}H-胸苷掺入细胞量的增加，判断受试物是否造成DNA损伤。

(7)其他。目前已知有200种以上对致突变物的测定方法。然而，大量的遗传毒理学试验主要依赖相对较少的几个试验，说明致突变试验有许多地方需要完善。另外，随着科学技术的进步，尤其是分子生物学技术的日新月异，有望更准确地测定致突变作用，如转基因小鼠致突变检测系统、荧光原位杂交技术(FISH)、单细胞凝胶电泳试验等。

3. 致突变试验中的问题和结果判定

(1)对照的设定。遗传毒理学试验中均应设计阴性和阳性对照。

(2)体外活化系统。前致突变物(promutagen)本身不具有致突变性，需经代谢活化才表现致突变性。而微生物和培养的哺乳动物细胞缺乏整体动物体内的许多代谢能力，必须加入代谢活化系统以检出前致突变物。常用的代谢活化系统包括：哺乳动物细胞介导、S9、纯化酶和基因工程等。

(3)结果判定。各种致突变试验都有其特定的遗传学终点，均存在结果判断问题。良好的实验质量控制是正确判断结果的前提。目前，常采用以下质控措施：①设立阴性对照或阳性对照；②盲法观察；③资料的统计学分析，它是检验各处理组与对照组之间的差异，观察剂量—反应关系和定量强度；④实验结果的重现性，即独立的重复试验所得到的相同结果。阴性结果的判定条件：最高剂量应包括受试物溶解度许可或染毒途径许可的最大剂量。如该剂量毒性很大，则体内试验和细菌试验应为最大耐受量；各剂量组的间距不应过大，以防漏检仅在非常狭窄范围内才有突变能力的某些化学物。满足上述条件，仍为阴性，才慎重结论。

阳性结果的判定条件：应有剂量—反应关系，即致突变作用随染毒剂量增加而增加，一组或多组观察值与阴性对照比较差异有统计意义。阳性结论表明受试物有致突变性，但是不同致突变试验的遗传学终点不一，其表示的含义也不一样。常用致突变试验的特点见表8-1所列。

表8-1 常用致突变试验的特点

致突变试验	指示生物/细胞类型	试验类型	遗传学终点
Ames试验	原核生物	体外	基因突变
HGPRT基因突变试验	哺乳动物体细胞	体外	基因突变
TK基因突变试验	哺乳动物体细胞	体外	基因突变
哺乳动物红细胞试验	哺乳动物体细胞	体内	染色体损伤/非整倍体

（续表）

致突变试验	指示生物/细胞类型	试验类型	遗传学终点
染色体畸变试验(骨髓)	哺乳动物体细胞	体内	染色体损伤
染色体畸变试验(睾丸)	哺乳动物生殖细胞	体内	染色体损伤
啮齿类动物显性致死试验	哺乳动物生殖细胞	体内	染色体损伤
非程序性 DNA 合成试验	哺乳动物体细胞	体内	DNA 损伤
姐妹染色体交换试验	哺乳动物体细胞	体外	DNA 损伤

第二节　食品中外源化学物的致癌作用及其评价

癌症是严重威胁人类健康和生命的疾病。一般认为，80%以上的癌症是由化学因素所致。食品中的外源化学物引发癌症的报道和研究由来已久，比如烧烤、烹饪过程中产生的苯并[a]芘和杂环胺，因储存不当导致霉变产生的黄曲霉毒素，食品腌制过程中产生的二甲基亚硝胺盐等，都具有一定的致癌性，可以增加人体癌症的发生率。另外，环境、地域因素和饮食习惯也会导致机体摄入一些化学元素，如饮水型砷中毒或者咀嚼槟榔等，也是导致癌症发生的原因之一。

化学致癌作用(chemical carcinogenesis)是指化学物质作用于生物体引起肿瘤发生的过程，具有化学致癌作用的物质称之为化学致癌物(chemical carcinogen)。

一、食品中外源化学物致癌物的类型

食品中化学致癌物种类繁多，分类方法各异。国际癌症研究所(International Agency for Research on Cancer，IARC)和美国环保总局(U. S. Environmental Protection Agency，EPA)主要利用人群流行病学资料和动物致癌试验研究资料，根据化学物质对人或动物致癌的证据强度进行了分类。

IARC 根据人类流行病学调查和病例报道和实验动物致癌性研究，结合作用机制研究和其他相关资料，综合分析，整体评价，将化学致癌物质分为 4 类：对人类是致癌物、对人类很可能/可能是致癌物、未归类于人类致癌物、对人类可能是非致癌物(表 8－2)。

第 1 类(group 1)对人类是致癌物(carcinogenic to humans)，是指该化学物质与人类致癌的发生存在因果关系，且证据充分。一些混杂因素(如混合物)等的影响导致了化学物质对人类癌症发生的证据尚不足够，但该化学物质在实验动物的致癌证据充分和在暴露人体有关该因子(混合物)通过相关致癌机制发挥作用的强有力证据时，也可归为此类，如甲醛、砷及其化合物、黄曲霉毒素、苯、苯并[a]芘、酒精饮料、腌鱼、含烟草的槟榔、己烯雌酚等。

表 8-2 IARC 对人类致癌作用评估的分类

分类	致癌可能性	证据		例子	种类*
		人	动物		
第 1 类	对人类是致癌物	充分 Sufficient	充分 Sufficient	砷、黄曲霉毒素、酒精、含烟草的槟榔、苯并[a]芘	118 种
第 2 类	A 对人类很可能是致癌物 (probably)	有限 Limited	充分 Sufficient	DDT、二苯并[a,H]蒽、N-二甲基亚硝胺、甲磺酸、多氯联苯、氧化苯乙烯	79 种
	B 对人类可能是致癌物 (possible)	有限 Limited	不充分 Less than sufficient	TCDD、苯乙烯、苯巴比妥、四氯化碳、对硫磷、苯并[a]蒽、苯妥英钠、对氨基偶氮苯	291 种
		不足 Inadequate	充分 Sufficient		
第 3 类	未分类于人类致癌物	现有证据不能对人类致癌性进行分类		丙烯醛、丙烯酸、偶氮苯、氯消毒饮用水、异烟肼、斑蝥素、杀草强、放线菌素 D	507 种
第 4 类	对人类可能是非致癌物	缺乏 Lack	缺乏 Lack	己内酰胺	1 种

* 来自 IARC2016 年 9 月报告

第 2 类(group 2)包括以下两种化合物:2A 类(group 2A)即对人类很可能是致癌物(probably carcinogenic to humans),是指该化学物质对人类的致癌性在流行病学证据有限,但对实验动物的致癌性证据充分,如 4,4′-二氯二苯三氯乙烷(DDT)、二苯并[a,H]蒽、N-二甲基亚硝胺、甲磺酸、多氯联苯、氧化苯乙烯等;2B 类(group 2B)即对人类可能是致癌物(possibly carcinogenic to humans),是指该化学物质对人类的致癌性的流行病学证据缺乏或较弱,但对实验动物的致癌性证据充分;也可以是对人类致癌性证据不足,但对动物致癌性证据充分。如四氯二苯并对二恶英(TCDD)、苯乙烯、苯巴比妥、四氯化碳、对硫磷、苯并[a]蒽、苯妥英钠、对氨基偶氮苯等。

第 3 类(group 3)为未分类于人类致癌物(not classifiable as to carcinogenicity to humans),该类化学物质对人的致癌性资料不足,对动物的致癌性资料有限或不足。特殊情况下,一些化学物对人的致癌性证据不足,动物致癌性资料充分,但有证据表明该化学物质的动物致癌机制不适用于人类时,也可归为此类。如丙烯醛、丙烯酸、偶氮苯、异烟肼、斑蝥素、杀草强、放线菌素 D、氯消毒饮用水等。第 3 类并不意味着对人类无致癌性或者总体安全,而是需要更多的研究,特别是当暴露范围更广,或者癌症资料符合不同的解释时。

第 4 类即人类可能非致癌物(probably not carcinogenic to humans),指资料提示该化学物质对人类和实验动物致癌性的证据缺乏(evidence suggesting lack of carcinogenicity in humans and in experimental animals),如己内酰胺。在一些情况下,化学物质对于人类致癌性证据不足,实验动物结果显示致癌性证据缺乏,且有广泛的机制和其他相关数据一致和强烈支持,也可以归入该组。

对人类致癌性相关证据的评估被分为以下 4 种情况。对人的致癌性证据充分(sufficient evidence of carcinogenicity),是指在致癌化学物、混合物和接触环境等的暴露与人类某种癌症的发生之间已经建立了因果关系。也就是说,暴露与癌症发生之间观察到阳性关系,且能排除偶然性、偏倚和混杂因素。对人的致癌性证据有限(limited evidence of carcinogenicity)是指已经观察到的暴露和癌症发生之间具有正相关性,因果关系的解释也是可信的,但不能排除偶然性、偏倚、混杂因素等。对人的致癌性证据不足(Inadequate evidence of carcinogenicity):是指现有的研究相关资料较少,或者已经获取的研究结果尚不能明确暴露与癌症发生之间有没有因果关联,或者没有关于人类癌症发生的数据。证据提示缺乏致癌性(evidence suggesting lack of carcinogenicity):是指在涵盖人类已知全范围暴露水平充分研究,在任何观察到的水平均没有表现出暴露和任何癌症之间有相关性。缺乏致癌性证据的结论应仅限于观察癌症发生的部位、暴露的条件和水平以及现有研究所涵盖的观察时间长度。此外,不可能排除在研究的暴露水平下具有非常小的风险的可能性。

实验动物致癌性证据评估分为以下 4 种。致癌性证据充分是指在两种或者两种以上物种动物的研究,或者对一种物种动物在不同时间,或不同实验室,或不同实验方案下进行两次以上独立研究,均发现受试物与动物的肿瘤发生率(恶性或恶性和良性肿瘤合计)之间具有明确的因果关系。作为例外,在一个物种和一个性别的单一试验中,恶性肿瘤发生率、部位、肿瘤类型或发癌时间方面显示出不同程度的变化时,也可认为致癌性证据充分。致癌性证据有限是指动物试验资料提示有致癌作用,但对于作出明确评价还有不足,原因在于:如致癌性资料来于单一试验;在设计、实施或结果解释方面有未解决的问题;受试物仅引起良性肿瘤或不确定致癌性的潜在损伤发生的增加;致癌性的证据仅限于在较窄范围的组织或器官中表现出促进活性的研究。实验致癌性证据不充分(Inadequate evidence of carcinogenicity)是指动物实验研究中,由于主要的定性或定量限制,或没有实验动物的癌症数据可用,尚不能被解释受试物具有或不具有致癌作用。实验动物致癌性证据缺乏(evidence suggesting lack of carcinogenicity)是指在两种或两种以上种系的动物试验研究中,证明受试物在所进行试验的范围内无致癌性,且结论仅限于所研究的种系、肿瘤部位和暴露剂量水平。

美国环保总局(EPA)、化学生产制造协会、欧盟等也对化学致癌物进行了类似的分类。EPA 在癌症风险评估指南(2005)以证据权重将化学物质对人类致癌性风险分为 5 类,即 A:人类致癌物(carcinogenic to humans);B:人类可能致癌物(likely to be carcinogenic to humans);C:可疑的人类致癌物(suggestive evidence of carcinogenic potential);D:信息不足尚不能分类(inadequate information to assess carcinogenic potential);E:可能是人类非致癌物(not likely to be carcinogenic to humans)。这一分类方法与 IARC 的分类方法基本相同。

二、食品中外源化学物致癌过程及其作用机制

据统计,人类 70%～90%的癌症与环境、饮食和社会行为方式有关。人类男性 30%～40%、女性 60%的癌症发生与不良的饮食习惯有关。大量证据表明,过多的热量摄入和高脂摄入均具有致癌性,提示碳水化合物和脂类在肿瘤发生过程中具有促进作用。高脂饲料

可诱发大鼠乳腺癌，高脂饮食可增加人乳腺癌和结肠癌的发病率。高脂饮食还可能与前列腺癌、膀胱癌、卵巢癌等的发生有关。过量饮酒可导致人类多种肿瘤发病率增高。某些与人类特定肿瘤有关的饮食营养病因学见表 8－3 所列。饮食中的热量成分与它们的化学组成一样是肿瘤的危险因素，虽然一些相关的“抗氧化微量营养素”的缺乏被认为是肿瘤发展的原因，但确认这些因子对预防人类肿瘤的有效性还需要更多的研究。

表 8－3 人类癌症营养病因学

癌症	总能量平衡	脂类	蔬菜与水果	其他纤维、淀粉、谷类	蛋白质	酒精	β-胡萝卜素（Vit－A）	Vit－C	盐
食管			−			++	(−)	(−)	(+)
胃			−−	(+)			(−)	(−)	+
大肠	(+)	+	−	(−)	(+)				
肝						+			
胰		(+)	(−)						
胆囊	(+)								
肺			(−)				−−		
膀胱									
肾	(+)								
乳腺 *	+	(+)	(−)			(+)	(−)		
子宫内膜	+								
卵巢 *		(+)	(−)						
前列腺	(+)	(+)	(−)						
冠状动脉	++	++		(−)			−−		+

注：++、+、(+)分别表示有强、中和提示（但不充分）证据表明有正相关关系（诱发作用）−−、−、(−)分别表示有强、中和提示（但不充分）证据表明有负相关关系（诱发作用）对于绝经后女性，身高、肥胖是患乳腺癌的危险因素。

许多具有致癌作用的环境污染物都普遍存在于人类膳食中。霉变食物如花生、玉米等含有黄曲霉毒素 B1，烹饪过程中产生的多环芳烃和杂环胺等有机物，均具有较强的致癌性。咀嚼槟榔可导致口腔癌。

一些营养和膳食元素可以抑制肿瘤的发生。例如，动物实验中发现，维生素 A 具有抑制恶性肿瘤的作用，维生素 C 和 E 可防止亚硝胺在体内的产生，减少肝、上消化道和呼吸道的致癌危险。维生素 B2 可抑制黄曲霉毒素的活化，减少肝癌的发生。β-胡萝卜素可以通过细胞色素 P450 系统抑制化学致癌物的代谢活化，降低肿瘤的发生率。麦麸、米糠和果胶等富含纤维的饲料可降低某些结肠致癌物的致癌性。增加膳食纤维，如蔬菜、水果等的摄入，可降低患结肠癌和乳腺癌的发生。

1935 年 Sasaki 和 Yoshida 通过慢性喂饲邻一氨基偶氮甲苯在大鼠上诱发出了肝癌，首次提出了癌变是多阶段过程的观点。更多的动物实验研究发现，癌症的发生过程至少包括引发(initiation)、促长(promotion)和进展(progression)三个阶段(图 8-2)。

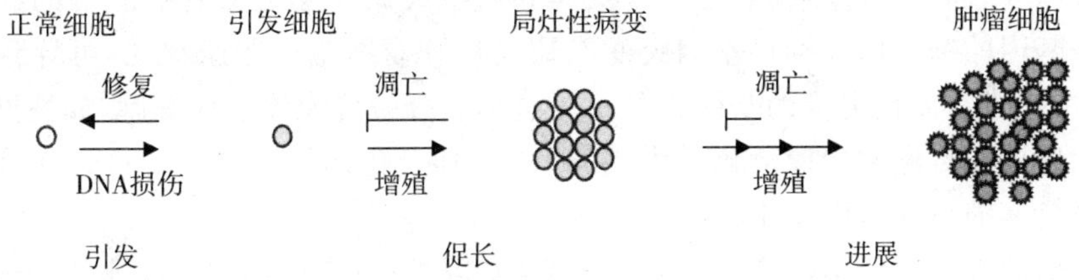

图 8-2 肿瘤发生的多阶段模型

(参考:Klaassen CD. Casarett and Doull's Toxicology, 7th ed, McGraw-Hill, p333, 2008)

1. 引发阶段

引发是癌症发生的第一个阶段，是指正常细胞出现了稳定的和可遗传的改变。引发阶段是一个快速的不可逆过程，发生了诱癌突变事件。触发引发阶段的化学物质被称之为引发剂。引发剂与 DNA 共价结合形成 DNA 加合物，引起遗传改变，包括突变。被归类为引发剂的食品中的致癌物有多环芳烃和亚硝胺化合物等。大多数引发剂进入体内后需要在靶细胞经过代谢活化才具有致癌性，其最终活性产物多为化学性质活泼、带电荷的亲核或亲电子物质，与核 DNA 结合后形成 DNA 加合物，引起 DNA 损伤。如苯并[a]芘在体内经 P450 单加氧酶催化发生芳香环上的环氧化，形成多种环氧苯并[a]芘，其中 7,8-环氧苯并[a]芘在环氧化物水解酶的作用下水解形成近致癌物 7,8-二氢二醇苯并[a]芘，再经 P450 催化发生环氧化反应，形成亲电子剂终致癌物 7,8-二氢二醇-9,10 环氧苯并[a]芘；天然食品中以黄曲霉毒素 B1(aflatoxin B1, AFB1)较为多见，进入体内后 AFB_1 经环氧化形成具有致癌活性的 AFB_1-2,3 环氧化物，可以与 DNA、RNA 和蛋白质等生物大分子结合，发挥其致癌效应。N-亚硝基则在体内受到肝微粒体 P450 作用后，被氧化、分解生成具有高度致癌活性的烷基偶氮羟基化合物。

DNA 中亲核性最强的位点是鸟嘌呤 N-7 位点，许多致癌物在此位点与 DNA 形成共价加合物，从而引起基因突变，诱发癌症。通常，突变频率或肿瘤发生与 DNA 加合物的形成量成正比，如黄曲霉毒素 B_1、多环芳烃、芳香胺等致癌物。由于 DNA 加合物的形成及持久性反映了机体暴露于化学物的浓度与时间，机体对化学物质的吸收、代谢以及对 DNA 损伤的修复能力，因此，DNA 加合物作为化学致癌物的暴露生物标志和早期效应生物标志，在肿瘤防治、人群生物学检测和环境化学物暴露风险评估中具有广泛的应用价值。

正常细胞在引发剂的作用下出现 DNA 损伤，当 DNA 加合物或对 DNA 的其他损伤不能被及时准确修复，或者在 DNA 合成前修复不完全时，引发损伤事件就被“固定”，形成引发细胞。

引发阶段的分子机制主要是基因突变，癌症发生机制的体细胞学说很好地解释了这一现象。早在 1914 年，Boveri 就曾提出基因突变是细胞生长异常的原因，到 1923 年，Bauer 系统地提出肿瘤发生的体细胞突变学说。直到 20 世纪 70 年代，体外致突变试验应用了 S9 作为模拟代谢系统后，才使得许多试验研究支持了这一学说。体细胞突变学说认为，致癌物作用引起 DNA 损伤，DNA 碱基序列发生改变，这种改变可以通过细胞分裂传递给子代。体细胞突变学说基于以下理论基础：(1)实验证明，多数肿瘤细胞来源于突变了的单细胞克隆；(2)大多数致癌物在致突变试验中呈阳性，例如有报道使用 Ames 试验测试 175 种已知致癌物，157种（89.7%）的结果为阳性；125种非致癌物，109种（87.2%）为阴性；（3）DNA修复缺陷可以导致肿瘤发生，如着色性干皮病和共济失调性毛细血管症患者的肿瘤发生率增高；（4）癌基因的突变以及抑癌基因突变或缺失在肿瘤细胞中普遍存在，可导致正常细胞周期和凋亡的失控，而且突变的基因型可以通过细胞分裂传递给子代细胞，如视网膜母细胞瘤和肾胚胎瘤；（5）致癌物代谢活化后生成的DNA加合物诱导基因突变；（6）在许多肿瘤组织中发现染色体畸变或基因组不稳定。

致癌物引起细胞遗传学改变包括基因突变、基因扩增、染色体重排和非整倍体。其中基因突变和染色体重排在一些肿瘤中可以使原癌基因激活或使抑癌基因失活。原癌基因异常激活后成为癌基因，它们的产物大体可归纳为生长因子、生长因子受体、信号转导分子、蛋白激酶或转录激活物等几大家族。研究证明癌基因点突变是导致癌基因活化的主要形式，例如H-Ras基因第12位密码子GGC突变为GTC，编码的蛋白质结构发生改变，影响Ras蛋白的GTP酶活性，使细胞增殖信号通路处于持续激活状态。而抑癌基因则是细胞内一类能对抗肿瘤发生的基因，通常情况下，抑癌基因在控制细胞生长、增殖等过程中起负调控作用，而在诱导细胞分化及凋亡中发挥正调节功能。致癌物质可引起抑癌基因发生突变，抑癌功能丧失，导致肿瘤的发生。抑癌基因的失活需要两次或两次以上的突变，即两个等位基因都发生突变，例如视网膜母细胞瘤基因（retinoblastoma gene，Rb）。美国儿科医生Knudson AG发现在显性遗传的儿童视网膜母细胞瘤患者细胞中Rb基因的缺失可能源自两次突变，即有遗传倾向的患儿从亲代遗传了一个Rb突变的基因，在此基础上发生Rb基因第二次突变，导致肿瘤发生，这就是著名的肿瘤“两次打击”假说（two-hit hypothesis）。“两次打击”假说对一些遗传性肿瘤，如视网膜母细胞瘤的发生作出了合理解释。遗传型的视网膜母细胞瘤发病很早，并多双侧性或多发性。这是因为患儿出生时全身所有细胞已有一次基因突变，只需要在出生后某个视网膜母细胞再发生一次突变（第二次打击），就会转变成为肿瘤细胞，故较易表现为双侧性或多发性。而非遗传型视网膜母细胞瘤患者Rb基因的两次突变都在后天逐步形成，因此发病年龄较大，不具有遗传性，且多为单侧性。已知Rb基因编码的蛋白质是细胞周期中主要调控因子，通过自身磷酸化，调节转录因子E2F活性，控制细胞的增殖。

2. 促长阶段

引发过程本身并不足以导致肿瘤形成，引发细胞可以通过经由周围正常细胞生长控制或通过内分泌影响而保持在静止非分裂状态，也可通过细胞凋亡机制被清除。当引发细胞在内源性或外源性细胞生长因子刺激时，引发细胞选择性克隆增殖，形成癌前病变或局灶性病变，这一阶段称之为癌症发生的促长阶段。在该阶段起促长作用的内源性或外源性化学物质称之为促长剂。促长剂对正常细胞并不具有诱变能力，本身不能引起正常细胞癌变。但是促长剂可以通过增加细胞增殖和/或抑制细胞凋亡等多种机制，影响基因表达水平，从而引发细胞持续增殖。非遗传毒性致癌物通常有促长功能。

与引发阶段相比，促长阶段很明显的特征是具有可逆性。在促长剂的重复应用或持续暴露下，引发细胞继续克隆扩张和分裂，维持了癌前病变或局灶性病变的形成和生长。一旦脱离促长剂，或者促长剂的暴露剂量或接触频率低于一定的阈值，局灶性病变可能消退。许多促长剂具有一定的器官特异性效应，如十四烷酰佛波醇乙酸酯（简称佛波酯，TPA）是巴豆油的活性成分，它可通过激活蛋白激酶C刺激细胞增殖，常作为小鼠皮肤癌的促长剂。

TCDD 是对大鼠肝癌作用最有效的促长剂，也是肺和皮肤肿瘤的促长剂。雌二醇是内源性激素类促长剂。

促长阶段可被衰老过程、进食和激素等生理性因素所调节。Glauert 等研究发现，大鼠食用半合成食物，其致癌过程的促长作用要低于食用天然谷类食物。

促长剂不影响遗传物质的改变，可能通过非遗传损伤机制来发挥致癌作用。非遗传损伤机制学说认为，一些化学致癌物本身不影响基因结构的改变，但可以通过影响基因外物质或因素如蛋白质、RNA、生物膜发生改变，导致基因转录调控出现异常，使得与生长、分化有关的基因异常关闭或启动，细胞转化为癌细胞，这一观点也称为基因外调控学说。非遗传损伤机制主要包括表观遗传变异、细胞异常增生、免疫抑制、内分泌激素失衡、过氧化物酶增殖剂激活受体等。

表观遗传学是研究不涉及 DNA 序列变化的、可遗传的基因表达调控方式的一门学科，表观遗传通过 DNA 甲基化、组蛋白修饰、染色质重塑以及非编码 RNA 等 4 种调控方式来实现对基因表达的控制，表观遗传调控失常也可和基因突变一样引起肿瘤的发生。在肿瘤发展中，DNA 甲基化水平改变常常是最早观察到的分子事件，甲基胞嘧啶 5mC 是 C∶G 至 T∶A 转换突变的热点，CpG 位点突变频率的增加发生在许多肿瘤抑癌基因，例如 1/4 的 p53 基因突变和 1/3 的 p16 基因的 C∶T 转换发生在 CpG 位点上。DNA 甲基化修饰能影响肿瘤相关基因的表达，从而促进细胞恶性转化。许多化学物质可以通过作用于 DNA 甲基化酶，如 DNMT1、DNMT3a、DNMT3b 来影响 DNA 甲基化水平，导致癌症发生。例如，在肾癌中，有 60%的患者是由于肿瘤抑癌基因 VHL 的失活性突变引起的，而 20%的患者虽然没有 VHL 基因的突变，但是该基因启动子区域高水平的 DNA 甲基化抑制了抑癌因子 VHL 的表达。

表观遗传调控异常可能导致染色质结构不稳定，从而引发染色体数目异常、大片段缺失或扩增以及 DNA 修复机制紊乱。表观遗传还可以直接影响细胞的增殖或凋亡，例如 Brgl/Brm 缺失后，RB 不再诱导细胞凋亡。表观遗传还可以影响信号传导通路，如 WNT、Hedgehog、TGFβ、细胞表面受体及许多激素受体等，导致癌症发生。表观遗传也能影响癌症侵袭和转移。

肿瘤表观遗传学机制贯穿肿瘤发生、发展的整个过程，具有一定的广泛性和组织特异性，许多研究证明环境因素可以通过改变表观遗传模式产生毒作用效应，如何将 DNA、核小体和染色质水平上的表观遗传调控信息加以整合，阐释复杂的基因表达调控网络在环境因素作用下的调控规律，是毒理学机制研究的一个重要的方向。

内分泌激素包括胺类、固醇类和多肽，对维护机体“内环境”的稳态十分重要。研究发现，因膳食成分导致体内雌激素、垂体激素和泌乳素水平升高，可导致乳腺癌发病率的升高。人群流行病学资料也发现长期使用激素类药物会增加肿瘤发生的危险，孕妇服用合成雌激素己烯雌酚以避免流产，但其所产女婴在青春期后易发生阴道透明细胞癌。对于高龄产妇，特别是超过 40 岁才初次生育的妇女，雌激素水平与乳腺癌发病的危险性升高有关。生育较早的妇女较不生育的妇女子宫内膜癌、卵巢癌和乳腺癌的发病率均较低，而且首次足月妊娠年龄过大、初潮过早、绝经过晚均可增加乳腺癌发病率。

3. 进展阶段

进展阶段是癌症发生过程的最后阶段，肿瘤由良性癌前病变或局灶性病变细胞群体转变为恶性肿瘤细胞群体。能引起癌前病变转变为恶性肿瘤的致癌物称之为进展剂。进展剂多数具有遗传毒性作用，如苯、石棉纤维、羟基脲等，可导致DNA合成和细胞增殖加速，临床表现为瘤体生长加速、侵袭、浸润、转移等恶性生物学特性。进展阶段为不可逆阶段，最典型的标志是染色体畸变和核型不稳定性。核型不稳定性的原因很多，既有DNA损伤或基因突变修复机制的缺陷，又有癌基因、抑癌基因和细胞周期调节基因表达水平的改变。在癌细胞中，微卫星不稳定性（mierosatellite instability）现象是基因组不稳定性的一种生物标志。

一些化学致癌物在引发、促长和进展阶段均起作用，被称之为完全致癌物。

三、致癌作用的评价方法

致癌作用的评价包括定性和定量两个方面，定性即确定该化学物是否有致癌作用，定量即进行剂量—效应关系分析，推算人类可接受的危险度剂量或实际用药剂量下可能发生肿瘤的危险度。评价需要依靠人群流行病学调查和动物试验结果。流行病学调查虽然限制和干扰因素多，但确定人类致癌物离不开流行病学调查的资料；动物诱癌试验花费大，周期长，动物使用数量大，难以满足社会快速发展的需要，近年在致癌物筛查的快速、高效、准确的检测方法方面进展很快，特别是在基于毒性作用通路和有害结局通路方面有望取得一些突破。

1. 定量构一效关系分析

食品中外源化学物种类繁多，结构千差万别，定量构一效关系分析（quantitative structure - activity relationship，QSAR）是利用理论计算和统计分析工具来研究化学物结构与其生物学效应之间的定量关系。如对数百种多环芳烃类化合物的小鼠皮肤癌诱发实验结果的QSAR分析表明，不仅化学结构的微小变化关系着致癌性的强弱，而且与其立体结构性的变化也有密切关系。

2. 致突变组合试验

许多致癌物具有诱发突变的作用，致突变组合实验常用于潜在致癌物的鉴别。致突变实验具有方法简单、快速、费用低、无须特殊检测仪器等优点，缺点是无法检出非遗传毒性致癌物。从已测试的有致癌潜力的化学物来看，其中60％的啮齿类动物致癌物有遗传毒性，40％的啮齿类动物致癌物无遗传毒性。从某些实验对动物致癌物的检出率来看，Ames实验、小鼠淋巴瘤细胞突变实验和小鼠体内微核试验的敏感性/特异性分别为：58.8/73.9，73.1/39.0和78.7/30.8。而采用2种或3种致突变试验组合，敏感性增强，但特异性减弱。

3. 细胞恶性转化试验

细胞转化是指外源因素对体外培养的细胞所诱发的恶性表型改变，包括细胞形态、增殖速度、生长特征（接触抑制消失或锚着独立生长等）、生化表型、染色体畸变以及移植于动物体内形成肿瘤的能力等变化。将恶性转化的细胞接种到裸鼠皮下可形成肉眼可见肿瘤。试验观察终点为细胞恶性变，揭示外源化学物诱导细胞的生物学特性的改变，因此该试验既可以筛查遗传毒性毒物，也可以检测非遗传毒性毒物。目前恶性转化试验常用的细胞分为三类：(1)原代或早代细胞：常用叙利亚仓鼠胚胎细胞（SHE细胞）、人类成纤维细胞、小鼠皮肤或大鼠支气管上皮细胞等。(2)动物细胞系：常用BALB/C-3T3、C3H10T1/2和BHK-21。(3)病毒感染细胞：常用RLV/RE细胞即劳舍尔氏白血病病毒感染的Fisher大鼠胚胎细胞和 SA7/SHE 细胞即猿猴腺病毒感染的 SHE 细胞。

细胞恶性转化试验阳性说明受试物有致癌潜能。但该试验为体外试验，对间接致癌物的检测灵敏度较低。目前，欧洲替代方法验证中心（ECVAM）已将细胞转化实验研发为致癌试验的替代实验，其中叙利亚仓鼠胚胎 SHE 细胞形态转化实验比较成熟，其敏感性为 87%，特异性为 83%，和动物致癌实验的一致率达 85%。

4. 哺乳动物短期致癌试验

哺乳动物短期致癌试验又称有限动物试验（limited in vivo bioassay），是指在有限的时间内完成而非终生，而且观察的靶器官限定为一个而非全部的致癌实验。国内外目前较常用到的哺乳动物短期致癌试验有四种：（1）小鼠肺肿瘤诱发试验，（2）大鼠肝转变灶试验，（3）小鼠皮肤肿瘤诱发试验，（4）雌性 SD 大鼠乳腺癌诱发试验。一般，短期致癌实验适用于构效关系能预测靶器官的受试物。肺和肝最常发生肿瘤，也是众多致癌物的靶器官，因此小鼠肺肿瘤和大鼠肝转变灶试验较常被选用。试验时，除特定要求外，应遵从长期致癌试验的一般要求。短期实验阳性结果的意义与长期致癌实验相当。由于实验期短，也未检查其他脏器和系统，特别是皮肤肿瘤和乳腺癌的诱发实验，仅适用于较小范围的化学物类型，因此试验阴性结果意义较差。

5. 哺乳动物长期致癌试验

哺乳动物长期致癌试验又称终生试验（life - time test），是确证动物致癌物的经典可靠方法。化学致癌的最大特点之一是潜伏期长，用流行病学方法确证一种新致癌物，一般需要人类暴露 20 年后才能确定，而啮齿类动物 1.5～2 年的时间即相当于人类大半生时间。此外动物实验能严格控制实验条件，排除混杂因素的影响。虽然动物试验节省时间又容易控制，但结果外推到人存在不确定性。

哺乳动物长期致癌试验在动物选择、数量及实验期限等方面都有严格要求：

（1）实验动物和数量的选择。选择动物时要考虑物种、品系、年龄、性别、自发肿瘤率（低）及靶器官特异性。可选用大鼠、小鼠，一般为 6～8 周龄。实验开始时每个性别动物体重差异不应超过平均体重的 ±20%。每组动物数至少 100 只，雌雄各半，雌鼠应为非经产鼠、非孕鼠。若计划试验中期剖检，应增加动物数（每组至少 20 只，雌雄各半）。对照组动物性别和数量应与受试物组相同。

（2）染毒剂量和途径的选择。一般设 3 个染毒剂量组，最高剂量选择最大耐受剂量（MTD），原则上应出现较明显的毒性反应，但不引起过多死亡；低剂量不引起任何毒效应；中剂量介于高低之间，可引起轻度毒效应。剂量间距以 2～4 倍为宜，不超过 10 倍。阴性（溶剂）对照除不给予受试物外，其余处理均同染毒组，必要时增设未处理对照。染毒方式取决于受试物的理化性质和试验目的，选择受试物掺入饲料、饮水或灌胃给予。若受试物影响动物适口性，应灌胃。

（3）染毒期限。原则上要求长期或终生。一般情况下小鼠至少 1.5 年，大鼠 2 年，可能时适当延长至 2 年和 2.5 年。期间低剂量组或对照组存活数仅为开始时的 25%时（雌雄动物分别计算），可及时终止试验。高剂量组因明显毒作用出现早期死亡，不应终止试验。

（4）结果观察、分析和评定。试验期间要密切观察动物，及时发现濒死动物并进行病理学解剖。记录发现第一例肿瘤时存活动物数，作为试验结束时的有效动物数（指最早发现肿瘤时存活动物数)。注意记录各组进入试验动物数、试验期间动物死亡数及死亡时间、出现肿瘤及其他毒性反应的动物数,描述肿瘤发生部位、数量、性质、癌前病变及肿瘤的潜伏期。主要观察指标包括:①肿瘤发生率:指整个试验结束时患肿瘤动物数占有效动物数的百分率。用病理组织学检查确定肿瘤。对照组动物肿瘤自发率和染毒组动物肿瘤发生率在统计学上的区分很重要。如有不同类型,良性与恶性的区别甚至良性肿瘤病灶中部分恶化的现象,不同器官发瘤,不同性别有差异等情况都应一一计算专率。②多发性(multiplicity):指一个器官出现多个肿瘤或一只动物多个器官出现肿瘤。③潜伏期:从摄入受试物起到各组发现第一个肿瘤的时间作为该组的潜伏期。这种办法只适用于能在体表观察的肿瘤,如皮肤肿瘤或乳腺肿瘤。内脏肿瘤不易察觉,通常将肿瘤引起该动物死亡的时间定为发生肿瘤的时间,或者分批剖杀,计算平均潜伏期。

根据 WHO 提出的标准,符合以下任何一条,可判定受试物为大鼠的致癌物:①肿瘤只发生在试验组动物,对照组中无肿瘤发生;②试验组与对照组动物均发生肿瘤,但试验组发生率高;③试验组动物中多发性肿瘤明显,对照组无多发性肿瘤,或只是少数动物有多发性肿瘤;④试验组与对照组动物肿瘤发生率虽无明显差异,但试验组中的发生时间较早。

6. 人群流行病学调查

人群流行病学调查是确定人类致癌物的重要手段。通常一般先通过动物致癌实验,根据阳性结果检出潜在的人类致癌物,或先进行描述流行病学调查或临床观察发现可疑人类致癌物,再进行分析流行病学研究,即病例对照研究和队列研究。肿瘤流行病学调查的结果为阳性,且能够重复并有剂量—反应关系,又得到动物实验的验证,则该受试物较易被承认为人类致癌物。肿瘤流行病学调查结果如为阴性,也不能完全确定受试物为非致癌物,仅能认为未观察到致癌作用的接触条件(剂量和时间)的上限。因此,当接触年限较短或剂量较低时,流行病学调查的阴性结果不能否定对同一受试物进行另一调查的阳性结果。

结合多种方法综合评价化学物的致癌性将是一个重要发展趋势。随着新的化学物质不断地出现,并应用在食品加工行业,常规毒理学方法已无法满足实际需要。目前许多科学家正致力于建立耗费动物少、试验周期较短、方法简便、费用较低的毒理学安全性评价体系。在未来几十年里,以毒作用通路或有害结局通路相关生物标志为基础的风险评价方法将成为食品毒理学的研究热点。如何在分子细胞水平区分适应性反应和毒性效应?如何解决化学物在体内的代谢过程体外无法模拟的问题?如何与人群低剂量暴露链接并确定剂量—反应关系?这些问题是确定化学致癌通路或毒作用模式的关键和核心。

第三节　食品中外源化学物的发育毒性及其评价

发育毒理学(developmental toxicology)是研究发育生物体在受精卵、妊娠期、出生后直到性成熟的发育过程中,接触外源化学物导致的异常发育结局及其作用机制的科学。它包括发育暴露、毒物动力学、毒作用机制及可能导致健康损害效应的结局等方面的研究。发育毒理学是相对年轻的科学,但研究结构性出生缺陷的畸胎学(teratology),作为一门描述性科学,在有文字之前就已存在。发育毒性试验主要研究外源化学物对胚胎发育、胎仔发育以及出生幼仔发育的影响及其评定,其中主要为致畸试验。

一、发育毒性与致畸性

从受精卵直到出生的整个发育生物体，包括胚胎（或称胚体）、胎儿（或称胎体）和胎膜，称为孕体（conceptus）。在发育期间，由于外源化学物的毒性而产生的改变，可以通过损伤功能和引起生长迟缓而使发育体长期存活，接触时期和接触程度的不同导致从次要的变异到大体畸形甚至死亡的不同表现。

1. 基本概念

（1）先天变形（congenital deformation）

是指器官发生和表型发生时，由于内部因素和外部作用致使生长和发育的结构发生变形而影响到功能，如下颌、膈肌、指掌屈肌等的改变，这些均属"局部"（region）变形，而非器官畸形。

（2）变异（variation）

机体的形态结构或生理功能，在同一物种的子代与亲代之间或子代个体之间，有时出现不完全相同的现象，即为变异。一般认为变异不影响生理功能，更不危及生命。如果在动物致畸试验中某种变异出现较多，并呈一定剂量—效应关系，应该引起注意。

（3）畸形（malformation）、致畸性（teratogenicity）和致畸作用（teratogenic effect）

畸形是指发育生物体解剖学上形态结构的缺陷。严重畸形对外观、发育、生理功能和寿命可产生明显有害影响，轻微畸形只有轻微或无影响。致畸性指受试物在器官形成期引起子代永久性结构异常的性质。能引起畸形的环境因子称为致畸物（teratogen）。致畸物引起后代畸形的作用称为致畸作用（teratogenic effect）。如果诱发的畸形是在无明显母体毒性剂量下出现的，那么该物质就是一种真正的或选择性致畸物。评定外源化学物是否具有致畸作用的试验称为致畸试验。一般情况下，引起胚胎或胎仔死亡的剂量较致畸作用剂量高，而造成发育迟缓的剂量往往低于胚胎毒性作用剂量，但高于致畸作用的剂量。

（4）胚胎－胎儿毒性（embryo－fetus toxicity）

胚胎毒性（embryo toxicity）通常指外源性理化因素对孕体着床前后直到器官形成期结束的损害作用；胎儿毒性（fetoxicity）指对器官形成期结束后的损害作用（包括死亡、体重降低、骨化迟缓、功能缺陷以及结构异常）；在实验动物发育毒性试验中，通常不去区分胎儿与胚胎，统称为胚胎－胎儿毒性。

（5）发育毒性（developmental toxicity）

指出生前后暴露于有害因素，子代个体发育为成体前（包括胚胎、胎期以及出生后）出现的有害作用，表现为发育生物体的结构异常、生长迟缓、功能缺陷和死亡。具有发育毒性的物质称为发育毒物（developmental toxicant）。

① 结构异常（structural abnormality）：胎仔/胎儿形态结构异常，包括外观、内脏和骨骼畸形。

② 生长迟缓（growth retardation）：胚胎与胎仔的发育过程较正常发育过程缓慢，一般认为胎儿的生长发育指标比正常对照均值低 2 个标准差，可认定生长迟缓。

③ 功能缺陷（functional deficiency）：包括生理、生化、代谢、免疫、神经活动及行为的缺

陷或异常。因为机体很多功能在出生后一定时间才发育完全,所以功能缺陷往往要在出生后一定时间才被发现。

④ 发育体死亡(death of the developing organism):某些外源化学物在一定剂量范围内,使受精卵未发育或胚泡未着床即死亡(早早孕丢失),或着床后发育到一定阶段死亡,表现为自然流产或死产、死胎。

(6)出生缺陷(birth defect)

出生缺陷是指婴儿出生前即已形成的发育障碍,包括形态结构异常(畸形)和功能缺陷(如智力低下、代谢和行为异常等)。

2. 发育各阶段发育毒性作用的特点

不同的发育作用于不同的发育阶段,会产生不同的效应。特定毒物产生特定不良结局有特定的暴露期(窗口期)。

(1)着床前期

又称分化前期,从受精时算起,到完成着床之前。一般认为,此时通常是未分化细胞受化学毒物损伤而致胚泡死亡,称为着床前丢失。然而,也有着床前期接触毒物导致胎儿畸形的例子。

(2)器官形成期

着床后孕体即进入器官形成期,直到硬腭闭合。器官形成的迅速变化需要细胞增殖、迁移,细胞间交互作用和形态发生的组织改造。器官形成期特别容易感受致畸物的作用而诱发器官结构的缺陷,即结构畸形,故又称为致畸敏感期。器官形成期也可能引起胚胎死亡。一胎多仔动物(如啮齿类)胚胎死亡后被吸收,称为吸收胎,在人和灵长类则以流产告终。所以,在这一时期,外源化学物表现出发育毒性,以结构畸形最突出,也可导致胚胎死亡、生长迟缓。

(3)胎儿期

器官形成结束(以硬腭闭合为标志)后即进入胎儿期,直到分娩。胎儿期以组织分化,生长和生理学成熟为基本特色,这一过程一般在器官形成完成前就开始并持续到出生后。在胎儿期接触发育毒物很可能对生长和功能成熟产生效应。死亡的胎儿称为死胎,在一胎多仔的动物可留在子宫内,以后产出,称死产;灵长类则表现为流产。

(4)围生期和出生后的发育期

功能缺陷往往不易在出生时发现,需要在出生后继续观察一定时间。

关注较多的有免疫、神经行为和儿童期肿瘤。妊娠期或围生期接触某些外源化学物,会严重影响出生后 T 细胞、B 细胞和吞噬细胞的发育、迁移、归巢和功能,暂时或永久地损伤机体的免疫系统;也可影响感觉、运动、学习记忆等神经系统功能。围生期是一生中对致癌物最敏感的时期,因为这一时期细胞增殖快,药物代谢酶的个体发生不全,免疫监视功能低,许多儿童期高发的肿瘤(急性淋巴细胞性白血病、神经母细胞瘤、骶骨前畸胎瘤、胚性腺肌瘤等)都可能与出生前因素有关。动物实验已证明,孕期接触能诱发子代肿瘤高发的所谓发育致癌物已有 30 多种(如亚硝基化合物)。5 岁以下的儿童在家庭内接触菊酯类和有机磷类杀虫剂,脑癌相对危险度增高,且与母体经食物摄入亚硝酸盐量有关。所以,儿童肿瘤的发生与出生前和出生后的接触有关。

二、母体毒性与发育毒性

1. 母体因素对发育毒性的影响

母体毒性(maternal toxicity)是指化学毒物对孕母产生的损伤作用，表现为增重减慢、功能异常、临床症状甚至死亡。常用增重减慢和死亡率来表示。虽然所有的发育毒性最后一定起因于细胞水平对孕体的损伤，但是，可能是直接对孕体的效应，间接通过对母体及胎盘的毒性，或直接、间接效应的组合毒性。

(1)遗传学

孕母的遗传结构是孕体发育结果的一个决定因素。如唇腭裂[CL(P)]的发病率依赖于母体的而非胚胎的基因型，白人中的发病率比黑人中更高。在二个相关的小鼠品系 A/J 系和 CL/Fr 系中，自发 CL(P)率分别为 8%～10%和 18%～26%。

(2)疾病

未控制的母体的糖尿病，某些母体的感染，间接经过疾病相关的母体变化或直接经胎盘感染影响孕体。如巨细胞病毒感染与胎儿死亡、小头畸形、心智发育迟滞、目盲和耳聋有关联。

(3)营养

母体蛋白质、热量、维生素，微量元素及酶辅因子的缺乏已知对妊娠有不利影响。美国医学研究会(MRC)的研究发现，有生育神经管缺陷(NTDs)婴儿危险的妊娠妇女，补充叶酸 4 mg/d 可减少再发 NTD 率 70%以上。

(4)应激

不同形式的母体毒性可能通过诱导生理学应激反应产生发育毒性。如，妊娠大鼠和小鼠对贯穿妊娠期的噪声应激可产生发育毒性。

(5)胎盘毒性

胎盘是连接母体和孕体的枢纽，提供孕体附着、营养、气体交换和废物移出等功能。胎盘也产生维持妊娠的关键激素，而且能代谢和/或储存外源化学物。胎盘也可以是毒作用靶。对胎盘的毒性可能危及这些功能和产物，对孕体出生损害作用。

2. 母体毒性与发育毒性的关系

常见以下 4 种类型：

(1)具有发育毒性，但无母体毒性。表示致畸作用与母体毒性无关，有特定作用机制。如反应停。此类化学物最容易被忽视也最危险。

(2)出现发育毒性也出现母体毒性。尤其是当发育毒性只在母体毒性存在时才能被观察到的时候，可能是间接效应，往往不具有特定致畸机制。许多已知的人类发育毒物，包括乙醇和可卡因，主要在母体毒性水平对胚胎/胎儿产生损害效应，其发育毒性可部分归咎于母体生理学紊乱的继发效应。如嗜酒者通常营养状态不良，而且酒精影响营养素经胎盘转运，可增强对孕体的直接效应。

(3)具有母体毒性，但不具有致畸作用。这类物质在妊娠期很容易引警觉。

(4)在一定剂量下，既无母体毒性，也不表现发育毒性。

三、发育毒性的剂量—反应模式和阈值的概念

1. 发育毒性的剂量—反应模式

在出生时观察到的出生前暴露的发育毒性效应主要是胚胎致死、畸形和生长迟缓。其剂量—反应(效应)关系十分复杂,并且因化学物的类型、暴露的时间和剂量而改变。主要有以下三类:

(1)除了在较高剂量几乎全窝胚胎死亡外,正常胎、生长迟缓和结构畸形同时存在。这一类型较常见。对某些化学物,低剂量导致生长延迟,随剂量增加导致畸形和致死,这些终点能代表逐渐增强的毒性效应。

(2)在远低于胚胎致死剂量下即可出现致畸,甚至全窝致畸。致畸胎儿常有生长迟缓。当剂量增加到远远超过全窝畸形时才出现胚胎死亡,后者的剂量范围常与明显的母体毒性剂量范围重叠。这种模式表示受试物有高度致畸作用,较少见。

(3)有生长迟缓和胚胎致死但没有畸形发生。往往生长迟缓首先出现,曲线较平缓,较大剂量才出现胚胎死亡,其曲线较陡,近乎"全或无"。表明胚胎的存活有明显的界限值。出现这种曲线时,应在开始生长迟缓到致死的剂量之间多设几组重复实验,以确证无畸形。除非被证明,是由于结构畸形而造成死亡,这类化学物可被认为是有胚胎毒性(包括胚胎致死性)的,但是不是致畸性的。

2. 发育毒性的阈值问题

哺乳动物的胚胎恢复健康的生长潜力较高,细胞有自我平衡机制,加之母体的代谢防卫机制,因此,通常认为哺乳动物的发育毒性存在阈值。假定的阈值是低于它就不会发生有害效应的母体剂量。

但是,发育毒性是否有阈值还有争论。第一,很难用实验找出一个发生率很低的剂量—反应关系,因为那需要极大的样本数,如每剂量组几百到几千窝的动物;第二,多数发育毒性机制尚不清楚,有些已知机制支持存在阈值,有些机制则不支持。甚至有人提出,基因突变导致异常发育,理论上,若有一个分子到达胚胎中的一个原始细胞,一次击中一个关键基因,导致一个点突变,就可能导致基因产物的有害改变,导致发育异常。在人类健康的危险评估中,考虑个体的阈值和群体的阈值之间的区别是重要的。人群内的差异很大,人群的阈值取决于人群中最敏感个体的阈值。

四、发育毒性与致畸作用机制

外源化学物对发育损伤的机制十分复杂,多数还不清楚。Wilsom 提出了畸形发生的 9 种机制,包括突变、染色体断裂、干扰有丝分裂、改变核酸完整性或功能、减少前体或底物的补给、改变膜特性、减少能源支持、渗透压不平衡和酶抑制作用。近年来,随分子水平的研究深入,对正常发育的信号传导路径不断被阐明,对发育毒性作用机制的研究也不断得到深化。

1. 干扰基因表达

胚胎发育过程受到多种基因在时空上高度有序表达的调控。发育相关基因表达受到抑

制或异常表达可能引起畸形，如剔除 Wnt－1 基因的突变小鼠可产生中脑和后脑的畸形。近年来，大量研究表明，非基因序列改变所致基因表达水平和基因功能的改变，如 DNA 甲基化、组蛋白乙酰化、磷酸化、泛素化及染色质重塑等表观遗传学改变，也可影响胚胎的发育。

2. 基因突变与染色体畸变

电离辐射，病毒以及能引起染色体畸变的某些化学物都有致畸作用。研究已证实，自发流产的胚胎中至少 50%存在染色体畸变。致突变物多具有潜在致畸性，如食物中烷化剂、亚硝酸盐、多数致癌物有致畸作用。胚胎体细胞突变所致畸形不能遗传，但胚胎生殖细胞突变所致畸形可以遗传。生殖细胞染色体畸变、非整倍体或多倍体，多引起着床前丢失或吸收胎增多，也可引起不育等毒性表现。

3. 细胞损伤与凋亡

个体正常的发育过程离不开细胞增殖、分化和程序性死亡之间的平衡，任一环节被干扰都可能产生发育毒性。有些外源化学物导致的 DNA 损伤被修复，细胞周期能恢复正常，如果损伤广泛，或细胞周期抑制太久，可能引发凋亡。有不少致畸物，如细胞生长依赖激素、乙醇、抗癌药物都能促进细胞凋亡。

4. 干扰细胞－细胞交互作用

胚胎发育各阶段存在不同的通讯方式，破坏细胞通讯，可影响正常细胞生物学过程，导致畸形或其他发育毒性。目前已证实多种致畸物，如乙醇可以抑制细胞缝隙连接通讯；反应停的代谢活化产物可引起胚胎细胞的粘连受体(adhesive receptors)下调，阻碍发育过程中细胞间及细胞与基质之间的相互作用，干扰细胞间通讯从而导致肢芽结构异常。

5. 通过胎盘毒性引起发育毒性

已知对卵黄囊或绒(毛)膜尿囊胎盘有毒性的毒物有 46 个，包括镉(Cd)、乙醇等。实验发现，在将 Cd 注入孕晚期母体大鼠中出现胎仔死亡；如胎仔直接注射 Cd，尽管胎仔的 Cd 负荷比母体给药后高十倍，胎仔死亡仅只有轻微增加。这说明 Cd 在孕晚期通过引起胎盘毒性(坏死，减少血流)和抑制营养素传送导致发育毒性。

6. 干扰母体稳态

某些环境因子的发育毒性及致畸作用是通过干扰母体稳态实现的。如二氟苯水杨酸对兔的致畸作用或许是由于母体贫血造成缺氧的结果；苯妥英诱导的畸形与母体心率降低和胚胎缺氧有关；孕母缺乏代谢前体或基质也是致畸机制之一；膳食中某些营养素缺乏，特别是维生素和无机盐类缺乏易导致生长迟缓、畸形或胚胎死亡；孕母缺碘或新生儿期缺碘可导致儿童智力低下。

7. 内分泌干扰作用

激素可维护内环境的稳定，调节发育过程。激素参与指导组织分化，发育生物体对有激素或抗激素活性的化学物尤其敏感。内分泌干扰物指干扰激素的合成、释放、传送、代谢、结合、作用或排除的外源性因子。许多杀虫剂、除草剂、杀菌剂、塑化剂、表面活化剂、有机金属、卤代杂环烃、植物雌激素等都有内分泌干扰作用。内分泌干扰物主要通过四种作用模式引起发育毒性：(1)作为类固醇受体的配体起作用；(2)改变类固醇激素代谢酶；(3)扰乱下丘脑－垂体激素释放；(4)通过目前还不清楚的模式作用。典型的内分泌干扰物已烯雌酚(DES)可导致小鼠雄性和雌性生殖道和脑畸形。

五、发育毒性与致畸作用评价方法

可以用哺乳动物发育毒性试验、人群流行病学研究和体内外替代试验等方法评价外源化学物的发育毒性。

1. 动物发育毒性试验

目前管理毒理学要求的动物发育毒性试验方案主要有三阶段生殖毒性试验和一代或多代生殖毒性试验。最佳联合方案是对成年动物进行染毒并包括子代从受精卵到性成熟所有生长发育阶段；观察期应贯穿一个完整的生命周期，以检测近、远期效应。最常选用的方案为三阶段试验：Ⅰ阶段试验：雌雄性交配前一受孕一雌性受精一雌性着床期间染毒，研究对成年雌雄性的生殖功能、配子的发生及成熟、交配行为、受精、着床前的发育和着床的影响；Ⅱ阶段试验：从着床到硬腭闭合期间染毒，研究对成年雌性生殖功能、胚胎发育、器官形成期的发育毒性。Ⅲ阶段试验：从着床到幼仔断乳期间对孕母（及乳母）染毒，研究包括从着床到子代性成熟的母体生殖毒性（成年雌性生殖功能：妊娠、分娩和哺乳）和子代的发育毒性（胚胎、胎儿生长发育，新生幼仔宫外生活的适应性，断乳前后的生长发育，独立生活能力和性功能成熟）。

致畸作用是发育毒性中最重要的一种表现，所以外源化学物发育毒性的评定，主要是通过致畸试验。在致畸试验中除可观察到胎仔畸形外，也可同时发现生长发育迟缓和胚胎致死作用。传统常规致畸试验是评定外源化学物是否具有致畸作用的标准方法，很多国家和机构都采用和推荐这一方法，我国对致畸试验方法进行了详细规定（GB15193.14—2015）。

（1）动物选择

除参照毒性试验中动物选择的一般原则，即食性和对受试物代谢过程与人类接近，体型小，驯服，容易饲养和繁殖及价廉外。致畸试验的动物选择，还应特别注意妊娠过程较短、每窝产仔数较多和胎盘构造及厚度与人类接近等特点。

由于致畸具有种属特异性，致畸试验可选用二种哺乳动物，啮齿类首选大鼠，非啮齿类首选家兔。大多数外源化学物在大鼠体内的代谢过程与人类相近，且大鼠受孕率高，每窝产仔数量多，可优先考虑。但大鼠对化学致畸物耐受性强、易感性低，易出现假阴性结果。此外，在器官发生期初期，大鼠胎盘具有卵黄囊，在器官发生期后期，将转变为绒膜尿囊胎盘，有些外源化学物可以干扰卵黄囊胎盘对胚胎的正常营养过程而致畸，而人类胎盘不具有卵黄囊胎盘阶段，故出现假阳性结果。家兔与人类代谢功能差异较大，妊娠期不够恒定，自然畸形发生率也较高。

（2）剂量分组

一般应先进行预试，根据预试结果确定最终试验剂量。应最少设高、中、低 3 个剂量组，同时设溶剂对照组，必要时设阳性对照组。原则上最高剂量组应使部分动物出现某些发育毒性和/或母体毒性，如进食量减少、体重轻度减轻，但不致引起死亡或严重疾病，如母体动物有死亡，应不超过 10%。低剂量组不应出现任何可观察到的母体毒性或发育毒性作用，建议递减剂量间距 2～4 倍。试验剂量的选择参考急性毒性试验剂量、28 天经口毒性试验、90 天经口毒性试验剂量和人体实际摄入量进行。对于能求出 LD_{50} 的受试物，一般最高剂量不超过 LD 50 的 1/5～1/3，低剂量可为 1/100～1/30。凡急性毒性较强的受试物，所采用剂量应稍低，反之可较高。对于求不出 LD_{50} 的受试物，可以用 28 天或 90 天经口毒性试验的

NOAEL 或 LOAEL 为高剂量，往下设 2 个剂量组。如已掌握或能估计人体实际接触量，也可将实际接触量作为低剂量，并以其 10 倍左右为高剂量。每组怀孕动物数大鼠或小鼠不少于 16 只，家兔不少于 12 只，狗等大动物 3～4 只。

(3)动物交配染毒处理

将性成熟雌雄动物按雌雄 1∶1 或 2∶1 的比例同笼交配。每日晨对雌鼠检查阴栓或做阴道涂片检查精子确认成功交配，当日作为"受孕"零天，将检出的"受孕雌鼠"随机分入各组。

受试物多经口灌胃给予，选用其他途径应说明理由。在致畸敏感期即器官形成期(从着床至硬腭闭合)染毒，一般大鼠和小鼠为孕第 6 天～第 15 天，兔为孕第 6 天～第 18 天。

(4)胎仔检查

自然分娩前 1 日处死母体，一般大鼠在孕第 20 天，家兔在孕第 28 天。剖腹检查母体受孕情况及胎体发育。取出子宫称子宫连胎重，检查并记录黄体数、吸收胎数、早/晚死胎数、活胎数及着床数。处死时所有妊娠动物进行尸体解剖和肉眼检查，保存肉眼可见改变的脏器，以便进一步的组织学观察，保存对照组的相应脏器以供比较。

活产胎仔取出后，先检查性别，逐只称重，并按窝计算平均体重，测量身长和尾长。然后进行畸形检查：①外观畸形肉眼检查，包括头部、躯干部及四肢；②内脏畸形检查，对于大鼠，每窝 1/2 活胎鼠放入 Bouins 液中固定 2 周后进行内脏切片检查；③骨骼畸形检查，将每窝 1/2 活胎鼠固定后骨骼染色，或者将胎鼠去皮、去内脏及脂肪后骨骼染色检查。畸形检查只限活产胎仔。

对非啮齿动物，如家兔，其检查程序参照大鼠进行。

(5)数据处理

对母体毒性的终点评价指标包括：母体体重、体重增重(处死时母体体重－孕 6 d 体重)、子宫连胎重、体重净增重(处死时母体体重－子宫连胎重－孕 6 d 体重)。对孕体影响的评价包括：着床数、黄体数、吸收胎数、活胎数、死胎数及百分率、胎仔的体重及体长、有畸形的胎仔数、有畸形胎仔的窝数及百分率，计算动物总畸胎率和某单项畸胎率，对胎仔的相关指标统计以窝为单位。在致畸试验结果评定时，主要计算畸胎总数和畸形总数。计算畸胎总数时，每一活产幼仔出现一种或一种以上畸形均作为一个畸胎。计算畸形总数时，在同一幼仔每出现一种畸形，即作为一个畸形；如出现二种或二个畸形，则以二个畸形计，并依此类推。计算时还要对剂量—效应(反应)关系加以分析。

① 活产幼仔平均畸形出现数：即根据出现的畸形总数，计算每个活产幼仔出现的畸形平均数。对较为重要的畸形，还可分别单独进行计数。

$$\text{活产幼仔平均畸形出现数}=\frac{\text{畸形总数}}{\text{活产幼仔总数}}\times 100\%$$

② 畸胎出现率：即作为畸胎的幼仔在活产幼仔总数中所占的百分率。

$$\text{畸胎出现率}(\%)=\frac{\text{出现畸形的胎仔总数}}{\text{活产幼仔总数}}\times 100\%$$

③ 母体畸胎出现率：即出现畸形胎仔的母体在妊娠母体总数中所占的百分率。计算出现畸形母体数时，同一母体无论出现多少畸形胎仔或多少种畸形，一律按一个出现畸胎的母

体计算。

$$母体畸胎出现率(\%)=\frac{出现畸形的母体数}{妊娠母体数}\times 100\%$$

在评定试验结果和进行实验组与对照组对比时，应该按每个母体为单位，即按每窝计算。在致畸试验中，每个母体或每窝是实验单位。

(6)结果评定

① 致畸指数。母体 LD_{50} 与胎仔最小致畸作用剂量之比。比值愈大，致畸作用愈强，一般认为比值 10 以下者不具致畸作用，10～100 具致畸作用，100 以上致畸作用强烈。

② 母体毒性与发育毒性比值。即对母体最低损害作用剂量(A)与胎仔最低损害作用剂量(D)之比(A/D)。一般认为 A/D 比值为 3 或 3 以上者，具有发育毒性危险性。比值越大，危险性越高，3 以下者，相对危险性较低或不具危险性。

③ 致畸物分级标准。主要根据动物试验和人群调查资料对致畸物分级，例如欧共体(EEC)和经济合作与发展组织(OECD)所建议的致畸物分级标准(表 8－4)。

表 8－4　OECD 所建议的致畸物分级标准

分级	分级标准
1 级	已确定人类母体接触后可引起子代先天性缺陷
2A 级	对动物肯定致畸，但对人类致畸作用尚未确定因果关系
2B 级	动物试验结果肯定致畸，但无人类致畸资料
3 级	尚无结论性肯定致畸证据或资料不足
4 级	动物试验阴性，人群中调查结果未发现致畸

2. 流行病学研究

生殖流行病学是研究父体、母体和孕体的特定暴露于妊娠结局间关联的科学。少数罕见暴露，如沙利度胺、风疹等发育毒性相对较强，导致的结局也属罕见，不需再用正规试验来确定异常出生结局的病因。类似地，如果出生缺陷较少见、人群中暴露较少见、人群样本量小、研究周期短、生物学关联较大，就较容易建立特定暴露与损害结局的关联。其他情况下，如乙醇和丙戊酸，需要通过病例对照或队列研究来寻找关联。这两种研究方法获得可靠的危险度(或比值比)结果，要求对结局和暴露十分肯定，毒效应较明显且研究人群样本量很大。因此，流行病学家研究异常生殖结局时常面临很多难题，如需要很大的人群样本，人群中妊娠的失败率高导致特定暴露所致妊娠失败很多被忽略，产前检查普及导致早期畸胎选择性流产，以及研究的同质性、记录的专业性和混杂因素的处理等。

3. 发育毒性的替代试验

近年发展了一些简单、快速的发育毒性体外筛选试验，其中已获得欧洲替代方法验证中心(ECVAM)验证并推荐的有大鼠全胚胎培养试验，大鼠胚胎肢芽微团实验和小鼠胚胎干细胞试验。这些实验可用于发育毒物初筛，预测对整体动物的致畸性，发现致畸作用的靶器官、作用方式和致畸机制。

(1)大鼠全胚胎培养(whole embryo culture,WEC)。利用分离着床后早期大鼠胚胎(孕第 9.5 天)旋转培养 48 小时,比较受试物和对照组胚胎形态,发现器官系统发育迟缓及畸形。

(2)胚胎细胞微团试验(micromass test)。利用孕第 14 天大鼠胚胎的中脑或枝芽原代细胞培养 5 天,观察受试物对微团的细胞增殖、分化及细胞间通讯(均为发育过程的关键事件)的影响。

(3)胚胎干细胞试验(embryonic stem cell test,EST)。利用小鼠胚胎干细胞(embryonic stem cells,ES)和小鼠 3T3 成纤维细胞两株细胞,三个观察终点(ES 细胞分化、ES 细胞和 3T3 细胞存活和增殖)预测受试物的胚胎毒性。

第四节　食品中外源化学物的生殖毒性及其评价

一、生殖毒性概述

1. 生殖过程与生殖毒性

生殖(reproduction)是确保生命延续和发展的生物学过程。生殖过程包括生殖细胞的发生,即配子(精子和卵子)发生、配子释放、性周期、性行为、卵子受精、受精卵的卵裂、植入或着床、胚胎形成与发育、器官形成、胎体(儿)发育、分娩和哺乳。广义的生殖过程还应包括胎儿娩出后的新生儿期、哺乳期直至性成熟的过程。生殖毒性(reproductive toxicity)指外源化学物对雄性或雌性生殖系统的解剖、功能、成熟和行为造成损害的能力。包括哺乳、性成熟、性能力、生育力、性行为和性周期等,现在认为性取向和性别自认也是可受毒物影响的。因为成功的生殖能力从宫内就已开始,所以要严格区分发育毒性和生殖毒性非常困难。

已发现有七千多种化学物质具有生殖毒性。二溴氯丙烷是典型的生殖毒物,可致精子减少、活力缺乏和性腺发育不全,以致不育。铅可致精子数量减少、精子活力减弱及精子畸形率升高,月经紊乱、不孕及流产等不良妊娠发生率增多,既有雄性生殖毒性,又有雌性生殖毒性。镉、邻苯二甲酸二乙基己酯可引起雄性生殖系统的损害,多环芳烃、博来霉素和二硫化碳可致雌性生殖系统的损害。

2. 生殖毒理学

生殖毒理学(reproductive toxicology)是生殖医学与毒理学结合而形成的一门重要交叉学科,主要研究外源化学物对生殖系统产生损害作用的原因、机制与后果,并为评定外源化学物对人类生殖系统的损害提供科学依据。

20 世纪以来,越来越多的研究证明,许多生殖内分泌疾病与外源化学物有关。历史上发生过多起震惊全球的系列中毒和灾难事件,如 1950 年美国霍普金斯大学医院发现,孕期服用黄体酮致 600 多名女婴出现生殖器畸形;1966—1969 年的研究发现,孕期服用己烯雌酚(DES)可引起子代生殖器畸形。1961—1970 年,美国在越战中使用大量落叶剂,造成二噁英(TCDD)严重污染,导致妇女流产、死胎、畸胎的发生率显著增加;1999 年比利时发生

TCDD 暴露事件，尽管其与人群生殖危害的关系至今仍不清楚，但在世界范围内提高了人们的安全意识，人们开始高度关注具有生殖内分泌毒性的外源化学物，促进了环境有害因素与人类生殖健康研究领域的发展。

3. 内分泌干扰化学物

内分泌干扰是外源化学物影响发育中及成熟的生殖系统的主要方式之一。2002 年，WHO/IPCS 定义内分泌干扰物(Endocrine Disruptors，EDs)为：改变内分泌系统功能，引起完整机体、后代或(亚)人群有害健康效应的外源化学物或混合物。EDs 可以通过多种机制发挥效应，包括：结合受体，改变受体后通路活性，改变类固醇合成(激素合成)，干扰激素的贮存、释放、清除和稳态。EDs 与一类核受体家族(类固醇激素受体)结合，可以干扰受体的激素依赖结构域调控的转录调节作用。有机污染物(70%～80%的农药，大部分增塑剂)和重金属多为内分泌干扰物；日常食用的肉类、饮料、罐头等食品中也都含有内分泌干扰物。EDs 对生殖系统的危害主要表现为以下三个方面：(1)EDs 可引起雄性生殖系统发育障碍，主要表现为精子数减少甚至无精，睾丸肿瘤，性欲降低及不育等；(2)EDs 对雌性生殖系统的危害主要表现为月经周期紊乱、子宫内膜异位和生殖系统肿瘤发病率增加等；(3)孕期接触 EDs 对子代可产生如流产、胚胎死亡、致畸等有害效应。

二噁英(TCDD)是 EDs 的代表，能引起雌性动物卵巢功能障碍，具有抑制雌激素的作用，表现为雌性动物不孕、胎仔减少及流产等；给予 TCDD 的雄性动物会出现精细胞减少、成熟精子退化、雄性动物雌性化等。流行病学研究发现，在生产中接触 2,3,7,8-TCDD 的男性工人血清睾酮水平降低、促卵泡激素和黄体激素增加，提示其具有抗雄激素和男性雌性化的作用。

二、生殖毒性表现与机制

1. 雄性生殖毒性表现与机制

(1)对睾丸及附睾的影响

睾丸是雄性的生殖和内分泌器官，由生精小管和相关细胞组成，主要是产生精子和分泌雄性激素。生精小管是高度弯曲的复层上皮管道。管壁由生精上皮构成，生精上皮由支持细胞及各级生精细胞(精原细胞、初级精母细胞、次级精母细胞、精子细胞、精子)组成。支持细胞(sertoli cell)参与构成血—睾屏障，是精子生成的微环境，并为生殖细胞的发育提供营养素、结构支持以及调节分泌因子。外源化学物可以直接损伤各级生精细胞，也可以通过损害支持细胞，干扰支持细胞—生殖细胞连接，影响睾丸功能，表现为生精小管发生严重萎缩及大部分精母细胞脱落，导致生殖功能异常。睾丸间质细胞(Leydig)主要功能是合成和分泌睾酮(testosterone，T)，T 合成需要一系列的酶促反应，主要包括细胞色素 P450 家族(P450scc 及 P450c17)和羟基固醇脱氢酶(3β-HSD、17β-HSD)。外源化学物影响任何一个反应过程，都会导致 T 合成不足，从而产生雄性生殖问题。

附睾是精子成熟及储存部位，附睾损伤可以影响精子的成熟、运动能力及受精能力。哺乳动物的精子在睾丸生成后不具有运动能力，只有在附睾内孵育，获得能量，才具有运动能力。外源化学物可以损伤附睾上皮细胞，导致其内环境改变，影响精子的成熟及活动能力，产生雄性生殖毒性。

(2)对雄性生殖内分泌的影响

生殖功能受下丘脑-垂体-性腺轴(hypothalamic - pituitary - gonadal axis,HPGA)调控,在雄性是下丘脑-垂体-睾丸轴(hypothalamic - pituitary - testicular axis,HPTA)。下丘脑分泌促性腺激素释放激素(GnRH),刺激垂体促性腺激素细胞合成和分泌卵泡刺激素(FSH)和黄体生成素(LH),二者作用于睾丸内相应受体,刺激类固醇激素如雌二醇(E_2)和睾酮(T)的合成和分泌,促进精子的生成。外源化学物可模拟天然配体,或抑制配体—受体结合,从而产生拟激素或抗激素作用。双酚 A(BPA)、壬基酚(NP)等外源化学物可与雌激素受体(ER)结合,表现为拟雌激素效应;农药溴氰菊酯等则表现为抗雌激素效应;杀螟硫磷等通过与雄激素受体(AR)结合产生抗雄激素效应。TCDD 等可与芳香烃受体(AhR)受体结合干扰多种神经内分泌效应。

(3)其他影响

一些外源化学物还可以影响雄性的正常性功能,包括性欲、性行为等,从而影响其生育能力,如铅、镉、汞、锰等重金属以及环境内分泌干扰物。

2. 雌性生殖系统毒性表现与机制

(1)对卵巢和卵泡发育的影响

卵巢的基本功能单位是卵泡,卵泡主要由卵母细胞、颗粒细胞及膜细胞组成,这三种细胞的生长、成熟与分化对成熟卵子的排出与黄体的形成至关重要。

① 对卵巢细胞的影响。卵母细胞是卵巢中具有独特特征的高度专业化细胞,是生殖毒物作用的靶细胞。外源化学物可通过多种途径破坏卵母细胞,从而影响卵巢功能。排卵后,卵母细胞有一个短暂的受精窗口期,此时染色体浓缩、DNA 修复或 RNA 和蛋白质合成能力受到限制。因此,窗口期卵母细胞的成熟和受精过程极易受到外源化学物的损害,造成纺锤体的结构和功能异常、DNA 损伤和染色体畸变及细胞周期紊乱。铅、镉等可造成纺锤体结构和功能异常;丙烯酰胺、顺铂等可引起 DNA 损伤和染色体畸变;吸烟过程中产生的活性氧(ROS)可引起氧化应激,造成氧化损伤;6 -二甲基氨基嘌呤等可造成细胞周期紊乱。

② 对卵泡发育的影响。卵泡发育经历原始卵泡、初级卵泡、次级卵泡和成熟卵泡四个阶段。原始卵泡是由停滞在第一次减数分裂双线期阶段的卵母细胞和一层颗粒细胞及基底膜共同构成。

处于休止期的原始卵泡组成原始卵泡池,有些毒物会损耗原始卵泡池,从而引起永久性不育和卵巢早衰。香烟烟雾中的多环芳烃类化合物、农药及电离辐射等均可破坏哺乳动物的原始卵泡。破坏透明带的外源化学物可损坏颗粒细胞与卵母细胞之间的信息交流和物质交换,从而引起初级卵泡的破坏。许多毒物如环磷酰胺、3 -甲基胆蒽可破坏次级卵泡,加速卵泡闭锁,结果引起卵巢早衰、闭经甚至不孕。

③ 对成熟卵泡的影响。成熟卵泡是卵泡发育的最后阶段。卵泡发育过程中主要分泌雌激素。雌激素是颗粒细胞和膜细胞在 FSH 和 LH 的作用下协同合成的。膜细胞合成的雄激素透过基膜进入颗粒细胞,在芳香化酶系的作用下转变为雌激素,合成的雌激素小部分进入卵泡腔,大部分释放入血,调节子宫内膜等靶细胞的生长分化。但是关于影响成熟卵泡的毒作用机制尚未明确。目前某些外源化学物可破坏成熟卵泡,其可能机制是影响了成熟卵泡的生化过程或抑制了卵母细胞释放和成熟的能力。

（2）对雌性生殖内分泌的影响

雌性生殖功能受下丘脑-垂体-卵巢轴（hypothalamic - pituitary - ovarian axis，HPOA）调控，HPOA 通过精密的正、负反馈作用调节卵巢功能。下丘脑释放的促性腺激素释放激素（GnRH）经下丘脑一垂体门脉系统与腺垂体 GnRH 受体结合，刺激腺垂体释放 FSH 和 LH。FSH 和 LH 经体循环至卵巢，刺激类固醇激素 E_2 和孕酮（P_4）的分泌。生殖内分泌信号或 HPOA 反馈调节受到干扰，会影响性激素水平，进而影响生殖功能。

（3）其他影响

外源化学物可以对性周期、排卵及受孕造成影响。有机氯农药可以使雌性动物阴道开口时间、排卵周期延长甚至停止排卵。

三、生殖毒性评价方法

1. 雄性生殖毒性检测方法与评价

精子是雄性动物的生殖细胞，其发生过程受多种激素与酶的调节。雄性生殖毒性的观察终点包括精液分析、生殖内分泌检测及睾丸功能研究。

（1）精液分析

精液分析是雄性生殖毒性评价的重要指标，可以反映睾丸和睾丸后器官功能。

① 精液常规检查。精液分析的常规指标包括一般性状检查、精子计数、精子活动力、精子存活率及精子形态学检查。

一般性状检查包括精液状态、粘稠度、气味、酸碱度及液化程度。正常新鲜的精液排出后呈粘稠胶冻状，30 分钟内经纤溶酶作用液化；如果液化不良，则可能影响精子活力而影响受孕。精子计数可通过采集射精和附睾尾精子标本进行分析。精子活动力可以反映精子的功能状况及运动能力。精子存活率是指活动精子所占的比率。精子形态学研究主要是在显微镜下观察精子的形态，形态异常的精子可表现为胖头、双头、无钩、双尾等，正常精液中，异常形态精子应少于 10%～15%，如果异常形态精子数＞20%，将会导致不育。随着计算机技术的发展，应用自动化的数字图像分析系统用于精子形态、生理、存活率并准确快速测定精子的运动方式和速度，是精子功能评价的重要工具。

② 精液生化检查。精浆中的生化检查主要用来评价副性腺的分泌功能。目前常用指标包括果糖、精浆酸性磷酸酶（ACP）、精浆乳酸脱氢酶 X（LDH-X）、精子顶体酶活性、微量元素等。果糖由精囊产生，它是精子活动的主要能量来源，其含量高低直接影响精子活动力。精浆中 ACP 主要由前列腺分泌，具有促进精子活动的作用，精浆中 ACP 活性降低，精子活动力减弱，受精率降低。精浆 LDH-X 具有组织特异性，存在于睾丸、初级精母细胞、精子细胞、精子及精浆中，以精子含量最高，是精子糖代谢的必需酶，为精子的运动提供充足能源。LDH-X 与精子的生成、代谢、获能以至受精有密切关系。精子顶体酶是一种蛋白水解酶，存在于精子顶体内膜及赤道部膜上，通常以无活性形式存在，当精子头部进入卵透明带时，顶体酶原才被激活为顶体酶。它能水解卵透明带糖蛋白，使精子穿过卵丘再穿过透明带与卵子融合；它还能促使生殖道中激肽释放，从而增强精子的活力和促进精子的运动。

（2）生殖内分泌检测

睾丸功能主要 FSH、LH 和 T 维持和调节，检测这三种激素水平有助于生殖毒性评价及生殖毒性作用机制研究。FSH 主要作用于生精小管的支持细胞，使其合成与分泌雄激素结合蛋白(androgen binding protein，ABP)，使雄性激素高浓度浓聚；LH 主要作用于睾丸间质细胞，使其合成和分泌 T；雄性生殖系统中生精过程、精子成熟过程及附属性腺的分泌活动都需要足够的 T。血清 T 水平下降，同时 FSH 或(和)LH 分泌减少，说明外源化学物可能影响了下丘脑、垂体及大脑皮层的正常功能。

(3)睾丸形态学及功能研究

外源化学物作用于雄性生殖系统，可引起睾丸组织的病理性损伤。从形态学角度评价外源化学物对睾丸的毒性作用，是雄性生殖毒理学研究的重要手段。睾丸组织学检查必须做好大体解剖的操作、观察、记录，正确取材，选择合适的固定液保存以备病理检测。在动物实验中，于染毒结束后处死动物获取双侧睾丸，称重，记录大体形态后进行病理形态学检测；在人群研究中，睾丸标本多限于有生殖功能损伤的睾丸组织活检，取活体睾丸组织进行病理形态学检测。

睾丸标志酶可以作为外源化学物对睾丸功能的损害的重要指标。睾丸标志酶主要分为两大类，一类酶活性和含量随着精子的形成、成熟而增高，如 LDH-X、透明质酸酶(H)、山梨醇脱氢酶(SDH)、α-磷酸甘油脱氢酶(GPDH)等；另一类酶活性随着精子的形成、成熟而降低，如 6-磷酸葡萄糖脱氢酶(G6PDH)、3-磷酸甘油醛脱氢酶(G3PDH)、苹果酸脱氢酶(MDH)等。

2. 雌性生殖毒性检测方法与评价

雌性动物生殖过程较为复杂，包括卵子发生、排卵、受精及着床等一系列过程，这些过程为外源化学物的干扰作用提供潜在的机会。目前有效评价外源化学物对雌性生殖毒性作用的技术主要包括卵巢形态学检测及功能检查、生殖内分泌检测及一代或多代生殖实验。

(1)卵巢形态学检测及功能检查

外源化学物对雌性生殖系统的损伤主要表现为干扰卵巢功能和破坏卵巢结构。

① 卵巢形态学检测。定量评价外源化学物对卵母细胞和卵泡作用的方法是连续卵母细胞计数，其目的是监测卵母细胞和卵泡破坏情况。动物实验处死后打开腹腔分离双侧卵巢，甲醛固定、石蜡包埋、连续切片、HE 染色、镜下检查。计数每张切片的平均卵泡数、闭锁卵泡的百分率，进行卵母细胞计数、卵泡分类，计算原始卵泡、初级卵泡、次级卵泡和成熟卵泡的相对百分比。通过染毒组与对照组闭锁卵泡数量的比较，检测外源化学物对卵泡发育的影响。

② 卵巢功能评价。通过动物动情周期观察、月经情况分析、基础体温测定、阴道细胞学检查、宫颈粘液检查和血、尿中激素含量测定等方法评价卵巢功能。随着卵巢激素的变化，阴道上皮细胞和子宫内膜不断脱落和再生，脱落的阴道上皮细胞形态和类型也发生周期性变化，通过阴道涂片观察细胞变化可以了解卵巢功能是否正常。卵巢机能失调，则激素分泌紊乱，月经周期异常。通常月经状况分析可以作为评价卵巢功能的重要方法。其指标包括初潮年龄、月经周期、月经量等。

(2)生殖内分泌检测

影响卵巢功能的激素主要是 FSH 和 LH。在月经周期中的月经期和增殖期，血中 E_2 和孕酮(P)水平很低，从而对腺垂体和下丘脑的负反馈作用减弱或消除，导致下丘脑 GnRH 分泌增加，继而腺垂体分泌 FSH 和 LH 增多，促使卵泡发育，刺激 E_2 分泌增多，LH 促使孕激素(P_4)分泌增多。E_2与P_4水平均升高,对下丘脑和腺垂体产生负反馈抑制作用加强,使FSH和LH水平下降,导致黄体退化,进而E_2和P_4水平降低。此时,又开始新的月经周期,卵巢中又有卵泡生长。如此循环形成卵巢的周期性变化。因此,血、尿中激素检测成为评价女性生殖功能的重要手段。

(3)一代、二代和三代生殖毒性试验

生殖是一个复杂的生理过程,这一过程对外源化学物十分敏感。如果外源化学物引起生殖功能障碍,影响配子形成或损伤生殖细胞,都可引起受精卵不能着床,或引起胚体的发育不良,出现胎体畸形、发育迟缓和流产等。因此,妊娠是评价生育能力最好的方法,也是研究生殖内分泌毒性的重要指标,用大鼠进行繁殖实验是判断总生殖能力的重要方法。

① 实验动物选择及剂量分组。选择断乳后7～9周龄的亲代(F_0代)大鼠,F_0代雌鼠应为非经产鼠、非孕鼠,适应3 d～5 d后开始给予受试物。每组应有足够的雌鼠和雄鼠配对,产生约20只受孕雌鼠。为此,一般在试验开始时两种性别每组各需要F_0代大鼠30只,在继续的试验中用来交配的各代大鼠[子一代(F_1代)、子二代(F_2代)以及子三代(F_3代)]每种性别每组25只(至少每窝雌雄各取1只,最多每窝雌雄各取2只)。试验至少设三个受试物组和一个对照组。如果受试物使用溶剂,对照组应给予溶剂的最大使用量。

② 交配。每只雌鼠应与从同一受试物组随机选择的单个雄鼠同笼(1∶1交配),直到交配成功;或者经过3个发情期或2周,未交配成功终止继续同笼。配对同笼的雌雄鼠应作标记。所有雌鼠在交配期应每天检查精子或阴栓。查到精子或阴栓的当天记为受孕0 d。预计已受孕的雌鼠应分开放入繁殖笼中,孕鼠临产时应提供筑巢垫料。

③ 每窝仔鼠数量的标准化。将每窝仔鼠于出生后第4天调整至相同数量(每窝8～10只),尽量做到每窝内雌、雄数量相等,也可以窝内雌、雄数量不等,但各窝之间性比应相同。原窝中多余的仔鼠应随机取出,而不应按体重选择。

④ 观察代数。观察代数随受检目的而异,可作一代、二代、三代或多代观察。如果在两代生殖试验中观察到受试物对子代有明显的生殖、形态或毒性作用,则需要进行第三代生殖毒性试验,进一步观察受试物的生殖毒性作用。

一代生殖毒性试验是亲代(F_0代)动物直接染毒,F_1代在宫内和哺乳期接触受试物,主要评价受试物对亲代动物的影响如图8-3所示。

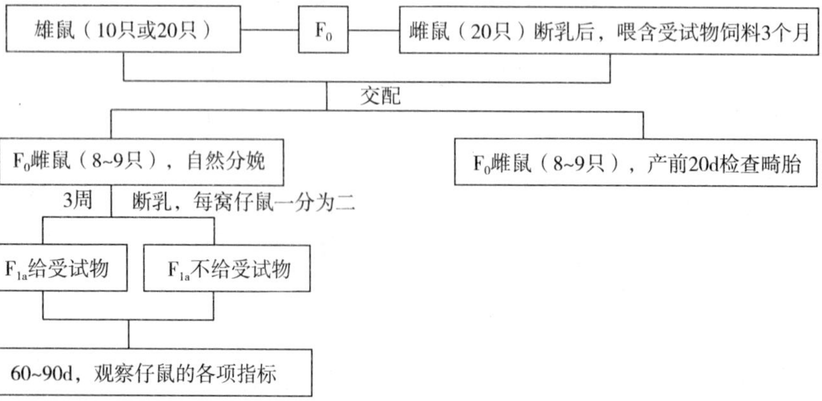

图8-3 一代生殖毒性试验示意图

二代生殖试验是F_1代从怀孕到出生前的宫内和断乳前的持续接触，主要评价从亲代染毒到子代发育全过程中受试物对生殖功能的影响；其具体过程如下：①F_0代断乳后，给予受试物3个月，雌雄即可交配，所产仔鼠为F_{1a}。F_{1a}断乳后不再给予受试物，观察3个月；②F_{1a}断乳后10 d将F_0再次交配，所产仔鼠为F_{1b}，将20只F_0孕鼠中5只产前2 d～3 d剖腹检查胎鼠有无畸形；另5只自然分娩观察产后仔鼠情况；余下10只F_0孕鼠自然分娩，所产F_{1b}继续繁殖。③F_{1b}断乳后，给予含受试物饲料3个月，进行交配，所产F_{2a}在断乳后喂不含受试物的饲料，观察3个月。④F_{2a}断乳后10 d将F_{1b}再次交配，产F_{2b}前将F_{1b}孕鼠分两群，每群10只，同②。二代生殖毒性试验示意图，如图8-4所示。

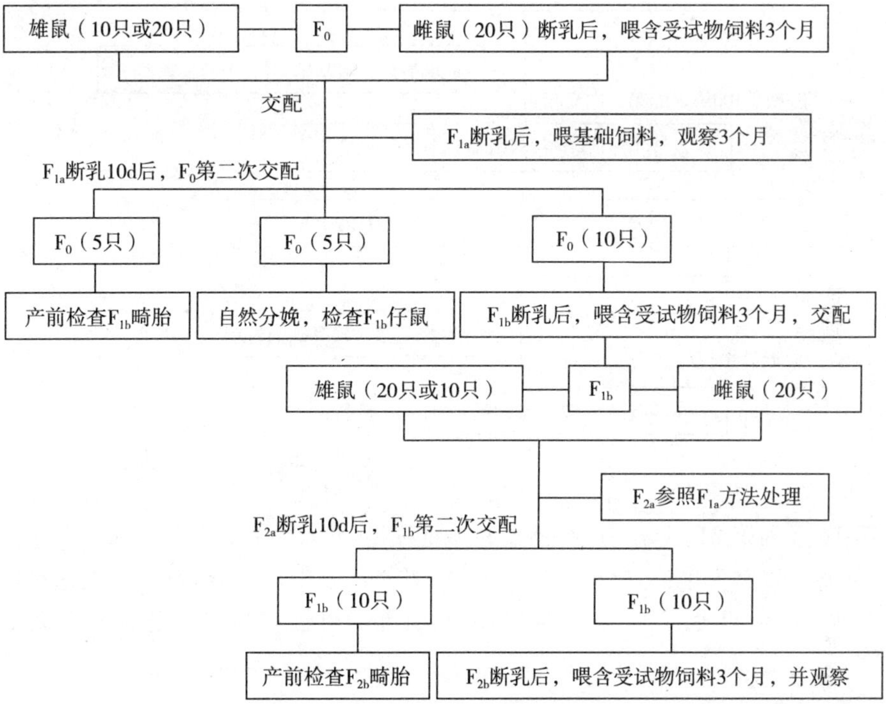

图8-4　二代生殖毒性试验示意图

三代生殖试验与二代试验评价的结果相同，较为常用，具体包括三代（F_0、F_1和F_2代）。F_0和F_1代给予受试物，观察生殖毒性，F_2代观察功能发育毒性。提供关于受试物对雌性和雄性动物生殖发育功能影响：如性腺功能、交配行为、受孕、分娩、哺乳、断乳以及子代的生长发育和神经行为情况等。毒性作用主要包括子代出生后死亡的增加，生长与发育的改变，子代的功能缺陷（包括神经行为、生理发育）和生殖异常等。三代生殖毒性试验示意图，如图8-5所示。

亲代、一代、二代、三代繁殖试验可参考二代生殖毒性试验过程①、②进行。

试验结束时，选取F_0和F_1代雄鼠的附睾，进行精子形态、数量以及活动能力的观察和评价。每窝仔鼠应在母鼠产仔后尽快确定每窝仔鼠数量、性别、死胎数、活胎数和是否有外观畸形。死胎、哺乳期间死亡的仔鼠以及产后第4天由于窝标准化而需处死的仔鼠的尸体，均需妥善保存并做病理学检查。对明显未孕的动物，可处死后取其子宫，采用硫化铵染色等方法检查着床数，以证实胚胎是否在着床前死亡。存活的仔鼠在出生后的当天上午、第4天、

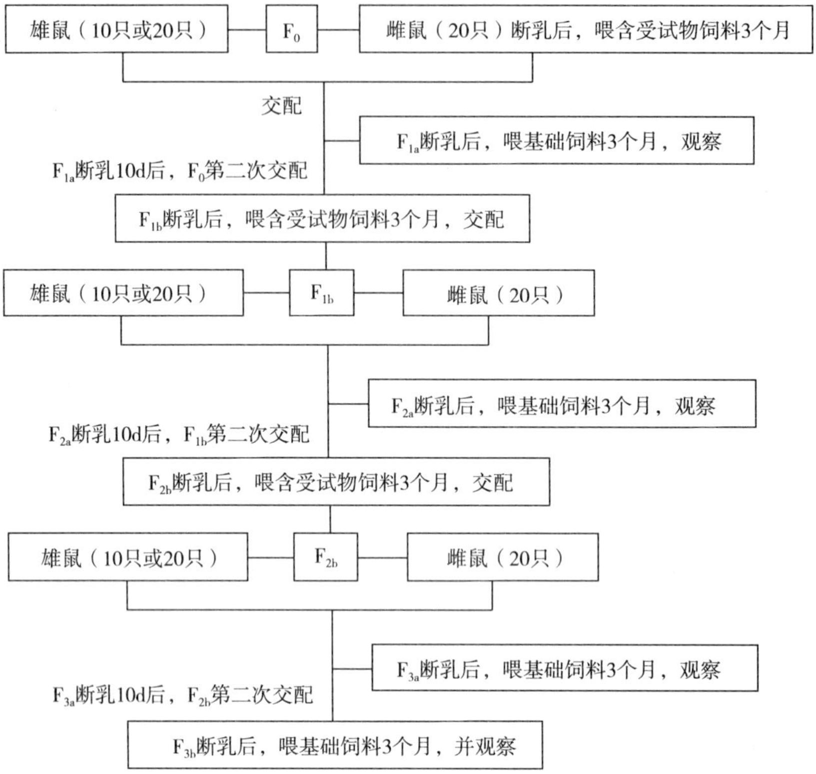

图 8－5　三代生殖毒性试验示意图

第 7 天、第 14 天和第 21 天分别进行计数和体重称量，并观察和记录母鼠及子代生理和活动是否存在异常。以窝为单位，检查并记录全部 F1 代仔鼠生理发育指标，建议选择断乳前耳廓分离、睁眼、张耳、出毛、门齿萌出时间，以及断乳后雌性阴道张开和雄性睾丸下降的时间等。

（张荣　马明月　张文平　曹燕花　周敏　刘小山　唐焕文）

【思考题】

1. 食品中外源性化学物致突变作用的主要类型有哪些？
2. 简述食品中外源性化学物致突变作用的后果。
3. 我国食品安全性毒理学评价中常用的致突变实验包括哪些？
4. 简述食品中外源性化学致癌物的类型。
5. 简述食品中外源性化学物的致癌过程。
6. 试述食品中外源化学物致癌作用评价的方法。
7. 简述致突变作用和致癌作用的关系。
8. 简述发育毒性的特点及作用机制。
9. 常用的发育毒性替代试验包括哪些？
10. FDA 三段生殖毒性试验的主要内容包括哪些？

第九章　食品中常见的有毒物质

随着食品进入机体的，除人体必需的营养素外，还有不少非营养的食品成分，甚至有一些对人体有毒有害的物质，后者带来的食品安全问题，是食品毒理学关注的热点。

第一节　动植物性食品中的天然有毒物质

动植物在长期进化的过程中，为抵御外来侵害或适应环境的需要，体内可能存在某些对人体健康有害的天然有毒成分；或因贮存方法不当以及受环境影响，在一定条件下产生有毒成分。这些有毒成分对动植物本身生长发育无损害作用，但人体摄入后会造成中毒反应。

一、植物性食物中的天然有害物质

1. 生氰糖苷(Cyanogentic glycosides)

由氰醇衍生物的羟基和D—葡萄糖缩合形成的糖苷，有较好的水溶性。其结构表型主要有苦杏仁苷(Amygdalin)和亚麻仁苷(Linamarin)。

(1)来源：木薯、苦杏仁、桃仁、李子仁、枇杷仁、樱桃仁、杨梅仁、亚麻仁等都可合成生氰化合物，有水解释放氢氰酸(HCN)的能力。木薯、亚麻仁中含有的氰苷为亚麻苦苷(linamann)，苦杏仁、桃仁、李子仁、枇杷仁、樱桃仁含苦杏仁苷，禾本科高粱幼苗含有蜀黍苷。

(2)毒作用：生氰糖苷本身不呈现毒性，其毒性主要由氢氰酸和醛类化合物引起，对人的致死量为18 mg/kg · bw。当咀嚼或破碎含生氰糖苷的植物食品时，细胞结构被破坏，释放出β—葡萄糖苷酶，生氰糖苷在β—葡萄糖苷酶作用下分解成氰醇和糖，氰醇很不稳定，再分解为酮、醛化物和HCN，羟腈分解酶可加速降解反应(图9-1)。

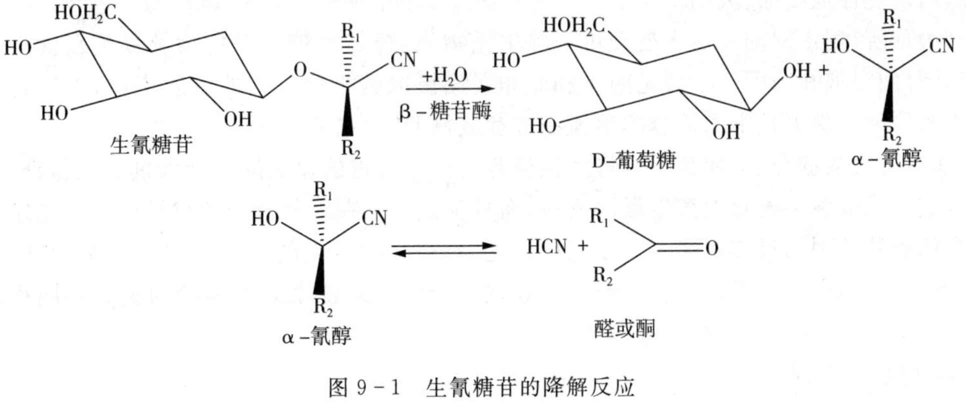

图9-1　生氰糖苷的降解反应

氰离子(CN^-)在人体内的正常代谢过程如图9-2所示。进入体内的氰化氢少部分以原形经肺排出，大部分在硫氰酸酶的作用下与胱氨酸、半胱氨酸、谷胱甘肽等巯基化合物结合，转化为无毒的硫氰酸盐，随尿排出体外，该过程可被硫氰酸氧化酶逆转。CN^-在体内能抑制42种酶活性，如细胞色素氧化酶、过氧化物酶、琥珀酸脱氢酶及乳酸脱氢酶等。HCN与线粒体细胞色素氧化酶的Fe^{3+}结合，阻止Fe^{3+}还原成Fe^{2+}，使传递电子或整个生物氧化过程中断，ATP合成量减少、细胞能量供给不足，造成内窒息。中枢神经系统(CNS)对缺氧最敏感，CN^-可导致中枢性呼吸衰竭而死亡。氰化物还能通过影响钙稳态、氧化一还原体系平衡等机制对机体造成毒害。

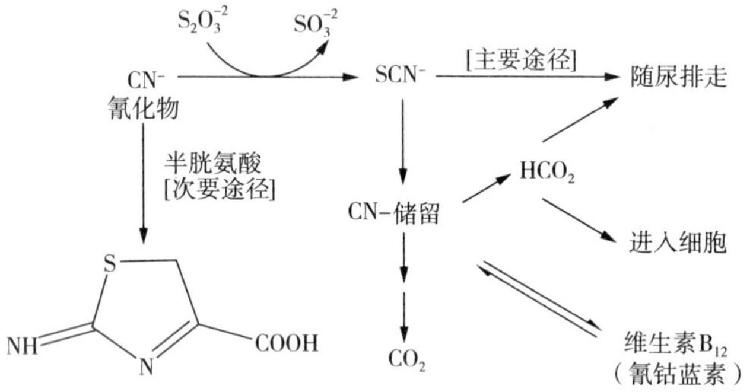

图9-2 氰离子在人体中的正常代谢过程

CN^-急性中毒表现为心智紊乱、肌肉麻痹和呼吸窘迫。中毒处理时，应外加或生成能与氧化型细胞色素氧化酶竞争结合CN^-的物质，从而消除毒性。亚硝酸钠、亚硝酸异戊酯联合硫代硫酸钠是最常见的生氰糖苷中毒解毒剂。其解毒机制是亚硝酸钠、亚硝酸异戊酯使血红蛋白迅速生成高铁血红蛋白，高铁血红蛋白中的Fe^{3+}与体内游离的或已与细胞色素氧化酶结合的氰基形成不稳定的氰化高铁血红蛋白，保护酶免受抑制。高铁血红蛋白又能从氰化细胞色素氧化酶中把细胞色素氧化酶置换出来，从而恢复活性，残余的CN^-用硫代硫酸钠清扫，生成无毒的硫氰酸盐排出体外。

生氰糖苷慢性中毒主要引起热带性神经性共济失调症和弱视。前者在一些以木薯为主要食物的地区多有发现，患者主要表现为视力下降、共济失调和思维混乱，血液半胱氨酸、甲硫氨酸等含硫氨基酸浓度很低，血浆硫氰酸盐含量很高。热带性弱视病症仅见于营养不良人群，出现视神经萎缩、失明。

(3)预防：用水浸泡或热水处理可去除生氰物质，杏仁等核仁类食物及豆类在食用前需要较长时间浸泡和晾晒。木薯是南美和北非居民摄取碳水化合物的主要来源，人们将其切片，流水研磨可除去其中大部分的生氰糖苷和氢氰酸，可避免慢性氰化物中毒。

加热可灭活糖苷酶，使其不能将生氰糖苷转化为有毒的氰氢酸。用大剂量生氰糖苷(如苦杏仁苷)哺饲豚鼠通常不产生毒性反应，而且生氰糖苷在人的唾液和胃液中都很稳定。然而，食用煮熟的利马豆和木薯可造成急性氰化物中毒，提示人的胃肠道中存在某种微生物，可分解生氰糖苷，并产生氰氢酸。经高温处理过的木薯粉食物对人和动物仍有不同程度的毒性。

2. 硫代葡萄糖苷

硫代葡萄糖苷是植物体内合成的一类含氮次级化合物，都含有U-D-葡萄糖连接一个磺酸盐醛肟基团和一个来源于氨基酸的侧链(图9-3)。基于R基团的不同，硫代葡萄糖苷可以分为脂肪族硫代葡萄糖苷、芳香族硫代葡萄糖苷和吲哚硫代葡萄糖苷，不同 R 基团决定了其在生物体的作用。

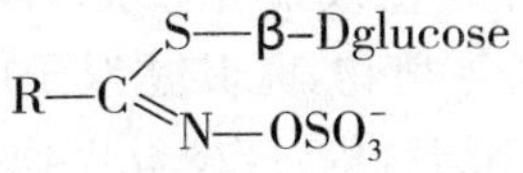

图 9－3　硫代葡萄糖苷的基本结构

(1)来源：天然植物中已发现 120 多种不同的硫代葡萄糖苷，存在于 11 个不同种属的双子叶被子植物中，常见的是十字花科，我国的十字花科植物主要有花椰菜、西兰花、甘蓝、萝卜、芥菜。在十字花科植物中，芸苔属是主要的食用蔬菜，芸苔属植物包括西兰花、花椰菜、芜菁、甘蓝、芥菜等。

(2)毒作用：在完整的植物中，植株中存在硫代葡萄糖苷一葡萄糖硫苷酶体系，葡萄糖硫苷酶(俗称黑芥子酶)存在于特定的蛋白体中，硫代葡萄糖苷存在于液泡中，当植物细胞组织被破坏的时候，如在刀切或咀嚼时，葡萄糖苷酶被释放出来，水解硫代葡萄糖苷。硫代葡萄糖苷经由黑芥子酶水解后产生 D-葡萄糖、硫酸盐以及一系列有生物活性的水解产物。

根据不同的 R 基团、不同的反应条件，硫代葡萄糖苷水解产物可能是异硫氰酸酯(ITC)、腈、硫氰化物、5-乙烯基噁唑硫酮(OZT)等致甲状腺肿物质。

① 5-乙烯基噁唑硫酮(OZT)　碘是人体合成甲状腺素的基本成分，5-乙烯基噁唑硫酮可干扰碘的吸收和利用，降低甲状腺素过氧化物酶的活性，阻碍游离碘的反应，抑制三碘甲腺原氨酸和四碘甲腺原氨酸的合成，引起甲状腺形态和功能改变，导致甲状腺肿大和甲状腺功能减退。人和动物摄入 OZT 后，早期甲状腺素的分泌仍可继续进行，当甲状腺组织碘源耗尽时，甲状腺激素合成会因为缺乏合成的原料而减慢，反馈性引起促甲状腺激素(TSH)升高，促进甲状腺上皮细胞的代谢和胞内核酸、蛋白质合成，以至细胞增生，腺体增大。欧洲一些山区奶牛以甘蓝属蔬菜为饲料，乳中 OZT 高达 100 μg/L，当地居民甲状腺肿大症较为常见。

② 腈类(RCN)　可抑制甲状腺吸收碘，人食用 RCN 后，甲状腺素分泌可继续进行。当组织碘源耗尽时，会使甲状腺素分泌减慢。

③ 硫氰酸酯　甲状腺利用碘和酪氨酸合成甲状腺激素，甲状腺通过碘泵主动摄取血浆中的碘。硫氰酸酯能竞争性抑制甲状腺对碘的吸收，降低甲状腺素过氧化物酶的活性，增强碘缺乏的效应。

④ 异硫氰酸酯(ITC)　异硫氰酸酯是十字花科植物独特风味的主要来源，可以与机体内的氨基化合物形成硫脲类衍生物，与 5-乙烯基噁唑硫酮看相似的机制，降低甲状腺素过氧化物酶的活性。

(3)预防：硫代葡萄糖苷及其降解产物为水溶性、热敏性物质，煮 10 min 葡萄糖苷的含量可降低 30%～50%，故蔬菜加工熟后，可去除大部分硫代葡萄糖苷。此外，硫代葡萄糖苷具有两面性，十字花科蔬菜中的硫代葡萄糖苷及降解产物具有抗癌特性，其可通过诱导谷胱甘肽转移酶(GST)和 UDP-葡萄糖醛酸基转移酶等解毒酶和抑制细胞色素 P450 等途径达到抗癌功效，对子宫癌、乳腺癌等有抑制作用。在人类肿瘤细胞试验中，硫代葡萄糖苷可通过抑制细胞有丝分裂，促进细胞凋亡来抑制肿瘤细胞的形成。因此，含有硫代葡萄糖苷的十字花科蔬菜半生半熟吃，可保留防癌成分，有利于其他营养成分的吸收。

3. 生物碱

生物碱是一类含氮、有类似碱的性质的有机化合物，可与酸结合成盐，大多有环状结构，氮素包含在环内，大多数生物碱几乎不溶或难溶于水，可与酸形成盐。

(1)来源：生物碱多数分布在高等植物，尤其是双子叶植物中，如毛茛科、罂粟科、防己科、茄科、夹竹桃科、芸香科、豆科、小檗科等，极少数生物碱分布在低等植物中，存在于食用植物中的主要是龙葵碱(solanine)、秋水仙碱(colchocine)等。龙葵碱是一类胆甾烷类生物碱，是由葡萄糖残基和茄啶(solanidine)组成的一种弱碱性生物碱苷，又名茄碱、龙葵毒素、马铃薯毒素。马铃薯、西红柿、茄子等茄科植物次生代谢产物中都含龙葵碱，马铃薯中龙葵碱的含量随品种和季节的不同而有所不同，在储存中，龙葵碱含量逐渐增加，主要集中在其芽眼、表皮和绿色部分。马铃薯芽眼部位的龙葵碱含量约占生物碱糖苷总量的 40%，发芽马铃薯、光致变绿的马铃薯表层中龙葵碱含量会大幅度提高。青绿色未成熟番茄含有龙葵碱，青番茄中含有的龙葵碱含量很低，要比马铃薯中的含量低得多，随着番茄的成熟，番茄中龙葵碱的含量会越来越低。

秋水仙碱主要存在于黄花菜等植物中，剧毒，一次食用 100 g 以上的鲜黄花菜(含 0.1～0.2 mg 秋水仙碱)能引发中毒，7～65 mg 秋水仙素可能致命。

(2)毒作用：龙葵碱主要通过抑制胆碱酯酶活性引起中毒反应。胆碱酯酶水解乙酰胆碱为乙酸盐和胆碱，乙酰胆碱是胆碱能神经(如副交感神经、运动神经、交感神经节前纤维等)末梢释放的一种神经介质。当神经末梢受刺激引起兴奋时，释放乙酰胆碱，与胆碱能受体结合，发挥神经－肌肉的兴奋传递作用。随后，乙酰胆碱立即被胆碱酯酶水解而失去作用。如果胆碱酯酶的作用被抑制，会发生乙酰胆碱过剩而聚积，引起胆碱能神经过度兴奋，出现类似有机磷中毒的表现。如果一次进食 200 mg 龙葵碱(约 30 g 已变青、发芽的土豆)，经过 15 min至 3 h 就可发病，首先出现口腔、咽部瘙痒，上腹部疼痛，有恶心、呕吐、腹泻等，病情轻者，1～2 h 后会自愈，若吃 300～400 mg 以上的龙葵碱，则可能出现体温升高和反复呕吐而致失水，以及瞳孔缩小、怕光、耳鸣、抽搐、呼吸困难、血压下降，极少数人可因呼吸麻痹而死亡。

秋水仙碱在体内氧化成有极强毒性的二秋水仙碱，对消化道有强烈的刺激作用，能抑制造血细胞，引起粒细胞缺乏和再生障碍性贫血，对神经中枢、平滑肌有麻痹作用，可造成血管扩张，呼吸中枢麻痹而死亡。

(3)预防：未发芽、未变青的马铃薯内含微量龙葵碱，酸性环境下加热可被破坏，对人体没有危害。预防龙葵碱中毒的措施首先是将马铃薯贮存在低温、无阳光直射的地方。轻度发芽的马铃薯在食用时应彻底挖去芽和芽眼，并充分削去芽眼周围的表皮，以免食入毒素而引起中毒。不吃生芽过多、有黑绿色皮的马铃薯。

鲜黄花菜有毒成分秋水仙碱易溶于水，在 60℃时毒性可减弱或消失。食用时，将鲜黄花菜用开水焯过，再用清水浸泡 2h 以上，捞出用水洗净后进行炒食。

4. 蛋白酶抑制剂

蛋白酶抑制剂是一类与蛋白酶分子活性中心上的一些基团结合，使蛋白酶活力下降，甚至消失，而不使酶蛋白变性的物质。许多植物的种子和荚果中为繁衍后代、防止动物啃食都存在消化酶的抑制剂，如胰蛋白酶抑制剂、糜蛋白酶抑制剂和 α-淀粉酶抑制剂。

(1)来源：蛋白酶抑制剂主要分布在植物的种子中的蛋白体、液泡或存在于细胞液中。

多数种子的蛋白酶抑制剂占其蛋白总量的 8%～10%，占可溶性蛋白量的 5%～25%。大豆和菜豆的胰蛋白酶抑制剂和胰凝乳蛋白酶抑制剂活性分别为 0.15～4.6 U/mg 和 0.4～0.8 U/mg。

(2)毒作用：能与蛋白酶的活性部位和变构部位结合，抑制酶的催化活性或阻止酶原转化为有活性的酶。蛋白酶抑制剂大多是直接作用于丝氨酸蛋白酶和巯基蛋白酶。首先抑制剂暴露在外的一个结合环(或臂)识别靶酶并以主链间氢键与之结合，抑制剂与靶酶的主链之间还形成一种反向平行折叠结构，使酶分子构象发生轻微的改变，暴露出酶的活性部位后，抑制剂的活性中心与酶的活性基团通过氢键相连接，导致酶活性中心的闭锁。

蛋白酶抑制剂可使食物蛋白质的消化率降低，引起外源性氮损失；同时还可引起胰腺分泌活动增强，胰蛋白酶和糜蛋白酶的过度分泌，导致用于合成组织蛋白的氨基酸转而用于合成蛋白酶，并与抑制剂形成复合物而最终通过粪便排出体外，引起内源性氮和机体含硫氨基酸的大量损失，体内氨基酸代谢不平衡，生长停滞。

(3)预防：蛋白酶抑制剂本身多为蛋白质或蛋白质的结合体，对热不稳定，充分加热可使之变性失活，经蒸气加热 30 min 或高压蒸气加热 15～20 min 就能破坏蛋白酶抑制剂，从而消除其有害作用。

5. 凝集素(Lectins)

凝集素又称植物性血细胞凝集素，存在于许多植物的种子和营养器官中。

(1)来源：凝集素存在于许多植物的种子和营养器官中，如大豆、菜豆、刀豆、豌豆、小扁豆、蚕豆和花生等都含有大量的凝集素。1888 年俄国 Dorpt 大学的 Stillmark 首次发现了一种剧毒的蓖麻凝集素，小鼠静脉注射 LD_{50} 值为 2.7 μg/kg，腹腔注射为 7 μg/kg～10 μg/kg；对狗 LD_{50} 值为 0.6 μg/kg；人致死量约为 7 mg。至今已经发现的植物凝集素近 1 000 种，广泛分布于豆科、茄科、大戟科、禾本科、百合科和石蒜科等众多植物类群中，其中豆科植物凝集素最丰富有 600 多种。

(2)毒作用：植物凝集素区别于所有其他植物蛋白的标志是具有特异性糖结合活性，其结构中至少含有一个非催化结构域，以确保其能选择性识别并与特定的游离单糖或糖蛋白、糖脂中的糖基可逆结合。消化道表皮膜分布着大量的糖蛋白，其上有凝集素结合位点，当食品中的外源凝集素与肠道上皮细胞结合后，可以减少肠道对营养素的吸收，造成消化道对营养成分吸收能力下降，导致营养素缺乏和生长迟缓。

蓖麻凝集素是一种细胞毒，含有 A、B 链。当毒素进入体内后两者分开，A 链通过渗透经细胞膜进入细胞浆，主要使真核细胞的核糖体抑制失活，从而抑制蛋白质的合成，B 链与细胞表面结合，通过内陷作用转入细胞内，促使 A 链进入胞浆。蓖麻凝集素易损伤肝、肾等实质器官，发生出血、变性、坏死病变，并能凝集和溶解红细胞，抑制、麻痹心血管和呼吸中枢。患者中毒后数小时出现症状，早期表现为精神不振、恶心呕吐、腹痛、腹泻、便血；继而出现脱水、血压下降、休克嗜睡；严重者可出现抽搐、昏迷、牙关紧闭；最后因循环衰竭而死亡。

(3)预防：凝集素属热敏性抗营养因子，一般用加热法处理大豆及其加工产品来消除凝集素的毒作用。大豆凝集素的毒性相对较小，80℃数小时不能使之失活，但 100℃1 小时可破坏其活性。

蓖麻凝集素毒性非常高，毒素可在冰箱中贮存数月而不失活性，但煮沸易失去活性。因此，用蓖麻作动物饲料时，必须严格加热，以去除饲料中的蓖麻凝集素。

二、动物性食物的天然有害物质

1. 陆生动物类食品的天然有害物质

猪、牛、羊等牲畜的腺体、内脏或分泌物具有药用价值，如摄入过量，则造成机体代谢紊乱。

(1)甲状腺素

① 来源：误食猪甲状腺可引起中毒。

② 毒作用：过量的外来甲状腺素进入机体扰乱正常内分泌活动，尤其是能严重影响下丘脑功能，出现一系列神经精神症状，组织细胞氧化速率增高，分解代谢增高，产热增加，出现甲状腺亢进和中毒的临床表现。

③ 预防：甲状腺素理化性质稳定，600℃以上可被破坏，最有效的防治措施是屠宰者和消费者都应特别注意检查并摘除甲状腺。

(2)肾上腺素

① 来源：位于肾脏两侧上端，左右各一，俗称"小腰子"。大部分包在腹腔油脂中。如果被人误食，体内的肾上腺素浓度升高，引起中毒。

② 毒作用：肾上腺素的皮质分泌 20 多种重要的脂溶性激素，这些脂溶性激素促进体内非糖化合物或葡萄糖代谢，对 K^+ 的平衡有影响，从而对肌肉收缩、肾脏功能有影响。

③ 预防：屠宰牲畜要及时摘除，防止髓质软化在摘除时流失，被人误食。

(3)淋巴腺

① 来源：人和动物体内淋巴腺俗称"华子肉"，为灰白色或淡黄色豆粒至枣大小的"疙瘩"。当病原微生物侵入机体后，淋巴腺产生相应的反应，甚至出现不同的病理变化，如充血、肿胀、化脓、坏死等。

② 毒性作用：病变的淋巴腺含有大量的微生物，可引起各种疾病。

③ 预防：为食用安全，应将淋巴腺一律废弃为好。

(4)胆酸

① 来源：动物食品中的胆酸是胆酸、脱氧胆酸和牛磺胆酸的混合物，主要存在于熊、牛、羊、山羊和兔等的肝脏中，猪肝中胆酸含量较低，因而较少产生毒作用。

② 毒性作用：大量摄入富含胆酸的动物肝，可引起中毒症状。胆酸可严重损伤人体的肝、肾等组织，可出现肝组织变性、坏死，肾小管受损，肾集合管阻塞，肾小球滤过作用减弱，尿液排出受阻，在短期内导致肝、肾功能衰减，也能损伤脑细胞和心肌，造成神经系统和心血管系统病变。脱氧胆酸对人类肠道上皮细胞癌如结肠、直肠癌有促进作用，对中枢神经系统有抑制作用。熊胆在中医中用作镇定剂和镇痛剂。

③ 预防：食用含有胆酸高的动物肝脏应清洗干净。熊胆药用时要遵医嘱按量服用，以免引起中毒。

2. 海洋鱼类毒素

我国鱼类消费的量较少，占总肉类消费的 5%左右，淡水养殖鱼类是主要来源。海洋产品不是我国居民膳食的重要组成部分，但对东南亚、日本、太平洋岛国和南欧国家的居民而言，是主要的蛋白质来源。食用海洋鱼类而导致中毒在这些国家及地区屡见不鲜，海洋鱼类毒素是中毒的主要原因。

(1)雪卡毒素

① 来源：雪卡毒素(ciguatoxin，CTX)，获得性毒素。当珊瑚鱼摄食有毒藻类后，即可在鱼体内积累，它对鱼本身无害，经由食物链传递和富集，以及生物氧化代谢后成为毒性更强的毒素。由于毒素会通过食物链富集，所以鱼体越大，其所含毒素越高。

② 毒性作用：雪卡毒素中毒主要影响人类的胃肠道和神经系统。它的中毒症状与有机磷中毒相似：部分受害者初始出现唇、舌和喉的刺痛，继而出现麻木；另一些病例首发症状是恶心和呕吐，继而口干、腹部痉挛、腹泻、头痛，虚脱、寒战、发热、广泛肌肉痛，口腔有金属味，接触冷水犹如触电般刺痛，中毒持续恶化直到患者不能行走。

③ 预防：雪卡毒素属神经毒素，不易被胃酸破坏，高温也不能将其分解，故烹煮过程并不能除去毒素。所以，避免进食 1.5 kg 及以上珊瑚礁鱼，避免食用鱼的内脏、鱼头、鱼皮，尤其是卵巢。

(2)海参毒素

① 来源：海参是珍贵的滋补食品，但少数海参含有毒物质，容易引起人类中毒。毒海参有 30 多种，较为常见的有紫轮参、荡皮海参等。这些海参体内含有海参毒素。大部分毒素集中在与泄殖腔相连的细管状的居维叶氏器内，有的海参如荡皮海参的体壁中也含有高浓度海参毒素。

② 毒性作用：海参毒素经水解后，一种三萜系化合物皂角苷配质被离析出来，称为海参毒素苷，这种毒素溶血作用很强。人们除了误食海参发生中毒外，还可因接触到海参消化道排出的粘液而引起中毒。常表现为局部症状，即局部有烧灼样疼痛、红肿，呈皮炎症反应；当毒液接触眼睛时可引起失明。

③ 预防：避免误食有毒海参。

(3)鲍鱼毒素

① 来源：鲍鱼内脏器官含有一种称为 Pyropheophorbidea 的毒素，是海草叶绿素的衍生物，在鲍鱼的肝脏内这种毒素含量比较高。

② 毒性作用：鲍鱼毒素具有光化学性，是一种光敏剂。如果误食鲍鱼毒素，经过光照该物质会使人体内的组胺酸、酪氨酸等氨基酸类脱羧，产生组胺，酪胺等血管活性胺类化合物，从而引起皮肤的炎性反应。鲍鱼毒素的中毒症状为脸和手出现红色水肿，但一般不致死。

③ 预防：春季时，鲍鱼肝脏中鲍鱼毒素含量比较高，食用时去除内脏。

(4)淡水鱼卵和鱼胆中毒

① 来源：鱼卵毒素主要存在于淡水鱼的鱼卵中，我国这种淡水鱼有十多种，包括水石斑鱼、鳇鱼和鲶鱼等。草鱼、鲢鱼、鲤鱼、青鱼等我国主要的淡水经济鱼的胆汁中含有大量鱼胆毒素。

② 毒性作用：一般而言，耐热性强的鱼卵蛋白毒性较强，毒性反应主要包括恶心、呕吐、腹泻和肝损伤，严重者可见吞咽困难，全身抽搐甚至休克等现象。鱼胆是一种细胞毒和神经毒，可引起胃肠道的剧烈反应，肝肾损伤及神经系统异常。

③ 预防：鱼卵素为一类毒性球蛋白，具有较强的耐热性，100℃约 30 min 使毒性部分被破坏，120℃约 30 min 使毒性全部消失。

3. 贝类毒素

贝类自身并不产生毒物，但是当它们摄取有毒海藻或与藻类共生时，通过食物链的富集作用，可富集毒素导致人类食物中毒。食用蚝、牡蛎、蛤、油蛤、扇贝和海扇贝等贝类软体动物后可引起急性中毒。根据中毒症状的差异，将这些贝类毒素分为麻痹性贝类毒素（paralytic shellfish poison，PSP）、腹泻性贝类毒素（diarrhetic shellfish poison，DSP）和神经性贝类毒素（neurotoxic shellfish poison，NSP）等三大类。

（1）麻痹性贝类毒素

麻痹性贝类毒素（PSP）是海洋贝类毒素中比较普遍并且对人类健康威胁较大的一种，毒素会对神经肌肉产生麻痹作用，甚至危及生命，故称之为麻痹性贝类毒素。

① 来源：PSP 主要在海水产品中出现，尤其是在软体动物中富集，在消化器官中发现 PSP 的浓度最高，富集率因贝类品种而异。PSP 也在甲壳动物如蟹中富集，还可以通过浮游动物转移到鱼体内。最常见的含有 PSP 的生物是蛤和贻贝，偶然也可能涉及布氏海菊蛤、扇贝和牡蛎。

② 毒性作用：各种 PSP 成分中，石房蛤毒素的毒理学效应有详细报道。石房蛤毒素可广泛阻断外周神经和骨骼肌中的神经冲动，对心脏的直接影响通常很小。在哺乳动物中，PSP 导致麻痹、呼吸抑制以及循环障碍。在肌肉麻痹程度相同的情况下，通常石房蛤毒素所诱导的低血压程度较河豚毒素轻，时间也较短。将毒素直接注入脑室或通过静脉给药，可观察到石房蛤毒素对血管运动和呼吸中枢均有不同程度的抑制作用。

（2）腹泻性贝类毒素

1976 年，在日本宫城县发生了食用紫贻贝（Mytilus edulis）引起的以腹泻为主要症状的集体食物中毒事件。当时，从贝的中肠腺内检出了对小鼠具致死性的脂溶性毒素，为了将这种毒素与其他毒素相区别，称之为腹泻性贝类毒素（diarrhetic shellfish poison，DSP）。近年来，DSP 所引起的食物中毒事件在世界各地不断有报道，DSP 在海洋生物毒素中，尤其是在贝类毒素中占据重要地位，已成为贝类养殖业和食品卫生领域的一个严重问题。

① 来源：倒卵形鳍藻（Dinophysis fortii）和渐尖鳍藻（D. acuminata）是 DSP 的主要来源。各国产的鳍藻属品种有所不同，日本以倒卵形鳍藻为主，欧洲大西洋沿岸则以渐尖鳍藻为重要种类，而在中国，倒卵形鳍藻与渐尖鳍藻均有分布。此外，DSP 中的一种成分大田软海绵酸，已经证实存在于一种海底涡鞭藻中。赤潮、季节会影响 DSP 在贝类的蓄积。

② 毒性作用：贝类中存在 9 种 DSP 有毒成分，分两大类：一类是大田软海绵酸（okadaic acid，OA）和它的衍生物；另一类是新聚醚内酯（pectenotoxin，PTX）。由于纯品来源的限制，DSP 中毒机制研究报道不多见。Shibata 用平滑肌研究了大田软海绵酸的药理作用，结果发现大田软海绵酸可引起人、豚鼠、家兔平滑肌系统持续性收缩，并出现腹泻。关于 DSP 的致病机理仍有待深入研究。

（3）神经性贝类毒素

贝类引起的人类食物中毒中，有一种与摄入短裸甲藻细胞或毒素污染的贝类有关。中毒表现为感觉异常、冷热感交替、恶心、呕吐、腹泻和运动失调，或上呼吸道综合征，但未观察到麻痹，为与引起麻痹作用的有毒贝类毒素相区别，称其为神经性贝类毒素（NSP）。

① 来源：NSP 的发生与海洋赤潮有关，短裸甲藻以前称为短翼盘藻，是产生神经性贝类

毒素的原因。

② 毒性作用：神经性贝类毒素的中毒机制研究得不多。豚鼠回肠的体外实验证实，短裸甲藻毒素的致痉挛作用是增加神经后胆碱能神经纤维膜钠通道的通透性，使膜静息电位发生去极化所致。NSP与钠通道的结合部位，不同于河豚毒素和海葵毒素，可能是一种新的作用模式。神经性贝类毒素通过两种途径对人类产生危害，一种是人类通过食用受短裸甲藻污染的贝类引起的神经性中毒和消化道症状；另一种是由人类呼吸或接触了含有短裸甲藻细胞或其代谢产物的海洋气溶胶颗粒所引发的呼吸道中毒和皮肤刺激症状。

预防：应在贝类产区进行广泛宣传，使群众了解毒贝类中毒的有关知识，食用时应除去内脏，避免发生贝类毒素中毒。

4. 河豚毒素

(1)来源：河豚毒素(Tetrodotoxin)是一种非蛋白神经毒素，存在于河豚、蝾螈、斑足蟾等动物中的生物毒素，毒性比氰化钠强1 000倍。1909年科学家分离并命名了河豚毒素。有80多种河豚鱼含有或被怀疑含有河豚毒素，分布在沿海地区和大江河口。河豚毒素在鱼体内分布不均衡，含量由高到低依次为：卵巢、鱼卵、肝脏、肾脏、眼睛和皮肤，肌肉和血液中的含量较少。由于鱼的肌肉部分河豚毒素的含量很低，所以，中毒大多数是由于食用受到卵巢或肝脏污染的食物，或是直接进食了这些内脏器官引起的。对死亡较久的河豚来说，因内脏腐烂，其中的毒素也会进入到肌肉中。河豚毒素主要存在于雌性河豚的卵巢中，其毒素含量随季节变化而不同。冬季是河豚产卵期，是河豚风味最佳的时候，也是河豚卵巢和鱼卵中毒素含量最高的时候。

(2)毒性作用：大多数关于河豚毒素的食物中毒案例是由食用河豚引起的。造成河豚中毒的原因主要是未能识别出河豚而误食。在我国，早在2世纪就有关于食用河豚中毒的记载。河豚的某些品种，特别是圆头河豚(Fugu rubripe)是烹饪的普遍菜肴，东亚国家的居民，特别是日本人将这些鱼看作美味，但由于处理不当或有意不进行彻底处理，河豚中毒事件时有发生。据统计，日本每年由食河豚导致中毒的人数多达50人，过去100年间每10年有超过1 000例的河豚中毒事件。

河豚毒是一种很强的神经毒，毒性的产生主要是毒素抑制神经和肌肉的电信号传导，阻止肌肉、神经细胞膜上的钠离子通道。首先是神经末梢及神经中枢发生麻痹，中毒者感觉神经麻痹。其次为各随意肌运动神经末梢麻痹，使机体无力运动或不能运动，使呼吸抑制，引起呼吸肌麻痹，对胃肠道也有局部刺激作用，还可使血管神经麻痹，血压下降。河豚中毒的发病急速而剧烈，中毒后多在4～6 h死亡，致死事件最快可在发病后10 min，病死率一般为20%。

(3)预防：河豚毒素对热稳定，一般的烹调过程很难去除河豚毒素，100℃处理24 h或120℃处理20～60 min方可彻底破坏。加强河豚知识宣传，了解毒性，提高识别能力，避免因误食河豚而引起中毒；捕到河豚要集中妥善处理，严禁河豚流入市场而被人们误食。河豚毒素性质较稳定，因此集中进行深埋或进行无害化处理，禁止出售；对于某些毒性较小的河豚品种应在专业单位由有经验的人进行加工处理之后制成罐头或干制品用于食用。

第二节 化学污染物

化学污染物是食品中常见的有毒物质，由于环境污染或食品在贮存、运输等过程中保存不当，以及滥用农药、兽药，使化学污染物在食品上残留，对食品安全造成威胁。

一、农药残留

1. 有机磷农药

（1）来源：有机磷农药的食物来源主要是受污染的粮食及蔬菜瓜果，进入食品的途径主要是通过喷洒农药污染。另外，有机磷农药具有挥发性，农药与食物一起存放也会造成污染。

（2）毒性作用：有机磷农药主要用作杀虫剂，少数品种也用作杀菌剂、杀鼠剂、除草剂等，此类农药一般毒性较大，急性有机磷农药中毒是发生人数最多、对人类健康威胁最大的化学中毒。我国有机磷农药的产量和使用量均居世界首位，目前禁用甲胺磷、甲基对硫磷、对硫磷、久效磷、磷胺等5种高毒的有机磷杀虫剂，但是临床上仍然有上述农药中毒的病例发生。有机磷农药多为磷酸酯类或硫代磷酸酯类化合物，绝大多数为黄色至棕色的油状液体，有类似大蒜的臭味，易溶于有机溶剂或动、植物油，对光、热、酸、氧等均较稳定，遇碱则易分解，故残效期较短。敌百虫为白色粉末状结晶，易溶于水，在碱性溶液中可生成毒性较大的敌敌畏。

有机磷农药可经呼吸道、消化道以及完整的皮肤与黏膜吸收。食品中的残留农药是经过消化道吸收的，吸收迅速而完全，吸收后的农药迅速随血流分布到全身各组织器官，其中以肝脏中含量最高，肾、肺、脾次之，肌肉、骨骼、脑浓度较低。含氟、氧等基团的有机磷农药可通过血脑屏障进入脑组织，部分品种还能通过胎盘屏障到达胎儿体内。有机磷农药体内生物转化主要是在肝脏进行，以氧化和水解为主，通常水解产物毒性减低，而氧化产物毒性增强。如对硫磷经肝细胞微粒体氧化酶的作用，被氧化为毒性较大的对氧磷，毒性增加300多倍，再被磷酸酯酶水解为对硝基酚随尿排出。进入体内的有机磷农药一般都能被迅速代谢转化，代谢产物主要经肾随尿排出，小部分随粪便排出，一般无明显蓄积，但其毒性效应可有累积作用。另外，有机磷农药的肠肝循环有可能导致病情反复，应引起足够的重视。

有机磷农药的毒作用机制主要是抑制体内乙酰胆碱酯酶活性，由于其在化学结构上与乙酰胆碱相似，可迅速与体内胆碱酯酶结合，形成磷酰化胆碱酯酶，使其失去水解乙酰胆碱的能力，引起乙酰胆碱蓄积而引起胆碱能神经过度兴奋的一系列临床表现，严重时可产生毒蕈碱样、烟碱样和中枢神经系统症状，即急性胆碱能危象。另外，有机磷农药还可以抑制血浆胆碱酯酶，但与神经毒效应无关，被称为“假性胆碱酯酶”。胆碱能神经主要分布于交感、副交感神经的节前纤维，副交感神经和部分交感神经的节后纤维，骨骼肌运动神经，部分中枢神经纤维。乙酰胆碱是胆碱能神经的化学递质，它的效应器主要有两种：M受体和N受体，分别产生M样作用（毒蕈碱样作用）和N样作用（烟碱样作用）。有机磷农药中毒时过多的乙酰胆碱与副交感神经节后纤维支配的效应器细胞膜上的M型受体结合，引起效应器兴奋，表现为心血管活动受抑，支气管、胃肠道平滑肌痉挛、收缩，瞳孔括约肌、睫状肌收缩，消化道、呼吸道腺体及汗腺分泌增加，这种作用与毒蕈碱作用相似，称为毒蕈碱样作用。乙酰胆碱还可与交感及副交感神经节的突触后膜及神经肌肉接头运动终板后膜上的N型受体结合，对节后神经元和骨骼肌神经终板小剂量引起兴奋、大剂量引起抑制作用，这种作用与烟碱的作用相似，称为烟碱样作用。另外，乙酰胆碱也是中枢性递质，中毒时使中枢神经系统兴奋抑制平衡破坏，出现相应症状。磷酰化胆碱酯酶虽然稳定，但早期仍能部分地缓慢水解，恢复其活性。但随着中毒时间的延长，磷酰化胆碱酯酶可发生自身催化的脱烷基反应，逐渐失去恢复活性的能力，此种现象称为胆碱酯酶"老化"，故有机磷中毒后，应尽早使用胆碱酯酶复能剂。某些有机磷农药急性中毒患者，在其症状消失后的2～4周，可出现迟发性多发性神经毒作用。病理变化主要为周围神经及脊髓侧索轴索变性，继发脱髓鞘改变，符合中枢－周围远端型轴索病的病理类型。其发生与乙酰胆碱酯酶抑制无关，发病机制尚未完全阐明，可能是抑制了神经病靶酯酶活性所致。急性中毒胆碱能危象之后、迟发性周围神经病发病之前，部分有机磷中毒患者出现以脑神经支配的肌肉、肢体近端肌肉、呼吸肌等无力为特征的一组综合征，称为中间期肌无力综合征，多在中毒后的24～96 h发生，发病机制尚未完全阐明，有学者认为其发生可能与神经肌肉接头突触后传导障碍有关。

(3)预防：避免食用被有机磷农药污染的粮食、蔬菜及水果等，农药与食物应严格分开存放，妥善管理，防止食物被农药污染。

2. 氨基甲酸酯类农药

(1)来源：有毒物质的来源主要是受污染的粮食及蔬菜瓜果，进入食品的途径主要是通过喷洒农药污染。另外，农药与食物一起存放也可以造成污染。

(2)毒性作用：氨基甲酸酯类农药是20世纪50年代开始使用的农药，多数品种为杀虫剂，属于第三代杀虫药，部分品种用作除草剂和杀菌剂。常见的氨基甲酸酯类杀虫剂有西维因、呋喃丹、速灭威等；用作除草剂的品种有灭草灵、燕麦灵等；用作杀菌剂的品种有多菌灵等。国内呋喃丹中毒较其他品种多见。氨基甲酸酯类农药可经消化道、呼吸道迅速吸收，经皮肤、黏膜吸收缓慢。食品中的残留农药是经过消化道吸收的，吸收后主要分布于肝、肾、脂肪和肌肉中。该类药代谢速度很快，一部分经肝脏水解，氧化或与葡萄糖醛酸结合解毒；一部分以原型或代谢产物形式迅速由肾脏排出，24 h转化率达70%～90%。水解由酯酶催化，形成甲基或二甲基氨基甲酸、酚、肟和烯醇等。氧化是在肝微粒体多功能氧化酶的作用下生成相应的羟化代谢物，该代谢物活性比原型物低，但仍具活性，需要进一步代谢降解而排出，多数品种24 h可由肾脏排出90%左右。氨基甲酸酯类杀虫剂多属中等毒性，由于其化学结构的主体构型与乙酰胆碱类似，因此，可以与胆碱酯酶的酶解部位和阴离子部位相结合形成氨基甲酸化胆碱酯酶，急性氨基甲酸酯类农药中毒临床表现与有机磷中毒相似，具有胆碱能毒蕈碱样、烟碱样中枢神经兴奋表现，它具有下列毒作用特点：它无须经体内代谢活化，即可直接与胆碱酯酶可逆地结合，形成疏松的氨基甲酰化胆碱酯酶复合体，使胆碱酯酶失去水解乙酰胆碱能力，故中毒潜伏期短。另一方面，氨基甲酸酯与胆碱酯酶的结合是疏松可逆的，所形成的复合体可自行解离，酶活性恢复。因此，中毒程度较轻，持续时间较短。但短时间内大量接触仍可能发生中毒。

(3)预防：避免食用被氨基甲酸酯类农药污染的粮食、蔬菜及水果等，农药与食物应严格分开存放，妥善管理，防止农药污染食物。

3. 拟除虫菊酯类农药

(1)来源:有毒物质的来源主要是受污染的粮食及蔬菜瓜果,进入食品的途径主要是通过喷洒农药污染。另外,农药与食物一起存放也可以造成污染。

(2)毒性作用:拟除虫菊酯农药是指模拟天然除虫菊素的化学结构人工合成的农药,具有高效、广谱的杀虫效果,对人畜的毒性比有机磷杀虫剂低,在环境中残留时间较短。此类农药除具杀虫作用外,还兼有杀螨、杀菌和抑制霉菌作用。我国现行使用的有20多种,使用量仅次于有机磷。此类杀虫药的特点是对昆虫的杀灭力大而对人畜毒性很小,主要用于杀灭棉花、蔬菜、果树、茶叶等农作物上的害虫,是一种广谱高效的杀虫剂。近年来,拟除虫菊酯农药与有机磷农药混配后使用引起中毒的病例有增多的趋势。拟除虫菊酯类农药可分为含氰基的(Ⅱ型)和不含氰基的(Ⅰ型)两类。化学结构中不含氰基者为Ⅰ型,如苄呋菊酯、氯菊酯、丙烯菊酯等,属低毒物质,用作卫生杀虫剂,至今未发现急性中毒病例。含氰基者为Ⅱ型,有溴氰菊酯、氰戊菊酯、氯氰菊酯、二氯苯醚菊酯、氟氯氰菊酯等,毒性中等。目前以Ⅱ型使用较多,用作农业杀虫剂。拟除虫菊酯类农药绝大多数为黏稠的油状液体,呈黄色或黄褐色,少数为白色结晶如溴氰菊酯,易溶于多种有机溶剂,难溶于水,挥发性不大,在酸性溶液中稳定,遇碱易分解,宜避光保存。拟除虫菊酯类农药主要通过消化道、呼吸道、皮肤吸收,经皮吸收是职业中毒的主要途径。进入体内的拟除虫菊酯代谢转化快,主要在肝脏的酯酶和混合功能氧化酶作用下,发生水解、氧化,代谢产物与葡萄糖醛酸、硫酸根结合为水溶性产物,由尿液排出。Ⅱ型具有神经毒性,其作用机制尚未明确,在体内的代谢和排泄较慢,毒性也较大。对人、畜的毒性主要作用于中枢神经系统的锥体外系统、小脑、脊髓和周围神经。目前认为其作用于神经细胞膜钠离子通道,导致钠离子通道M闸门的关闭延迟,动作电位的去极化期延长,保持小量钠离子内流,形成去极化后电位和重复去极化,肌肉持续收缩,并由痉挛到麻痹。

(3)预防:避免食用拟除虫菊酯类农药污染的粮食、蔬菜及水果等,农药与食物应严格分开存放,妥善管理,防止农药污染食物。

4. 百草枯

(1)来源:主要是污染蔬菜瓜果及粮食,进入食品的主要途径是通过喷洒农药污染。

(2)毒性作用:百草枯分子式 $C_{12}H_{14}N_2C_{l2}$,工业品为黄色固体,市售产品由于添加剂多为墨绿色或蓝褐色,也有红色品种。本品主要经消化道和呼吸道吸收,但是皮肤吸收中毒也不可忽视。百草枯大鼠经口 LD_{50} 为100 mg/kg,小鼠经口 LD_{50} 为120 mg/kg,兔经皮 LD_{50} 236 mg/kg。百草枯吸收后随血液分布至肺、肾脏、肝脏及甲状腺等器官,但以肺内含量最高,含量可大于血中含量的十至数十倍,且存留时间较久。百草枯在体内很少降解,常以原形随尿、粪排出,少量经乳汁排出。百草枯中毒可以引起严重的肺、肝脏和肾脏损害,服毒量大者可迅速因多脏器功能衰竭而死亡。肺脏是百草枯中毒损伤的主要靶器官之一。Ⅰ型及Ⅱ型肺泡上皮细胞则是百草枯选择性毒性作用的主要靶细胞。百草枯中毒病理表现为早期肺泡上皮细胞受损,肺泡内出血水肿,炎症细胞浸润;晚期则出现肺间质纤维化,这种表现被命名为“百草枯肺”,是急性呼吸窘迫综合征(ARDS)的一种变异形式。

(3)预防:避免食用百草枯污染的蔬菜和水果,蔬菜水果要彻底清洗干净后再进食。

5. 毒鼠强

(1)来源:主要是污染食品所致,包括粮食及水源等,进入食品的主要途径是环境污染后继而污染食品所致。

(2)毒性作用:毒鼠强化学名为四次甲基二砜四胺,又名四二四、没鼠命、鼠没命、一扫光、一闪光、三步倒、闻到死、气死猫等,1949 年由德国拜尔公司合成,为有机氮化合物,分子式 $C_4H_8O_4N_4S_2$,相对分子量为 248,毒性为氰化钾的 100 倍,其大鼠经口 LD_{50} 为 0.1~0.3 mg/kg,对人的致死量为 6~12 mg。纯品是一种白色、无臭、无味的轻质粉末,微溶于水、氯仿、丙酮,易溶于乙醚,难溶于甲醇、乙醇等,在稀的酸、碱溶液中能稳定存在,常温下,其饱和水溶液放置 5 个月,仍可保持稳定的生物学活性。毒鼠强化学性质稳定,容易造成二次中毒,它是植物内吸性毒物,吸收后会长期存留植物体内。毒鼠强是一种高效神经毒杀鼠剂,对所有的温血动物都有剧毒,对中枢神经系统,特别是脑干有兴奋作用,主要引起抽搐,毒鼠强对 γ-氨基丁酸有拮抗作用,主要是由于阻断 γ-氨基丁酸受体所致,使兴奋在脑和脊髓内广泛传播,产生抽搐与惊厥,临床表现和脑电图特征类似癫痫发作,少数中毒较深者,可能在中枢留下引起皮质放电的兴奋灶,因而出现后续性癫痫大发作样抽搐,脑电图出现棘波,此类兴奋灶具有可逆性,也可涉及精神异常,严重者可因呼吸衰竭而死亡。

(3)预防:严格遵守我国政府部门的有关规定,禁止生产和使用毒鼠强,有关部门应加大执法与监督力度,切实控制好毒源,阻断一切毒鼠强的流通途径,防止毒鼠强污染食物,杜绝毒鼠强中毒事件的发生。

6. 氟乙酰胺

(1)来源:主要是污染食品所致,包括粮食及水源等,进入食品的主要途径是环境污染后继而污染食品所致。

(2)毒性作用:氟乙酰胺又名敌蚜胺、氟素儿,主要用于灭鼠、防治棉蚜、森林介壳虫等,为有机氟化合物,纯品为无臭、无味的白色结晶,挥发性小,易溶于水及有机溶剂。大鼠经口 LD_{50} 为 5~10 mg/kg,豚鼠经皮 LD_{50} 为 10 mg/kg,人口服 LD_{50} 估计为 2~10 mg/kg。氟乙酰胺主要经消化道吸收,它可经消化道、呼吸道、皮肤吸收。口服氟乙酰胺主要在小肠吸收,其代谢、排泄较为缓慢,可造成蓄积中毒。氟乙酰胺进入体内后经酰胺酶脱胺形成氟乙酸,氟乙酸与三磷酸腺苷和辅酶 A 作用,形成氟代乙酰辅酶 A,再与草酰乙酸缩合,生成氟柠檬酸,后者有抑制乌头酸酶的作用,使氟柠檬酸不能代谢为乌头酸,从而阻断三羧酸循环中柠檬酸的氧化,造成柠檬酸积聚,丙酮酸代谢受阻,妨碍了正常的氧化磷酸化作用,此即"致死合成",最终造成神经、心血管、消化系统损害。氟离子具有亲钙性,可使血钙减少,神经系统应激性增加,另外血中柠檬酸增加也可对肌肉产生直接刺激,以上原因均引起痉挛症状。

(3)预防:严格禁止生产和使用剧毒鼠药氟乙酰胺及其同类物,有关部门应加大执法与监督力度,切实控制好毒源,阻断氟乙酰胺的流通途径,杜绝氟乙酰胺中毒事件的发生。以抗凝血性杀鼠剂替代剧毒杀鼠剂,医院及相关部门应该有一定量的解毒剂乙酰胺储备。

二、兽药残留

1. 兽药残留及其种类

兽药是预防、诊断、治疗动物疾病的重要物质,合理使用,可以有效地控制动物的疫病,提高动物的存活率,减少饲养者的损失,保证养殖业健康发展。但如果使用不当或非法使用药物，过量的药物就会残留在动物体内，当人食用了兽药残留超标的动物性食品后，会在体内蓄积，产生过敏、畸形、癌症等不良后果，直接危害人体的健康甚至生命。根据联合国粮农组织(FAO)和世界卫生组织(WHO)兽药残留联合立法委员会的定义，兽药残留是指动物产品的任何可食部分所含兽药的母体化合物及其代谢物，以及与兽药有关的杂质。所以，兽药残留既包括原药，也包括药物在动物体内的代谢产物和兽药生产中所伴生的杂质。

据世界卫生组织食品添加剂联合专家委员会(JECFA)报告，食品中的兽药残留达120种。将畜牧生产和兽医临床上使用的兽药按照用途分类，主要有抗微生物药(抗生素、抗菌药和抗病毒药)、抗寄生虫药(抗蠕虫药、抗原虫药、杀虫药)、激素类及生长促进剂等，这些物质都可能残留在动物源性食品中。

抗微生物药系指对病原微生物(细菌、真菌、支原体、病毒等)具有抑制或杀灭作用，主要用于全身感染的抗生素、磺胺药及其他合成抗菌药。抗微生物药根据化学结构可以分类为：(1)氨基糖苷类，主要包括链霉素、庆大霉素、卡那霉素、新霉素、大观霉素、安普霉素等；(2)β一内酰胺类，主要包括青霉素、头孢霉素等；(3)四环素类，主要包括土霉素、金霉素、多西环素等；(4)大环内酯类，主要包括红霉素、吉他霉素、泰乐菌素等；(5)氯霉素类，主要包括氯霉素、甲砜毒素、氟苯尼考等；(6)林可胺类，包括林可霉素、克林霉素；(7)多肽类，包括杆菌肽、黏菌素等；(8)多烯类，包括两性霉素B，制霉菌素等；(9)磺胺类抗菌增效剂，包括磺胺嘧啶、磺胺二甲嘧啶、磺胺异噁唑等；(10)硝基呋喃类，包括呋喃西林、呋喃它酮、呋喃妥因、呋喃唑酮等；(11)喹诺酮类，包括环丙沙星、诺氟沙星、奥比沙星等。

抗寄生虫药是指能灭杀或驱除动物体内外寄生虫的药物。畜禽寄生虫病害的危害性极大，给国民经济造成巨大的损失。寄生虫病不仅会引起大批畜禽死亡，而且严重影响动物生长率，使乳、肉、蛋、毛、革等畜产品质量下降，数量减少。某些人畜共患寄生虫病，还直接威胁人类的健康和生命安全。根据药物作用的特点，抗寄生虫药可分为：(1)抗蠕虫药，包括苯并咪唑类、有机磷酸酯类、咪唑并噻唑类、四氢嘧啶类、水杨酰苯胺类、阿维菌素类、哌嗪衍生物等；(2)抗原虫药，包括聚醚类离子载体抗生素、三嗪类、二硝基类、氯羟吡啶等；(3)杀虫药，主要包括有机磷类化合物、拟除虫菊酯类化合物等。

激素在畜牧业生产中常常用作饲料添加剂或者埋植于动物皮下，达到促进动物生长发育(促生长幅度可以达到10%～40%)、增加体重、促进动物发情等目的，结果导致动物食品中的激素残留，常用的激素包括：(1)性激素，主要包括雌二醇、己烯雌酚等雌性激素和甲基睾丸酮、丙酸睾酮等雄性激素；(2)生长激素，主要包括牛生长激素(BST)和猪生长激素(PST)；(3)甲状腺素，主要为人工合成的类甲状腺素及抗甲状腺素；(4)人工合成的蛋白质同化激素，主要为类固醇类药物；(5)镇定剂和β-肾上腺素阻断剂，主要在动物宰杀前短期使用。

2. 导致食品中过量兽药残留的原因

动物性食品中兽药的来源主要是各种动物疫病防治用药产生的残留。通过各种方法给食品动物用药，目的是防治疾病、保障生产或维持动物健康。但是如果使用兽药时，在用药剂量、用药部位、给药途径和用药动物的种类等方面不符合用药规定，甚至非法使用违禁药物，加之屠宰或出售时不遵守休药期规定，在检测水平较低的情况下便出现兽药残留远远超标的危险倾向。

我国饲料及浓缩料等大多加有抗生素等药物饲料添加剂，有的养殖户在经济利益的驱使下在饲料中超量使用，由于长期超剂量、超范围用药，使耐药菌株增加，大肠杆菌、沙门氏菌等病例不仅难治愈、易复发，而且以混合感染居多，这又促使兽医在临诊过程中继续加大抗生素的用量，形成恶性循环，最终导致抗生素从动物体内的排出时间延长，在动物组织中蓄积而造成残留。在动物食品存储过程中，为食品保鲜有时加入某些抗生素等药物来抑制微生物的生长繁殖，例如在牛乳中添加抗生素，以防止鲜乳卖出之前发生变质，也会不同程度地造成食品的药物残留。

非法使用违禁药物是指为使畜禽增重、增加瘦肉率而使用如违禁药物（如盐酸克伦特罗）；为促进畜禽生长而使用性激素类饲料添加剂；或是为减少畜禽的活动，达到增重的目的而使用安眠镇静类药物等。一方面，随着中国国内食品市场的不断扩大，有些养殖产业和饲料生产企业滥用兽药添加剂的现象日益严重，有的饲料生产企业人为向饲料中添加畜禽违禁药物，如绒毛膜促性腺激素、雌二醇等各种激素类添加剂和抗生素类、人工合成的化学药品等；有的饲料厂或饲养场为牟取暴利，非法使用违禁药品如催眠镇静类、肾上腺类等药品；还有的重复添加促生长药，例如有的用户在鸡饲料中添加了喹乙醇，又加进了含喹乙醇的预混料，这就使喹乙醇的用量大大超过规定的标准。另一方面，许多养殖户对兽药残留的危害认识不足，缺乏兽药残留观念，畜禽养殖过程不规范，这也最终导致动物性食品中兽药残留的另一个重要原因。

休药期是指允许屠宰畜禽及其产品允许上市前或允许食用时的停药时间。1996 年美国对威斯康星、伊利诺伊、印第安纳等州进行了兽药残留调查，发现由于饲喂兽药添加剂没有遵守休药期，而使所检查的屠宰猪中 27% 的猪屠宰前用过抗微生物药，10% 的猪肉中含有超量抗微生物药残留。在我国，有的养殖户不遵守停药期的规定，就出售禽、畜、水产品类及乳、蛋品等问题较为突出。

导致动物性食品中兽药残留超标的另一个原因是药检部门对生产销售和使用违禁药品管理不严，缺乏兽药残留检验机构和必要的检测设备，兽药残留标准不够完善等。我国兽医卫生和有关行政部门通常只对畜禽产品是否有传染病、寄生虫病、外观卫生和是否注水等较为关注，而对药物残留问题还缺乏足够的认识。欧盟因检测出中国畜禽产品兽药残留及卫生指标不合格和滥用违禁药品，对中国畜禽产品已封关多年。

3. 食品残留兽药的毒性作用

长期食用兽药残留过高的食品会引起人体的多种急慢性中毒，诱导耐药菌株产生，引起变态反应及“三致”作用。常用的兽药及其毒性作用如下：

(1)毒性反应

外源性物质毒效应与剂量和接触时间密切相关。动物组织中的抗微生物药物残留水平通常低于 2 mg/kg，每日消费 1 kg 动物产品最多会摄入 2 mg 的残留药物，远远低于人的治疗剂量，因此发生急性中毒的可能性极小。但是长期摄入引起慢性或者蓄积毒性的风险却不容忽视。对于敏感人群，例如婴幼儿的药物代谢功能不完善，可能造成的风险更高。在抗微生物药物中氯霉素是一个特例，它能够导致严重的再生障碍性贫血，且其发生与使用剂量和频率无关。

很多畜禽和鱼饲料中含有亚治疗剂量的四环素类药物（金霉素和土霉素）。四环素类药物能够和骨骼中的钙结合，抑制骨骼和牙齿发育，还会引起胃、肠、肝脏的损害，造成过敏反应、二重感染、致畸作用等。一些碱性和脂溶性药物的分布容积较高，在体内易发生蓄积和慢性毒性，如使用大环内酯类药物红霉素、泰乐菌素等易发生肝损害和听觉障碍。氨基糖苷类药物如链霉素、庆大霉素、卡那霉素主要损害耳前庭和耳蜗神经，导致眩晕和听力减退。磺胺类药物被广泛用于乳牛传染病的预防和治疗，而人们食用含有这类残留药物的牛奶和奶粉后会影响体内核酸的合成，危害人类的健康。

β-兴奋剂类(β-肾上腺素受体激动剂)能够加强心脏收缩、扩张骨骼肌血管和支气管平滑肌，兽医和医学上将其用于治疗休克和支气管痉挛。有些养殖者非法将其用作饲料添加剂，造成其在畜禽肌肉组织中残留，极大地影响畜禽产品安全，进而对人体产生毒副作用。这类药物在肝脏、肺组织中残留量较高，这些部位的药物浓度可达到100～500 ng/g，人一次摄入残留量为100～200 ng/g的组织后，可能出现副反应及其他危险。动物也往往因进食过量药物而发生中毒，表现为肌肉震颤、剧烈腹痛、心跳和呼吸加快，最终死亡。国内外已经有多起因食用含有β-兴奋剂残留的动物可食性组织发生人体中毒的报道。

(2)诱导耐药菌株产生

虽然耐药性兽药在动物性食品中残留的浓度很低，但人类的病原菌长期接触这些低浓度的药物，容易产生耐药性，将对人类疾病的治疗用药带来极大麻烦。另外，用作畜禽生长剂的抗菌药物，低剂量使用时也易使某些细菌产生抗药性，并且细菌中的耐药基因可以与人群中细菌、动物群中细菌、生态系统中细菌互相传递，由此可导致病菌，如沙门氏菌、场球菌和大肠杆菌等对其产生耐药性。一旦细菌的耐药性传递给人类，将会出现抗生素无法控制人类细菌感染性疾病的情况。目前有关细菌耐药性传递，会给人类使用抗生素治疗疾病带来困难虽未完全定论，但是近年来的研究表明，耐药基因可以相互传递。抗生素耐药性的危害十分严重，它不仅使抗生素疗效减弱，甚至使抗生素失去疗效。由于抗生素疗效减弱，从而需要加大防治剂量，这同时又增加了残留量，形成一种恶性循环，进而导致严重的流行病及公共卫生问题，并且降低药物的市场寿命。

(3)变态反应及“三致”作用

经常食用含有抗生素(即使是微量)的乳、乳制品或肉类，会使原来对抗生素不敏感的人受到反复刺激而致敏，出现荨麻疹或造成过敏性休克，对儿童的影响可能更大，重者可能导致死亡。世界卫生组织(WHO)早在1963年就通过大量调查证实，由于过分强调使用抗生素作饲料添加剂，在临床使用青霉素、新生霉素时出现了过敏反应人群增多的现象。

此外，兽药的摄入还可能导致致畸作用和诱发癌症，长期食用还可能影响免疫系统，降低人体的抵抗力。最典型的是雌激素、硝基呋喃类等违禁药物，都已被证明具有致癌作用。还有苯并咪唑类抗蠕虫药，能抑制细胞活性，具有潜在的致突变性和致畸性。近些年来，使用性激素类物质给畜禽养殖带来了直接和客观的经济效益，然而含有激素残留的食品一经食用后产生的危害很大。生长激素类已烯雌酚和已烷雌酚会扰乱激素平衡，导致妇女的更年期紊乱，女童性早熟，男性女性化，生育能力降低，诱发女性乳腺癌、卵巢癌等疾病。我国农业部规定禁止所有激素类(甲基睾丸酮等)及有激素类作用(如类固醇类)的物质作为动物促长剂使用。

青霉素具有见效快、抗菌广谱性的特点。近年来，青霉素及半合成青霉素在兽医临床应用越来越广，用量也逐渐增加，其导致的各种变态反应越来越多。虽然青霉素引起的变态反应的机理还不是十分清楚，但经常食用这样的肉类也会有潜在的健康风险。

4. 兽药残留的管控措施

(1)提高饲养和防疫管理水平,防止疾病发生

加强宣传教育和科学普及,让广大养殖户认识到兽药残留物对人体健康的危害,将生产由产量型转变为注重质量型,才能减少畜禽产品中兽药残留量。坚持"预防为主"的原则,搞好消毒、驱虫等工作。科学养殖、用药,确保畜禽及其产品健康安全、无残留。一旦畜禽发病,要及早淘汰病畜禽。发生传染病时要根据实际情况及时采取隔离、捕杀等措施,以防疫情扩散。使用安全无毒药物,在治疗过程中,要做到合理科学、对症适度用药。只能使用通过认证的兽药和饲料厂生产的产品,避免产生药物残留和中毒等不良反应。

(2)规范使用兽药

加强畜禽饲养管理,规范用药。尽量使用高效低毒、无公害、无残留的"绿色兽药"。用药必须有详细的记录,严格遵守休药期的规定。饲养畜禽,要做到在规定停药期后适时出栏,安全上市,有条件的要取得当地兽药管理部门发放的畜禽产品兽药残留检验合格证方可出栏,在休药期未到时,不得出售畜禽供人食用。

加强药物添加剂使用管理,与相关部门联合对饲料厂家生产情况进行检查,禁止兽药直接加入饲料中。严格兽药审批制度,禁止使用农业部规定以外的兽药药物添加剂,在兽药审批中明确规定给药途径、使用量和休药期,生产厂商必须在产品说明书上注明。

(3)加强兽药残留监控,完善兽药残留监控体系

应加快国家、部以及省地级兽药残留机构的建立和建设,使之形成从中央到地方完整的兽药残留检测网络结构。实施国家残留监控计划,加大监控力度,严把检验检疫关,畜牧兽医行政部门要严格执行《兽药管理条例》和《饲料添加剂管理条例》及有关规章、规定,规范企业生产和经营行为,严防兽药残留超标的产品进入市场,对超标者给予销毁和处罚,使兽药残留超标的产品无销路、无市场,迫使广大养殖场、户科学合理使用兽药,遵守休药期的规定,从而控制兽药残留。

(4)食品企业采取严格管理体系

食品企业严格按照GMP、HACCP等管理体系,建立良好的肉品原料供应基地,控制好生产的每一道环节,把好质量关。在强化广大畜禽养殖和食品加工人员对人兽共用药物使用范围、剂量、休药期等管理意识的同时开展广泛的宣传教育,发动广大兽医卫检和食品卫生监督人员开展技术服务。食品企业需要采用良好的管理规范,利用HACCP管理体系杜绝有药残的肉源作为加工原料投入市场,生产出卫生安全的动物源性食品,防患于未然。

(5)加强国际交流与合作,完善兽药的检测方法

积极开展与国际组织或国家的交流与合作,加强药物残留分析方法的技术研究和引进制定国家或行业的药物残留标准检测方法,并尽快研制出快速、准确、简便的检测方法,加大筛选兽药残留的试剂盒的研究和开发力度。发展高效、高灵敏的联用技术,使分析过程自动化或智能化,以提高分析效率,降低成本,地方机构要积极创造条件,依照国际标准,建立和完善药物残留监控体系,做好药物残留的监控工作。

三、重金属

重金属及其化合物污染主要指人类各种活动,如采矿、废气排放、污水灌溉和使用重金

属超标制品，从而导致环境中的重金属含量增加，危害人体健康。生活环境中最常见并对人体健康存在危险的有毒重金属污染有铅、镉、汞、砷、锰及其各种化合物。

1. 铅

铅有不少于5000年的使用历史，被广泛用于建筑涂料、玻璃陶瓷的颜料、运输管道及各种日用品。人类铅暴露主要来自职业暴露及环境污染。空气来源的铅主要是冶炼、非正规回收各种含铅的金属垃圾、含铅油漆剥离以及含铅汽油燃烧后释放到大气中的各种含铅化合物，空气中的铅经水土沉积后经食物链到达人体。使用含铅厨具、容器、管道进行储存、烹调、运输，导致铅污染食物。

铅主要经呼吸道吸入或经口摄入。50%以上吸入的无机铅在肺部被吸收，成人仅吸收十分之一左右的食源性铅。而儿童却能经消化道吸收50%以上的无机铅。四甲基铅、四乙基铅等有机铅可以透过细胞膜被皮肤吸收，同时这些有机铅也容易跨血脑屏障而转移到脑组织。因此，消化道及血脑屏障未发育成熟的低龄少年儿童对铅毒性更敏感。吸收的铅与红细胞结合并转运、蓄积在骨骼，铅在血液及骨骼的半衰期分别为1个月及20～30年。铅主要经尿缓慢排泄。

铅对人体的健康影响与摄入剂量及暴露时间有关。急性中毒主要表现为头疼、易怒、腹疼及各种与神经系统相关的症状。急性铅脑病以失眠、焦躁不安为特征。孩子的急性中毒症状表现为行为异常、学习及注意力困难。长期铅暴露对儿童健康的影响尤其引起公众关注。长期铅暴露会影响到儿童大脑发育，造成智商(IQ)下降、注意力时间缩短等行为改变。

铅的毒性机理研究认为与氧化应激失调、干扰微量元素平衡有关。铅暴露导致各种ROS增加，同时抑制SOD、GSH、CAT等各种酶的活性或减低它们的含量。Pb^{2+}能替代各种金属离子，如Ca^{2+}、Mg^{2+}、Fe^{2+}，从而影响各种重要的生理过程。

铅非常稳定，一旦进入人体后，几乎不可能完全清除或逆转对身体的破坏作用。因此，采取预防策略非常重要。研究表明，矿物质(Ca^{2+}、Fe^{2+}、Mg^{2+})、类黄酮(槲皮素、硫辛酸)和维生素(B、C、E)等营养素干预能预防铅引起的损伤作用。富含上述营养素的食品主要牛奶、鸡蛋、鱼、瘦肉、胡萝卜、甜菜、菠菜、土豆及红肉等。此外，姜黄素、大蒜素、积雪草等中草药也具有保护铅损伤的作用。

2. 镉

镉主要来自环境污染、饮食及吸烟。工业上镉通常被用作PVC管材的稳定剂、增色剂及镍镉电池。各种含镉的电子废品、电池常常得不到妥善的分类回收与处理，导致了环境镉污染。含镉的食物很广泛且含量变化很大，动物肝肾、扇贝、牡蛎及淤泥环境生长的蔬菜、水稻等镉含量较高。土壤的酸度低，促进植物根系吸收土壤中的镉。因此推测，酸雨频繁的地区土壤及植物中镉的含量会相对高。

镉通过消化道摄入、肺吸入及皮肤接触等途径进入人体。个体经饮食摄入的镉受饮食习惯影响很大，女性日均摄入量相比男性要低。镉在消化道的吸收受营养因素如维生素D、钙、锌、铜及膳食纤维等影响。吸烟是镉经肺吸入暴露的另一个重要原因，吸烟与血中镉含量正相关，吸烟者血镉浓度是不吸烟者的4～5倍。此外，动物实验表明镉也可经皮肤接触吸收。大部分吸收入血的镉与白蛋白、金属硫蛋白形成复合物，进入肠肝循环形成镉一谷胱甘肽结合物，再经酶促降解成镉一半胱氨酸，镉重新进入小肠，最终到达肾脏。镉在肾脏的半衰期很长，约10年。镉主要通过粪便和尿液排泄。

镉被国际肿瘤研究中心认定为Ⅰ类致癌物，长期暴露可以导致肺、肾脏、肝脏、骨骼、生殖系统及心血管等损伤。长期高浓度镉暴露导致骨骼损伤。20 世纪 50 年代，日本首次报道了高浓度镉暴露导致的“痛痛病”，主要是当地采用镉污染的水进行灌溉导致大米镉含量超高所致。近年来的研究甚至认为即便相对低浓度的镉暴露也可以导致骨损伤，表现为骨密度降低及骨折。此外，肾毒性也是镉暴露最常见的损伤。最早期的肾脏损伤症状是肾小管功能异常，尿中微管蛋白等低分子量蛋白含量增加，随着损伤加重，肾损伤甚至可以发展到慢性肾功能衰竭。

镉损伤骨骼与影响骨质矿物化有关，但原因并不清楚，它对软骨细胞和成骨细胞的直接作用可能是经损坏肾小管功能间接实现的。肾脏是内源性维生素 D3 羟化酶发挥作用的重要场所，镉也可能干扰该过程。镉诱导的肿瘤机制与上调细胞有丝分裂信号、干扰 DNA 修复、替代锌参与蛋白转录调节等有关，最新的研究 E-钙粘蛋白很有可能是镉的作用靶蛋白。

迄今为止尚无有效的镉中毒治疗药物，减少接触是最有效的预防措施，暴露后采取对症治疗及辅助治疗，减轻症状，促进镉排出。镉接触者的饮食应注意：(1)摄入足够的蛋白质，富含蛋氨酸的膳食有助于与镉结合并促进其自体内排出；(2)清淡饮食，减少脂肪摄入，过高的脂肪促进镉的吸收；(3)增加富含钙、锌、铁食品摄入，促进镉排出，减轻损伤症状，如牛奶、牡蛎、海带、发菜等；(4)补充维生素 C、B_1、D3 及 E，降低对镉的敏感性，减轻损伤症状；(5)各种食材中含有的植物化学成分被发现对镉中毒有很好的保护作用，如大蒜、姜、葱、绿茶、葡萄、西红柿等。

3. 汞

汞是正常气压及温度下唯一以液态存在的金属，呈银白色，自然界常以单质汞(水银)、无机汞和有机汞等几种形式存在，无机汞可转换成有机汞。汞蒸气在空气中稳定，但易蒸发，汞蒸气及其化合物均有剧毒。汞的用途很广泛，主要用于科学仪器、医疗材料及药物、化妆品等，还可以做防腐剂、催化剂、颜料、涂料等，口服、过量吸入其粉尘及皮肤涂布时均可引起中毒。普通人群主要通过饮食摄入汞，鱼、甲壳类水产品及海洋哺乳动物是最常见的富含汞的食物。

汞蒸气经呼吸道吸入或经口摄入后吸收率达 90%，不带电荷的汞单质很容易扩散并溶于脂质，因此很容易穿透血脑屏障及细胞的脂质双分子层。血液中的单质汞在过氧化物酶的作用下被氧化成 Hg^{2+}，并几乎不能被清除。循环系统中的 Hg^{2+} 与含巯基的半胱氨酸、谷胱甘肽等结合转运到各组织细胞，转运到肝脏代谢的部分经肝肠循环重回消化道。肠道菌群在单质汞/汞－巯基复合物的变形过程中起重要作用。无机汞代谢后经尿、粪便排出，汗水、眼泪及乳汁排出少量的汞。有机汞化合物脂溶性强，因而吸收后能迅速分布到肝、肾及中枢神经系统，同时能透过胎盘屏障及血脑屏障。有机汞的毒性随着烷基链的增加而减弱，烷基链最短的甲基汞在消化道的吸收率高达 90%～95%，毒性也最大。据报道，汞在脑组织的半衰期长达 18～30 年。

汞对人体的健康危害与汞的化学形态、环境条件和侵入人体的途径、方式有关。元素汞少见引起中毒，但吸入汞蒸气可引起肺损伤、肝炎、肾炎、尿血及尿毒症等。口服汞盐引起的急性毒性主要是由于腐蚀消化道产生的胃肠烧灼疼、口腔黏膜变色。慢性无机汞中毒则以神经及精神症状为主，如震颤、人格变化、坐立不安、焦虑、睡眠障碍及沮丧，脱离暴露后症状可恢复。甲基汞是最常见的有机汞中毒物质，症状以神经系统损伤为主。最早期的症状表现为四肢感觉异常及麻木，随着时间的推移，出现动作协调困难、发音困难、管状视野（视野缩小）及听觉损伤。历史上曾经发生过大规模的甲基汞污染食物导致中毒的案例，典型的如20世纪50年代日本的水俣病、20世纪70年代伊拉克国民误食被谷乐仁生（一种含汞的麦种消毒剂）污染的面包导致万人致病，数千人死亡。

甲基汞诱导神经毒性的生化机制目前归纳为线粒体变化、诱导脂质过氧化、微管解构及干扰蛋白质合成等。汞在体内被氧化成 Hg^{2+} 产生大量 ROS，毒性机制可能与细胞抗氧化酶（GSH）耗竭、抑制特定酶及调节神经调质有关。巯基对神经细胞及胶质细胞功能有决定性作用，单质汞、甲基汞可与含巯基（—SH）的各种分子（如蛋白、谷胱甘肽、半胱氨酸等）结合，这是它们引起神经毒的共同之处，但尚未清楚两者是否具有共同的损伤机制。研究还表明，汞对成人及幼童神经毒性的作用机制也可能不一致。

急性汞暴露的治疗主要是采用各种螯合剂驱除汞，包括二巯基丙醇、2,3-二巯基丙磺酸和2,3-二巯基琥珀酸，但这些螯合剂并未在临床实践上正式采纳。慢性汞接触的人常使用自然疗法或顺势疗法去除汞，包括 N-乙酰半胱氨酸（NAC）、谷胱甘肽（GSH）、硒代半胱氨酸、锌、木炭、沸石、EDTA 和藻酸盐。然而，这些解毒剂并未具有 FDA 批准和令人信服的科学证据。汞与巯基的结合是今后汞中毒预防的方向，针对此已经开发了一些巯基修饰纳米单孔二氧化硅的解毒剂。

4. 砷

砷作为自然界普遍存在的一种类金属，由于具有类似金属的特性而被视为金属。砷的存在形式有砷单质、无机砷、有机砷。除了火山活动、岩石风化、地热和森林火灾等自然来源之外，砷也应用在动物饲料、玻璃与陶瓷烧制、除草剂、杀虫剂、木材防腐剂、冶金业等人类活动中。土壤、水、空气和食物是主要的暴露来源。海产品、水稻中可发现砷的污染。以粮食为主食的人群面临过量砷暴露的风险。孟加拉、印度及中国报道了水中的砷超标，据估计，约200万人饮用水砷超标。

可溶性砷常以 As^{5+} 及 As^{3+} 两种氧化价态存在，摄取后90%以上被胃肠道吸收，As^{3+} 由于与蛋白巯基有更高的亲和力因而毒性更强。无机砷（As^{3+}、As^{5+}）通过生物甲基化生成各种甲基化代谢物，如单甲基砷酸、双甲基砷酸，该甲基化过程曾经被认为是砷在体内的解毒过程，实际上 As^{3+} 甲基化后毒性反而增强。砷的甲基化代谢产物非常容易从尿中排出，同时，少量无机砷也经尿排出。

由于砷价态多，代谢过程中也产生各种中间产物，从而导致各种各样的损伤效应。急性砷中毒（砒霜中毒）表现为剧烈的恶心、呕吐、腹痛、腹泻，酷似霍乱及重症胃肠炎，大便也呈水样并带血，严重者昏迷、休克，1～2天内死亡。慢性中毒引起心脏、呼吸道、胃肠道、肝脏、神经和肾脏等多脏器疾病及各种肿瘤，特别是皮肤癌、肝癌、肾癌、膀胱癌及淋巴癌。

砷中毒的机制主要是影响细胞的巯基基团，引起细胞呼吸功能异常、细胞各种酶及有丝分裂。

营养因素是砷中毒的一个重要易感因素，许多研究已经表明，合理膳食可以促进砷的代谢，加速排出，减轻症状。砷暴露者的饮食需注意：(1)补充一碳单位代谢所需的各种营养因子，加速无机砷自体内清除：甲基化是无机砷自体内排出的重要代谢修饰，SAM 提供甲基供体。因此，促进一碳单位代谢循环的营养因子可以促进砷的甲基化。这些营养因子有：叶酸、维生素 B_6、B_{12}、胆碱、甜菜碱、蛋白质（蛋氨酸及半胱氨酸）等。(2)硒与砷中毒：动物研究及流行病调查表明硒、砷存在相互作用,相互间会改变彼此的重分布与排泄;(3)补充肌酐:研究表明肌酐补充促进砷及其代谢物排出。

5. 锰

锰是地壳中含量排位第四的金属,是超氧化物酶、谷氨酰胺合成酶等各种金属酶的辅酶成分。与其他重金属不同的是,锰是机体必需的微量元素之一,过量暴露时才会对机体产生毒性。人体中锰的来源主要有空气来源、膳食暴露、肠外营养及含锰药物使用。普通人群主要通过膳食摄入锰,植物性食物中锰含量较高,如茶叶、各种谷类、坚果、叶菜等是锰的良好来源。动物性食物中锰含量不高,但吸收和存留较高。精制的谷类、肉、鱼、奶类中锰含量比较少。环境高锰含量本底、锰矿区开采过程中水域、土壤的污染往往是饮水污染、农产品中锰含量高的重要原因。此外,以大豆为基础的婴幼儿配方奶粉、肠外营养制剂、各种含锰的膳食补充剂、食物赋形剂等也是造成特定人群锰中毒的主要原因。

大脑是锰在体内主要的蓄积部位。此外,肝脏、骨骼、肾脏、胰腺、肾上腺及脑垂体也是发现有较高浓度的锰蓄积。锰在脑组织的分布也存在差异,其含量自高而低分别为:苍白球>黑质纹状体>丘脑>纹状体>轴突束>皮层。进入体内的锰 95%以上经胆汁代谢排出,其次是尿液、乳汁,极少量经汗液排泄。

锰暴露水平及暴露时间对锰毒性的损伤表现及进展有决定性影响。此外,锰毒性的大小与其存在形式、原子价态有关。锰蒸汽>锰烟>锰尘,价态越高,毒性越大;氧化物则以氧含量越高,毒性越大;有机锰(如 MMT)较无机锰对人的危害要更大些。近年的研究还表明,个体的年龄、性别、种族、卫生防护等各种因素对锰毒性有复杂的影响。

过量锰暴露将累及神经、肝脏、心血管系统及生殖系统。其中,又以神经毒性备受关注。成年矿工经职业暴露在接触早期即可出现神经损伤症状,主要表现为头痛、失眠、记忆减退等。随着累积暴露剂量的增加,呈现与帕金森氏综合征类似的临床表现:强直、面具脸、动作性震颤、运动迟缓、步态不稳、认知功能障碍和情绪障碍。高锰暴露与神经退行性病变—帕金森氏病的关系引起了众多学者浓厚的兴趣。近年来的研究表明高锰摄入损伤神经系统发育。

关于锰损伤机理集中于如下几方面学说:氧化应激、线粒体功能异常、影响神经递质释放、干扰氨基酸代谢、干扰必需微量元素的代谢等。

迄今为止尚无有效的药物治疗锰中毒。在加强环境保护、职业防护、减少污染等预防策略之外,必要的饮食干预可以减轻锰中毒的症状。(1)驱锰:国外有学者采用铁剂补充联合螯合剂共同进行治疗锰中毒,相比单独的螯合剂驱锰更能显著改善神经损伤症状。此外,也有学者研究口服锰暴露的大鼠同时予以大豆来源的膳食纤维,结果发现动物神经行为改善,肝脏、血液及脑皮层的锰含量降低并与膳食纤维含量成剂量—效应关系。(2)抗氧化:基于锰损伤组织细胞与氧化异常密切相关的结论,有研究表明牛磺酸、维生素 E、C 等具有抗氧化功能的维生素也能一定程度上改善中毒症状。

四、其他化学污染物

1. 多环芳烃

多环芳烃(polycyclic aromatic hydrocarbons,PAHs)是指分子中含有两个或两个以上苯环的碳氢化合物,环与环之间的连接方式有两种:一种是稀环化合物,即苯环与苯环之间各由一个碳原子相连，如联苯；另一种是稠环化合物，即相邻的苯环至少有两个共用的碳原子的碳氢化合物，如萘、蒽、菲、芘等。多环芳烃化合物产生于有机物裂解或不完全燃烧，是最早被发现的强致癌食品污染物。在一千多种化学致癌物中，PAHs 占 1/3 以上。目前已鉴定出数百种结构，包括萘、蒽、菲、芘等，常见的具有致癌性的 PAHs 多为 4～6 个苯环的稠环化合物，它们一般分为 2 组，有 4 个或者少于 4 个苯环的属轻质多环芳烃（Light PAHs）；含有多于 4 个苯环的属重质多环芳烃（Heavy PAHs）。由于苯并(a)芘[benzo(a)-pyrene，B(a)P]是第一个被发现的环境化学致癌物，且分布广，致癌性强，在食物中的分布与其他 PAHs 有一定的相关性，故常以苯并(a)芘作为 PAHs 的代表。

(1)多环芳烃进入食品的途径

① 环境污染：在工业生产和其他人类活动中，由于有机物不完全燃烧，产生大量 PAHs 并排放到环境中，再通过空气接触等途径污染食品。

② 加工过程中形成：如熏烤食品时使用的熏烟中含 PAHs；同时烤制过程中滴于火上的食物脂肪焦化产物经热聚合反应生成苯并(a)芘[B(a)P]，附着于食物表面。

③ 加工过程受污染：食品机械所用的润滑油含有 PAHs，食品加工过程中若受到润滑油的污染，可造成食品的 PAHs 污染；石油产品如沥青含有 PAHs，若在沥青铺成的柏油马路上晾晒粮食，可造污染。

④ 包装污染：包装纸上的不纯石蜡油可使食品污染 PAHs。包装纸油墨未干时，油墨炭黑成分中所含的致癌性 PAHs 可污染食品。

⑤ 水产品的污染：水体受 PAHs 污染后，水产品可以通过生物放大作用富集 PAHs。

(2)多环芳烃的生物活性

① 一般毒性：PAHs 急性毒性为中等或低毒性，如萘的口服致死剂量成人为 5 000～15 000 mg/kg，儿童为 2 000 mg/kg，因此，摄入的 PAHs 不足以造成急性中毒，其对健康的影响多是慢性接触的结果。

② 致癌性：对 PAHs 致癌性研究最多的是 B(a)P。B(a)P 是间接致癌物，在体内经微粒体混合功能氧化酶激活后可转化为数十种代谢产物，转化为羟基化合物或醌类时是解毒反应；转化为环氧化物则可能生成致癌物。B(a)P 可使多种动物种属、多种器官致癌，不同接触途径均可致癌，其致癌发生率存在剂量—反应关系和加速效应。流行病学研究表明，日本胃癌高发与日本人爱吃熏鱼有关。

③ 致突变性：B(a)P 常作为致突变试验的阳性对照，在 S-9 存在的情况下，B(a)P 在 Ames 试验、细菌 DNA 修复、姐妹染色体单体交换、染色体畸变等试验中均呈阳性反应。研究认为，PAHs 在人体中造成 DNA 损伤的可能机制主要有两类，一类是 PAHs 代谢过程中的中间活性产物与 DNA 共价结合形成加合物，另一类是其在体内生物转化时产生大量活性氧，从而造成氧化性 DNA 损伤。

④ 神经毒性：B(a)P 可使染毒组大鼠的学习记忆能力明显降低，且存在剂量—反应关系。电镜下可见染毒组大鼠的海马神经元出现胞核皱缩、线粒体肿胀、高尔基体扩张等病理改变。

⑤ 光致毒效应：PAHs 对紫外辐射引起的光化学反应尤为敏感。研究表明，同时暴露于 PAHs 和紫外照射下会加速具有损伤细胞组成能力的自由基形成，破坏细胞膜，损伤 DNA，从而引起人体细胞遗传学信息发生突变。

(3)多环芳烃污染的预防措施

① 减少环境污染:食品的污染源主要是污染大气中颗粒物沉降污染、土壤中致癌性物质的污染。控制环境中PAHs的污染源是解决食品中的B(a)P等致癌性PAHs污染的根本途径。

② 改进食品加工烹调方法:熏制和烘烤食品时,改进燃烧过程,改良食品烟熏剂,不用炭火直接熏制或烘烤食物。机械化生产食品要防止润滑油污染食品,可改用食用油做润滑剂。不把粮食作物和油料种子晒在柏油马路上,也可有效减少环境中的B(a)P进入食物。

③ 去毒:油脂中的PAHs可使用活性炭吸附去除。蔬菜水果经清洗仅可去除约10%的PAHs。阳光与紫外线照射也能使食品中的PAHs含量降低。

④ 制定食品中B(a)P的限量标准:我国GB 2762—2012中规定,谷物及其制品的B(a)P限量≤5 μg/kg,熏、烧、烤肉≤5 μg/kg,油脂及其制品≤10 μg/kg。

2. 二噁英

二噁英是很多含氯产品生产过程中的副产品,是多氯二苯并二噁英(PCDDs)和多氯二苯并呋喃(PCDFs)的统称。二噁英中的2,3,7,8-四氯二苯对二噁英(TCDD)是迄今为止所知的毒性最强的环境污染物之一,毒性相当于氰化钾的1 000倍。

(1)食品中二噁英的污染来源

① 含氯化合物的生产和使用:许多含氯化合物在生产过程中都可能产生二噁英,如2,3,4-三氯酚、1,2,4,5-四氯苯酚、五氯苯酚、氯代苯氧乙酸等。这些化工产品的生产厂和使用这些化工产品的木材加工厂、纸浆厂、制革厂等的排水、污泥、废渣中也可能含有二噁英,并随排污而转移到水体或土壤中,最终造成对食品的污染,危害人体健康。

② 垃圾、污泥的焚烧:含有聚氯乙烯塑料的垃圾在焚烧过程中可能产生酚类化合物和强反应性的氯和氯化氢等。这些物质都是合成二噁英的前体物。煤、石油、沥青、含除草剂的枯草残叶的燃烧及森林火灾会有二噁英产生,汽车尾气中也含有二噁英。这些环境中的二噁英可进一步污染水源和食品。

③ 生物富集:水体中的二噁英大多可通过水生植物、浮游动物－食草鱼－食鱼鱼类及鹅鸭等家禽这一食物链,在鱼、家禽及其产品中富集。空气中飘浮的二噁英可沉降到土壤、水源及植物上,污染水源、蔬菜、粮食与饲料。动物食用饲料后也可造成二噁英的蓄积。

④ 意外事故污染:如2011年初,德国一家公司违规将工业用脂肪售给饲料生产商,造成饲料中二噁英超标。经检测,部分饲料样本中二噁英超标78倍,部分德国的鸡蛋、鸡肉、火鸡肉及猪肉样本中二噁英含量超标1倍。

(2)二噁英的毒性作用

① 致死作用与"消瘦综合征":二噁英可导致动物中毒死亡,且有明显的种属差异性。如2,3,7,8-TCDD对豚鼠的经口LD_{50}仅为0.6 μg/kg体重,而仓鼠则超过3 000 μg/kg体重。PCDD/Fs染毒几天内出现肌肉和脂肪组织总量急剧减少,体重严重下降,这些反应称为"消瘦综合征"。低于致死剂量染毒也可引发体重减轻,而且存在着剂量—效应关系。

② 皮肤毒性:皮肤毒性主要表现为氯痤疮,其主要症状为黑头粉刺和淡黄色囊肿,一般主要分布于面部及耳后,有的也分布于后背、阴囊等部位。其形成机理可能是未分化的皮脂腺细胞在二噁英的毒性作用下化生为鳞状上皮细胞,致使局部上皮细胞出现过度增殖、角化过度、色素沉着和囊肿等病理变化。

③ 肝脏毒性:肝脏毒性以肝脏肿大、实质细胞增生与肥大为共同特征。发生肝脏中毒时,转氨酶活性明显升高,进而影响卟啉合成与降解酶活性,使卟啉代谢发生障碍,导致血及尿中原卟啉组成发生改变。

④ 免疫毒性:二噁英对细胞免疫的抑制主要表现为胸腺损伤,对骨髓、肝脏、肺脏中的淋巴干细胞、T 细胞分化等均有一定的影响。对台湾地区米糠油中毒事件中的居民检查发现其血清中的 IgA 和 IgM 的浓度均有所下降。

⑤ 生殖毒性:二噁英具有抗雌性激素作用,其机制可能是诱导酶的活化使雌二醇羟化代谢增强,导致血中雌二醇水平的降低,进而引起月经周期和排卵周期的改变。另一个机制可能是导致雌性激素受体水平减少所致。2,3,7,8-TCDD 低剂量染毒时,大、小鼠血清雌性激素不发生改变,但子宫质量降低,子宫中雌性激素受体减少。二噁英还可能引起睾丸形态改变,精母细胞及成熟精子退化和数量减少。

⑥ 致畸性:低剂量二噁英可使小鼠的胎鼠产生腭裂和肾盂积水。胎儿对 PCDD/Fs 敏感性较成人高得多,使得本来对母体达不到致死作用的接触剂量便可使胎儿死亡。

⑦ 致癌性:对啮齿动物不断进行 2,3,7,8-TCDD 染毒,可以在两性试验动物诱发多部位肿瘤,大、小鼠的最低致肝癌剂量仅 10 ng/kg 体重。流行病学研究提示,人群接触 2,3,7,8-TCDD 及其同系物与人群所有癌症的总体危险性增加有一定关系。据此,国际癌症研究机构(IARC)1997 年将其列为对人可致癌的 Ⅰ 类致癌物。

(3)二噁英污染的预防措施

控制二噁英对环境的污染是预防食品受到污染的根本措施。

① 限制有机氯化合物的使用:大多数国家已经禁止生产可作为二噁英前体物质的很多有机氯化合物,如 2,4,5-T、PCBs 等,可有效阻断二噁英的污染源。

② 严格控制垃圾焚烧,减少二噁英的排放:目前我国建设垃圾焚烧厂和垃圾发电厂时应充分考虑控制二噁英的产生。

③ 加大调查研究和技术开发力度:开发适当的废弃物焚烧技术、土壤污染净化技术,二噁英无害化分解技术等。

④ 积极推进资源循环利用政策:改变人们的生活方式,减少废弃物的产生,对全社会进行广泛的废弃物循环利用问题的环境教育。

⑤ 搞好绿化,防治大气污染:搞好绿化,提高林木、植被的覆盖率,提高大气的自净能力,以减少大气污染物对食品安全的影响。

3. 多氯联苯

多氯联苯(PCBs)是一种持久性的有机污染物,又是典型的环境分泌干扰物,也被称为二噁英类似化合物。PCBs 污染具有持久性、生物蓄积性和长距离大气传输性等特性,是影响食品安全的重要环境污染物。

(1)食品中 PCBs 的污染来源

① 环境中的 PCBs:PCBs 在使用过程中通过泄漏、流失、废弃、蒸发、燃烧、堆放、掩埋及废水处理进入外环境,对水源、大气和土壤造成污染。

② 食物链富集:由于 PCBs 类物质可以富集于动物的脂肪组织中,因此人类主要是通过食用肉、鱼、蛋、奶和海产品等含脂肪食物而摄入 PCBs。总的来看,海洋食物的 PCBs 污染比其他类食物更严重。

③ 容器、包装材料中的 PCBs：PCBs 可用于塑料、橡胶、涂料等的添加剂和染料的生产。一些不法的食品生产商和食品经营者使用含有 PCBs 的非食品级的塑料作为食品的容器和包装材料，可造成 PCBs 从材料中迁移出来，导致食品污染。

④ 意外事故：日本发生的米糠油中毒事件，我国台湾、西班牙的食用油中毒事件，都是由于采用 PCBs 作为无火焰加热介质，管道溶漏使 PCBs 进入食用油中造成污染，导致了大规模的食物中毒。

(2)PCBs 的毒性作用

① 皮肤毒性：对职业性接触 PCBs 的工人和日本、台湾米糠油受害者的研究中发现，PCBs 可能对皮肤造成损害，造成皮肤炎症、氯痤疮、指甲和皮肤的色素沉着。

② 对牙齿的影响：长期接触 PCBs 可造成儿童恒牙牙釉质发育缺陷。

③ 神经行为发育毒性；子宫内暴露 PCBs 可造成孕期缩短、婴儿出生体重低、头围缩小和认知记忆能力不足。同时会导致儿童智商测试得分、记忆力、注意力集中能力、语言智商测试得分及阅读理解能力下降。PCBs 还会通过内分泌系统间接导致儿童神经行为的改变。

④ 干扰内分泌系统：某些 PCBs 混合物性质类似于 PCDD/Fs，其毒性通过芳烃受体(AhR)依赖机制介导；某些 PCBs 异构体为雌激素受体(ER)的配体，通过 ER 依赖机制介导；一些 PCBs 能改变第二信使的体内平衡，如影响钙的细胞内外平衡以及 PKC(蛋白激酶C)的活性，进而影响神经递质合成，损害大脑发育及神经内分泌；一些 PCBs 的羟化代谢物能抑制雌激素转硫酶，提高内源性雌激素的活性，表现出类雌激素样活性。

⑤ 免疫毒性：大量食用被 PCBs 和 PCDDs 污染的富含脂肪的鱼类可导致体内自然杀伤细胞水平降低。而且，PCBs 可能通过免疫抑制机制引发人类非霍奇金淋巴瘤等癌症。

⑥ 肝脏毒性：PCBs 可造成动物肝脏改变，引发脂肪肝、肝脏肿大和肝脏肿瘤。胎儿和新生儿因肝脏尚未发育完全，不能代谢和排出体内的 PCBs，更容易受到伤害。成人中的酗酒者、患先天性代谢失调症者和肝炎患者对 PCBs 也非常敏感。

⑦ 生殖毒性：PCBs 可引起雄性生殖器官形态改变和功能异常。雄性可能会出现睾丸发育异常、异常形态精子增多、精子活力和精子穿透地鼠卵子的能力降低。PCBs 高剂量暴露将影响雌性的内分泌和生殖功能，如月经周期缩短、受孕能力下降、早产的发生概率上升。

⑧ 致畸性：台湾米糠油中毒事件期间观察到，PCBs 若由孕妇吸收，可透过胎盘导致早期流产、畸胎、婴儿中毒。一些受到影响的胎儿出生时，皮肤深棕色，全身黏膜黑色素沉着，发育较慢，很像一瓶可口可乐，被民间俗称为"可乐儿"。后遗症还包括婴儿体重过轻，黄疸、眼球突出、头骨点状钙化，肝脾肿大，脚跟突出，皮肤脱落，眼部奶酪状分泌物，免疫功能低下，都是"可乐儿"的畸形表现。

⑨ 致癌性：在动物实验中，PCBs 可导致肝癌和胃肠肿瘤。对日本米糠油中毒者进行调查显示，居民中肝癌和肺癌的死亡率明显增加。动物实验的结果也显示 PCBs 可导致肝癌和胃肠肿瘤的发生。

(3)预防 PCBs 污染食品的措施

① 彻底清除 PCBs 可能的污染源：部分地区对已报废的含 PCBs 的电容管理力度不够，相当一部分已经发生腐蚀泄漏，造成封存地和水体的污染；大部分地区的 PCBs 处置和焚烧能力不足；甚至个别地区出现了大量违规拆解含 PCBs 电力装置的事件。因此，彻底清除

PCBs 可能的污染源是预防其污染食品的根本措施。

② 加强食品安全监管，防止意外事故发生：在农业生产、食品加工中进行规范的操作和管理，防止 PCBs 可能对食品的污染。同时应该加强 PCBs 污染源的监管，杜绝意外事故的发生。

③ 严格执行国家相关管理规定：1974 年 3 月，我国就规定不再制造含 PCBs 的电力电容器等，要严格执行相关规定。

④ 建立 PCBs 管理的科学体系：建立完善的在使用 PCBs 装置申报、登记和环境无害化管理体系；完成全国已识别高风险在用含 PCBs 装置的环境无害化管理与处置；建立涉及 PCBs 污染场地的封存、土地利用和环境修复等环境无害化管理和修复支持体系；完成在用含 PCBs 装置的识别和 PCBs 使用的消除；建立 PCBs 污染场地清单，逐步清除 PCBs 废物和污染场地的污染。

第三节　微生物毒素

微生物毒素是由微生物产生的一大类生物活性物质的总称，主要有细菌毒素、真菌毒素等。食品被产毒微生物污染后，在适宜的条件下产生毒素，可能引起中毒。

一、细菌毒素

细菌毒素是由细菌产生，与细菌的致病性有密切关系。细菌可产生内、外毒素，释放到细菌外的称为菌体外毒素；含在细菌内的，在菌体破坏后而放出的，称为菌体内毒素。

1. 内毒素

内毒素是革兰氏阴性菌细胞壁的最外层结构，系脂类、多糖、蛋白质的复合物，菌体崩解时释放，性质稳定。内毒素耐热，加热 100℃经 1 h 仍不被破坏，须加热至 160℃经 2～4 h，或用强酸、强碱或强氧化剂煮沸 30 min 才失去活性。内毒素的毒作用无特异性，即无论来源于何种细菌的内毒素的毒性及病理变化大致相同。

(1)中毒症状及中毒机制

① 致热性。内毒素可使人和动物发热，人体对内毒素的致热性很敏感。内毒素致热的机制在于内毒素作用于血清和渗出液中的颗粒细胞以及血液、渗出液、脾脏、肺脏和肝脏的单个核细胞，使之释放出内源性致热原，刺激体温调节中枢，使产热、散热及血管运动的调节机能发生改变，从而引起发热。

② 引起微循环障碍和休克。直接刺激肾上腺髓质和肾上腺能神经，释放肾上腺素和去甲肾上腺素，使小动脉和小静脉痉挛性收缩；刺激网状内皮系统，组氨酸脱羟酶活性增强，引起毛细血管扩张和瘀血，组织灌流不足；损伤血管内皮细胞，使内皮细胞变性、坏死、脱落，血管渗透性增加，渗出液增多，血液有效循环量减少，血压降低，甚至休克；可使溶酶体膜脆性增加、破裂，释放大量水解酶类，产生大量组胺、激肽、心肌抑制因子等，使组织灌流不足，对心肌细胞产生抑制作用；与血小板膜免疫粘连受点结合，使血小板凝聚、破坏，促成弥散性血管内凝血。

③ 致死性。内毒素可导致实验动物和人的死亡。其致死机制可能是内毒素刺激B淋巴细胞后，产生大量前列腺素，使血管扩张，血压降低，导致死亡。

④ 生殖毒。内毒素可导致流产、早产或死胎。其作用机制的认识尚不统一，可能是前列腺素和去甲肾上腺素是流产的介导物所致，也可能是内毒素选择性地作用于胎盘蜕膜，使其充血、出血、坏死，妊娠中断。

⑤ 其他。血小板凝聚、破坏、释放血小板因子，导致弥散性血管内凝血；血管内皮细胞损伤使血管渗透性增大；内毒素作用于下丘脑－脑垂体－肾上腺系统，使血浆中皮质激素和生长素浓度升高，使胆小管胆汁形成减少，肝的排泄机能下降。

(2)防治措施

① 防止污染。在食品的生产、加工、贮运、销售等环节，要注意食品原料的清洗和操作场地的卫生，防止污染产毒菌；果蔬食用前要清洗干净，肉质及制品要防止苍蝇叮爬和鼠类啮咬；用作粪肥的人畜粪便要堆放发酵等。

② 去毒。100℃以上加热较长时间可以破坏大多数毒素的结构，使毒素量大大减少；紫外线、放射线和超声波亦可破坏毒素；酸、碱处理可使毒素含量明显降低。

③ 加强食品卫生监测。平时要对食品有关人员进行食品卫生法和食品卫生知识的宣传教育，提高食品卫生意识，对流通中的食品要加强监测。

2. 外毒素

外毒素是由革兰氏阳性菌及少数革兰氏阴性菌在生长代谢过程中的合成代谢产物并释放至菌体外的蛋白质，有损害易感细胞正常生理功能的毒性作用，具有良好的抗原性，能刺激机体产生相应的效价很高的中和抗体，具有抗原性强、毒性强、作用特异性强的特点。不同细菌产生的外毒素，对机体组织器官有一定的选择作用，引起特征性病症。有些细菌能产生具有侵袭性的酶，损伤机体组织，促进细菌的侵袭、扩散，是细菌重要的致病因素。常见产生外毒素的细菌有：葡萄球菌肠毒素、肉毒梭状芽孢杆菌毒素、志贺氏菌毒素、副溶血性弧菌毒素、大肠杆菌毒素等。

(1)葡萄球菌肠毒素

① 毒素特性。葡萄球菌肠毒素是重要的食品污染源，由多种金黄色葡萄球菌的细胞壁合成，可分为A、B、C、D、E五型。易溶于水，难溶于乙醚、氯仿等有机溶剂，耐热性强，一般烹调温度不能将其破坏。其广泛分布于空气、土壤、水、食具等，在20℃～37℃经4～8 h的条件下即可在食品中大量繁殖并产生肠毒素，导致中毒。

② 中毒症状。潜伏期短，一般为2～3 h，最短1 h，最长不超过10 h。主要表现为恶心、呕吐、腹泻、上腹部不适等胃肠道症状，呕吐可呈喷射状，初为食物残渣，以后干呕，吐出胆汁或带血液。胃镜下可见胃粘膜充血、水肿、瘀血、糜烂等局部性病变。可出现体温上升、早搏、心律不齐、肺水肿等。死亡原因多见于心衰和肺水肿。

③ 中毒机制。葡萄球菌毒素的靶位点在神经中枢、心脏、肺脏、肠内皮细胞和血管内皮等部位均有分布。肠毒素直接刺激呕吐中枢使之兴奋性升高导致呕吐。肠毒素损伤毛细血管内皮细胞，使毛细血管渗透性增大，增加血液粘稠度，使肺部毛细血管内皮损伤，出现严重肺水肿。可使血液嗜中性粒细胞增多、血清谷氨酸草酰乙酸转氨酶升高，导致体温上升。

④ 防治措施。中毒后积极排毒及抗毒素治疗。平时应避免泥土污染、食物要清洗彻

底、烧熟煮透、食物进行加热处理、注意卫生检验等。

(2)肉毒梭状芽孢杆菌毒素

① 毒素特性。肉毒梭状芽孢杆菌毒素，又称肉毒毒素，是由肉毒梭菌产生的外毒素。肉毒梭菌是一类厌氧产芽孢的革兰阳性细菌，在厌氧环境中能产生强烈的外毒素——肉毒毒素。根据肉毒毒素的抗原性，肉毒杆菌分A、B、C、D、E、F、G七型，各型的肉毒杆菌分别产生相应型的毒素。肉毒神经毒素是目前化学和生物毒素中毒性最强烈的一种。其繁殖的最适温度25℃～37℃，产毒最适温度20℃～35℃，最适pH6～8.2，当pH低于4.5和超过9.0时，或温度低于15℃和高于55℃，肉毒杆菌不能繁殖和形成毒素。肉毒梭菌广泛存在于土壤、植物界、动物粪便、海底、湖水、河水、鱼的肠道中，特别是土壤中含量较高。人进食了被肉毒梭菌或其芽孢污染了的食品，产生毒素，导致食物中毒。

② 中毒症状。中毒后潜伏期长，一般为18～100 h，平均48 h，可有前驱症状和主要症状及特征性毒性表现。前驱症状在早期一般有恶心、呕吐、全身无力、头痛，继有腹胀、腹痛、便秘或腹泻等。主要症状是继前驱症状之后，出现视物模糊、眼睑下垂、咀嚼无力、张口和伸舌困难、吞咽困难、呼吸困难等神经症状，症状轻重程度不同，患者体温一般正常或稍低，但脉搏却加快。死亡率较高，大多死于呼吸肌麻痹所致的窒息。

③ 中毒机制。肉毒毒素的靶位点在外周神经一肌肉接头点、植物性神经末梢及颅脑神经核，是神经毒素，作用于神经肌肉接头的特殊感受器时，阻碍乙酰胆碱的正常释放，从而出现头晕、头痛、疲倦、语言障碍、吞咽困难、眼睑下垂、四肢无力、咀嚼困难、呼肌麻痹症状和腺体分泌减少等临床症状。

④ 防治措施。中毒后积极排毒及抗毒素治疗。食物要清洗彻底、烧熟煮透、食物进行加热处理，注意食品生产车间及加工器具机械的卫生检验，平时应避免泥土污染。

(3)志贺氏菌外毒素

① 毒素特性。志贺氏菌属细菌俗称痢疾杆菌，属革兰氏阴性菌，是痢疾的病原体，是当今最主要的传染病之一。在外环境中有较强的生存力，一般在潮湿土壤中可存活34 d，37℃水中可存活20 d。志贺氏菌外毒素仅产生于志贺氏菌属的某些菌群，是不耐热的蛋白质，经80℃1 h即被损坏，与菌体结合紧密，一般情况下不易释出。

② 中毒症状。表现为腹泻、腹痛等肠毒性症状，严重者出现全身性骨骼肌麻痹，肺水肿及心脏功能的减弱。

③ 中毒机制。志贺氏菌外毒素以其细胞毒损伤肠部血管和肠上皮细胞，使血管渗透性增大或损坏，导致渗出增多、血浆容量减少和出血以及局部的水肿和坏死，肠粘膜浆液性渗出增多和吸收受阻使肠腔急剧积液而腹泻。

④ 防治措施。杜绝食品污染源，对食品从业人员和炊事人员进行定期健康检查，加强食品卫生管理，大力宣传食品卫生法，加强食品卫生监督。

(4)副溶血性弧菌毒素

① 毒素特性。副溶血性弧菌为兼性厌氧性无芽革兰氏阴性杆菌。其最适发育条件为30℃～37℃、湿度大于70%和pH7.4～8.2，耐盐，繁殖一代时间为10 min。副溶血性弧菌可产生耐热性和不耐热性溶血素、磷脂酶A、溶血磷脂酶、霍乱原样毒素和胃肠毒素等毒素。主要存在于海水及海产生物中。

② 中毒症状。表现为腹泻、腹痛、恶心、呕吐、失水，甚至意识不清、痉挛、面色苍白或发

绀和休克等中毒症状。

③ 中毒机制。活菌在胃肠内繁殖，侵入肠上皮细胞，进而侵入固有层，引起肠粘膜上皮退行性病变、高度坏死和粘膜下组织及肌层的肿胀。肠毒可直接作用于肠上皮细胞，引起组织中水分及电解质平衡失调，还可使毛细血管通透性增加，导致组织水肿、脏器瘀血和血液浓缩，亦可导致溶血。

④ 防治措施。食用海产品时应用淡水充分清洗，并煮熟煮透，放置于10℃以下；不宜煮熟者宜在充分清洗的基础上置入食醋中浸泡 10 min，再凉拌食用；在加工中应避免污染其他食品。

(5)大肠杆菌肠毒素

大肠杆菌又名大肠埃希氏菌，为肠杆菌科埃希氏菌族埃希氏菌属的菌株。根据其对人的致病性分为致病性菌和非致病性菌。致病性菌根据发病部位可分为肠道感染和肠道外感染两类。肠道感染类可分为三型：肠道致病性菌，没有侵袭力，不损伤肠道组织，很少产生肠毒素；肠毒素型，产生肠毒素而致腹泻；侵袭型菌，侵袭肠上皮细胞并使之损伤而致痢疾样疾患。

① 毒素特性。大肠杆菌为革兰氏阴性无芽孢杆菌，需氧或兼性厌氧，15℃～45℃均可发育，最适宜温度为 37℃，有较强的耐热性，55℃加热 1 h 或 60℃加热 15 min 仍有部分菌存活，繁殖速度快。大肠杆菌肠毒素为产肠毒素型大肠杆菌在其生长繁殖过程中在菌体内产生并释放出来的一类外毒素，一般分耐热肠毒素，不耐热肠毒素，血管渗透因子，Vero 细胞毒性。该菌可通过人手、食物、生活用品进行传播，也可经空气、水等传播。

② 中毒症状。急性胃肠炎型：潜伏期一般为 10～24 h，最短 4 h，最长 48 h，主要表现为食欲不振、腹泻呕吐，水样粪便，伴粘液，无脓血，稍发热，体温在 38℃～40℃，多数患者有剧烈腹痛与呕吐，脱水严重可出现衰竭。

急性菌痢型：主要表现为腹泻、腹痛、发热、呕吐、黄色水样大便，伴有粘液、脓血。

③ 中毒机制。肠毒素与小肠上皮细胞膜上神经节苷脂点结合，激活细胞内的腺苷酸环化酶，使环磷酸腺苷浓度增高，导致细胞分泌功能亢进，肠液分泌增加。不耐热肠毒素和肠上皮细胞膜及小肠腺细胞膜上的神经节苷脂结合，增加肠腔内电解质的渗透压，使肠组织中水分大量外溢，肠腔积液而导致腹泻。

④ 防治措施。加强粪便、污水处理和食品加工销售人员的个人卫生，消灭污染源。严格食品卫生操作规范，防止食品污染。熟食品应改进包装和贮存条件，采取相应的去毒措施。

二、真菌毒素

真菌毒素是一些真菌(主要为曲霉素属、青霉素属及镰孢属)在生长过程中产生的易引起人和动物病理损害的次级代谢产物，毒性很高。自然界中真菌分布非常广泛，真菌对各类食品污染的机会很多，由食品传播的真菌毒素主要是霉菌产生的。真菌毒素通过细胞的相互作用来表现毒性，其毒性取决于摄入的剂量，即与细胞相互作用的真菌毒素的浓度。目前已知的真菌毒素中有相当部分具有较强的致癌和致畸性。常见的真菌毒素有黄曲霉毒素、赭曲霉毒素、杂色曲霉毒素、玉米赤霉烯酮等。

1. 黄曲霉毒素

(1)毒素特性

黄曲霉毒素是一类化学结构相似的二呋喃香豆素的衍生物，有 10 余种之多，其毒性极强，是氰化钾的 10 倍。其纯品为无色结晶，微溶于水，易溶于油脂和一些有机溶剂，耐高温，在碱性条件下或紫外线辐射时容易降解。黄曲霉在自然界分布广泛，对谷类、豆类、花生、肉类、玉米、乳类等均有不同程度的污染，其中以花生和玉米污染最严重。在我国，长江沿岸及长江以南等高温高湿地区黄曲霉毒素污染严重。

(2)中毒症状

急性中毒：表现为呕吐、食欲不振、发热、体重下降、生长迟缓、生殖能力降低，黄疸和腹水等肝炎症状。

慢性毒性：表现为肝毒性、肾小管脂肪变性，胃肠道及浆膜出血斑点，体重下降、智力障碍、抽搐、偏瘫等。

特异性毒性：具有致突变性、致癌性(诱发肝癌能力最强)、致畸性。

(3)中毒机制

黄曲霉毒素进入体内经代谢活化，生产衍生物黄曲霉毒素 B-2,3-环氧化物，与靶组织细胞的大分子嗜核位点起作用。黄曲霉毒素低浓度时可抑制 DNA、RNA 的合成，抑制亮氨酸参入蛋白质的过程，高浓度有细胞毒，使细胞损伤和死亡。

(4)防治措施

碾压粮粒表面和胚部，可去除绝大部分毒素；挑拣或用水搓洗霉变粮粒；含毒量超标的食用油，可加碱精炼后再用水洗；紫外线照射、有机溶剂抽提、高温、微生物去毒等使食品中毒素含量降低。控制仓储粮食的温度、湿度、氧气，防止霉变。严格执行食品中最高允许量的标准。

2. 赭曲霉毒素

(1)毒素特性

赭曲霉毒素是由赭(棕)曲霉、鲜绿青霉、圆弧青霉等产生，至少包括 7 种结构相似的次级代谢产物。溶于极性溶剂和稀 $NaHCO_2$ 溶液，微溶于水，较稳定。赭曲霉毒素污染范围广，几乎可污染玉米、小麦、大豆、花生等所有谷物，对火腿、鱼制品及饲料也有一定程度的污染。

(2)中毒症状

急性中毒：表现为精神沉郁、食欲减退、体重下降和肛温升高。消化功能紊乱，肠炎可使黏膜出血，甚至腹泻，脱水多尿，伴随蛋白尿和糖尿。妊娠母体子宫黏膜出血，往往导致流产。

慢性中毒：表现为凝血时间延长，骨骼完整性差，肠道脆弱及肾脏受损等。

特异性毒性：致突变性、致畸性、致癌性。

(3)中毒机制

赭曲霉毒素在肠部被吸收，随血液循环分布于脂肪、肝、肾、脾、胸腺、扁桃体、淋巴结、子宫等组织，还可透过胎盘屏障，其体内代谢产物在脂肪、肝脏、甚至蓄积，引起肝、肾脏的病变。赭曲霉毒素 A 阻断氨基酸 tRNA 合成酶的作用而影响蛋白质合成，使得 IgA、IgG 和 IgM 减少，抗体效价降低。损伤肠道淋巴组织，降低抗体的产量，影响体液免疫，这和赭曲霉毒素的致癌作用有关。引起粒细胞吞噬能力降低，从而影响吞噬作用和细胞免疫。赭曲霉毒素 A 能通过胎盘影响胎儿组织器官的发育和成熟。

(4)防治措施

控制仓储粮食的温度、湿度、氧气，防止霉变，减少污染概率。

3. 杂色曲霉毒素

(1)毒素特性

杂色曲霉毒素是一类化学结构很近似的化合物，主要由杂色曲霉和构巢曲霉等真菌产生。主要污染玉米、花生、大米和小麦等谷物。

(2)中毒症状

主要为肝毒性和肾毒性，表现为黄疸、肝细胞多形性、胆管增生、肝、肾实质性器官的坏死；致突变性及致癌性。

(3)中毒机制

其二呋喃环末端的双键可与 DNA 分子的尿嘧啶形成加合物，使 DNA 结构改变，复制出现错误。

(4)防治措施

控制仓储粮食的温度、含水量、氧气，防止霉变。

4. 玉米赤霉烯酮

(1)毒素特性

玉米赤霉烯酮又称 F-2 毒素，它从有赤霉病的玉米中分离得到。玉米赤霉烯酮产毒菌主要是镰刀菌属的菌株。其主要污染玉米、小麦、大米、大麦、小米和燕麦等谷物。其中玉米的阳性检出率为 45%，耐热性较强，110℃下处理 1 h 才被完全破坏。可溶于碱性水溶液、乙醚、苯、氯仿、二氯甲烷、乙酸乙酯和酸类，微溶于石油醚。

(2)中毒症状

急性中毒时，动物表现为兴奋不安，走路蹒跚，全身肌肉震颤，突然倒地死亡。同时还可发现粘膜发绀，体温无明显变化。动物呆立，粪便稀如水样，恶臭，呈灰褐色，并混有肠粘液。频频排尿，呈淡黄色。外生殖器肿胀，精神萎顿，食欲减退，腹痛腹泻等。慢性中毒时，主要对母畜的毒害较大，会导致母畜外生殖器肿大、充血、死胎和延期、流产。公畜可见睾丸萎缩，乳腺肿大等雌性表现。

(3)中毒机制

造成神经系统的亢奋，在脏器当中造成很多出血点，对神经系统、心脏、肾脏、肝和肺都会有一定的毒害作用。其靶器官主要是生殖器官，还能通过胎盘屏障至胎儿，致流产、死胎、畸形。

(4)防治措施

禁止饲料中添加使用。

第四节　食品加工过程中形成的有害物质

食品烹调加工是对食品进行加工处理的常用手段，可以起到消毒杀菌、提高部分营养素消化吸收率的作用，但同时也可能产生一些有害物质，尤其是不良的加工烹调方式，会大大增加食品中有害物质的含量。

一、N-亚硝基化合物

N-亚硝基化合物是一类具有亚硝基(N-NO)结构的有机化合物,按其化学结构可分为N-亚硝胺、N-亚硝酰胺、N-亚硝基脒,N-亚硝基脲和环状亚硝胺。迄今为止,已发现的亚硝基化合物有300多种,86%的N-亚硝胺和91%的N-亚硝酰胺在动物试验中表现出致癌活性。

1. 结构与理化特性

(1)N-亚硝胺(N-nitrosamine)

N-亚硝胺基本结构如图9-4所示。其中R_1,R_2代表烷基、环烷基、芳香基或杂环基,R_1和R_2相同时,称为对称性亚硝胺;R_1和R_2不相同时称为非对称性亚硝胺。常温下低分子量亚硝胺为黄色油状液体,高分子量亚硝胺多为固体。一定条件下,N-亚硝胺可发生水解、加成、还原、氧化及光化学反应。

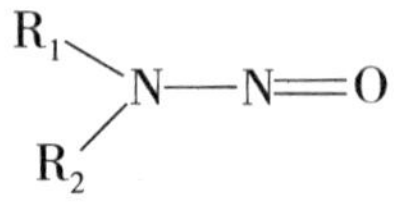

图9-4 N-亚硝胺基本结构

(2)N-亚硝酰胺(N-nitrosamide)

N-亚硝酰胺基本结构如图9-5所示。其中R_1,R_2代表烷基、芳香基,R_2还可为酰胺基或酯基。N-亚硝酰胺化学性质活泼,在酸性和碱性条件下不稳定,在酸性条件下,分解为相应的酰胺和亚硝酸,弱碱条件下分解为重氮烷。

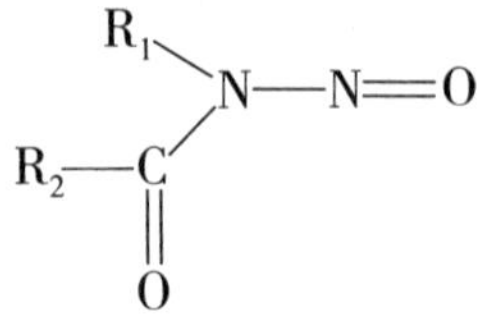

图9-5 N-亚硝酰胺基本结构

2. 食品的污染来源

(1)N-亚硝基化合物的前体物

N-亚硝基化合物在自然环境中的含量不高,但是其前体物胺类、氮氧化物和其他含氮物质、亚硝酸盐、硝酸盐等广泛存在自然界中,在一定条件下可合成N-亚硝基化合物。这种反应称为亚硝化反应。

① 硝酸盐和亚硝酸盐:食物中的硝酸盐和亚硝酸盐可来自植物性食品或者动物性肉类制品(具体参考亚硝酸盐章节)。

② 胺类:胺类广泛存在于环境和食品中。蛋白质、氨基酸和磷脂都可产生胺类,肉类食品在加工处理过程中,特别是油煎、油炸过程中可产生较多的胺类,此外胺类也可作为药物、农药及化工产品的原料。

(2)N-亚硝基化合物的食品分布

肉类、鱼类等动物性食品富含胺类,特别是不新鲜或霉变时,在弱酸或酸性环境中可与亚硝酸盐发生亚硝化反应生成N-亚硝基化合物,其产物主要是二甲基亚硝胺和吡咯烷亚硝胺。鱼、肉类种类不同,加工方法的差异,其N-亚硝基化合物含量有较大差别(表9-1)。酒类中的亚硝胺因为工艺原因含有微量二甲基亚硝胺(含0.5～5.0 μg/kg),但由于啤酒的饮用量大,也是不可忽视的一个来源。此外,一些乳制品也可含有微量挥发性亚硝胺,含量多在0.5～5.0 μg/kg范围内。

表9-1　部分鱼、肉制品中亚硝胺的含量(μg/kg)

鱼肉制品	国家或地区	亚硝胺种类	含量
干香肠	加拿大	二甲基亚硝胺	10～20
沙拉米香肠	加拿大	二甲基亚硝胺	20～80
香肠	中国	二甲基亚硝胺	0～11.8(0.9)*
咸肉	加拿大	吡咯烷亚硝胺	4～40
咸肉	中国	二甲基亚硝胺	0.4～7.6
油煎咸肉	美国	吡咯烷亚硝胺	1～40
炖猪肉	苏联	二甲基亚硝胺	0.9～2.5
肉制品	中国	二甲基亚硝胺	0～7.4(0.6)*
熏肉	中国	二甲基亚硝胺	0.3～6.5
熏肉	荷兰	二甲基亚硝胺	3
熏生肉	联邦德国	二甲基亚硝胺	2
熏火腿	荷兰	二甲基亚硝胺	0.4
熏火腿	联邦德国	二甲基亚硝胺	8
压缩火腿	日本	二甲基亚硝胺	10～25
油煎火腿	联邦德国	吡咯烷亚硝胺	19
大红肠	加拿大	吡咯烷亚硝胺	20～105
咸鱼	英国	二甲基亚硝胺	1～9
鲱鱼罐头	苏联	二甲基亚硝胺	2.2～2.3
咸鲱鱼	中国香港	二甲基亚硝胺	40～100
便餐鲱鱼	中国香港	二甲基亚硝胺	300
干鱿鱼	日本	二甲基亚硝胺	300
海产品	中国	二甲基亚硝胺	0～131.5(18.6)*
炸五香鱼罐头	中国	吡咯烷亚硝胺	33.4
鱼干	日本	二甲基亚硝胺	15～84

*括号内为平均含量

摘自《营养与食品卫生学》,人民卫生出版社,第七版,孙长灏主编。

(3)N-亚硝基化合物体内合成

N-亚硝基化合物可在弱酸性或酸性环境中合成，人类胃液 pH 为 1～3，且胃中存在有一定催化作用的氯离子和硫氰酸根离子，有利于 N-亚硝基化合物的体内合成。唾液和膀胱中也可合成一定量的亚硝胺。

3. 体内代谢和毒性

(1)急性毒性

N-亚硝基化合物种类不同，急性毒性差异较大。雄性大鼠经口 LD_{50} 二甲基亚硝胺为 27～41 mg/kg，二丁基亚硝胺为1 200 mg/kg，乙基二羟乙基亚硝胺为 7500 mg/kg。肝脏是 N-亚硝基化合物主要的靶器官，其次是骨髓和淋巴。

(2)致癌性

N-亚硝基化合物为强致癌物，尚未发现哪种动物可避免其致癌作用，N-亚硝基化合物可通过多种途径进入机体诱发肿瘤，还可通过血胎屏障引起子代肿瘤。对称性亚硝胺主要诱发肝癌，不对称亚硝胺主要诱发食管癌。不同接触剂量均可体现致癌作用。亚硝酰胺为终末致癌物，而亚硝胺需要在细胞色素 P450 作用下，产生不稳定的烷基偶羟基氮化合物，再与 DNA 加合，诱发基因突变和染色体异常。

(3)致畸性

亚硝酰胺对动物有一定的致畸性，而亚硝胺的致畸作用很弱。

(4)致突变作用

亚硝酰胺可引起微生物和哺乳动物细胞发生突变。亚硝胺需要经微粒体混合功能氧化酶系统代谢活化后才体现出致突变作用。

4. 预防措施

(1)防止微生物污染

有些细菌或霉菌可把硝酸盐还原为亚硝酸盐，且众多微生物分解蛋白质，产生大量胺类物质，可促进 N-亚硝基化合物的合成。

(2)控制肉制品加工工艺中硝酸盐、亚硝酸盐用量

工艺可行情况下，尽量使用硝酸盐、亚硝酸盐的替代品。

(3)阻断 N-亚硝基化合物形成

维生素 C、维生素 E 以及富含酚类及黄酮类的食物对阻断 N-亚硝基化合物合成有较强的作用。茶叶、猕猴桃、沙棘汁、苦瓜、草莓、甘蓝、乌梅、金橘、洋葱、柚皮和甜橙对亚硝胺合成有阻断作用，呈剂量—效应关系；生姜、大蒜、洋葱、红辣椒、丁香和桂皮对腌制和发酵凤尾鱼制品中胺类产生有抑制作用。

(4)促进 N-亚硝基化合物分解

研究表明暴晒粮食可使已形成的 N-亚硝基化合物光解破坏；辐照技术对肉制品进行处理，既可以延长货架期又可以降低 NOC 含量，并且和维生素 C、气调包装联合起来，效果更好。

(5)合理使用氮肥，适量使用钼肥

合理使用氮肥，避免化工污水灌溉农田；在土壤缺钼的地区，可施用适量钼肥，有利于降低蔬菜硝酸盐和亚硝酸盐含量；收割农作物时选择光照充足的日期，以减少植物亚硝酸盐含量。

(6)制定食品中允许量标准，加强监督

我国现行食品卫生标准(GB 2762－2012)中 N-二甲基亚硝胺限量为：肉及肉制品(肉类

罐头除外)3.0≤μg/kg;水产动物及水产制品(水产品罐头除外)4.0≤μg/kg。

二、多环芳烃化合物

烧烤或熏烤等不合理加工烹调方式是食品中多环芳烃(PAH)的重要来源。食物加工过程中多环芳烃的形成与多种因素有关。烧烤时的温度较高,食物中的有机物质受热分解,或经环化、聚合形成多环芳烃导致其含量明显增加。再者烧烤肉制品时常用的燃料木材、炭、煤等不完全燃烧,也可产生大量多环芳烃。有研究表明,燃料产生的烟越多,烹饪食品中所含的多环芳烃的残留量也越多,电烤的食品中多环芳烃的残留量最少。用木材、炭和电分别对香肠进行烤制,检测香肠中苯并(a)芘的含量分别为:54.28 μg/kg、0.3 μg/kg 和 0.2 μg/kg。采用直接烤制(火烤、烤肉架上烤制、气体烤箱烤制)和电烤箱烤制方式来烤制面包,检测发现,电烤箱烤制的面包中几乎不含多环芳烃或含量对人体不构成危害,而直接烤制的面包中则含有一定量的多环芳烃,用木头火焰烤制的面包中多环芳烃的含量达 350 μg/kg;熏鱼中多环芳烃的含量为 9.3～88.6 μg/kg,熏肉为 2.6～29.8 μg/kg。烟熏对肉制品的污染程度与发烟量,发烟条件和烟熏时的温度等因素有关。发烟温度控制在 300℃以下时,产生的苯并(a)芘较少,烟熏的温度越高,产生的苯并(a)芘越多。因此,可通过控制温度、湿度、烟气浓度、循环速率可降低多环芳烃生成量。

另外,多环芳烃的产生还与食品中营养成分、食物与热源的距离以及燃料种类有关。脂肪在 400℃时可热聚产生多环芳烃,胆固醇比其他脂类更易产生多环芳烃。糖类也可经热聚生成多环芳烃。油脂中脂肪酸的不饱和度影响多环芳烃的种类和数量,油酸甲酯、亚麻酸甲酯、亚油酸甲酯的一些氢过氧化物会形成环状化合物,苯类化合物可能是多环芳烃形成的前体物质。食用油在室温条件下氧化会产生轻质多环芳烃和单芳香烃类,在煎炸温度下会形成单芳香烃类物质。用不同燃料的木材熏制食物时,熏制肉品中多环芳烃含量有差异。用苹果木和桤木熏制的肉制品中多环芳烃的含量很少,而用云杉木熏制的肉品中含有大量的 PAHs,多环芳烃的含量为 47.94～470.91 μg/kg;

有关多环芳烃的毒性、预防等内容参见本章第二节其他化学污染物。

三、美拉德反应及其产物

1912 年法国化学家 Maillard 发现甘氨酸与葡萄糖混合加热时形成褐色的物质,并证实是蛋白质(氨基酸)的氨基与葡萄糖的羰基发生了聚合反应,称为美拉德反应(Maillard Reaction)或羰氨反应。后来人们发现这类反应不仅影响食品的颜色,而且对其香味也有重要作用,并将此反应称为非酶褐变反应(nonenzymatic browning reaction)。

烘焙过程中,美拉德反应能产生诱人的焦黄色和特殊的香味,此外还产生一系列化合物,有促氧化物、抗氧化物、致突变物、致癌物和抗突变物、抗癌物等,本节主要介绍其中两类物质杂环胺类化合物和丙烯酰胺。

1. 杂环胺类化合物

20 世纪 70 年代,人们发现明火或炭火烧烤的鱼类具有强致突变性,后来在烤肉中也发现了这类致突变物,研究表明这类突变物为复杂的杂环胺类化合物。

(1)结构与理化特性

杂环胺类化合物根据其化学结构可分为两类：氨基咔啉类和氨基咪唑氮杂芳烃(AIAs)。氨基咔啉类在300℃以上的高温形成；氨基咪唑氮杂芳烃(AIAs)在普通烹调温度(100℃～225℃)时形成，这一类杂环胺具有致癌和致突变活性，其中2-氨基-1-甲基，6-苯基-咪唑并[4，5-6]吡啶(PhIP)被报道是烹饪食品中含量最多的杂环胺。杂环胺的化学名称及最初鉴定时的食物来源见表9－2所列。

表9－2 杂环胺的化学名称及最初鉴定时的食物来源

化学名称	最初鉴定时的食物来源
(一)氨基咪唑氮杂芳烃(AIAs)	
1. 喹啉类	烤沙丁鱼
2-氨基-3-甲基咪唑并[4，5-f]喹啉(IQ)	烤沙丁鱼
2-氨基-3，4-甲基咪唑并[4，5-f]喹啉(4-MeIQ)	
2. 喹噁啉类	
咪唑并[4，5-f]喹啉(IQx)	碎牛肉与肌酐混合热解
2-氨基-8-甲基咪唑并[4，5-f]喹噁啉(8-MeIQx)	炸牛肉
2-氨基-3，4，8-甲基咪唑并[4，5-f]喹噁啉(4，8-DiMeIQx)	苏氨酸、肌酐与葡萄糖混合热解
2-氨基-3，7，8-甲基咪唑并[4，5-f]喹噁啉(7，8-DiMeIQx)	苏氨酸、肌酐与葡萄糖混合热解
3. 吡啶类	
2-氨基-1-甲基，6-苯基-咪唑并[4，5-6]吡啶(PhIP)	炸牛肉
2-氨基-n，n，n-三甲基咪唑并吡啶(TMIP)	碎牛肉与肌酐混合热解
2-氨基-n，n-二甲基咪唑并吡啶(DMIP)	碎牛肉与肌酐混合热解
(二)氨基咔啉类	
1. α-咔啉(9H-吡啶并吲哚)类	
2-氨基-9H-吡啶并吲哚(AaC)	大豆球蛋白热解产物
2-氨基-3-甲基-9H-吡啶并吲哚(Me AaC)	大豆球蛋白热解产物
2. r-咔啉(9H-吡啶并[4，3-b]吲哚)类	
2-氨基-1，4-二甲基-9H-吡啶并[4，3-b]吲哚(Trp-P-1)	色氨酸热解产物
2-氨基-1-二甲基-9H-吡啶并[4，3-b]吲哚(Trp-P-2)	色氨酸热解产物
3. δ-咔啉(二吡啶并[1，2-a，3’，2’-d]咪唑)类	
2-氨基-6-甲基-二吡啶并[1，2-a，3’，2’-d]咪唑(Glu-P-1)	谷氨酸热解产物
2-氨基-二吡啶并[1，2-a，3’，2’-d]咪唑(Glu-P-2)	谷氨酸热解产物
4. 苯并吡啶	
2-氨基-5-苯并吡啶(Phe-P-1)	苯丙氨酸热解产物

摘自《营养与食品卫生学》，人民卫生出版社，第七版，孙长灏主编。

(2)食物的污染来源

① 食物组成。在烹调温度、时间和水分一致时,蛋白质含量高的食物产生杂环胺较多,且蛋白质的氨基酸构成影响杂环胺的种类。肉、鱼汤汁和牛肉调味品中可检测到强致突变性的杂环胺,而蔬菜制成的汤料和以水解植物蛋白质为主要成分的调味品中却没有检出杂环胺。油脂在高温下(>200℃)可增加杂环胺产生,如含脂肪 8%的瘦牛肉在较高温度下煎炸,呈现较低的致突变性,而脂肪含量 15%的牛肉同样条件下致突变性明显升高,但脂肪含量升高时致突变性却开始下降。水分含量对杂环胺生成量也有影响,水分越少,杂环胺越多。

② 烹调方式。蒸、煮、焖等方式生成的杂环胺较少,而煎、炸、烤则生成大量杂环胺。当温度从 200℃升到 300℃时,杂环胺生成量可增加 5 倍。有研究采用煎炸、油炸、碳烤和烘烤 4 种不同的烹饪处理方式探讨加工鸡肉过程中对杂环胺形成含量的影响。研究发现,不同的加工处理方式对杂环胺形成含量由高到低依次是碳烤>油煎>油炸>烘烤。烹调时间对杂环胺也有影响,在 200℃时杂环胺主要在前 5 min 形成,5～10 min 形成减慢。

此外,有研究表明即使是"正常"的烹调条件下,肉制品内也会形成杂环胺。

(3)体内代谢和毒性

杂环胺经口摄入后,通过血液分布体内大部分组织,肝脏是其重要代谢器官,肠、肺、肾等器官也有一定的代谢能力。杂环胺为前致突变物,必须经过代谢活化才能产生致癌、致突变。

杂环胺主要经细胞色素 P450(CYP)IA2 催化生成 N-羟基衍生物,可直接与 DNA 或其他大分子结合。氧化的氨基(N-OH)进一步被乙酰基转移酶、磺基转移酶、氨酰转运 RNA 合成酶或磷酸激酶酯化,形成高度亲电子活性的代谢终产物。

Ames 试验显示杂环胺在 S9 代谢活化系统中有较强致突变性,其中 TA98 比 TA100 更敏感,提示杂环胺是移码突变物。除诱导细菌突变外,还可在 S9 活化系统中诱导哺乳动物细胞的 DNA 损害。其损害作用已在许多测试终点显示:包括基因突变、染色体畸变、姊妹染色体交换和 DNA 断裂等。

杂环胺对猴和啮齿类动物均具有致癌性,2-氨基-1-甲基,6-苯基-咪唑并[4,5-6]吡啶(PhIP)可导致大鼠结肠和乳腺肿瘤,而多数杂环胺致癌的主要靶器官是肝脏,还可可诱发其他多种部位的肿瘤如血管、肠道、淋巴组织等。但动物实验中所用的剂量较人类膳食中实际摄入量要大,尚难从动物致癌实验直接评价其对人类致癌的危险性。

有实验表明 IQ 和 PhIP 在心肌形成高水平 DNA 加合物,可能对心血管有损伤作用。

(4)预防措施

① 改变不良烹调方式。烹调方式与杂环胺生成有关,因此降低烹调温度、减少烹调时间、增加水分和少用明火烘烤、避免食物烧焦等,有利于减少食物中杂环胺的形成。鱼、肉类在煎炸时用淀粉上浆挂糊,以及采用微波烹调可减少杂环胺含量。

② 多摄取蔬菜水果等。蔬菜水果中的膳食纤维有吸附并降低杂环胺活性的作用,且蔬菜水果中的植物化学物有抑制杂环胺致突变和致癌作用;有实验表明一些香辛料调味品如良姜和红花椒处理肉类有降低杂环胺含量的作用。此外,研究发现,肠道中的益生菌对杂环胺也具有一定的控制作用。

③ 制定食品中允许量标准,加强监督。我国现行食品卫生标准(GB 2762－2012)并未制定食品中杂环胺限量标准,应进一步研究杂环胺的生成及其影响因素、体内代谢、毒性作

用及其阈剂量等,尽快制定食品中杂环胺的允许限量标准。

2. 丙烯酰胺污染及其预防

丙烯酰胺(acrylamide,AA)是生产聚丙烯酰胺的前体物质。聚丙烯酰胺在工业上有着广泛的用途,可以作为絮凝剂用于供水净化处理,也可作为土壤改良剂、包装材料添加剂等。然而在聚丙烯酰胺中未聚合的丙烯酰胺被世界卫生组织(WHO)认定为致癌物质和神经性致毒剂,因而对聚丙烯酰胺的使用剂量和投加量做出了严格限制。2002 年瑞典科学家 margareta 在油炸和烘焙的马铃薯中检出丙烯酰胺,同年 2 月 24 日瑞典国家食品管理局声明许多高含量的淀粉食品在高温加热过程中都会产生丙烯酰胺,且具有较高含量。随后欧美国家对高温加工的淀粉类食物进行检测也获得类似的结果,丙烯酰胺成为近年来食品安全关注的热点。

(1)结构与理化特性

丙烯酰胺分子式为 C_3H_5NO,分子量 71.08,熔点 84.5℃,沸点 125℃。常温下为白色无味片状结晶,易溶于水、乙醇、乙醚和三氯甲烷。化学结构式如图 9-6 所示。

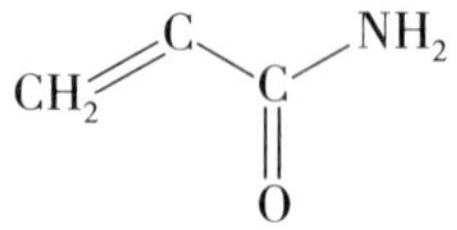

图 9-6　丙烯酰胺化学结构式

(2)食物污染来源

丙烯酰胺的形成与游离天冬门酰胺与还原糖发生美拉德反应有关。食物中游离的天冬门酰胺和游离还原糖是生成丙烯酰胺的基础。

食物的种类和加工方式、温度、时间及 pH 值影响丙烯酰胺的形成。高温加工的淀粉类食品丙烯酰胺的含量较高。pH 是影响美拉德反应的主要因素,降低 pH 可有效地减少丙烯酰胺的生成。温度和加热时间是影响食物丙烯酰胺形成的重要因素。实验显示,pH 为 5.5 的条件下对淀粉类食品进行加热,当温度为 120℃时开始形成丙烯酰胺,温度不断升高丙烯酰胺生成也不断增多,当温度升到 180℃左右时,丙烯酰胺的生成量达到最高值。另一实验显示用 200℃的温度烘烤马铃薯,随着时间的延长丙烯酰胺的生成呈指数增长。食物水分含量高低会影响美拉德反应,进而影响丙烯酰胺的生成。高水分含量的原料丙烯酰胺生成量很低,当水分含量在 11%~21%时,丙烯酰胺的生成量增高。

(3)体内代谢和毒性

① 一般毒性。大鼠、小鼠、兔子经口 LD_{50} 为 150~180 mg/kg 体重,兔子经皮急性毒性 LD_{50} 为 1150 mg/kg。动物实验显示丙烯酰胺可导致小鼠抗氧化能力和网状内皮系统吞噬能力下降,可能通过激活 N F-κB 信号通路对雌鼠肝脏产生毒性作用,而丙烯酰胺对肾脏毒性有待研究。

② 神经毒性。动物试验研究表明丙烯酰胺主要引起神经毒性。动物实验显示丙烯酰胺引起大鼠大脑皮层和小脑内兴奋性神经递质 Glu 含量的降低。此外,还可引起周围神经退行性变化和脑中涉及学习、记忆和其他认知功能部位的退行性变。职业接触人群长期低剂量接触丙烯酰胺会出现嗜睡、情绪和记忆改变、幻觉和肢体远端音叉震动觉或痛觉、触觉障碍,同时伴有跟腱反射减弱和末梢神经病等症状。

③ 生殖毒性。丙烯酰胺可导致断乳期和成年大鼠的睾丸、附睾、前列腺均出现异常组织结构，导致雄性大鼠精子数目和活力下降及形态改变和生育能力下降。

④ 遗传毒性和致癌性。丙烯酰胺进人体后在细胞色素 P450 中的氧化酶作用下转化生成环氧丙酰胺，环氧丙酰胺可直接攻击 DNA 分子引起突变，其基因毒性和细胞毒性远强于丙烯酰胺。环氧丙酰胺攻击 DNA 的过程中还会引起染色体畸变和有丝分裂指数下降，从而诱发遗传毒性。动物实验表明丙烯酰胺可导致大鼠乳腺、睾丸、子宫、甲状腺、肾上腺、中枢神经、垂体、口腔等多组织多器官发生肿瘤。

(4)预防措施

① 选择合适的烹调方式。烹调方式与杂环胺生成有关，因此降低烹调温度、减少烹调时间、增加水分有利于减少丙烯酰胺生成。

② 改进工艺。研究表明面包烘焙时，对丙烯酰胺影响的因素大小为：焙烤温度＞焙烤时间＞砂糖用量＞酵母用量，在保证面包品质的前提下，采用高温短时烘烤，适当降低面包坯中的水分含量、延长发酵时间或增加发酵次数，可降低面包中丙烯酰胺含量。

食品加工过程中添加酸式焦磷酸钠、柠檬酸、醋酸和乳酸降低 pH 值，减少薯条中丙烯酰胺的生成，柠檬酸和甘氨酸或赖氨酸具有协同作用，钙离子和镁离子可强化减少丙烯酰胺，茶多酚、牛磺酸可低富含淀粉食物丙烯酰胺的含量。

③ 制定食品中允许量标准，加强监督。WHO 规定成年人每天摄入的丙烯酰胺不应超过 1 μg/kg bw。2011 年联合国粮农组织，世界卫生组织食品添加剂专家委员会(Joint FAO/WHO Expert Committee on Food Additives，JECFA)对膳食中的丙烯酰胺暴露进行评估，一般人群平均摄入量为 1 μg/kg bw. d，而高消费者约为 4 μg/kg bw. d，中国人群的平均暴露量为 0.4 μg/kg bw. d，但我国现行食品卫生标准(GB 2762－2012)并未制定食品中丙烯酰胺限量标准，应加强膳食丙烯酰胺的监测，对人群丙烯酰胺暴露水平进行评估，尽快制定食品中丙烯酰胺的允许限量标准。

第五节 食品添加剂

随着食品工业的发展，食品添加剂的使用已越来越普遍。我国对食品添加剂的定义是“为改善食品品质和色、香、味，以及为防腐保鲜和加工工艺的需要而加入食品中的化学合成或天然物质”。超量、超范围使用食品添加剂会造成食品安全问题。

一、食品添加剂的种类

根据我国食品安全国家标准《食品添加剂使用标准(GB 2760－2011)》，目前我国批准使用的食品添加剂共有 2314 个品种，涉及 16 大类食品，共分为 23 类，分别是：(1)酸度调节剂、(2)抗结剂、(3)消泡剂、(4)抗氧化剂、(5)漂白剂、(6)膨松剂、(7)胶姆糖基础剂、(8)着色剂、(9)护色剂、(10)乳化剂、(11)酶制剂、(12)增味剂、(13)面粉处理剂、(14)被膜剂、(15)水分保持剂、(16)营养强化剂、(17)防腐剂、(18)稳定和凝固剂、(19)甜味剂、(20)增稠剂、(21)食品用香料、(22)食品工业用加工助剂、(23)其他。新标准删除了不再使用的、没有生产工艺必要性的食品添加剂和加工助剂，如过氧化苯甲酰、过氧化钙、甲醛等品种，明确规定了食品添加剂的使用原则，规定使用食品添加剂不得掩盖食品腐败变质、不得掩盖食品本身或者加工过程中的质量缺陷，不得以掺杂、掺假、伪造为目的而使用等；增加了食品用香料香精和食品工业用加工助剂的使用原则，调整食品用香料分类、食品工业用加工助剂名单等。

每天在正常的饮食中，人均接触的食品添加剂就有20余种。近年来，国内外由于食品添加剂引发的食品安全事件层出不穷，接连不断曝光的各类事件触动了消费者敏感的神经，部分企业或个体经营者在生产中超标使用食品添加剂，甚至违法使用有毒有害物质，使食品的安全风险大大增加。"民以食为天"，食品安全是关系国计民生的大事，虽然我国在食品添加剂的安全性方面做了大量的工作，但是人们对食品添加剂的安全性问题仍心存疑虑。

某些食品添加剂是具有明确毒性的，如肉类加工中广泛使用的亚硝酸盐。近年来的食物中毒事件中，也常有亚硝酸盐中毒事件的报道。此外，作为面粉处理剂使用的溴酸钾，也是一种可疑致癌剂。食品添加剂联合专家委员会(the Joint FAO/WHO Expert Committee on Food Additives, JECFA)第39次会议提出溴酸钾不适合作为面粉处理剂，我国于2005年禁止其作为面粉处理剂使用。另一种面粉处理剂过氧化苯甲酰也引起了人们的广泛关注，在新国标中已经被删除。

然而，食品添加剂是现代食品工业不可缺少的，对于增加食品花色品种、提高产品质量(包括卫生质量)和改善食品的感官性状等方面有重要作用。我国对食品添加剂的使用已有严格的规定，其中之一就是要求食品添加剂应该进行充分的毒理学评价，证明在使用限量范围内对人体无害。一般情况下，食品添加剂不会对人体造成严重的急性危害，但由于食品添加剂是长期少量地随食品摄入的，因此这些物质有可能在体内蓄积，从而对人体健康造成慢性或潜在的危害。所以，毒理学评价是制定食品添加剂使用标准的重要依据。

二、超量食品添加剂对食品安全的影响

随着人们物质生活水平的提高，食品工业的快速发展，食品的种类越来越多，人们对食品的品质要求不断提高。食品添加剂的使用覆盖了所有的食品，然而食品添加剂毕竟不是食品的基本成分，尽管添加剂在用于食品之前，已在实验室中进行了多次安全性测试，但是有些食品添加剂的安全性值得我们怀疑，长期持续使用会在人体内有累积效应并作用于人体，如慢性毒性、致癌性、致突变性和致畸性等，对人类健康具有潜在的威胁。

当前，我国对食品添加剂的使用有严格的限定，只要添加剂在可添加的品种目录之列，使用时不违反规定、不超剂量、不超范围，均认定是安全的。然而，现阶段我国食品生产企业主要是由中小型企业甚至是家庭式小作坊组成的，生产环境脏、乱、差，从事生产的人员素质普遍不高，生产过程管理也不够严格，导致食品生产加工领域假冒伪劣屡禁不止，超范围超量使用增白剂、防腐剂、保鲜剂、食用色素等食品添加剂时有发生。

超范围使用的品种主要是合成色素、防腐剂和甜味剂等，超标使用甜味剂、膨化剂和防腐剂，对人体有较大危害，严重的可能致癌，如广泛用于风味酸奶、水果罐头、八宝粥、果冻、面包等的甜味剂，大量摄入导致头疼、智力发育迟缓、癫痫、癌症等，类似的还有肉制品中的

苯甲酸防腐剂、合成色素，乳制品中的山梨酸防腐剂、二氧化钛白色素，葡萄酒中的合成色素、甜蜜素，炒货中的石蜡、矿物油等。

超量使用的品种主要是面粉改良剂、防腐剂、甜味剂等，如面粉中的过氧化苯甲酰、溴酸钾，蜜饯类产品中的甜味剂、防腐剂、色素，乳饮料中的甜味剂、防腐剂，冷饮、果冻中的甜蜜素，酱菜中的苯甲酸。

在食品中添加非食用物质是严重威胁人民群众饮食安全的犯罪行为，同时也是阻碍我国食品行业健康发展、破坏社会主义市场经济秩序的违法犯罪行为。滥用非食用化学添加剂，包括未经国务院卫生行政部门批准使用的添加剂和工业级（非食品级）原料（如甲醛、硼砂、吊白块、福尔马林、工业级过氧化氢、工业盐、工业级氢氧化钠、染料用色素、苏丹红、蛋白精、三聚氰胺等）。这类食品添加剂会在人体内蓄积以及中间代谢产物的生成和转化，都会对人体造成严重的危害。同时，食品添加剂的生产、销售、使用、管理等状况尚不规范，违反食品添加剂的标识规定，欺骗和误导消费者，在实际食品添加剂和食品的生产经营过程中一些生产者无视法律法规的要求，不真实地标识食品添加剂，有许多禁用化学添加剂仍然在市场流通、使用，有些食品添加剂企业没有注明食品添加剂的有效成分，有的用化工原料代替，造成生产加工企业误用、盲目使用、滥用的问题。

三、预防措施

1. 加强食品添加剂的法律法规体系建设

严格按照有关法律法规的要求，认真落实食品添加剂从生产、运输、使用等过程进行监管，进一步加强完善食品添加剂法律法规和标准化体系建设，加强食品添加剂安全评估、测试、毒理学研究。根据新颁布的《食品安全法》对食品添加剂进行长期有效的监督和管理，对食品添加剂生产企业进行管理，要求其必须获得食品添加剂生产许可证，严格按照《食品添加剂生产许可审查通则》进行审查许可。

生产企业在有效执行各项法规的基础上，应建立以良好生产规范（GMP）、《食品安全管理体系食品链中各组织的要求（GB/T 22000－2006）》、ISO 9000 质量管理体系认证、危害分析与关键控制点（HACCP）系统、ISO 22000 食品安全管理体系等为重点的体系运行和管理模式。健全和完善科学、统一、完善、长效的食品添加剂国家安全保障体系，寻找食品生产、加工、流通及消费过程中提高食品安全性的具体方法或手段，加快食品质量安全认证工作，大力发展绿色、无害的食品添加剂和发展新型复合食品添加剂。

政府应逐步建立上下联动机制，责权分明的食品添加剂质量安全监管体系，把责任明确到各相关部门、岗位和人员，对因非法使用非食品添加剂和不正当使用食品添加剂行为导致食品安全事件发生的部门和个人，严厉追究其责任。

食品生产者必须严格按照食品安全国家标准《食品添加剂使用标准（GB 2760－2011）》中规定的品种、使用范围、使用剂量执行。食品企业应严格执行法律、法规和包括《食品添加剂使用标准》在内的食品安全标准，不采购、使用非食用物质，坚持企业诚信和自律，这是防范违法添加非食用物质的前提和基础。

各食品安全监管部门按照职责分工，对食品生产、流通和餐饮消费等环节加强监管，不得使用标准规定之外的化学物质或者其他可能危害人体健康的物质，同时在食品中要控制其超标或超范围使用。使用新的食品添加剂品种前，企业必须提交相关的安全性评估资料，对食品添加剂的使用安全进行风险评估，以达到对食品添加剂安全的各个环节的有效控制，为社会提供安全、可靠、放心的食品。

2. 提高食品添加剂安全意识，完善信用体系建设

随着科学技术的发展，人们对食品添加剂有了更深入的认识，一方面禁止使用那些对人体健康有危害的食品添加剂品种；另一方面对那些有怀疑的品种则继续进行更严格的安全性评价，以确定其是否可用、许可使用时的使用范围、最大使用量与残留量、质量规格以及分析检验方法等。在食品行业大力开展食品安全道德教育、诚信教育，进行社会舆论引导，进一步提高食品行业从业人员的道德标准，建立企业的信用体系建设和信用体系网络。积极构建适应我国的食品添加剂标准化体系和安全评估体系，积极发布食品添加剂的安全信息，正确引导，合理使用食品添加剂。同时，加强媒体和社会舆论监督，加强食品添加剂安全评估体系规范化、系统化建设。建立健全食品添加剂危害识别、危害特征描述、暴露评估、风险特征描述等方面的研究，有效提高国民食品添加剂安全和诚信意识，管理好、使用好食品添加剂。

3. 提升食品添加剂的监管与检测能力建设

应从生产源头上加强食品添加剂安全监管，落实质量抽查和巡查制度，规范食品添加剂召回监督管理制度，建立严密的食品添加剂监管网络，实行网络化监管，不断改进监管手段，采取多种形式，对生产加工、包装、储运、销售各个环节实行全过程监管。严格实施食品添加剂市场准入制度，建立食品添加剂使用备案管理制度，掌握企业使用食品添加剂的基本情况和添加剂来源，监督企业严格按规定使用添加剂，检查是否超范围、超限量使用添加剂。生产者应当对出厂销售的食品添加剂进行出厂检验，合格后方可销售，建立原材料采购、生产过程控制、产品出厂检验以及售后服务的质量管理体系，并作好生产管理记录；食品添加剂包装应当采用安全、无毒的材料，并保证食品添加剂不被污染。检验机构加强对食品添加剂检验方法的研究，逐步完善食品添加剂的检验方法标准化，为食品添加剂的监管提供有力的技术保障。对于有使用非食品用添加剂生产加工食品违法行为的，十年内不得申请食品及食品相关产品的生产许可证；对已经取得食品生产许可证的，立即吊证。同时，要进一步提高检测技术和能力，完善风险监测和风险评估体系。加强质检技术机构建设，要引进先进仪器设备和检测手段，培养高素质的专业检测人员。对检验检测体系进行检测资源的整合，实现检测信息共享，建立企业自检、行业自律、部门监督抽检、省市(区)县三级检测体系，利用现代技术和设备对食品添加剂进行系统的检测和研究。对食品生产、流通和消费各个环节进行全程监控，加强食品添加剂毒理性评价、新资源食品卫生学评价、潜在的风险性研究、风险监测与分析、安全性评价与安全使用标准、有害物多残留检测设备的研发、食品安全预警与应急处理技术研究等，不断提升食品添加剂的监管与检测能力和水平。

第六节　食品包装材料

食品包装是指采用适当的包装材料、容器和包装技术，把食品包裹起来，以使食品在运输储藏流通过程中保持其原有品质状态和价值。用于食品的包装材料和容器，指包装、盛放食品或者添加剂用的纸、竹、木、金属、搪瓷、陶瓷、塑料、橡胶、天然纤维、化学纤维、玻璃等制

品和直接接触食品或者食品添加剂的涂料。食品包装材料随着食品科技和包装工业的迅速发展，新型食品包装材料和包装形式不断出现，使用塑料和复合材料等生产的食品包装越来越广泛，但是这些新型材料诞生的时间较短，对其安全性的研究还很不充分，尤其是长期使用带来的安全性问题有待进一步研究。

一、食品包装材料的种类

在这些常用的包装材料中，塑料、纸、金属和玻璃在食品包装行业得到广泛使用，被称为食品包装工业四大支柱材料。食品包装材料和容器分类见表 9-3 所列。

表 9-3 食品包装材料和容器分类

包装材料	容器类型
纸与纸板	纸盒；纸箱；纸袋；纸杯；纸罐；纸质托盘；纸浆模塑制品等
塑料	塑料薄膜袋；中空包装容器；编织袋；片材热成型容器；热收缩膜包装；软管；软塑料；软塑箱等
金属和合金	马口铁；无锡钢板等制成的金属罐、金属桶等；铝和铝箔制成的罐、软管、软包装等
复合材料	塑料薄膜、纸和铝箔等材料通过粘合等方法而成的复合包装袋、复合材料容器、软管等
玻璃陶瓷	瓶；罐；坛；缸等
木材	软木塞；木箱；胶合板箱；板条箱等
人造橡胶和天然橡胶	垫圈；奶嘴；密封圈；隔热垫等
其他	麻袋；布袋；草制或者竹制容器等

《食品安全法》对于食品包装安全有以下定义："贮存、运输和装卸食品的容器、工具和设备应当安全、无害，保持清洁，防止食品污染，并符合保证食品安全所需的温度等特殊要求，不得将食品与有毒、有害物品一同运输"，"禁止生产经营被包装材料、容器、运输工具等污染的食物"。食品包装安全的目的在于：(1)保护食品不受外界的污染，保持食品本身的成分、风味、有效期等性质不产生变化，也就是不改变食品包装的物理性能安全和生物性能安全；(2)包装材料本身的化学成分必须尽可能少地向食品中发生迁移，避免影响食品的安全，也就是不影响食品包装的化学性能安全。化学物质释放到食品中的过程通常称为"迁移"，其定义为"从外源向食品经过亚显微过程的传质"，换句话说，就是化学物质通过"浸提""流失""渗漏"等过程进入食品，从而对包装的食品产生不良影响的过程。现在民众最关注的是食品包装的化学性能安全，因为其更隐蔽，检测更困难，影响更为长远，受影响的范围更广泛。

二、食品包装材料对食品安全的影响

影响食品包装安全的因素是多方面的，其中主要影响因素有：食品包装材料（容器）生产的不规范造成的安全问题；国家食品包装相关标准、法规不健全，国家相关机构监管不力；食品包装设计不合理；食品包装安全检测手段不完善等。

1. 食品包装材料（容器）的安全问题

包装材料是指"用于制造包装容器和构成产品包装的材料总称"（GB/T4122.1—1996），它包括纸、塑料、金属、玻璃、陶瓷等原材料以及粘合剂、涂覆材料等各种辅助材料。

包装材料的安全问题主要来自包装材料内部的有毒、有害成分对包装食品的迁移和溶入，这些有毒有害成分主要包括：材料中的有毒元素，如铅、砷等；合成树脂中的有害单体；各种有毒添加剂及粘合剂；涂料等辅助包装材料中的有毒成分。引起包装材料（容器）不安全的主要原因是其生产不规范。部分食品包装生产企业只注重包装材料的牢度、强度、外观和价格，对包装材料自身的卫生安全性不够重视，使包装材料的安全性存在很大隐患。

2. 食品包装法规不健全、管理不完善

国家食品包装标准、法规不健全，同时国家相关机构监管不力，使得部分不法食品包装生产商有机可乘，某些食品的产品包装上未标注生产日期，产品的包装方式与包装标签根本不符合规定，这势必引起食品包装的安全问题。

3. 食品包装设计不合理

某些食品包装未经过严格的科学设计，以致包装失去保护食品的功能。部分食品包装企业过分强调包装的视觉效果，忽视了食品包装的保护功能，以致在食品的贮藏和运输过程中，包装无法阻挡微生物及大气中的有害物质等环境污染源对食品的侵蚀，造成食品污染或变质，达不到包装的预期效果，部分食品还未到保质期就已变质或腐败。

4. 食品包装安全检测手段不完善

我国食品包装安全检测手段与检测设备均远远落后于发达国家。通常检测需由专门的检测机构利用大型仪器设备进行，且检测周期一般较长，缺乏简单易行的检测手段与快速、高效的检测设备，使得大多数食品包装安全检测无法实现。这也是造成食品包装安全问题的一个因素。

上述四个影响食品包装安全的主要因素中，包装材料的安全问题影响最大。

过去国人在包装材料对食品卫生安全问题以及对地球环境的潜在影响方面关注较少，因此，我国包装材料的卫生安全质量与世界先进水平相比还有较大差距。

食品包装材料的卫生安全问题引发的食品安全问题时有发生。目前大多数食品包装材料仍没有适用的安全标准，这在很大程度上造成了某些食品包装材料的不安全。下面就食品包装最常用的几种包装材料的安全问题作详细分析。

（1）纸类

纸包装材料因其一系列独特的优点，在食品包装中占有相当重要的地位。在某些发达国家，纸包装材料占总包装材料总量的40%～50%，我国占40%左右。国家标准对食品包装原纸的卫生指标、理化指标及微生物指标有规定。GMP对食品包装纸污染物含量的具体要求见表9-4所列。单纯的纸是卫生、无毒、无害的，且在自然条件下能够被微生物分解，对环境无污染。但是，在纸的加工过程中，尤其是使用化学法制浆，纸和纸板通常会残留一定的化学物质，如硫酸盐法制浆过程残留的碱液及盐类。因此，必须要根据包装内食品来正确选择各种纸和纸板，避免残留物融入食品中而造成对食品安全的影响。此外，纸包装材料封口较困难，受潮后牢度会下降，受外力作用易破裂。因此，使用纸类作为食品包装材料，要特别注意避免因封口不严或包装破损而引起的食品包装安全问题。

表 9-4 GMP 对食品包装纸污染物含量的具体要求

化学物质	要求
二苯甲酮	特定迁移限量为 0.1 mg/dm^2 纸
邻苯二甲酸盐	参考 EU 指令 90/128/EEC
米蚩酮	检测不到该物质迁移到食品中的量(检测限为 0.01 mg/kg 食物)只有食品类型Ⅰ要求检测
4,4′-双(二乙氨)二苯甲酮(DEAB)	检测不到该物质迁移到食品中的量(检测限为 0.01 mg/kg 食物)只有食品类型Ⅰ要求检测
二异丙基萘	该物质在纸和纸板中的含量应该尽量低,以使迁移到食物中的量最小化
氢化三联苯	该物质在纸和纸板中的含量应该尽量低,以使迁移到食物中的量最小化
偶氮染料	在食品包装纸中不应检测到芳香胺(检测量限为 0.1 mg/kg 纸)只有食品类型Ⅰ要求检测
荧光增白剂(FWAs)	检测不到该物质迁移到食物中的量,只有食品类型Ⅰ要求检测
低级芳香胺	在食品包装纸中不应检测到芳香胺(检测限量为 0.1 mg/kg 食物)只有食品类型Ⅰ要求检测
多环芳香烃(PAH)	检测不到该物质迁移到食品中的量(检测限为 0.01 mg/kg 食物)只有食品类型Ⅰ要求检测
溶剂	很多溶剂具有挥发性因而不会出现在最终的产品中,但是企业必须采取必要的措施以确保最终产品中残留溶剂的量达到最少,以便向食物中的迁移不会对人体健康产生危害

注:食品类型Ⅰ为液态食品和(或)脂肪食品,除非有其他的规定,否则仅针对食品类型Ⅰ和Ⅱ。

(2)塑料

塑料是一种以高分子聚合物——树脂为基本成分,再加入一些用来改善其性能的各种添加剂制成的高分子材料。塑料包装材料作为包装材料的后起之秀,因其原材料丰富、成本低廉、性能优良、质轻美观的特点,成为近四十年来世界上发展最快的包装材料。塑料作为食品包装材料的缺点就是某些品种存在着安全方面的问题以及包装废弃物的回收处理对环境的污染问题。

塑料包装材料在卫生安全方面的问题主要表现为材料内部残留的有毒有害化学污染物的迁移与溶出而导致食品污染。这些有毒有害物质的主要来源有以下方面:①树脂本身具有一定的毒性;②树脂中残留的有害单体、裂解物及老化产生的有毒物质;③塑料制品在制造过程中添加的稳定剂、增塑剂、着色剂等添加剂带来的毒性;④塑料包装容器表面的微生物及微尘杂质污染;⑤塑料回收再利用时附着的一些污染物和添加的色素可造成食品污染。其中,塑料中的有害单体、低聚物和添加剂残留与迁移是影响食品安全问题的主要方面。前段时间,国家质检总局抽查发现一些 PVC 保鲜膜含有 DEHA(乙基己基胺)增塑剂,该助剂并不在国家标准允许使用的范围之内,由此引发了一场不小的“PVC 保鲜膜致癌风波”。事实上,添加国家标准允许的添加剂且剂量在规定的安全范围之内的 PVC 保鲜膜是安全无毒的。

此外，塑料包装材料用作食品包装时，还应注意抵抗生物侵入。塑料包装材料在无缺口及孔隙缺陷时，一般都可抵抗环境微生物侵入渗透，但由于塑料的强度比金属、玻璃低得多，要抵抗昆虫、老鼠等生物的侵入则比较困难。因此，在选用塑料包装材料时，应特别注意保证包装食品在贮存环境中免受生物侵入污染。

(3)金属

金属包装材料是传统包装材料之一，用于食品包装有近200年的历史。金属包装材料以金属薄板或箔材为原料加工成各种形式的容器用于包装食品。由于金属包装材料的高阻隔性、耐高低温性、废弃物易回收等优点，在食品包装上的应用越来越广。金属作为食品包装材料最大的缺点是化学稳定性差，不耐酸碱性，特别是用其包装高酸性食品时易被腐蚀，同时金属离子易析出，从而影响食品风味。因此，一般需要在金属容器的内、外壁施涂涂料。内壁涂料是涂布在金属罐内壁的有机涂层，可防止内容物与金属直接接触，避免电化学腐蚀，提高食品货架期，但涂层中的化学污染物也会在罐头的加工和贮藏过程中向内容物迁移造成污染。这类物质有BPA(双酚A)、BADGE(双酚A二缩水甘油醚)、NOGE(酚醛清漆甘油醚)及其衍生物。双酚A环氧衍生物是一种环境激素，通过罐头食品进入体内，造成内分泌失衡及遗传基因变异，在选择内壁涂料时应符合国家标准。外壁涂料主要是为防止外壁腐蚀以及起到装饰和广告的作用。外壁涂料应符合罐装食品加工及安全要求，涂料及油墨不得污染食品。为了保证食品包装安全，采用无苯印刷将成为发展趋势。

(4)玻璃

玻璃是一种古老的包装材料。3000多年前，埃及人首先制造出玻璃容器，从此玻璃成为食品及其他物品的包装材料。玻璃作为包装材料的最大特点是：高阻隔、光亮透明、化学稳定性好、易成型，其用量占包装材料总量的10%左右。用作食品包装的玻璃是氧化物玻璃中的钠－钙－硅系列玻璃。在包装安全性方面：①熔炼过程中应避免有毒物质的溶出。一般来说，玻璃内部离子结合紧密，高温熔炼后大部分形成不溶性盐类物质而具有极好的化学惰性，不与被包装的食品发生作用，具有良好的包装安全性。需要注意的是：熔炼不好的玻璃制品可能发生来自玻璃原料的有毒物质溶出问题。所以，对玻璃制品应作水浸泡处理或加稀酸加热处理。对包装有严格要求的食品药品可改钠钙玻璃为硼硅玻璃，同时应注意玻璃熔炼和成型加工质量，以确保被包装食品的安全性；②注意避免重金属如铅的超标；③对加色玻璃，应注意着色剂的安全性；④玻璃瓶罐在包装含气饮料时易发生爆瓶现象。常有媒体报道啤酒瓶爆炸伤人事件。为预防此类事件，有专家提出啤酒改用软包装。另外，采用PET(聚酯)瓶包装啤酒亦可避免此类事件的发生。

(5)陶瓷

我国是使用陶瓷制品历史最悠久的国家。陶瓷容器主要用于酒、腌制品及一些传统风味食品的包装。与金属、塑料等包装材料制成的容器相比，陶瓷容器更能保持食品的风味，用其包装部分酒类饮料，相当长时间不会变质甚至存放时间愈久愈醇香，由此产生了“酒是陈的香”这句俗语。此外，陶瓷包装的食品给人以纯净、天然的感觉，更能体现传统的民族特色。

因此，尽管陶瓷容器重量大、易破碎且不透明，一般亦不再重复使用，但仍有一定的用量。陶瓷包装材料用于食品包装的安全问题，主要是指上釉陶瓷表面釉层中重金属元素铅或镉的溶出。一般认为陶瓷包装容器是无毒、安全的，不会与所包装食品发生任何不良反应。但长期研究表明:釉料,特别是各种彩釉中所含的有毒重金属如铅和镉等易融入食品中去,造成对人体健康的危害。彩釉是硅酸盐和金属盐类物质。着色颜料也常使用金属盐类物质,这些物质中多含有铅、砷、镉等有毒成分,当烧制质量不佳时,彩釉未能形成不溶性硅酸盐,在使用陶瓷容器时易使有毒有害物质溶出而污染食品。所以,应选用烧制质量合格的陶瓷容器包装食品,以确保包装食品的卫生安全。国内外对陶瓷包装容器铅、镉溶出量均有允许极限值的规定。日前,欧盟委员会对第84/500/EEC号指令《关于与食品接触的瓷器制品的性能标准与合格声明》进行了修订。根据修订后的新指令,在与食品接触的瓷器制品中,采用仪器分析方法检测出的铅和镉限量标准由原来的4.0、0.3 mg/L修订为0.2、0.2 mg/L,从而提高了此类产品进入欧盟市场的门槛。新指令指出从2007年5月20日起,不符合该指令的瓷器制品将禁止生产和出口。这应当引起陶瓷容器生产厂家的高度重视。

三、预防措施

为避免因食品包装引发的食品安全问题,我们应从多方面采取措施。

1. 借鉴发达国家在食品包装安全领域的经验

美国作为世界上最发达的国家,是世界食品安全卫生的先驱,其针对食品与包装安全构建了严密的监控系统。美国食品与包装安全管理机构主要有五个,它们均在各自的职能范围内承担着食品与包装安全职责,对总统、国会、法庭及公众负责。我国也应以此为借鉴,成立相关机构,担负起保证食品包装安全的责任。

法国是欧盟农业大国,农业产量约占欧盟总产量的1/3,故而有完整的食品安全监控系统。法国包装安全标识采用红色标签LR,只有经过集中申请、严格审查,合格之后方能获得此标签。作为保障食品安全的重要措施,最近法国对食品包装(包括进口包装食品)的包装文字说明出台了最新的严格规定,规定食品包装上除了标明食品的商品名称外,还必须标明其法律名称。生产厂家不得以任何虚假名称欺骗消费者。有关专家认为,法国对食品包装文字说明出台严格规定,既有利于保护本国消费者权益,亦同样约束进出口包装食品,有利于保护人类健康。我国包装食品的商品名称极其混乱,部分厂家往往采用不实的商品名称,甚至使用商品中含量极少的添加物作为商品名称以蒙骗消费者,此类做法极大地损害了消费者利益。法国采用的措施同样值得我国借鉴。

2. 制订食品包装安全相关标准、法规

至今,我国尚未出台完善的食品包装安全法律法规,相关的标准也不健全,这使得食品包装生产企业无法可依,也给一些不法厂家有机可乘,这是造成现在食品包装安全问题频出的主要原因之一。因此,迫切需要国家尽快出台食品包装安全相关标准、法规,使食品包装生产企业有法可依、有规可循。可喜的是,国家有关部门已注意到了此问题,正着手出台相关的标准、法规。如国家出台《食品包装质量标准》;再如食品包装将强制执行CQC(中国质量认证中心)标准,包装袋上的CQC标志,就是食品包装安全认证标志。这将为食品包装的安全提供有效保障。

3. 成立食品包装安全监管机构,加大监管力度

制订食品包装安全的相关标准、法规,还应建立行之有效的监管机构加以监督,促使食品包装生产企业严格按照相关标准和法规进行生产,以确保食品包装的安全。

4. 完善食品包装安全的检测手段

应提供简单易行的食品包装安全检测方法，研制开发出快速、高效的食品包装安全检测仪器设备。食品包装安全检测方法包括感官检测和仪器检测。其中感官检测是最基本、最简单的检测方法，通过感官检测可发现包装是否破损、封口是否严密、包装材料是否有异味、印刷油墨是否污染食品、陶瓷彩釉层是否脱落等包装缺陷，以及包装上标签(商标)是否完整、正规，包装上有无质量安全标志等明显问题。仪器检测则主要检测包装材料中有无有毒有害物质残留、重金属含量是否超标等问题，这就需要快速、高效的检测设备提供保障。

5. 其他措施

(1)进一步开发研制安全的食品包装材料与食品包装技术。

(2)包装食品须按食品要求的环境条件(如温度、湿度和光照等)进行贮存、运输和销售，以确保食品质量不受环境影响。

(3)儿童食品包装中，对儿童不宜多食的保健类食品应采用安全包装(旋、压同时进行方能开启)以避免儿童误食、多食；儿童食品包装袋内不随意添加与食品无关的物品(如玩具卡片)。儿童食品包装内的干燥剂等最好采用可食用型以避免儿童误食，确保儿童安全。

(4)包装废弃物应安全处理。食品包装的安全有现实和潜在两方面的含义，包装废弃物的安全则属于后者，它的影响是长远的，应特别注意包装废弃物对环境的污染问题。

(李习艺　施春雷　杨平　黄丽华　陆彩玲　菅向东　肖德强　武晓果　蒋东华　刘业清　黄晶晶　张忠臣)

【思考题】

1. 动植物性食品中常见的有毒有害物质有哪些?
2. 化学污染物进入食品中的途径有哪些?
3. 细菌和真菌毒素引起人体中毒的表现有哪些?
4. 如何预防食品加工过程中形成的有害物质?
5. 什么是食品添加剂? 我国食品添加剂管理规范主要包括哪些内容?
6. 常见食品包装材料的主要卫生问题是什么?

第十章 食品安全性毒理学评价及风险评估

第一节 概 述

食品安全与消费者健康息息相关，并事关国家经济发展与社会和谐稳定；保障食品安全工作、提升我国的食品安全水平是政府主导、社会各界参与的共同任务和目标。近三十年来，风险评估的分析方法已越来越多地应用于食品中有毒有害物质对人体危害的评价。美国科学院国家研究理事会于1983年发布的红皮书《风险评估在联邦机构风险管理中的作用》，最先将风险评估引入环境管理和食品安全乃至整个公共卫生领域。1991年，联合国粮农组织(FAO)和世界卫生组织(WHO)建议国际食品法典委员会(CAC)把风险评估原则应用于决策过程中。1993年第20届CAC大会提出，食品安全决议与标准的制定将以风险评估为基础。1995年、1997年和1998年，FAO/WHO先后召开了有关风险评估、风险管理和风险交流的专家咨询会议，出台了一系列有关食品安全风险分析基本原理、方法和应用的文件和报告，构建了食品风险分析的基本框架。目前发达国家食品安全监管已基本建立在风险分析框架上，食品安全标准和风险预警等风险管理措施均基于食品安全风险评估结果。食品安全风险分析包括风险评估、风险管理和风险交流三个互相影响的部分。其中，风险评估是风险分析的基础。

食品安全风险评估是指对食品、食品添加剂、新食品原料和食品相关产品(食品包装材料等)中的生物性、化学性和物理性危害或条件对人体健康可能造成的不良影响所进行的科学评估，包括危害识别、危害特征描述、暴露评估和风险特征描述四部分工作内容，其目的是判定食品中某种有害物质对人群健康危害的风险程度。在风险评估的过程和结果解读中还可提示风险预警。系统地开展食品安全风险评估可为在WTO框架协议下开展国际食品贸易、解决贸易争端提供科学支撑。

从20世纪70年代起，我国即开展了食品中污染物和部分树脂及成型品浸出物等的危险性评估(侧重于毒理学安全性评价)，继而开展了食品原料的安全性评价试验，20世纪90年代启动了中国总膳食研究，而后针对苏丹红、丙烯酰胺等食品安全事件开展了危险性评估，但真正系统性的食品安全风险分析工作起步和发展于2009年。《中华人民共和国食品安全法》(2009年颁布，2015年修订)中规定国家建立食品安全风险评估制度，运用科学方法，根据食品安全风险监测信息、科学数据以及有关信息，对食品、食品添加剂、食品相关产品中生物性、化学性和物理性危害因素进行风险评估。2009年成立了国家食品安全风险评估专家委员会，负责制定风险评估计划、审议风险评估报告、提供风险评估技术支持和风险评估政策咨询。2011年成立了国家食品安全风险评估中心，承担评估专家委员会秘书处日常工作，组织实施国家卫生计生委委托的风险评估任务，负责风险评估结果的解释与交流，开展风险评估方法研制、基础数据库建设等基础性工作。

2010年，根据《中华人民共和国食品安全法》和《中华人民共和国食品安全法实施条例》

的规定，我国国家卫生部（现卫计委）会同工业和信息化部、农业部、商务部、工商总局、质检总局和国家食品药品监督管理局制定了中国《食品安全风险评估管理规定（试行）》。随后，《国务院关于加强食品安全工作的决定（国发〔2012〕20号）》提出了5年具体目标——“使我国食品安全监管体制机制、食品安全法律法规和标准体系、检验检测和风险监测等技术支撑体系更加科学完善”。2015年修订后发布的《中华人民共和国食品安全法》明确提出，国家建立食品安全风险监测制度；国家建立食品安全风险评估制度。国务院卫生行政部门负责组织食品安全风险评估工作，成立由医学、农业、食品、营养、生物、环境等方面的专家组成的食品安全风险评估专家委员会进行食品安全风险评估。国务院食品药品监督管理、质量监督、农业行政等部门在监督管理工作中发现需要进行食品安全风险评估的，应当向国务院卫生行政部门提出食品安全风险评估的建议，并提供风险来源、相关检验数据和结论等信息、资料。

食品安全风险评估结果是制定、修订食品安全标准和对食品安全实施监督管理的科学依据，是科学解读食品安全事件、风险交流工作的重要信息来源。风险评估应当以食品安全风险监测和监督管理信息、科学数据以及其他有关信息为基础，遵循科学、公开和个案处理的原则进行。在风险评估的危害识别和危害特征描述方面，对大多数食品污染物和天然有毒有害成分而言，人群流行病学资料和临床资料通常难以得到，而且大部分流行病学调查的统计结果不足以得出人群的低暴露水平。故目前食品污染物和天然有毒有害成分的危害特征描述一般仍以动物毒性试验和体外试验的资料为依据。

食品安全性毒理学评价是食品安全风险评估的重要组成部分，主要提供危害识别与危害特征描述的数据，是通过动物试验和对人群的观察，阐明待评估物质的毒性及潜在的健康危害程度，为其能否安全使用及进入市场的条件判定提供科学依据，以达到最大限度地防控危害、保护健康的目的。安全性毒理学评价需按一定的程序进行，且需要在动物毒性试验和体外毒性试验等的基础上，根据该物质的毒作用模式、剂量—反应关系及人群实际接触情况等，进行综合分析，并进行不确定性分析。在食品安全性毒理学评价中，应当考虑到的问题包括试验指标的统计学意义、生物学意义和毒理学意义；人的推荐（可能）摄入量较大的受试物；特殊人群和易感人群；人群资料；不确定系数；毒物动力学试验的资料。而不确定系数的推导通常来源于以下几点：物种间推导的不确定性；人长时间低剂量暴露与动物实验短期高剂量暴露的不确定性；特殊人群和易感人群；人群个体间的变异性；LOAEL推导到NOAEL的不确定性；毒物动力学等试验的资料不足的情况等。

20世纪八九十年代，我国在食品安全性毒理学领域开展了食品安全性毒理学评价程序和方法标准的研制工作，并于1983年提出《食品安全性毒理学程序》（试行草案）。1994年8月，卫生部正式发布并实施《食品安全性毒理学评价程序和方法》（GB 15193.1～19），对食品毒理学评价的目的与原则、不同物质的试验选择要求、具体试验方法和结果判定等作了规定。GB 15193的颁布和实施，在规范和促进我国食品安全性毒理学评价工作方面起到了重要的作用。近年来，国家对食品安全的重视程度进一步提高，国家科技支撑计划和科技部重点计划等先后资助了多项食品毒理学相关研究课题，进一步促进了我国食品毒理学研究和安全性评价工作的发展。近几年，由国家食品安全风险评估中心牵头，对GB 15193再次进行了修订，于2014—2015年陆续发布实施《GB 15193.1－2014食品安全国家标准食品安全性毒理学评价程序》等26个与食品安全性毒理学评价工作相关的系列新国标。另外，我国已启动了国家食品毒理学计划，开展特殊物质的系统毒性评价，逐步积累具有自主知识产权的危害识别数据，同时，我国也正全面开展消费量调查、总膳食研究、毒理学计划、人群生物样本监测等工作，为中国开展这类物质的食品安全风险评估积累基础数据。

食品安全性毒理学评价及食品安全风险评估的方法和技术均在动态的发展和不断的演变中。本章将详细介绍食品安全性毒理学评价及食品安全风险评估的要点和发展现状。

第二节 食品安全性毒理学评价

安全性评价(safety evaluation)，是指按照一定的程序要求对外源化合物的毒作用进行检测，综合毒性试验的结果，说明该物质的毒性作用特点，提出未观察到有害作用剂量或有毒阈剂量，评价在规定条件下对人体健康是否安全。食品安全性毒理学评价是通过一系列的毒理学试验，阐明某种外源物质的毒性或其潜在的健康危害，以便对人类食用这种物质的安全性做出评价，并为进一步的健康风险评估及制定预防措施和卫生标准提供理论依据。

一、欧美食品安全性毒理学评价现状

在美国，FDA 负责对其国内生产及进口的食品、膳食补充剂、药品、疫苗、生物医药制剂、血液制剂、医学设备、放射性设备、兽药和化妆品进行监督管理。对食品的安全性评价依据是《红皮书 2000》(Toxicological Principles for the Safety Assessment of Food Ingredients, Redbook 2000)。OECD 化学品测试指南－健康效应(401～492)中有 36 项毒理学试验适用于食品检验。EPA 870 系列指南的主导思想与 OECD 的试验指南相一致，列出的毒理学试验方法有 6 组，共 48 项，用于食品安全性评价的毒理学试验共有 38 项。FAO/WHO 联合食品添加剂专家委员会(Joint FAO/WHO Experts Committee on Food Additives, JECFA)是 FAO/WHO 下设的国际危险性评估机构，对食品添加剂、食品污染物、食用香料、酶制剂、天然毒素、产品中的兽药残留分别制定了不同类型的评价原则。欧洲食品安全局(European Food Safety Authority, EFSA)负责与食物链相关物质的危险性评估，包括食品与饲料安全、营养素安全等。

目前欧美等国家的食品毒理学评价标准(指南)与我国相比，主要差异包括以下三个方面。(1)应用原则不同：欧美国家采用的是非强制性标准，制定试验方法指南，并及时修订和补充，试验者可自主选择试验。(2)试验内容不同：欧美国家较我国更全面，如神经毒性、免疫毒性、雌激素类物质短期筛选试验已纳入安全性评价程序与试验指南。(3)GLP 认证机构不同：欧美国家的食品毒性检验机构一般有 GLP 认证，而我国尚未对大部分的食品相关检验机构进行 GLP 认证。

尽管如此，各国食品安全性毒性学评价的目标是一致的，即通过不同组合的毒理学试验获得毒理学数据资料，推断人群的安全用量，同时关注环境安全。

二、我国食品安全性毒理学评价的国家标准

根据《中华人民共和国食品安全法》和《食品安全国家标准管理办法》规定，经食品安全

国家标准审评委员会审查通过，国家卫生和计划生育委员会于2014至2015年期间发布了系列食品安全国家标准，是我国食品安全性评价工作所应遵循的检测依据和评价依据。其中，包括与食品安全性毒理学评价工作相关的系列新国标，从而代替了旧国标《食品安全性毒理学评价程序和方法》(GB 15193.1～21－2003)。目前我国食品安全性毒理学评价的现行有效的国家标准编号和名称如下：

GB 15193.1－2014 食品安全国家标准　食品安全性毒理学评价程序

GB 15193.2－2014 食品安全国家标准　食品毒理学实验室操作规范

GB 15193.3－2014 食品安全国家标准　急性经口毒性试验

GB 15193.4－2014 食品安全国家标准　细菌回复突变试验

GB 15193.5－2014 食品安全国家标准　哺乳动物红细胞微核试验

GB 15193.6－2014 食品安全国家标准　哺乳动物骨髓细胞染色体畸变试验

GB 15193.8－2014 食品安全国家标准　小鼠精原细胞或精母细胞染色体畸变试验

GB 15193.9－2014 食品安全国家标准　啮齿类动物显性致死试验

GB 15193.10－2014 食品安全国家标准　体外哺乳类细胞DNA损伤修复(非程序性DNA合成)试验

GB 15193.11－2015 食品安全国家标准　果蝇伴性隐性致死试验

GB 15193.12－2014 食品安全国家标准　体外哺乳类细胞HGPRT基因突变试验

GB 15193.13－2015 食品安全国家标准　90天经口毒性试验

GB 15193.14－2015 食品安全国家标准　致畸试验

GB 15193.15－2015 食品安全国家标准　生殖毒性试验

GB 15193.16－2014 食品安全国家标准　毒物动力学试验

GB 15193.17－2015 食品安全国家标准　慢性毒性和致癌合并试验

GB 15193.18－2015 食品安全国家标准　健康指导值

GB 15193.19－2015 食品安全国家标准　致突变物、致畸物和致癌物的处理方法

GB 15193.20－2014 食品安全国家标准　体外哺乳类细胞TK基因突变试验

GB 15193.21－2014 食品安全国家标准　受试物试验前处理方法

GB 15193.22－2014 食品安全国家标准　28天经口毒性试验

GB 15193.23－2014 食品安全国家标准　体外哺乳细胞染色体畸变试验

GB 15193.24－2014 食品安全国家标准　食品安全性毒理学评价中病理学检查技术要求

GB 15193.25－2014 食品安全国家标准　生殖发育毒性试验

GB 15193.26－2015 食品安全国家标准　慢性毒性试验

GB 15193.27－2015 食品安全国家标准　致癌试验

三、我国食品安全性毒理学评价程序

《食品安全性毒理学评价程序》(GB 15193.1－2014)规定了食品安全性毒理学评价的程序。该标准适用于评价食品生产、加工、保藏、运输和销售过程中所涉及的可能对健康造成危害的化学、生物和物理因素的安全性，检验对象包括食品及其原料、食品添加剂、新食品

原料、辐照食品、食品相关产品(用于食品的包装材料、容器、洗涤剂、消毒剂和用于食品生产经营的工具、设备)以及食品污染物。

1. 食品安全性毒理学评价试验的内容

我国食品安全国家标准《食品安全性毒理学评价程序》(GB 15193.1—2014)规定,食品安全性毒理学评价包括以下试验内容:

(1)急性经口毒性试验。

(2)遗传毒性试验。包括细菌回复突变试验、哺乳动物红细胞微核试验、哺乳动物骨髓细胞染色体畸变试验、小鼠精原细胞或精母细胞染色体畸变试验、体外哺乳类细胞 HGPRT 基因突变试验、体外哺乳类细胞 TK 基因突变试验、体外哺乳类细胞染色体畸变试验、啮齿类动物显性致死试验、体外哺乳类细胞 DNA 损伤修复(非程序性 DNA 合成)试验、果蝇伴性隐性致死试验。

一般应遵循原核细胞与真核细胞、体内试验与体外试验相结合的原则进行遗传毒性试验的组合。根据受试物的特点和试验目的,推荐下列组合:

组合一:细菌回复突变试验;哺乳动物红细胞微核试验或哺乳动物骨髓细胞染色体畸变试验;小鼠精原细胞或精母细胞染色体畸变试验或啮齿类动物显性致死试验。

组合二:细菌回复突变试验;哺乳动物红细胞微核试验或哺乳动物骨髓细胞染色体畸变试验;体外哺乳类细胞染色体畸变试验或体外哺乳类细胞 TK 基因突变试验。

(3)28 天经口毒性试验。

(4)90 天经口毒性试验。

(5)致畸试验。

(6)生殖毒性试验和生殖发育毒性试验。

(7)毒物动力学试验。

(8)慢性毒性试验。

(9)致癌试验。

(10)慢性毒性和致癌合并试验。

2. 对不同受试物选择毒性试验的原则

(1)凡属我国首创的物质,特别是化学结构提示有潜在慢性毒性、遗传毒性或致癌性,或该受试物产量大、使用范围广、人体摄入量大,应进行系统的毒性试验,包括急性经口毒性试验、遗传毒性试验、28 天经口毒性试验、90 天经口毒性试验、致畸试验、生殖毒性试验和生殖发育毒性、毒物动力学试验、慢性毒性试验和致癌试验(或慢性毒性和致癌合并试验)。

(2)凡是与已知物质(指经过安全性评价并允许使用的物质)的化学结构基本相同的衍生物或类似物,或在部分国家和地区有安全性食用历史的物质,则可先进行急性经口毒性试验、遗传毒性试验、90 天经口毒性试验和致畸试验,根据试验结果判定是否需要进行毒物动力学试验、生殖毒性试验、慢性毒性试验及致癌试验等。

(3)凡属已知的或在多个国家有食用历史的物质,同时生产单位能证明其产品的质量规格与国外原产品一致,则可先进行急性经口毒性试验、遗传毒性试验和 28 天经口毒性试验,根据试验结果判定是否需要进行进一步的毒性试验。

(4)食品添加剂。①香料:凡属世界卫生组织(WHO)已建议批准使用或已制定每日日允许摄入量(ADI)者,以及香料生产者协会(FEMA)、欧洲理事会(COE)和国际香料工业组织(IOFI)4 个国际组织中的 2 个或 2 个以上允许使用的，一般不需进行试验；凡属资料不全或只有一个国际组织批准的先进行急性经口毒性试验和遗传毒性试验组合中的一项，经初步评价后，再决定是否需进行进一步试验；凡属尚无资料可查、国际组织未允许使用的，先进行急性经口毒性试验、遗传毒性试验、28 天经口毒性试验，经初步评价后，决定是否需进行进一步试验；凡属用动、植物可食部分提取的单一高纯度天然香料，如其化学结构及有关资料并未提示具有不安全性的，一般不要求进行毒性试验。②酶制剂：由具有长期安全食用历史的传统动物和植物可食部分生产的酶制剂，世界卫生组织已公布日容许摄入量或不需规定日容许摄入量者或多个国家批准使用的，在提供相关证明材料的基础上，一般不要求进行毒理学试验。对于其他来源的酶制剂，凡属毒理学资料比较完整，世界卫生组织已公布日容许摄入量或不需规定日容许摄入量者或多个国家批准使用，如果质量规格与国际质量规格标准一致，则要求进行急性经口毒性试验和遗传毒性试验。如果质量规格标准不一致，则需增加 28 天经口毒性试验，根据试验结果考虑是否进行其他相关毒理学试验。对其他来源的酶制剂，凡属新品种的，需要先进行急性经口毒性试验、遗传毒性试验、90 天经口毒性试验和致畸试验，经初步评价后，决定是否需进行进一步试验。凡属一个国家批准使用，世界卫生组织未公布日容许摄入量或资料不完整的，进行急性经口毒性试验、遗传毒性试验和 28 天经口毒性试验，根据试验结果判定是否需要进一步的试验。通过转基因方法生产的酶制剂按照国家对转基因管理的有关规定执行。③其他食品添加剂：凡属毒理学资料比较完整，世界卫生组织已公布 ADI 或不需规定 ADI 或多个国家批准使用，如果质量规格与国际质量规格标准一致，则要求进行急性经口毒性试验和遗传毒性试验；如果质量规格标准不一致，则需增加 28 天经口毒性试验，根据试验结果考虑是否进行其他相关毒理学试验。凡属一个国家批准使用，世界卫生组织未公布 ADI 或资料不完整的，则可先进行经口毒性试验、遗传毒性试验、28 天经口毒性试验和致畸试验，根据试验结果考虑是否需要进一步的试验。对于由动、植物或微生物制取的单一组分，高纯度的食品添加剂，凡属新品种的，需先进行急性经口毒性试验、遗传毒性试验、90 天经口毒性试验和致畸试验，经初步评价后，决定是否需进行进一步试验；凡属国外有一个国际组织或国家已批准使用的，则进行急性经口毒性试验、遗传毒性试验、28 天经口毒性试验，经初步评价后，决定是否需进行进一步试验。

(5)新食品原料。按照《新食品原料申报与受理规定》(国卫食品发[2013]23 号)进行评价。

(6)食品相关产品。按照《食品相关产品新品种申报与受理规定》(卫监督发[2011]49 号)进行评价。

(7)农药残留。按照《农药登记毒理学试验方法》(GB15670－1995)进行评价。

(8)兽药残留。按照《兽药临床前毒理学评价试验指导原则》(中华人民共和国农业部公告第 1247 号)进行评价。

3. 试验前的准备工作

进行食品安全性毒理学评价试验前，必须做好充分的准备工作。

(1)收集受试物有关的基本资料。试验前应了解受试物的基本资料，如名称、组成成分和杂质、化学结构、相对分子质量；理化性质如熔点或沸点、蒸汽压、溶解性、pH 值、纯度、杂质等理化参数；还应了解受试样品的成分、规格、用途、使用范围、使用方式，以了解人类可能接触的途径和剂量、过度接触以及滥用或误用的可能性等，以便预测毒性和进行合理的试验设计。

(2)选择试验动物的要求。进行食品安全性毒理学评价时,要按照评价程序的要求选择动物。所选动物对受试化学物的代谢方式应尽可能与人类相近。一般来说,优先考虑哺乳类的杂食动物。如大鼠是杂食动物,食性和代谢过程与人类较为接近,对许多化学物质的毒作用比较敏感,加上具有体形小,自然寿命不太长,价格便宜,易于饲养,便于试验操作等特点,故在毒理学试验中,一般多采用大鼠。此外,小鼠、仓鼠(地鼠)、豚鼠、家兔、狗或猴也可供使用。对种属相同但品系不同的动物,同一种化学物质有时可以引发程度不同甚至性质完全不同的反应。因此,为了减少同种动物不同品系造成的差异,最好采用纯系动物或内部杂交动物(指来源于同一部门同一品系经多代繁殖所得的动物)和第一代杂交动物(指两种纯品系动物杂交后所得的第一代杂交动物)进行试验。这些动物具有稳定的遗传特性,动物生理常数、营养需要和应激反应都比较稳定,所以对外来化合物的反应较为一致,个体差异小,重复性好。

4. 不同受试物的试验前处理方法

(1)溶媒的选择。溶媒是帮助受试物进入试验体系或动物体内的重要媒介。应根据试验的特点和受试物的理化性质选择适合的溶媒(溶剂、助悬剂或乳化剂),将受试物溶解或悬浮于溶媒中,一般可选用蒸馏水、植物油、淀粉、明胶、羧甲基纤维素钠、蔗糖脂肪酸酯等。所选用的溶媒本身应不产生毒性作用;与受试物各成分之间不发生化学反应,且保持其稳定性;无特殊刺激性或气味。

(2)受试物试验前处理方法。参照《受试物试验前处理方法》(GB 15193.21－2014)的要求进行处理。根据受试物的用途和性质,选用不同的处理方式,充分考虑受试物的实际用途和人的接触方式、接触剂量和方式对实验动物的影响等。对于需掺入饲料的受试物,如掺入饲料的受试物超过质量分数的5%,按动物的营养需要调整饲料配方后进行试验,如蛋白质调整可以用酪蛋白、脂肪调整可以用植物油等。对于食品相关的产品类受试物的处理,根据产品的类型和用途,可选用蒸馏水、4%乙酸、65%乙醇和正己烷等作为浸泡溶媒,并选用合适的温度和浸泡时间。

5. 食品安全性毒理学评价试验的目的

(1)急性毒性试验。了解受试物的急性毒性强度、性质和可能的靶器官,测定 LD_{50},为进一步进行毒性试验的剂量和毒性观察指标的选择提供依据,并根据 LD_{50} 进行急性毒性剂量分级。

(2)遗传毒性试验。了解受试物的遗传毒性以及筛查受试物的潜在致癌作用和细胞致突变性。

(3)28天经口毒性试验。在急性毒性试验的基础上,进一步了解受试物毒作用性质、剂量—反应关系和可能的靶器官,得到28天经口未观察到有害作用剂量,初步评价受试物的安全性,并为下一步较长期毒性和慢性毒性试验剂量、观察指标、毒性终点的选择提供依据。

(4)90天经口毒性试验。观察受试物以不同剂量水平经较长期喂养后对实验动物的毒作用性质、剂量—反应关系和靶器官,得到90天经口未观察到有害作用剂量,为慢性毒性试验剂量选择和初步制定人群安全接触限量标准提供科学依据。

(5)致畸试验。了解受试物是否具有致畸作用和发育毒性,并可得到致畸作用和发育毒性的未观察到有害作用的剂量。

(6)生殖毒性试验和生殖发育毒性试验。了解受试物对实验动物繁殖及对子代的发育毒性，如性腺功能、发情周期、交配行为、妊娠、分娩、哺乳和断乳以及子代的生长发育等，得到受试物的未观察到有害作用剂量水平，为初步制定人群安全接触限量标准提供科学依据。

(7)毒物动力学试验。了解受试物在体内的吸收、分布和排泄速度等相关信息；为选择慢性毒性试验的合适实验动物种(species)、系(strain)提供依据；了解代谢产物的形成情况。

(8)慢性毒性试验和致癌试验。了解经长期接触受试物后出现的毒性作用以及致癌作用；确定未观察到有害作用剂量，为受试物能否应用于食品的最终评价和制定健康指导值提供依据。

6. 食品安全性毒理学评价试验的结果判断

(1)急性毒性试验。根据 LD_{50}数值，判定受试物的毒性分级(表 10－1)。根据中毒表现初步确定毒作用特征。如 LD_{50}小于人的推荐(可能)摄入量的 100 倍，则一般应放弃该受试物用于食品，不再继续进行其他毒理学试验。

表 10－1 急性毒性(LD_{50})剂量分级表

级别	大鼠口服 LD_{50} (mg/kg 体重)	相当于人的致死剂量 mg/kg 体重	相当于人的致死剂量 g/人
极毒	<1	稍尝	0.05
剧毒	1～50	500～4 000	0.5
中等毒	51～500	4 000～30 000	5
低毒	501～5 000	30 000～250 000	50
实际无毒	>5 000	250 000～500 000	500

(2)遗传毒性试验。①如遗传毒性试验组合中两项或以上试验阳性，则表示该受试物很可能具有遗传毒性和致癌作用，一般应放弃该受试物应用于食品。②如遗传毒性试验组合中一项试验为阳性，则再选两项备选试验(至少一项为体内试验)。如再选的试验均为阴性，则可继续进行下一步的毒性试验；如其中有一项试验阳性，则应放弃该受试物应用于食品。③如三项试验均为阴性，则可继续进行下一步的毒性试验。

(3)28 天经口毒性试验。对只需要进行急性毒性、遗传毒性和 28 天经口毒性试验的受试物，若试验未发现有明显毒性作用，综合其他各项试验结果可做出初步评价；若试验中发现有明显毒性作用，尤其是有剂量—反应关系时，则考虑进行进一步的毒性试验。

(4)90 天经口毒性试验。根据试验所得的未观察到有害作用剂量进行评价，原则是：①未观察到有害作用剂量小于或等于人的推荐(可能)摄入量的 100 倍，表示毒性较强，应放弃该受试物用于食品。②未观察到有害作用剂量大于 100 倍而小于 300 倍者，应进行慢性毒性试验。③未观察到有害作用剂量大于或等于 300 倍者，则不必进行慢性毒性试验，可进行安全性评价。

(5)致畸试验。根据试验结果评价受试物是不是实验动物的致畸物。若致畸试验结果阳性则不再继续进行生殖毒性试验和生殖发育毒性试验。在致畸试验中观察到的其他发育毒性，应结合 28 天和(或)90 天经口毒性试验结果进行评价。

(6)生殖毒性试验和生殖发育毒性试验。根据试验所得的未观察到有害作用剂量进行评价，原则是：①未观察到有害作用剂量小于或等于人的摄入量的100倍表示毒性较强，应放弃该受试物用于食品。②未观察到有害作用剂量大于100倍而小于300倍者，应进行慢性毒性试验。③未观察到有害作用剂量大于或等于300倍者则不必进行慢性毒性试验，可进行安全性评价。

(7)慢性毒性试验。根据慢性毒性试验所得的未观察到有害作用剂量进行评价，原则是：①未观察到有害作用剂量小于或等于人的推荐（可能）摄入量的50倍者，表示毒性较强，应放弃该受试物用于食品。②未观察到有害作用剂量大于50倍而小于100倍者，经安全性评价后，决定该受试物可否用于食品。③未观察到有害作用剂量大于或等于100倍者，则可考虑允许使用于食品。

(8)致癌试验。根据致癌试验所得的肿瘤发生率、潜伏期和多发性等进行致癌试验结果判定的原则是（凡符合下列情况之一，可认为致癌试验结果阳性。若存在剂量—反应关系，则判断阳性更可靠）：①肿瘤只发生在试验组动物，对照组中无肿瘤发生。②试验组与对照组动物均发生肿瘤，但试验组发生率高。③试验组动物中多发性肿瘤明显，对照组中无多发性肿瘤，或只是少数动物有多发性肿瘤。④试验组与对照组动物肿瘤发生率虽无明显差异，但试验组中发生时间较早。

(9)其他。若受试物掺入饲料的最大加入量（原则上最高不超过饲料的10%，当超过5%时应补充蛋白质等营养素，使其含量与对照组相当），或液体受试物经浓缩后仍达不到未观察到有害作用剂量为人的推荐（可能）摄入量的规定倍数时，综合其他的毒性试验结果和实际食用或饮用量进行安全性评价。

7. 病理学检查技术要求

(1)人员要求。病理工作人员由病理负责人及病理技术人员组成，病理工作人员应具有良好的职业道德、科学严谨的工作态度，能够运用专业知识完成本职工作。病理负责人应具有医学病理学或兽医病理学背景，具备病理学理论知识与诊断经验，可以准确地进行阅片，熟悉病理报告流程并对组织切片的组织病理学评价负责，包括对组织异常改变的鉴定和解释。病理技术人员应具有医学、兽医学或生物学背景，或有相关检验经验，经过病理检验培训，熟练掌握病理学基本技术。在工作中，应严格执行规范的技术操作规程。

(2)设施和环境条件要求。病理实验室常规工作区按质量控制要求应设有独立的房间或功能区。实验室应有良好的通风及照明设备，备有应急电源和个人消毒防护设施、紧急救护设施等。对病理检测相关设备应有相应的检测、维护保养、报废等操作管理规程。

(3)技术要求。由病理负责人验收送检组织标本，核对相关信息并记录。在病理标本制作和检查过程中，应严格按相应的标准操作程序（standard operating procedures，SOPs）进行操作。病理学检查具体的技术要求严格按照《食品安全毒理学评价中病理学检查技术要求（GB 15193.24—2014）》执行。

(4)文件和记录控制要求。病理学检查应设有相应的表格对试验过程及结果做完整的记录，并及时录入实验室计算机电子化数据记录系统，确保数据的完整性、准确性和可溯源性。

(5)病理学检查的质量控制和注意事项。为减少操作带来的影响，在剖检和制片过程中应采用对照组与试验组组间交叉方式进行。实验室应制定各试验环节相应的SOPs，确保病理评价的质量。

对大体病理剖检和组织病理学变化的描述要详细和规范。诊断术语的使用应统一、清晰、准确。病理学检查应充分考虑以下因素：①病变产生的部位、性质、程度、分布特点；②在各剂量组出现频度规律性及与对照组比较的特异性；③病变与受试物的剂量—效应关系；④病变特点与处理因素构效关系；⑤病程进度与处理因素时相关系；⑥镜检结果与剖检病变、器官组织重量、动物临床表现、血液生化检验、尿检验以及特殊检验间的关联；⑦注意人为因素和非试验因素引起的病变；⑧历史对照和本次对照及相关知识等作为鉴别诊断的依据。

8. 进行食品安全性毒理学评价时需要考虑的因素

(1)试验指标的统计学意义、生物学意义和毒理学意义。对试验中某些指标的异常改变，应根据试验组与对照组指标是否具有统计学差异、其有无剂量—反应关系、同类指标横向比较、两种性别的及与本实验室的历史性对照值范围比较的原则，来综合考虑指标差异有无生物学意义，并进一步判断是否具有毒理学意义。此外，如在受试物组发现某种在对照组没有发生的肿瘤，即使与对照组比较无统计学意义，仍要给予关注。

(2)人的推荐(可能)摄入量较大的受试物。应考虑给予受试物量过大时，可能影响营养素摄入量及其生物利用率，从而导致动物某些毒理学表现，而非受试物本身的毒性作用所致。

(3)时间—毒性效应关系。对由受试物引起实验动物的毒性效应进行分析评价时，要考虑在同一剂量水平下毒性效应随时间的变化情况。

(4)特殊人群和易感人群。对孕妇、乳母或儿童食用的食品，应特别注意其胚胎毒性或生殖发育毒性、神经毒性和免疫毒性。

(5)人群资料。由于存在着动物与人之间的种属差异，在评价食品的安全性时，应尽可能收集人群接触受试物后的反应资料，如职业性接触和意外事故接触等。在确保安全的条件下，可以考虑遵照有关规定进行人体试食试验，并且志愿受试者的毒物动力学或代谢资料对于将动物试验结果推论到人具有很重要的意义。

(6)动物毒性试验和体外试验资料。按照我国《食品安全性毒理学评价程序(GB 15193.1—2014)》所列的各项动物毒性试验和体外试验系统是目前管理(法规)毒理学评价水平下所得到的最重要的资料，也是进行安全性评价的主要依据，在试验得到阳性结果，而且结果的判定涉及受试物能否应用于食品时，需要考虑结果的重复性和剂量—反应关系。

(7)不确定系数。将动物毒性试验结果外推到人时，鉴于动物与人的物种和个体之间的生物学差异，不确定系数常为100，但可根据受试物的原料来源、理化性质、毒性大小、代谢特点、蓄积性、接触的人群范围、食品中的使用量和人的可能摄入量、使用范围及功能等因素，来综合考虑不确定系数的大小。

(8)毒物动力学试验的资料。毒物动力学试验是对化学物质进行毒理学评价的一个重要方面，因为不同化学物质、剂量大小，在毒物动力学或代谢方面的差别往往对毒性作用影响很大。在毒性试验中，原则上应尽量使用与人具有相同毒物动力学或代谢模式的动物种系来进行试验。研究受试物在实验动物和人体内吸收、分布、排泄和生物转化方面的差别，对于将动物试验结果外推到人和降低不确定性具有重要意义。

(9)综合评价。在进行综合评价时，应全面考虑受试物的理化性质、结构、毒性大小、代谢特点、蓄积性、接触的人群范围、食品中的使用量与使用范围、人的推荐(可能)摄入量等因素，对于已在食品中应用了相当长时间的物质，对接触人群进行流行病学调查具有重大意义，但往往难以获得剂量—反应关系方面的可靠资料；对于新的受试物质，则只能依靠动物试验和其他试验研究资料。然而，即使有了完整和详尽的动物试验资料和一部分人类接触者的流行病学研究资料，由于人类的种族和个体差异，也很难做出能保证每个人都安全的评价。所谓绝对的食品安全实际上是不存在的。在受试物可能对人体健康造成的危害以及其可能的有益作用之间进行权衡，以食用安全为前提，安全性评价的依据不仅仅是安全性毒理学试验的结果，而且与当时的科学水平、技术条件以及社会经济、文化因素有关。因此，随着时间的推移，社会经济的发展、科学技术的进步，有必要对已通过评价的受试物进行重新评价，得出新的结论。

根据以上分析，在进行食品安全性最终评价时，应全面权衡和考虑实际可能性，在确保发挥该受试物的最大效益，以及对人体健康和环境造成最小危害的前提下，慎重得出结论。

四、保健食品安全性毒理学评价程序及方法概述

根据《保健食品》(GB 16740－2014)的定义，保健食品是指，声称并具有特定保健功能或者以补充维生素、矿物质为目的的食品，即适用于特定人群食用，具有调节机体功能，不以治疗疾病为目的，并且对人体不产生任何急性、亚急性或慢性危害的食品。

原卫生部颁布实施的《保健食品检验与评价技术规范》(2003 年版)中的"保健食品安全性毒理学评价程序和检验方法规范"规定了保健食品的毒理学评价程序。保健食品的安全性毒理学评价试验包括急性经口毒性试验、遗传毒性试验、30 天喂养试验、传统致畸试验、亚慢性毒性试验(90 天喂养试验、繁殖试验和代谢试验)、慢性毒性试验(包括致癌试验)。

该规范中明确了介质的选择、人的可能摄入量较大的受试物的处理、超过动物最大灌胃量时的处理、袋泡茶类受试物的处理、液体保健食品的浓缩处理、含乙醇的受试物的处理等问题。急性毒性试验结果的判定，如果 LD_{50} 小于人的可能摄入量的 100 倍，应放弃该受试物用于保健食品。如果 LD_{50} 等于或大于 100 倍者，可进入下一阶段毒理学试验。

保健食品安全性毒理学评价试验结果未见毒性效应，方可进一步评价其保健功能，如增强免疫力功能、辅助降血糖功能、辅助降血脂功能、抗氧化功能、辅助改善记忆功能、缓解视疲劳功能、促进排铅功能、清咽功能、改善睡眠功能、促进泌乳功能、提高缺氧耐受力功能、减肥功能、增强骨密度功能、改善缺铁性贫血功能、祛痤疮功能、祛黄褐斑功能、促进消化功能、通便功能、对胃粘膜损伤有辅助保护功能等。

第三节　食品安全风险评估

一、概述

安全是指没有受到威胁，没有危险、危害、损失，是"免除了不可接受的损害风险的状态"(GB/T 28001)。在社会活动中发生一些危险是难免的，所谓的危险就是可能造成伤害或破坏的根源，或者是可能导致伤害或破坏的某种状态。要保障安全，避免危险，就要通过持续

的危险识别和危险管理过程，将人员伤害或财产损失的危险降低并保持在可接受的水平或其以下。食品也不例外。食品安全是指“食品无毒、无害，符合应有的营养要求，对人体健康不造成任何急性、亚急性或者慢性危害”(《中华人民共和国食品安全法》)，食品安全也是“对食品按其用途进行制作和/或食用时不会使消费者健康受到损害的一种担保”(WHO)。

“国以民为本，民以食为天，食以安为先”。要保障食品安全，就要持续地对食品中可能存在的危险进行识别，并对危险进行管理。从食品“生产”到消费者“口中”，它会接触多种天然和人工合成物质。如食品中的致病微生物(痢疾菌、伤寒菌、沙门氏菌等)、天然生成的化学物质(秋水仙碱、龙葵素等)、烹饪产生的化学物质、环境带来的污染物(重金属、农药残留等)，还有添加物和杀虫剂等。我们把食物中所有可能危害健康的物质叫作危险物(危害物，有毒有害物质)，这种危险物(危害物，有毒有害物质)对健康产生不良影响的可能性称为“风险”。食物中任何一种危险物(危害物，有毒有害物质)都可能对健康产生不良作用，其风险有高低之分。在确定食品是否安全时，必须衡量食品给我们健康带来的益处与受到食品危害的风险大小。

运用风险分析原理，根据风险程度采取相应的风险管理措施可以控制或者降低风险。风险分析可以运用在社会活动的各个领域。对食品安全性进行风险分析是风险分析领域的一个具体应用。

风险分析包括风险评估、风险管理、风险信息交流三部分，其中风险评估是整个风险分析体系的核心和基础，也是工作的重点。风险评估(risk assessment)是指对不良结果发生的概率进行描述和定量，包括环境风险评估(environmental risk assessment)和健康风险评估(health risk assessment)，后者是基于毒理学安全性评价的试验资料、人群流行病学资料、接触暴露资料等科学数据的分析，确定接触外源物后对公众健康危害的可能性，包括对有害作用性质、强度的定性描述，接触水平与可能出现损害的危险性水平的定量评定以及对于评价结论和评定的不确定性的分析和描述。

食品安全风险评估(food safety risk assessment)是对食品中生物性、化学性和物理性危害对人体健康可能造成的不良影响及其程度进行科学评估，是各国政府制定食品安全法规、标准和政策的主要科学依据，也是食品安全风险交流的重要信息来源。由于食品种类多样，各自的生产、加工过程不同，要分别评价能够引起风险存在的不同风险因素，并确定这些因素属于哪一类的危害物。食品安全风险评估在各种情况下是确定食品中化学物安全与否的必不可少的办法。

食品安全风险评估是目前国际通行的食品安全防范方式，在美国、欧盟、日本等国家和地区的食品、农产品质量安全管理中得到广泛应用。目前，我国食品安全风险评估刚刚起步。欧盟在经过20世纪90年代的“疯牛病”事件后，于2002年成立欧洲食品安全局(European Food Safety Authority，EFSA)，独立开展食品安全风险评估工作，在支持政府决策、重塑消费者信心方面发挥了不可替代的作用。同年，德国成立了联邦风险评估研究所(Bundesinstitut für Risikobewertung，BfR)。此后，加拿大、日本等国，乃至香港特区都相继成立了专门的风险评估机构。

2003年，中国农科院质量标准与检测技术研究所设立了风险分析研究室，2006年颁布的《农产品质量安全法》规定对农产品质量安全的潜在危害进行风险分析和评估，2007年，农业部成立了国家农产品质量安全风险评估委员会。2009年的《食品安全法》规定，国家建立食品安全风险监测和评估制度，对食源性疾病、食品污染以及食品中的有害因素进行监测，对食品、食品添加剂中的生物性、化学性和物理性危害进行风险评估。之后，成立了由医学、农业、食品、营养等方面的专家组成的食品安全风险评估专家委员会，开展食品安全风险评估工作。2011 年，国家食品安全风险评估中心成立，负责食品安全风险评估、监测、预警、交流和标准制修订等技术支持工作。使我国食品安全风险评估工作逐步与国际接轨。2015 年修订发布的《中华人民共和国食品安全法》明确规定，制定食品安全国家标准，应当依据食品安全风险评估结果并充分考虑食用农产品安全风险评估结果，参照相关的国际标准和国际食品安全风险评估结果。

食品安全风险评估的结果，不仅在风险管理工作中能够帮助确认是否有必要制定管理措施、政策、标准、限量和/或食品安全目标，而且还能够预测特定风险大小如疾病负担，确认干预措施是否有效(法规、政策、标准、限量是否足以保护人群健康，同时还是风险交流工作的重要信息来源。

二、食品安全风险评估基本步骤

食品安全风险评估，指对食品、食品添加剂中生物性、化学性和物理性危害对人体健康可能造成的不良影响及其程度进行科学评估的过程，包括危害识别(hazard identification)、危害特征描述(hazard characterization)、暴露评估(exposure assessment)和风险特征描述(risk characterization)四部分。

国家食品安全风险评估专家委员会 2010 年制定的《食品安全风险评估指南》对这四部分内容进行了比较详尽的阐述。

1. 危害识别

危害识别，即判断某物质对健康有什么危害，是识别可能对人体健康或环境产生不良效果的风险源，可能存在于某种或某类食品中的生物、化学和物理风险因子，并对其特性进行定性、定量描述的过程。根据流行病学、动物试验、体外试验、结构－活性关系等科学数据和文献信息确定人体暴露于某种危害后是否会对健康造成不良影响、造成不良影响的可能性以及可能处于风险之中的人群和范围。

进行危害识别时，可根据现有数据进行定性描述。对于大多数有权威数据的危害因素，可以直接在综合分析 WHO、FAO/WHO 食品添加剂联合专家委员会(Joint Expert Committee on Food and Additives，JECFA)、美国食品药品管理局(FDA)、美国环保署(EPA)、欧洲食品安全局(EFSA)等国际权威机构最新的技术报告或述评的基础上进行描述。对于缺乏上述权威技术资料的危害因素，可根据在严格试验条件(如良好实验室操作规范等)下所获得的科学数据进行描述，但对于资料严重缺乏的少数危害因素，可以视需要根据国际组织推荐的指南或我国相应标准开展毒理学研究工作。若危害因素是化学物质，危害识别应从危害因素的理化特性、吸收、分布、代谢、排泄、毒理学特性等方面进行描述；若是微生物，需要特别关注微生物在食物链中的生长、繁殖和死亡的动力学过程及其传播或扩散的潜力。

2. 危害特征描述

危害特征描述，即回答“每天吃多少是安全的”，是对那些危害因素的性质进行定性或定量的评估。一是确定是否存在危害物质导致健康效应的产生，二是在确定了这种健康效应关系存在的基础上，建立剂量一效应关系。可利用动物试验、临床研究以及流行病学研究确定危害与各种不良健康作用之间的剂量一反应关系、作用机制等。如果可能，对于毒性作用有阈值的危害应建立人体安全摄入量水平，确定健康指导值。

在危害特征描述中，一般使用毒理学或流行病学数据进行主效应的剂量一反应关系分析和数学模型的模拟。从危害因素与不同健康效应（毒性终点）的关系、作用机制等方面进行定性或定量描述。通过剂量一反应分析，不仅可获得基于健康水平的推荐量值，即健康指导值，如每日允许摄入量（acceptable daily intake，ADI）、每日可耐受摄入量（tolerable daily intake，TDI）等，还可结合暴露评估对这些物质的暴露边界值（MOE）进行估计，并能对特定暴露水平下的风险/健康效应进行量化。

健康指导值是一个推导值，指人类在一定时期内（终生或 24 小时）摄入某种（或某些）物质，而不产生可检测到的对健康产生危害的量。对于大多数危害因素，通过直接采用国内外权威评估报告及数据，可以确定化学物的膳食健康指导值或微生物的剂量一反应关系。对于尚未建立膳食健康指导值的化学物，可利用文献资料或试验获得的未观察到不良作用水平（NOAEL）、观察到不良作用的最低水平（LOAEL）或基准剂量低限值（BMDL）等毒理学剂量参数，根据上述风险评估关键点中所确定的不确定系数，推算出膳食健康指导值。对于无法获得剂量一反应关系资料的微生物，需要考虑环境变化对微生物感染率和致病力的影响、宿主的易感性、免疫力、既往暴露史等。可根据专家意见确定危害特征，描述需要考虑的重要因素（如感染力等）；也可利用风险排序获得微生物或其所致疾病严重程度的特征描述。

3. 暴露评估

暴露评估，即估算"每天吃了多少"，是量化风险并最终确定某种物质是否会对公众健康带来风险的必需技术过程。需要描述危害进入人体的途径，估算不同人群摄入危害的水平。CAC 的程序手册中将暴露评估定义为：对通过食物或其他途径来源的生物性、化学性和物理性因素的摄取量的定性和/或定量的评估。

膳食暴露评估在食品安全风险评估中起到关键作用。膳食暴露是指通过食物途径被摄取的化学物质的量。根据危害在膳食中的水平和人群膳食消费量，初步估算危害的膳食总摄入量，同时考虑其他非膳食进入人体的途径，估算人体总摄入量并与安全摄入量进行比较。

膳食暴露评估以食物消费量（和/或频率）与食物中危害因素含量（或污染率）等有效数据为基础，根据所关注的目标人群，选择能满足评估目的的最佳统计值计算膳食暴露量，同时可根据需要对不同暴露情景进行合理的假设。在化学物的急性（短期）暴露评估中，食物消费量和物质含量（浓度）通常分别选用高端值（如 P_{90}）或最大值；而在慢性（长期）暴露评估中，食物消费量和物质含量（浓度）可以分别选用平均值、中位数或 P_{90} 等百分位数的不同组合。营养素的膳食暴露评估应同时关注 P_{25} 等低端值。在概率性暴露评估中，需要利用食物消费量和食物中物质含量（浓度）的所有个体数据，通过相关软件的模拟运算，计算人群危害因素膳食暴露水平的分布。在进行微生物的暴露评估时，还需要考虑从生产到消费过程中微生物的消长变化，可通过构建有效模型预测不同环节、不同环境条件以及不同处理方法对微生物暴露水平的影响。

4. 风险特征描述

风险特征描述，即对"损害健康的可能性有多大"做出回答，应在危害识别、危害特征描述和暴露评估的基础上，对评估结果进行综合分析，描述危害对人体健康产生不良作用的风险及其程度以及评估过程中的不确定性。风险特征描述有定性和（半）定量两种，定性描述通常将风险表示为高、中、低等不同程度。（半）定量描述以数值形式表示风险和不确定性的大小。化学物的风险特征描述通常是将膳食暴露水平与健康指导值（如 ADI、TDI 等）相比较，并对结果进行解释。微生物的风险特征描述通常是根据膳食暴露水平估计风险发生的人群概率，并根据剂量—反应关系估计危害对健康的影响程度。

风险特征描述的对象一般包括个体和人群，对于个体的风险描述，可分别根据高端（或低端）估计和集中趋势估计结果，描述处于高风险的个体以及大部分个体的平均风险。人群的风险特征描述依评估目的和现有数据不同而异，可描述危害对总人群、亚人群（如将人群按地区、性别或年龄别分层）、特殊人群（如高暴露人群和潜在易感人群）或风险管理所针对的特定目标人群可能造成某种健康损害的人数或处于风险的人群比例。风险评估过程中，应从物质的毒理学特性、暴露数据的可靠性、评估模型和假设情形的可信度等方面全面描述评估过程中的不确定性及其对评估结果的影响，必要时可提出降低不确定性的技术措施。

三、食品毒理学在食品安全风险评估中的作用

2009 年 6 月 1 日，我国开始施行《中华人民共和国食品安全法》（2015 年修订），明确了以食品安全风险监测和评估为基础的科学管理制度，确定将食品安全风险评估结果作为制定、修订食品安全标准和对食品安全实施监督管理的科学依据。2011 年，我国正式建立国家食品安全风险评估中心。风险评估的技术方法和体系已经在农产品，水产品等领域进行了广泛的应用并取得一定成效。《食品中农药最大残留限量标准》和《食品中污染物限量》均较大程度地引用了 CAC 标准的风险评估数据。我国农业部成立的农业转基因生物安全评价专家委员会，可针对转基因动植物和微生物进行风险评估和安全评价。风险评估是 WTO 和 CAC 强调用于制定食品安全控制措施的必要技术手段，是政府制定食品安全法规，标准和政策的主要基础，也是实施危险管理措施的主要依据，目前国际上对食品的安全性评价均采用风险评估原则。在国际上，风险评估已经成为构建国家级食品安全管理体系时考虑的重要因素。多个国家的实践证实，风险评估是以科学为基础，合理有效地解决食品安全问题的强有力手段。

食品毒理学是食品安全及风险评估的关键技术手段和技术支撑。风险评估是风险分析的核心环节，包括危害识别、危害特征描述、暴露评估和危险性特征描述 4 个环节。风险评估是对大量毒理学数据的综合分析和利用，其最终目的是为制定食品安全标准奠定科学依据。通过流行病学调查、动物试验、志愿者试验、数学模型等手段，对这些有害因素进行危害认定及特征描述，确定剂量—效应关系，推测危害剂量与人体不良反应之间的作用关系，这些资料将是对有害因素进行风险评估的基础。因此，食品毒理学检测是风险评估的第一步，是对食品安全实施安全性评价和风险评估的基础。通过毒理学实验能够识别潜在的有害作用；确定产生有害作用所必需的暴露条件；提供作用机制、代谢和毒代动力学等数据；寻找剂量—反应关系，包括确定毒性参考点（如 NOAEL）。动物毒理学数据是危害识别（发现潜在不良作用）和危害特征描述（确定剂量—反应关系或健康指导值）的主要依据；风险特征描述需要在综合考虑危害因素的毒性程度和特点的基础进行专业判断。有时还需要借助毒性资

料判断敏感人群，确定重点关注人群。

国家卫生和计划生育委员会于2014至2015年期间发布了26个系列食品安全性毒理学试验的国家标准，代替了《食品安全性毒理学评价程序和方法(GB 15193.1～21—2003)》，是我国食品安全性评价工作所遵循的依据，也是食品安全风险评估工作的重要技术保障。

四、食品安全风险评估工作规范化要求及相关文件

1.《中华人民共和国食品安全法》

《中华人民共和国食品安全法》是为保证食品安全，保障公众身体健康和生命安全而制定的，由全国人民代表大会常务委员会于2009年2月28日发布，自2009年6月1日起施行，2015年4月24日修订。国家建立食品安全风险评估制度，运用科学方法，根据食品安全风险监测信息、科学数据以及有关信息，对食品、食品添加剂、食品相关产品中的生物性、化学性和物理性危害因素进行风险评估。国务院卫生行政部门负责组织食品安全风险评估工作，成立由医学、农业、食品、营养等方面的专家组成的食品安全风险评估专家委员会，进行食品安全风险评估。

对农药、肥料、生长调节剂、兽药、饲料和饲料添加剂等的安全性评估，应当有食品安全风险评估专家委员会的专家参加。食品安全风险评估应当运用科学方法，依据食品安全风险检测信息、科学数据以及其他有关信息进行。

有下列情形之一的，应当进行食品安全风险评估：通过食品安全风险监测或者接到举报发现食品、食品添加剂、食品相关产品可能存在安全隐患的；为制定或者修订食品安全国家标准提供科学依据需要进行风险评估的；为确定监督管理的重点领域、重点品种需要进行风险评估的；发现新的可能危害食品安全因素的；需要判断某一因素是否构成食品安全隐患的；国务院卫生行政部门认为需要进行风险评估的其他情形。

国务院农业行政、质量监督、工商行政管理和国家食品药品监督管理等有关部门应当向国务院卫生行政部门提出食品安全风险评估的建议，并提供有关信息和资料。国务院卫生行政部门应当及时向国务院有关部门通报食品安全风险评估的结果。食品安全风险评估结果是制定、修订食品安全标准和食品安全实施监督管理的科学依据。

食品安全风险评估结果是制定、修订食品安全标准和实施食品安全监督管理的科学依据。经食品安全风险评估，得出食品、食品添加剂、食品相关产品不安全结论的，国务院食品药品监督管理、质量监督等部门应当依据各自职责立即向社会公告，告知消费者停止食用或者使用，并采取相应措施，确保该食品、食品添加剂、食品相关产品停止生产经营；需要制定、修订相关食品安全国家标准的，国务院卫生行政部门应当会同国务院食品药品监督管理部门立即制定、修订。

国务院卫生行政部门应当会同国务院有关部门，根据食品安全风险评估结果、食品安全监督管理信息，对食品安全状况进行综合分析。对经综合分析表明可能具有较高程度安全风险的食品，国务院卫生行政部门应当及时提出食品安全风险警示，并向社会公布。

2.《食品安全风险评估管理规定》

2010年，卫生部、工业和信息化部、农业部、商务部、工商总局、质检总局、国家食品药品

监管局联合发布了《食品安全风险评估管理规定(试行)》。其中规定:目前,我国的食品安全风险评估工作由国家食品安全风险评估中心承担。国务院有关部门按照有关法律法规和本规定的要求提出食品安全风险评估的建议,并提供有关信息和资料。地方人民政府有关部门应当按照风险所在的环节协助国务院有关部门收集食品安全风险评估有关的信息和资料。详见《食品安全风险评估管理规定》。

3.《食品安全风险评估工作指南》

该指南由国家食品安全风险评估专家委员会于2010年制定,其中指出:国家建立食品安全风险评估制度,对食品、食品添加剂中的生物性、化学性和物理性危害进行风险评估。同时,对食品安全风险评估的危害识别、危害特征描述、暴露评估和风险特征描述四部分工作内容作了比较详细的描述。

4.《食品安全风险评估数据需求及采集要求》

该文件由国家食品安全风险评估专家委员会于2010年制定。风险评估所需数据应根据评估目的和待评估物质的不同而异,但均应按照危害识别、危害特征描述、暴露评估和风险特征描述四个步骤,分别提出与数据采集有关的前三步的数据需求及质量要求。

危害识别和危害特征描述所需的数据主要通过检索已有的、与评估相关的所有国际权威机构出具的相关技术报告或通告、国内外国家食品安全风险评估专家委员会技术文件,重要刊物上发表的学术论文及相关领域的权威论著和书籍等,必要时可引用未公开发表的内部技术资料等数据。动物实验鼓励优先引用WHO、FAO/WHO JECFA等权威机构的最新技术报告或述评,而人群研究数据鼓励引用国内权威杂志报告的结果。

危害识别和危害特征描述的关键数据必须来自以全文形式发表的技术报告、通告、书籍或学术论文,不推荐引用文章摘要和会议摘要,应特别注意对可能影响评估结果且有争议数据的采集;在引用上述文献时,需在评估报告的适当位置注明引用文献的作者或机构名称、题目、文献出处等信息,如果文献是来自权威机构网站,还需注明网址及网页更新时间等。

食品中有害因素的浓度数据可以利用常规监测、专项调查或总膳食研究获得的数据;也可以利用食品制造商、相关监管部门的抽检数据,但是需要在利益声明和不确定性分析中加以说明。

在进行风险评估之前,需要对数据的频数分布情况、数据的检出限和定量限等进行分析,剔除不符合要求的数据;风险评估数据存在的不足、对评估结果的影响等不确定因素应在风险特征描述中进行详细叙述。

5.《食品安全风险评估报告撰写指南》

该指南由国家食品安全风险评估专家委员会于2010年制定。该指南对食品安全风险评估报告撰写的一般原则、报告的体例、说明、报告主体结构及说明、参考文献等都提出了具体要求。适用于国家食品安全风险评估专家委员会出具的按计划执行的食品安全风险评估报告,应急评估报告可参考本指南酌情删减。其他食品安全风险评估工作的报告可依据此指南的体例进行规范化的撰写。自2010年起,国家食品安全风险评估专家委员会完成或正在开展若干优先评估实施项目,如:基于制修订标准需要而开展的中国居民膳食镉暴露的风险评估、中国居民膳食铝的风险评估、中国居民膳食铅暴露的风险评估、食品稀土的风险评估,基于回应社会关注及其他需求而开展的中国居民反式脂肪酸暴露的风险评估、鸡肉中沙门菌的风险评估、食品中邻苯二甲酸酯的风险评估等。此外,开展的应急风险评估项目有:

中国食盐加碘和居民碘营养状况的风险评估、白酒中塑化剂、奶粉中双氰胺、三聚氰胺问题奶粉的风险评估、食品中铬的风险评估、婴幼儿奶粉汞异常、婴幼儿辅助食品汞超标、紫砂食饮具中溶出元素的初步风险评估、不锈钢锰迁移的风险评估、新西兰奶粉肉毒杆菌、冰块的微生物污染、葡萄酒中生物胺、葡萄酒中富马酸、面制品中曲酸、淀粉中顺丁烯二酸等。

6.《食品中化学物健康指导值制定指南(试行)》

该指南由国家食品安全风险评估中心于 2015 年制定。该指南规定了食品中化学物健康指导值的制定原则和方法,可为我国食品安全风险评估相关工作提供参考。健康指导值(health－based guidance values,HBGV)指人类在一定时期内(终生或 24 小时)摄入某种(或某些)物质,而不产生可检测到健康危害的安全限值,通常以每千克体重的摄入量表示。

健康指导值制定通常按照收集和分析相关数据、确定分离点、明确不确定系数、推导健康指导值四个步骤进行。常见的健康指导值主要包括:

(1)允许摄入量

① 每日允许摄入量(acceptable daily intake,ADI):指人类终生每日经食物或饮水摄入某种化学物质,不产生可检测到的对健康产生危害的量。适用于食品添加剂、食品中农药残留和兽药残留等添加或使用的化学物。

② 暂定 ADI(temporary ADI):现有资料足以得出该物质在相对较短的时间内是安全的,但还不足以得出该物质终生使用是安全的结论;已经确定了该化学物的 ADI,但新的数据对其安全性存在质疑。需在规定的时间内进一步获取其安全性数据,可先建立暂定 ADI。需要使用较大的不确定系数,还需规定有效期限,并要求在此期间经过毒理学试验结果充分证明该受试物是安全的,将暂定 ADI 值改为 ADI 值;如毒理学试验结果证明确有安全问题,撤销暂定 ADI 值。

③ 类别 ADI(group ADIs):如果毒性作用类似的几种物质用作或用于食品,则应对该组化合物制定类别 ADI 以限制其累加摄入。制定类别 ADI 时,有时可根据该组化合物的平均 NOAEL/BMDL,但常用该组化合物中最低的 NOAEL/BMDL,同时还考虑个别化合物研究的相对质量和试验周期。

④ 不做具体规定的 ADI(ADI not specified):根据已有资料表明某种化学物质毒性很低,且其使用量和人膳食中的总摄入量对人体健康不产生危害,则可不必规定具体 ADI。在食品添加剂中,该术语适用于根据现有的化学、生物化学和毒理学资料显示毒性很低的物质,及其总体的膳食摄入水平(根据达到预期效果所需的使用量以及食品中允许的本底值)不会对健康造成危害的食品添加剂。在农药和兽药中,该术语适用于那些现有的毒理学和摄入量资料表明,按照良好操作规范使用时,摄入食物中残留的量其安全边界仍然很大的农药和兽药。

⑤ 不能提出 ADI(no ADI allocated):在下列情况下,不对某一物质提出 ADI:a)可以利用的安全性资料不充分;b)缺乏该物质在食品中使用的资料;c)缺乏物质的属性和纯度等质量规格资料。评估时应明确没有建立 ADI 的原因。

(2)耐受摄入量(tolerable intake,TI)指人类终生经食物或饮水摄入某种化学物质,不产生可检测到的对健康产生危害的量。适用于食品中不可避免出现的化学物,如环境污染物、食品添加剂中的杂质、食品加工溶剂、食品加工过程中产生的物质、食品接触材料中迁移的物质、动物饲料添加剂或兽药制剂的非活性成分等。常用的 TI 包括:①每日耐受摄入量

(tolerable daily intake, TDI),适用于无蓄积作用的物质;②暂定每周耐受摄入量(provisional tolerable weekly intake,PTWI),适用于有蓄积作用的物质;③暂定每月耐受摄入量(provisional tolerable monthly intake,PTMI),适用于有较强蓄积作用或较长半衰期的物质。

(3)急性参考剂量(acute reference dose,ARfD),指人类在24小时或更短的时间内摄入某化学物质(如农药),而不产生可检测到的对健康产生危害的量。

五、我国新食品原料的安全性评估

我国对新食品原料的管理有一个不断发展的过程。1987年卫生部颁布《食品新资源卫生管理办法》;1990年卫生部颁布《新资源食品卫生管理办法》(卫生部第4号令);2007年卫生部发布《新资源食品管理办法》(第56号令);2013年国家卫生和计划生育委员会颁布《新食品原料安全性审查管理办法》(国家卫生和计划生育委员会令第1号),代替2007年实施的《新资源食品管理办法》及《新食品原料申报与受理规定》,规范了新食品原料申报、受理及安全性评估材料的审查工作。其中,对以下几点做了相应规定:

1. 新食品原料的定义

新食品原料是指在我国无传统食用习惯的以下物品:动物、植物和微生物;从动物、植物和微生物中分离的成分;原有结构发生改变的食品成分;其他新研制的食品原料。同时,新食品原料应当具有食品原料的特性,符合应当有的营养要求,且无毒、无害,对人体健康不造成任何急性、亚急性、慢性或者其他潜在性危害。

新食品原料应当经过国家卫生计生委安全性审查后,方可用于食品生产经营。国家卫生计生委所属卫生监督中心承担新食品原料安全性评估材料的申报受理、组织开展安全性评估材料的审查等具体工作。

拟从事新食品原料生产、使用或者进口的单位或者个人,应当提出申请并提交以下材料:申请表、新食品原料研制报告、安全性评估报告、生产工艺、执行的相关标准(包括安全要求、质量规格、检验方法等)、标签及说明书、国内外研究利用情况和相关安全性评估资料、有助于评审的其他资料。另附未启封的产品样品1件或者原料30克。

2. 新食品原料申报材料"安全性评估报告"应当包括的材料

(1)成分分析报告。包括主要成分和可能的有害成分检测结果及检测方法。

(2)卫生学检验报告。3批有代表性样品的污染物和微生物的检测结果及方法。

(3)毒理学评价报告。①国内外均无传统食用习惯的(不包括微生物类),原则上应当进行急性经口毒性试验、三项遗传毒性试验、90天经口毒性试验、致畸试验和生殖毒性试验、慢性毒性和致癌试验及代谢试验。②仅在国外个别国家或国内局部地区有食用习惯的(不包括微生物类),原则上进行急性经口毒性试验、三项遗传毒性试验、90天经口毒性试验、致畸试验和生殖毒性试验;若有关文献材料及成分分析未发现有毒性作用且人群长期食用历史而未发现有害作用的新食品原料,可以先评价急性经口毒性试验、三项遗传毒性试验、90天经口毒性试验和致畸试验。③已在多个国家批准广泛使用的(不包括微生物类),在提供安全性评价材料的基础上,原则上进行急性经口毒性试验、三项遗传毒性试验、28天经口毒性试验。④国内外均无食用习惯的微生物,应当进行急性经口毒性试验/致病性试验、三项遗传毒性试验、90天经口毒性试验、致畸试验和生殖毒性试验。仅在国外个别国家或国内局部地区有食用习惯的微生物类，应当进行急性经口毒性试验/致病性试验、三项遗传毒性试验、90天经口毒性试验；已在多个国家批准食用的微生物类，可进行急性经口毒性试验/致病性试验、二项遗传毒性试验。大型真菌的毒理学试验按照植物类新食品原料进行。⑤根据新食品原料可能的潜在危害，选择必要的其他敏感试验或敏感指标进行毒理学试验，或者根据专家评审委员会的评审意见，验证或补充毒理学试验。

(4)微生物耐药性试验报告和产毒能力试验报告。

(5)安全性评估意见：按照危害因子识别、危害特征描述、暴露评估、危险性特征描述的原则和方法进行。

其中第(2)、(3)、(4)项报告应当由我国具有食品检验资质的检验机构(CMAF)出具，进口产品第(3)、(4)项报告可由国外符合良好实验室规范(GLP)的实验室出具。第(5)项应当由有资质的风险评估技术机构出具。

目前，我国新食品原料管理相关的规范性文件包括：《新食品原料申报与受理规定》《新食品原料安全性审查规程》《新食品原料安全性评估意见申请材料要求》《新食品原料安全性评估意见撰写指南》。

卫生计生委负责新食品原料安全性材料的审查和许可工作；卫生监督中心承担新食品原料安全性评估材料的申报受理、组织开展安全性评估材料的审查、国家食品安全风险评估中心及部分省/市疾病预防控制中心提出新食品原料安全性评估意见。为规范新食品原料安全性评估意见出具工作，2014年，国家食品安全风险评估中心综合评估后，认定广东省疾病预防控制中心、上海市疾病预防控制中心、江苏省疾病预防控制中心、北京市疾病预防控制中心、山东省疾病预防控制中心、浙江省疾病预防控制中心、吉林省疾病预防控制中心和湖北省疾病预防控制中心等8家单位为出具新食品原料安全性评估意见单位。同年，国家食品安全风险评估中心还发布了《新食品原料安全性评估意见申请材料指南(试行)》，对拟进行新食品原料安全性评估的申请材料做出了规定。

六、食品安全风险评估毒理学数据的质量评价

食品毒理学数据在食品安全风险评估中起着重要的作用，是风险评估的核心和基础。毒理学数据主要来源于权威机构出具的相关技术报告或通告、刊物上发表的学术论文、权威论著、未公开发表的评价报告或内部技术资料；或者是参照国际公认的程序或我国相关部门推荐的操作规范和标准程序，自行设计试验采集的数据。对拟用于食品安全风险评估的毒理学数据，需要就其充分性、可靠性、相关性三方面进行质量评价，合格后方可用于风险评估。

目前，国际上常用的毒理学数据质量评价系统包括：Klimisch评级系统，美国环境保护局信息筛选系统，毒理学数据可靠性评价工具(ToxRTool)，数据质量偏倚风险(Risk of Bias)评价方法等。其中，Klimisch评级系统自1997年开始被欧洲化学品生态毒理学和毒理学中心(ECETOC)、经济合作与发展组织(OECD)用于评价化学品毒理学实验数据的质量。美国环境保护局信息筛选系统自1999年开始被EPA用于评价可获得的化学品毒理学数据信息，并生成“筛选信息数据组(SIDS)”数据库。毒理学数据可靠性评价工具

(ToxRTool)是欧洲替代方法验证中心(ECVAM)于2008年开发的评价工具,包括21条体内试验标准和18条体外试验标准。数据质量偏倚风险(Risk of Bias)评价方法是由美国国家毒理学计划开发的,评估研究中的偏倚风险或者内部有效性,主要针对试验设计和实施过程中的暴露和结局之间关联的可信度进行评价。

此外,还有大洋洲生态毒性数据库(Australasian ecotoxicity database,AED)、系统组学分析回顾工具(Systematic Omics Analysis Review,SOAR)、SYRCLE动物实验偏倚风险评估工具等数据质量评价方法。

第四节　毒理学网络资源

一、毒理学信息查询重要网址

毒理学研究在世界范围积累了极为丰富的知识和信息,多元的信息资源可通过互联网共享,故互联网上信息资源的利用也是毒理学工作者必须具备的能力。在食品化学物的风险评估中,关于危害识别和危害特征鉴定的有关信息须从毒理学网络资源中获得。

毒理学信息资源以数据库(database)为主要形式,如WHO设在里昂的国际癌症研究所(International Agency for Research on Cancer,IARC)的化学物对人类致癌性的分类数据库、EPA对化学物遗传毒性数据库(Gene-tox)等,其次发表在各学术期刊上的文献等,还包括会议报告等。毒理学数据库多数设在一些毒理学相关的政府机构或专业研究组织所属的网站,文献一般从综合性的图书馆或学术期刊中获得。

以下列举了一些常用的国内外毒理学资源的相关网站,以下网站通常在检索框中输入化学物名称等关键词后,点击"search"或"go"即可进行检索,见表10-2所列。

表10-2　常用的国内外毒理学资源的相关网站

网络/机构名称	网站链接
美国国立医学图书馆(NLM)美国国立医学图书馆公众医学网(PubMed)	http://www.nlm.nih.gov/ http://www.nlm.nih.gov/pubmed/
美国国立医学图书馆毒理学网(TOXNET)	http://toxnet.nlm.nih.gov/
美国国立医学图书馆环境卫生与毒理(Env. Health & Toxicology)	http://www.sis.nlm.nih.gov/Tox/ToxMail.html
国际癌症研究所(International Agency for Research on Cancer,IARC)	http://www.iarc.fr/
世界卫生组织(World Health Organization,WHO)	http://www.who.org/
世界卫生组织化学品安全管理计划(International Programme on Chemical Safety,IPCS)	http://who.int/pcs/
美国毒物与疾病登记署(Agency for Toxic Substances and Disease Registry,ATSDR)	http://www.atsdr.cdc.gov/substances/index.asp

（续表）

网络/机构名称	网站链接
美国国立职业安全与卫生研究所（National Institute for Occupational Safety and Health，NIOSH）	http://www.cdc.gov/niosh/
美国国立环境卫生研究所（National Institute of Environmental Health Sciences，NIEHS）	http://www.niehs.nih.gov/
美国环保局临时同行评议的毒性值（Provisional Peer Reviewed Toxicity Values，PPRTV）	https://hhpprtv.ornl.gov/

二、TOXNET 数据库介绍

美国 TOXNET（Toxicology Data Network）毒理学数据库（http://toxnet.nlm.nih.gov/），是由美国国立医学图书馆专业化信息服务部建成的一系列有关于毒理学、有害化学品、环境卫生及相关领域的数据库的总称。其中 TOXLINE（Toxicology Information Online）、DART（Development and Reproductive Toxicology）为文献型数据库，HSDB（Hazardous Substances Data Bank）、IRIS（Integrated Risk Information System）、ITER（International Toxicity Estimates for Risk）、GENE - TOX（Genetic Toxicology）、CCRIS（Chemical Carcinogenesis Research Information System）、TRI（Toxics Release Inventory）、Household Products Database、LactMed 等数据库均为数据型数据库，所有内容均可免费获得。

1. HSDB（英文全称，下同。有害物数据库）

该数据库是有害化学物质的毒理学数据库，是 TOXNET 的主导文件，包括了 5 000 多种化学物质的人体暴露、工业卫生、紧急事故处理程序、环境灾难、纳米物质等。全部数据选自相关核心图书、政府文献、科技报告等，并经专家组审查，按化学物进行分类，化学物信息包括人类及动物毒性、安全及处理、环境转归等。

2. TOXLINE（在线毒理学文献库）

该数据库是一种文献型数据库，内容涵盖药物及其他化学品的生物化学、药理学、生理学和毒理学效应。目前该数据库收录了自 1990 年以来的 400 万条记录，可输入化学物 CAS 号进行查询。数据来自各种类型文献，包括学术期刊与其他科学文献、科技报告与科研课题、化学物档案资料等。

3. ChemIDplus（化学物鉴定数据库）

该数据库是一个基于 Web 的免费检索系统，用于检索 40 多万个化学物的结构及权威性术语文档，便于化学物的鉴定。通过 ChemIDplus 还可直接链接美国国立医学图书馆及互联网上有关化学物质的许多生物医学资源。内容包括物质名称、同义词、化学文摘登记号、分子式、分类号、分子结构、毒性等。

4. IRIS（综合风险信息系统）

该数据库由美国环境保护局（EPA）编辑，其内容主要涉及 500 多种化学物风险评估中的危害鉴定及健康效应的剂量—反应评估数据。

5. ITER(国际毒性危险度预测)

该数据库主要提供600多种化学物风险评估信息，其数据用于支持人类健康风险评估。ITER关键数据来源于世界权威组织，如EPA、美国毒物与疾病登记署(the U. S. Agency for Toxic Substances and Disease Registry，ATSDR)、加拿大卫生部(Health Canada)、荷兰公共卫生与环境研究所(the Dutch National Institute of Public Health and the Environment，RIVM)、IARC等。

6. GENE-TOX(遗传毒理学数据库)

该数据库是EPA“GENE-TOX计划”的结果汇总，内容包括3 000余种化学物质的遗传毒理学试验数据。

7. CCRIS(化学致癌信息系统)

该数据库是由美国国家癌症研究所(National Cancer Institute，NCI)开发和维护，内容包括8 000余种化学物质的致癌性、致突变性、促癌与抑癌方面的试验结果。数据来自原始文献、NCI报告及其他专项资料，并经专家审定。

8. CPDB(carcinogenic potency database，致癌效力数据库)

该数据库是致癌性数据库，包括6540个慢性长期动物实验测试。

9. DART(发育和生殖毒理学信息数据库)

该数据库是文献型数据库，内容涉及致畸、发育以及生殖毒理学等。该数据库收录了自1965年以来的20多万条相关文献记录。

10. LactMed(Drugs and Lactation Database，药物和哺乳期数据库)

该数据库所涉及的物质主要是哺乳母亲可能接触到的药物和其他化学物，包括产妇、婴儿的体内药物浓度，对泌乳和哺乳婴儿可能的影响，以及可以考虑的替代药物，还包含各种潜在暴露的化学物对母亲和胎儿、婴儿产生的影响等内容。

11. TRI(毒物排放清单)

该数据库是美国EPA年度编辑的600多种有毒物质排放清单数据库。

12. Household Products Database(家用日化产品数据库)

该数据库收录了1万多种常用家庭日化品的潜在健康毒性效应。

TOXNET系列数据库不仅收录毒理学方面内容广、检索途径多、数据库中收录数据经过严格审查，并且其内容不断扩充及更新，检索方法也在提高及改进，如在ChemIDplus高级检索中，新增了特色功能检索，如搜索功能可通过毒性指标(如半数致死量(LD_{50}))、物理化学性质及分子量等进行检索。上述数据库中，GENE-TOX、CCRIS、CPDB近年来已不再更新，仅保留历史性数据资料。

三、食品安全(风险评估)相关网络资源

除上述毒理学网络资源外，与食品添加剂及食品中有毒有害物质密切相关的还包括国际上权威评估机构的相关网络，现列举如下。

食品添加剂联合专家委员会(Joint FAO/WHO Expert Committee on Food Additives，JECFA)(http://apps. who. int/food-additives-contaminants-jecfa-database/search. aspx)(http://www. inchem. org/pages/jecfa. html)，该专家委员会的建立最初是为了评价食品

添加剂的安全性，目前的工作还包括食品污染物风险评估，包括自然产生的有毒物质和食物中的农兽药残留等，其工作报告包括关注度较高的食品中污染物及食品添加剂的评估。农药残留联合专家委员会(Joint Meeting on Pesticide Residues，JMPR)(http://www.inchem.org/pages/jmpr.html)包含 WHO 和 FAO 会议中所讨论的多种农药的毒理学评价。

国际化学品安全规划署(International Programme on Chemical Safety，IPCS)(http://www.who.int/ipcs/en)成立于 1980 年，执行有关化学品安全的活动。该组织的评估包含了环境中大量的污染物以及食品中所关注的其他化学物等，并从风险分析的角度评估化学品安全。

国际食品法典委员会(Codex Alimentarius Commission，CAC)(http://www.fao.org/fao-who-codexalimentarius/en/)是由 FAO 和 WHO 共同建立，以保障消费者的健康和确保食品贸易公平为宗旨的一个制定国际食品标准的政府间组织。CAC 标准都是以科学为基础，并在获得所有成员国一致同意的基础上制定出来的。

欧洲食品安全局(European Food Safety Authority，EFSA)的主要职责是向欧盟委员会和欧洲议会等欧盟决策机构就食品安全风险提供独立、科学的评估和建议，负责向欧盟委员会提出一切与食品安全有关的科学意见，以及向民众提供食品安全方面的科学信息等。可在其网站及 EFSA 期刊库中查询到所关注物质的毒性及风险评估信息(http://www.efsa.europa.eu/en/publications/efsajournal)。

食品安全风险分析信息交流中心(http://www.foodrisk.org)是由美国马里兰大学和美国食药局食品安全和应用营养中心(Center for Food Safety and Applied Nutrition from US Food and Drug Administration，CFSAN/FDA)以及美国农业部食品安全监督局(Food Safety and Inspection Services from US Department of Agriculture，FSIS/USDA)共同建立的联合研究所及风险评估交流评估机构，在该网站可查询到食品安全风险分析的相关模型、方法学以及最新的研究进展等。

世界卫生组织的食品安全部(http://www.who.int/foodsafety/en/)收集汇总食品污染及食源性疾病等较为权威的信息、发布指南，并包括了全球环境及食物监测系统(GEMS/Food)的相关数据库和资源。

国际标准化组织(http://www.iso.org/iso/search.htm)的网站上可查询到关于食品添加剂、食品安全标准等相关资料。

中国的国家食品安全风险评估中心(China National Center for Food Safety Risk Assessment，CFSA)http://www.cfsa.net.cn/)可查询到中国的食品安全风险监测、风险评估及风险交流方面的工作进展。

(李国君　张瑞娟　张巧　陈锦瑶)

【思考题】

1. 简述我国食品安全性毒理学评价程序所包括的试验内容及其评价目的。

2. 在食品安全风险评估的四步骤中，健康指导值的推导或确定是在哪一个步骤？常用的健康指导值有哪些？举例说明其适用范围。

第十一章　转基因食品安全性评价

第一节　转基因食品的历史和现状

转基因食品（Genetically Modified Foods 或 Genetically Engineered Foods）是指针对（一个或多个）特定基因，通过转基因技术，插入、敲除或改变原有生物（微生物、植物或动物）的特定基因，从而改变原有生物的属性（如加快原有生物的生长速度，获得抗农药或抗病虫害的特性，或者改变食物的营养成分、口味和保存期等），而后加工形成的一类新型食品。不同于自然界筛选或常规育种手段，转基因技术可以人为、定向、快速地将不同种属（如将人或动物）的特定基因转移到目标生物中。

常规的选择性育种是挑选带有特殊属性（快速生长，较好口味或其他人为标准）的生物个体，大规模繁殖后代并形成稳定的品系。如我国成功培育的高产抗病杂交水稻，通过挑选具有不同遗传属性，且优良性状可以互补的水稻品种，进行杂交，从而获得根系发达、生长旺盛、穗大粒多粒重的“超级杂交水稻”。但是，任何技术都有局限性，“超级杂交水稻”不具有高产、同时又能广泛抗病虫害和抗极端气候变化的属性。

19 世纪 70 年代，转基因技术的进步及对基因型和表型认识的加深，促进了转基因食品技术的开发和发展。最初应用于食品加工业的转基因技术是在重组凝乳酶（Recombinant Chymosin）上实现的。该技术先从细菌中分离重组凝乳酶用于乳酪生产，但乳酪终产物中不带有转基因成分，所以一般并不被认为是转基因食品。该技术在 1990 年得到了美国食品药品监督局（FDA）的批准，随后得到多个国家的认可。转基因食品的商品化起始于 1994 年 5 月，美国 Calgene 公司推出转基因番茄（Flavr Savr，具有耐储存的添加属性），并被美国 FDA 批准。之后转基因技术被应用于经济作物的改良（图 11－1），如转基因大豆、玉米、芥花（Canola）等，被大量用于畜牧业饲料、食用油以及生物燃油的制备。2015 年，美国 FDA 批准了第一个商业化的食用转基因动物——Aquabounty 三文鱼（该鱼可以在 16 到 18 个月内快速长成，而非原来的 3 年）。截至 2015 年，一共有 9 种转基因食品作物（大豆、芥花、木瓜、苹果、茄子、甜菜、土豆、西葫芦和玉米），3 种非食品作物（白杨、棉花和苜蓿），2 种花卉（康乃馨和玫瑰）在商业化大规模种植。其中转基因玉米和转基因大豆是最普遍种植的作物。

全世界有将近 12％的耕种土地在种植带有抗农药或抗病虫害属性的转基因作物。美国农业部 2015 年的数据显示，美国 94％的大豆种植面积，92％的玉米种植面积，94％的棉花种植面积在种植转基因作物。根据非官方组织（国际农业生物技术应用服务组织，ISAAA）2014 年的统计数据，全球共有 28 个国家（8 个发达国家和 20 个发展中国家）种植了转基因作物，种植面积达到了 181.5 万平方公里。其中美国种植面积最多，占了全球的 40％；随后是巴西、阿根廷、印度、加拿大、中国、巴拉圭、巴基斯坦、南非和乌拉圭，分别占前 2～10 位。另外，超过 30 个国家已经通过安全性评价批准了一种或多种转基因食品的进口。

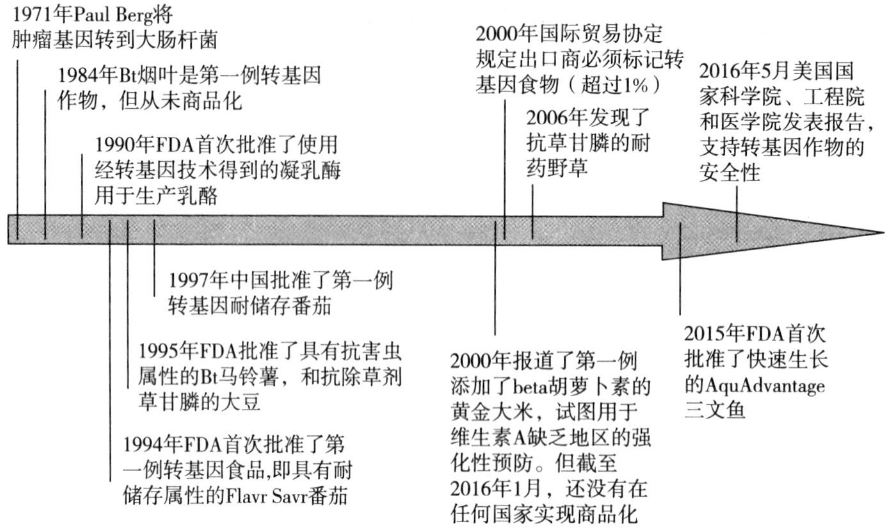

图 11－1 转基因技术和食品:历史与发展

第二节 转基因食品安全性的争议和评价

转基因食品作为一种新类型的食品，面世以来即受到了社会多方面的关注。对转基因食品安全性的争议，已经超出了毒理学科学研究和安全评价的范围。联合国粮农组织、世界卫生组织以及各国监管部门业已出台了一系列政策法规，用于规范转基因食品的种植、加工、进出口和食用。

一、转基因作物或食品的安全性争议

转基因食品的商品化已经有 20 年的历史，但转基因食品的安全问题一直广受关注，尤其受到来自伦理界、宗教界、生态保护组织、农民权益保护组织和部分科学家等多方面的质疑，主要的担心是食用转基因食品可能带来潜在的慢性健康损害和生态环境危害，以及生物技术公司可能对技术和原料作物种子形成垄断。其中，最受关注的科学问题在于转基因技术的强大基因编辑能力可能会带来潜在的、预想不到的毒物和致敏物危害。这种潜在危害可能有两种来源：其一，转基因技术本身可能通过某种未知方式，非预期地改变作物的基因组成或代谢途径，从而合成新的毒物或致敏物；其二，转基因技术按预期改变了某种目的代谢产物，但该化学物的变化可能会干扰作物原有的代谢通路，从而非特异性地改变其他代谢产物的表达。需要指出的是，并非只有转基因作物有可能出现以上潜在危害，常规育种技术也不是绝对安全的，也可能出现非预期的毒副作用，比如 19 世纪 80 年代瑞典土豆因为含有过高浓度的糖苷生物碱而被迫退出市场。因而，转基因作物和常规作物都需要经过严格的安全性评价，才能被允许大规模种植和商品化销售。

因为各种原因，目前广泛种植的转基因作物多具有抗虫害或抗除草剂的添加属性。Bt基因（也称为 cry 基因）是从土壤 Bacillus thuringiensis 细菌中分离出来，通过转基因技术转移 Bt 基因到作物上，使得作物表达 Bt 毒素（Cry1F 蛋白或 δ－内毒素），获得抗虫害属性。昆虫吞食 Bt 转基因作物时，Bt 毒素进入昆虫体内，经过碱性胃肠道消化和活化，黏附于胃肠细胞膜，麻痹消化道，进而杀死昆虫。该技术的使用可以有效减少虫害带来的损失，并减少杀虫剂的使用量。世界上第一例转基因作物就是由比利时 Plant Genetic Systems 公司在 1984 年开发的插入 Bt 基因并表达 Bt 毒素的烟叶，但该作物仅用于科研目的，从未商品化。针对 Bt 毒素的毒理学实验表明 Bt 毒素对哺乳动物没有毒性（对小鼠的急性毒性 $LD_{50}>5\,000$ mg/kg体重），也没有证据表明 Bt 毒素具有变应原性。

由美国孟山都（Monsanto）公司发现并开发的、来源于土壤杆菌的 CP4 EPSP 合成酶对除草剂草甘膦（Glyphosate，商品名为农达或 Roundup）有特异性的拮抗。通过转基因技术将该基因插入到目标作物中，可以让作物获得抗草甘膦的添加属性。利用作物的除草剂抗性，使用草甘膦，使得田间野草管理工作更为容易，也可以小幅增加作物的产量。

草甘膦作为一种农药，其毒性可能会危害职业接触的农民和环境接触的一般人群。2015 年，世界卫生组织的国际癌症研究机构（International Agency for Research on Cancer，IARC）将草甘膦的致癌安全性评价结论从 2B 类可疑致癌物升级为 2A 类可能的致癌物。因此，种植抗草甘膦转基因作物，可能会鼓励使用草甘膦，这进一步加剧了对转基因作物安全性的怀疑。但 IARC 这一结果公布后，其他的国际评价组织（如欧洲食品安全组织和美国的环保署等）并未跟随认同，他们认为分析现有资料并不能得出草甘膦会导致人类癌症的结论。可见科学界对草甘膦致癌安全性尚有不完全一致的评价结论，因此草甘膦致癌相关研究还需要进一完善，尤其是人群流行病学研究的确证。

此外，一些反对转基因作物的组织警告说：种植转基因作物，大量使用草甘膦，正在促使许多杂草朝着抗除草剂的方向进化。20 世纪 90 年代后期，美国开始大范围种植抗草甘膦转基因棉。2004 年，美国佐治亚州转基因棉田发现了抗除草剂的长芒苋（Amaranthus palmeri）。目前，全世界有多个国家发现了抗除草剂的杂草。而转基因技术可以大幅减少杀虫剂的优势，目前也受到了一些挑战。因为在部分地区发现有些害虫进化出了对 Bt 毒性的抵抗力。自然界的这种高度适应性正促使人类开发和使用新的农业策略和技术，如在种植携带 Bt 毒素的转基因作物的耕地旁需要额外种植非转基因作物，以保留部分对 Bt 毒素敏感的害虫个体，目的是避免或延缓害虫的进化。

另一项对转基因技术应用的担心是转基因作物的非预期“基因流”在环境和生态毒理学方面的潜在影响。现有转基因特性可能非预期地扩散至非转基因作物，甚至可能流传到其他种属的生物，随时间推移，在基因组中逐渐积累，最终影响到作物的适应性。而抗虫害属性则可能对非靶向生物（如蜜蜂等）有潜在影响。

多数相关领域的科学家和很多国家的食品监管部门认为，转基因食品与传统食品比较并不存在实质上更大的危害。2016 年 5 月，美国国家科学院、国家工程院和国家医学院发表的报告《*Genetically Engineered Crops*：*Experiences and Prospects*（转基因作物：经验与展望）》则审慎地支持了转基因食品的安全性。该报告综合了大量研究数据，包括转基因食品化学成分研究、动物急性和慢性毒性试验、长期食用转基因食品的养殖业动物健康水平、人群流行病学研究和转基因作物带来的社会经济效应，最后得出的结论是：目前“没有充足证据证明转基因作物较传统作物不安全(no substantiated evidence that foods from GE crops were less safe than foods from non-GE crops)”。这与2010年欧盟委员会《转基因生物研究报告(2001—2010)》的结论是一致的,即“生物技术,尤其是转基因生物技术,在本质上并不比传统作物育种技术更危险(biotechnology,and in particular GMOs,are nor per se more risky than e. g. conventional plant breeding technologies)”。该份美国报告同时也建议对于新出现的作物种属,不管是通过转基因技术还是常规育种技术得到的,都需要对有意添加的属性和无意出现的属性所带来的可能危害进行安全性测试。另外,报告还建议使用新兴的基因(蛋白和代谢)组学技术,大规模比较转基因作物和原有作物的分子差别,以便有利于发现一些非预期出现的成分(或毒素)变化。

二、转基因食品安全性评价简述

目前,世界各国对于转基因食品的政策有较大差异,对于转基因作物的种植、转基因食品的安全食用、从他国进口转基因食品的管理以及标识制度各国均有不同的规定,尚未达成“共识”。这是因为“安全”是一个相对而非绝对的概念,把动物实验和人群研究的结果外推时,需要多层面地考虑毒理学评价项目的检测结果,还要综合考虑各国社会、政治、经济等多重因素。

但是,各国对转基因食品安全性评价的内容有共性。首先,会将转基因生物的成分与常规育种的已知生物相比较。其成分的不同有可能是因为采用转基因技术带来的预期改变,也可能是非预期的改变。其次,针对预期或非预期的成分改变,安全性评价会根据食品安全性和环境安全性的不同要求,突出不同的评价重点。对于食品和动物饲料,安全性评价主要关注毒性、致敏性以及营养改变等方面;对于环境,则关注基因不稳定性和非预期的基因转移至其他种属的生物,抗虫害属性对于非靶向生物(如蜜蜂等)的生态毒性,以及转基因作物野草化等环境侵袭性的改变等。

转基因作物及其来源的食物的危险评估要同时兼顾预期效应和非预期效应。预期效应是指实现了原有基因修饰的目的,包括生长速度、产量、抗病能力等的改变。然而,新基因的导入也带来一些非预期效应。非预期效应是转基因所获得的超出了预期基因修饰的效应。非预期效应常常与基因重排、代谢紊乱等因素有关,可以通过现有的植物生物学以及代谢网络的知识加以解释。非预期效应可以通过比较在相同条件下转基因作物与其对照作物的农艺学、表型以及成分特征差异而发现。分析非预期效应的思路之一是分析导入基因的侧翼区,从而判断插入基因是否会影响内源性基因的已知或者可预测的功能。此外,还需对特定的成分、重要代谢途径的代表性成分进行比较分析,包括宏量营养素、微量营养素和特定的代谢产物,以及阻碍正常营养素吸收的抗营养毒物。预期和非预期的差别和/或等同性缺乏都需要考虑到自然环境(气候、土壤)变化有可能对安全性、变应原性以及营养产生影响。在对转基因作物及其来源的食品进行危险评估还需要考虑转基因作物的农艺学特征、膳食摄入量及其对营养的潜在影响、加工和贮存过程对产品特征的影响。而对于复合性状转基因植物的危险评估,一方面需要对单个性状的稳定性进行评估,同时还要考虑导入的各种性状之间可能的协同作用以及拮抗作用。

联合国粮农组织和世界卫生组织的下属食品法典委员会(Codex Alimentarius

Commission)在 2003 年出台了一系列指南，以帮助会员国遵循一致的科学标准，对以下来源的新型食品进行安全性评价，即产自含有重组 DNA 的转基因作物和使用了现代生物技术的食品。运用 Codex 指南可以保障会员国符合世界贸易组织颁布的“卫生和植物检疫措施的应用协定(the WTO Agreement on the Application of Sanitary and Phytosanitary Measures，简称 SPS 协定)”的要求。

Codex 指南规定了各国食品监管部门需要掌握以下信息，以便充分评价食品的安全性。这些内容在各会员国的食品安全性评价法规中都应有所体现。部分会员国出自自身的政治、经济和社会考虑，可以采用更为严格的标准。

1. 对转基因作物基本情况和被改变基因的描述；

2. 对原有作物(即基因接受体)生产，育种方法的描述，和产自原有作物的食品已知的毒理学和致敏性资料；

3. 基因提供体生物的毒理学和致敏性资料；

4. 对于转基因技术的详细描述：包括所使用的基因顺序和功能、克隆使用的载体和媒介生物以及转染目标作物的具体方法；

5. 转基因技术中涉及的基因修饰改变，对转基因表达产物的影响和对其他基因表达的影响；

6. 安全性评价的科学结果：转基因食品的表达产物和代谢物与原有作物的比较分析；表达产物的毒理学检测结果；通过对比数据库已知致敏蛋白的氨基酸顺序和其他理化方法预测表达的蛋白是否可能导致过敏；加工过程对食品蛋白和代谢产物的影响；营养成分的分析结果和对人体健康的可能影响(如果转基因的目的是为了改变营养成分)。

在环境安全性方面，目前通用的国际准则是 2000 年制订并在 2003 年生效的《卡塔赫纳生物安全议定书(*Cartagena Protocol on Biosafety*)》，用于活体生物(Living Modified Organisms，包括转基因作物，但不包括制成品)在国家间的进出口管理。这项生物安全规范采纳“Precautionary Principles(风险预防原则)”，允许国家(在认定没有足够科学证据可以证明某种转基因食品是安全的情况下)拒绝其进口。因而，各国可以根据自身的社会、政治、经济情况，决定环境安全性评价程序和标准以及转基因食品的进出口政策。该议定书第 18 条第 2 款第 1 项，首次在国际法律层面上专门对转基因食品标识进行了规制。到 2015 年 3 月，共有 170 个国家(包括中国)或经济一体化组织(如欧盟)已批准加入或核准《卡塔赫纳生物安全议定书》。

第三节 美国转基因食品的安全性评价体系

美国的转基因作物种植面积占全球的 40%，转基因食品技术领先，在世界上处于垄断地位。美国超市里有 4 000 多种商品是含有转基因植物成分的。

一、美国转基因食品的安全立法

美国国内对转基因技术的态度并不一致。大部分生物技术科学家、农业生产者、农产品提供商倾向于支持转基因技术的开发和应用。他们认为转基因技术是人类农业生产的一次革命,高产品种有助于提高农作物产量和品质,抗虫品种有助于降低农药的使用量,免耕品种有助于减少土壤流失。

美国的大部分科学家和安全性评价部门认为转基因食品和传统食品具有类似的安全性,不太可能更不安全,采用的是“无罪推定”的策略。美国的立法者在针对转基因食品的立法中一直秉承“实质等同性”的理念,即将转基因食品等同于传统食品对待,对转基因作物的农艺性状和食品中各主要营养成分、营养拮抗物质、毒性物质及过敏性物质等成分的种类和数量进行分析,并与相应的传统食品进行比较,若二者之间没有明显差异,则认为该转基因食品与传统食品在食用安全性方面具有实质等同性,不存在更大的安全性问题。所以,一直以来都是沿用传统食品的监督管理法律法规来规范转基因食品的商业化生产与销售。

但部分消费者和环保组织则反对转基因技术的商业化。他们认为转基因技术将给环境和消费者带来不确定的风险,将破坏生物多样性。

美国的转基因研究始于20世纪70年代,最初仅限于实验室研究,由美国国立卫生院(National Institutes of Health,NIH)负责制定实验规则并进行管理。随着研究的不断深入,开发商要求将转基因技术应用于农业生产的呼声也越来越大。为此,美国白宫科技政策办公室(Office for Science and Technology Policy,OSTP)于1986年制定了《生物技术法规协调框架》。该框架不属于法律或者行政法规,而是一部说明美国政府转基因产业政策以及协调部门职责分工的规范性文件。《生物技术法规协调框架》建立了美国农业部(United States Department of Agriculture,USDA)、环保署(Environmental Protection Agency,EPA)、食品药品管理局(Food and Drug Administration,FDA)共同管理的体制,并确立了以下基本原则:第一,农业生物技术产品与按传统方法生产的农产品在本质上并无不同;第二,政府监管的对象应该是产品而不是生产过程;第三,政府监管的重点应该是最终产品,并遵循个案审查的原则;第四,现有的法律法规已经足以监管生物技术产品,国家无须再为此专门立法。

所以,与我国相比,美国农业转基因涉及的法律数量多,相关条款分散于多部法律、规章和规范性文件之中。具体说来,包括以下三类:一是国会制定的法律,例如《联邦杀虫剂、杀真菌剂、灭鼠剂法》(Federal Insecticide Fungicide and Rodenticide Act,FIFRA)、《植物保护法》(Plant Protection Act,PPA)、《毒物控制法》(Toxic Substances Control Act,TSCA)、《联邦食品、药品、化妆品法》(Federal Food Drugs and Cosmetic Act,FFDCA)、《公共健康服务法》(Public Health Service Act,PHSA)等;二是政府各部门制定的规章,例如农业部制定的《植物害虫、转基因生物和产品管理办法》《基因工程通知程序》、环保署制定的《毒物控制法生物产品实施办法》《植物合成保护办法》等;三是政府各部门制定的政策宣言和工作指南,例如农业部制定的《基因工程监管要求及程序示范规则》、食品药品管理局制定的《源于新品种植物的食品政策宣言》《关于食品是否源于生物技术的自愿标识指南》《关于生物技术食品上市前公告的建议》等。这些规范性文件虽然没有强制性效力,但在农业转基因技术监管中也起到了重要作用。

二、美国转基因食品的监管体制

美国主要由美国食品药品管理局(FDA)、美国农业部(USDA)和美国环保署(EPA)共同负责转基因食品的检测、安全性评价和监管，其中，FDA 的食品安全与应用营养中心是管理绝大多数食品的法定权力机构，旨在监管美国国内生产、进出口的食品药品，包括但不限于转基因食品及食品添加剂、出口的肉禽类产品等对人体的安全性，也对由新品种植物所获得并生产出的食品、药品的安全性及营养价值进行监管。上述监管评价的最终举措可简述为：对相关被检测食品、药品于上市前进行监督审批管理，对其标识加以指导。USDA 对转基因产品的监督管理主要是由其下属的动植物卫生检验检疫局和食品安全检查局负责，其监管目标主要是保证转基因肉类、家禽和蛋类等产品对消费者的安全与健康影响。EPA 则主要负责和环境相关的转基因食品安全问题，通过建立对含有杀虫剂的转基因食品农作物的审批制度来对转基因食品作物进行管理。各部门的管理范围由转基因产品的最终用途而定，一个产品可能涉及多个部门的管理(表 11－1)。FDA 是三大监管部门中最重要的。

表 11－1　美国参与监管转基因食品的部门、管辖范围及相应的法规

部门	管理范围	法律	条例
FDA	食品、饲料、食品添加剂、兽药、医药及医疗设备，并确保转基因食品对人的安全性	联邦食品、药品、化妆品法(FFDCA)	政策声明：从新植物品种而来的食品
USDA	有害生物、植物、牲畜及负责监督转基因作物的普及种植	植物保护法(PPA)	GMO 及其产品的申请内容与程序的简化 GMO 及其产品：受控生物体的报告程序及解除控制的申请
EPA	微生物、植物农药，农药的新用途，新微生物及负责管理转基因作物抗杀虫剂的性能	联邦食品、药品、化妆品法(FFDCA)； 联邦杀虫剂、杀真菌剂、灭鼠剂法(FIFRA)； 毒物控制法(TSCA)	根据 FIFRA/FFDCA 制定的条例：植物杀虫剂，补充通知，管理指南 微生物杀虫剂：试验许可与通告 政策声明：FIFRA 和 TSCA 下微生物产品 转基因技术微生物产品：TSCA 下的最终条例

具体而言，农业部主要负责监管转基因技术的田间试验；环保署主要负责监管抗虫、耐除草剂转基因技术的开发和应用(美国认为，如果某种转基因植物具有抗虫特性，则该技术属于杀虫剂的一种，应执行杀虫剂管理的有关规定。同理，如果某种转基因动物具有抗病特性，则该技术属于兽药的一种，应执行兽药管理的有关规定)；食品药品管理局主要负责监管作为食品、食品添加剂和饲料的转基因产品的安全性。举例来说，如果培育一种具有抗虫特性或者耐除草剂特性的粮食作物，则农业部、环保署和食品药品管理局都负有监管职责；如果培育一种具有耐除草剂特性的观赏植物，则农业部和环保署负有监管职责；如果培育一种改变含油率的粮食作物，则由农业部和食品药品管理局进行监管；如果培育一种改变颜色的花卉作物，则仅需接受农业部监管。

从表 11－1 可以看出，美国对生物安全和转基因食品管理方面的法律、法规很健全，而且各部门相对独立，分工明确，权责明晰，相互协调统一，且运作效率高。虽然在 20 世纪 80 年代，各有关部门对于转基因技术的管理体制也存在比较大的分歧，经反复协调，最后确立了维持现有法律体制、多部门共同监管的原则。就实际情况而言，当事人在转基因技术的开发和应用过程中，经常需要同时接受两个甚至三个部门的监管，且不同部门之间的沟通协调也并不多，但由于各个部门执行法律都比较严格，责任追究制度比较得力，所以并未出现重复监管或者监管空白的问题。

三、美国农业转基因科学试验的管理

1. 实验室实验阶段

由全国卫生机构负责监管，有关的科学家、开发商必须遵守相应的技术规范指南。全国卫生机构下属的生物安全委员会还要对该实验可能给人类健康和环境带来的影响进行评估。如果认为继续实验将会带来难以承受的风险时，全国卫生机构有权下令停止进一步的实验。从温室试验阶段起，则由农业部负责对有关设备的完善程度、试验进展等情况进行监管。

2. 田间试验（又称环境释放）阶段

当事人必须取得农业部的许可，按照转基因技术的安全程度，许可程序分为两种：一种被称为“通知”程序，另一种被称为“批准”程序。

农业转基因生物必须同时满足以下 6 个条件，才能适用通知程序：(1)该生物不会演化成杂草；(2)该生物的转基因成分具有稳定性；(3)该转基因成分的功能已经被掌握，且不会带来植物疫病；(4)该转基因成分不会产生传染源、不会给非目标生物和以该转基因生物为食的生物带来危害，且不被用于制药目的；(5)对抗病毒的转基因生物而言，不会带来病毒的传染；(6)转基因植物不含有动物或者人类的基因。按照通知程序的有关规定，当事人应当在田间试验前至少 30 天通知农业部。农业部应在 30 天内审查决定其是否许可，每次许可的有效期为一年，到期后当事人可以申请续展。

除适用通知程序的以外，其余农业转基因生物的田间试验一律适用批准程序。当事人必须在田间试验前至少 120 天向农业部提出申请，农业部应在 30 天内审查有关申请文件是否符合要求。如果认为不符合要求的，应当告知当事人予以补正，从当事人补正之日起，审查期限重新计算。申请材料应当包括当事人对转基因生物性状的详细描述、基因提供体和基因接受体的详细情况、转基因工程的目的和技术流程的详细情况，以及采取的安全防范措施等。经审查和安全评价，符合法定条件的，农业部发给许可文件，对不符合法定条件的，农业部应当向当事人说明理由，并告知当事人申请复议、提起诉讼等权利。

当事人通过通知程序或者批准程序后，在田间试验阶段还必须遵守政府的有关安全规定，政府执法人员随时可以对现场进行检查，一旦发现违反规定，可立即责令其改正，必要时可以取消田间试验许可。在田间试验中发生异常情况时，当事人必须立即报告农业部。环境释放结束后，当事人必须依法采取安全措施，避免种子扩散，并在 6 个月内就田间试验的总体情况向农业部提交一份详细的报告。对违反上述规定，擅自进行田间试验的，可处以最高 25 万美元或者收获物价值两倍以下的罚款。

3. 环保署许可阶段

对于所有具有抗虫性的可食用转基因农作物，如果田间试验面积达到 10 英亩（水上试验面积为 1 英亩），就必须在试验前取得环保署许可。环保署在受理申请后按照有关杀虫剂管理的法规进行审查，并通过公众听证会、专家论证会等方式听取意见，在120天内做出决定。当事人获得许可后，在试验阶段还必须严格遵守环保署的有关规定，以减少对环境和人体健康带来的风险。

四、美国转基因食品商业化阶段的管理

1. 州际运输农业转基因产品的，当事人必须取得农业部的许可

这种许可也分为通知和批准，适用条件也和田间试验基本相同。适用通知程序的，当事人应在州际运输之前至少10天向农业部提出申请；适用批准程序的，当事人应在第一次州际运输前至少60天向农业部提出申请。农业部应在15天内审查其提交的文件是否符合要求，如果认为不符合要求的，应当告知当事人予以补正，从当事人补正之日起，审查期限重新计算。经批准后，当事人在州际运输过程中还必须遵守相应的安全规范，确保转基因产品不会泄漏和扩散。

2. 进口转基因农产品的，当事人必须取得农业部的许可

这种许可也分为通知和批准，适用条件也和田间试验相同。适用通知程序的，当事人应在每次进口前至少30天向农业部提出申请，农业部应在30天内做出审查决定；适用批准程序的，当事人应在每次进口前至少60天向农业部提出申请，申请文件包括对转基因生物性状的详细描述、基因提供体和基因接受体的详细情况、转基因工程的目的和技术流程的详细情况，以及采取的安全防范措施等。如果农业部认为不符合要求，则当事人不能进口；农业部同意进口的，当事人必须在转基因产品到达目的地后一年之内对该产品进行持续观察和记录，一旦发现异常情况，应当立即报告农业部。

3. 免于监管的申请

如果当事人认为某种农业转基因生物已经被证明为对环境、人体健康等没有任何风险，就可以向农业部提出免于监管的申请，当事人应当提交对该转基因生物性状的详细描述、相关的试验数据、田间试验的相关材料等文件。农业部接到申请后，应在联邦文告集上刊登公告，社会公众可以在60天内公开对此提出意见。农业部应对该生物是否可能演变成杂草、是否对环境和其他生物具有不利影响等进行审查，如果认为其与传统作物并无明显区别，则应当在收到所有申请文件后180天内颁发免监管证书，否则应向当事人说明不批准的理由，当事人可以在10天内申请复议。整个过程可能长达10个月甚至更长时间。当事人未取得免于监管的许可而逃避政府监管的，可能面临刑事指控。

4. 环保署的杀虫剂登记

所有具有抗虫性的转基因农产品，如果要在美国市场销售，必须经过环保署的杀虫剂登记。环保署要对该产品的毒性、对人体健康和环境的影响以及害虫是否会产生抗药性等问题进行审查，并听取公众意见，如果认为合格的，允许登记和销售，整个审查过程可能长达18个月。产品上市后，环保署要继续进行监督检查，一旦发现不安全因素时，将责令停止销售。

5. 向食品药品管理局征求意见

对于将作为食品和饲料销售的转基因农产品，在销售前还可以向食品药品管理局征求意见，以确定该产品是否安全。虽然这不是一种强制程序，但由于美国食品药品管理局权限

极大，对所有在市场上销售的食品和饲料，一旦认为不符合安全要求，随时可以禁止销售，所以研究者和开发商都会向其征求意见。很多时候，食品药品管理局甚至会影响到转基因技术的研究和试验。

五、美国转基因食品的标识问题

美国并不主张强制性的转基因标识制度。按照《联邦食品、药品、化妆品法》和食品药品管理局的有关规定，美国对转基因农产品实行自愿标识制度。但是，这种做法同联合国粮农组织和世界卫生组织对转基因食品实行标识制度的规定相背离，是不尊重消费者知情选择权的一种表现。

目前美国市场上的大多数食品都含有转基因成分，但基本没有标识的事例。美国不推行强制性的转基因标识制度的理由是如果在美国强制推行标识制度，将大幅度增加食品加工过程中转基因和非转基因原料的隔离成本，这些负担将通过食品零售价的上涨最终转嫁到消费者身上。因此，美国政府和开发商认为，转基因农产品是安全的，和传统农产品并无实质区别，因而无须标识。如果某种产品不安全的话，政府根本就不允许其上市销售。倘若执行强制标识制度，则转基因农产品的成本将提高6%～50%，受损失的是广大消费者。转基因标识会被消费者看作一种警示，因而具有误导作用。但是，根据多项民意调查的结果，美国消费者对标识问题的看法与政府以及开发商并不一致。以2003年4月美国罗格斯大学(RUTGERS)食品政策机构进行的调查为例，94%的消费者主张转基因产品应予标识，58%的消费者表示倾向于不购买转基因产品。值得注意的是，由于美国政府很少宣传转基因农产品，加上开发生产商不实行标识制度，高达59%的消费者甚至认为自己还没有吃过转基因食品。

另一方面，尽管美国对国内市场的转基因产品实行自愿标识制度，但美国对转基因农产品在进口环节的标识却有特殊要求。通过邮寄进口的，必须在外包装上明确标识下列内容：转基因农产品的主要自然属性和数量，研究、生产、培育、加工的国家和地区，承运者、所有者的名称和地址，进口许可证书的编号。通过其他方式进口的，还必须标识接收者的姓名、地址和电话。所有的转基因农产品在离开出口地直到进口美国前，必须附标明该产品主要属性的发票和包装清单。

此外，美国要求欧盟和其他国家取消转基因农产品的强制标识制度，并改变对进口转基因农产品的安全评价制度。美国和欧盟在转基因农产品的标识问题上存在较大分歧。美国认为，欧盟在没有科学依据证明转基因农产品有害的情况下采取强制标识制度，对其执行实质性的歧视政策，构成了对贸易的不合理限制，违反了世贸组织的《卫生和植物检疫措施的应用协定》(SPS协定)以及《技术性贸易壁垒协定》(TBT协定)。而欧盟执行的进口安全评价制度以“程序”即转基因农产品的生产过程为基础，这要求出口商建立生产追溯制度，将极大地提高成本，应该改为美国式的以“产品”为基础的评价制度。而欧盟坚持认为，转基因农产品具有不可知的风险，消费者应该享有知情权。欧盟现行的政策均是以《生物多样性公约》和《生物安全议定书》为依据的，离开生产过程，则安全评价将无从谈起。但是美国农业部、环保署的官员都明确表示，《生物多样性公约》和《生物安全议定书》违反了世贸组织协定，不符合美国国家利益，美国不会承认更不会加入这两个国际公约。

第四节　欧盟转基因食品的安全性评价体系

欧洲的生物技术包括转基因技术十分先进，但由于政治和社会原因，对转基因食品的安全性持相对保守的态度。不同于美国，欧盟在转基因作物和转基因食品的评价和管理上采取更为谨慎的思路和方案。

一、欧盟转基因食品概况

1. 转基因食品在欧盟的应用情况

1996年末，第一批转基因玉米和大豆从美国运抵欧洲，转基因食品由此开始了在欧盟的发展历程。但截至2015年6月，欧盟仅批准了一个转基因作物品种的商业化种植，即美国孟山都公司的转基因玉米品种MON810。5个欧盟国家（西班牙、葡萄牙、捷克、罗马尼亚、斯洛伐克）种植了1430平方公里的转基因玉米（相当于欧洲玉米总种植面积的2%）。虽然欧盟批准种植的转基因作物品种极少，实际种植面积远远低于美国等转基因种植大国，但允许进口并在市场上流通的转基因作物很多。根据欧盟官方网站的数据，已有约68种转基因作物通过欧盟审批允许进口流通，包括玉米、棉花、大豆、油菜、土豆和甜菜等。大豆是欧盟进口最多的转基因作物，主要用作牲畜饲料。

2. 公众和政府对转基因食品的态度

自20世纪90年代以来，欧盟境内不断发生疯牛病、口蹄疫等食品安全问题，引起广泛恐慌，转基因产品正好是在欧洲人普遍担心食品安全的时期迅速发展起来的，因而欧洲公众对转基因食物的安全性以及政府的安全管理措施表现出了极大的关切。在2003年欧盟审议转基因相关法规时，欧洲各国爆发了多起反对转基因的游行示威活动。针对孟山都公司（全球最大的转基因种子公司）和转基因作物的游行示威成了每年5月的固定节目。

对于转基因食品的安全问题，欧盟采取非常谨慎的态度。转基因食品问题事关食品安全和环境安全，对此，美国以“科学依据为导向”，侧重为转基因食品提供稳定、可预见的市场准入规则；不同于美国，欧盟以“社会反应为导向”，侧重结合消费者意愿等各种社会因素，在此基础上，对转基因食品进行相应管制。欧盟采用“Precautionary Principles（风险预防原则）”，即转基因食品应用于生产和消费的时间尚短，其对人类健康和环境的影响需经过长期考察，一旦对人类健康和环境平衡造成破坏，恢复起来将非常困难，故有必要采取谨慎的态度。因此，欧盟认为转基因技术有潜在危险，只要是通过转基因技术得到的转基因生物都要进行安全评价和监控。欧盟对转基因产品管理思路的背后逻辑是：转基因技术这一改良食品的方法在根本上是不安全的，因此不管一种食品是否符合安全标准，只要它是通过转基因技术制造的都必须通过严格的管制。在没有得到官方授权的情况下，转基因产品不能投放到欧盟市场。目前欧盟是世界上转基因产品管理最严格的地区。欧盟以过程为基础，风险分析中应用预防原则，单独立法，统一管理。当欧盟严格对待转基因食品以后，其他欧洲国家，无论是否准备加入欧盟，也都基本参照欧盟，收紧了对转基因的管理。全球至少有 64 个国家要求对转基因食品强制标识，而最为严格的国家几乎都在欧洲。

在转基因食品问题上，欧盟内部存在严重分歧：英国、西班牙和荷兰等国支持发展转基因食品，农业上有保守传统的一些国家如法国和奥地利等则坚决反对。另一方面，随着转基因农作物，尤其是在玉米、大豆等，在国际市场上所占的份额越来越大，出于对本国农业国际竞争力的考虑，欧洲的一些农学家和农民表达了对于转基因作物的支持态度。2008 年，希腊和匈牙利以 MON810 转基因玉米有可能破坏环境为由，禁止了这种转基因作物的种植，而欧洲食品安全局(European Food Safety Authority，EFSA)随后再次对 MON810 进行了评估，并认为希腊和匈牙利的转基因禁令是不合理的。2009 年，德国政府同样以对环境存在潜在威胁为理由，禁止了 MON810 转基因玉米。在这种情况下，欧盟在制订食品安全规则时显得格外小心，以食品安全和保护消费者等为由，对来自美国的转基因产品进行抵制，导致欧美之间产生了持续不断的转基因产品贸易争端。从 1998 年到 2003 年，欧盟没有批准过任何一种新的转基因食品上市，从而形成了一种“事实上的禁令”。出于避免贸易战的考虑，2003 年 7 月，欧洲议会通过了新的转基因产品条例，取消实行了 5 年的对转基因农产品贸易的禁令。2004 年 5 月，欧盟又取消了有关转基因食品销售的禁令，开始重新授权进口转基因食品。2015 年 4 月 22 日，欧盟委员会提出建议，允许成员国限制或禁止欧盟批准的转基因作物在其领土用作食品；同年 10 月 28 日，欧盟会议上最终以 557 票对 75 票否决了该项立法建议。总之，欧盟内部对于转基因作物和转基因食品的态度，一直处于一种“矛盾状态”。需要注意的是，欧盟虽然大力抵制转基因产品，但对转基因技术的研究从未停止，并一直在加强。一旦技术成熟、商业化进程加快，就有可能积极倡导转基因产品贸易自由化，赚取巨额利润。

二、欧盟转基因食品安全性评价体系的形成和演变

1986 年，欧共体公布了《共同体生物技术管制框架》，确立了对转基因生物产品管理总的政策取向，即对转基因生物产品的管理采取个案审查原则，并将其最初的管理目标界定为在确保人类健康和保持自然环境的同时，保证内部单一市场管制政策的协调与一致。2001 年，欧洲议会与欧盟委员会通过了针对转基因生物向环境有意释放的 2001/18/EC 指令。2003 年，欧盟通过了针对转基因食品和饲料的 1829/2003/EC 条例，及规范转基因生物和转基因产品的标签、可追踪性要求的 1830/2003/EC 条例。至此，欧盟新的转基因生物立法的主体框架宣告完成。此外，为了与《卡塔赫纳生物安全议定书》(The Cartagena Protocol on Biosafety)的有关规定相衔接，针对成员国与其他国家之间的转基因生物越境转移问题，欧洲议会与欧盟委员会在 2003 年通过了有关转基因生物越境转移的 1946/2003/EC 条例。欧盟转基因法规的主体框架由 2001/18/EC、1829/2003/EC 和 1830/2003/EC 构成，因此欧盟转基因产品的立法重点可归结为“转基因生物向环境的有意释放”和“转基因食品”两个方面，以审批程序、标签和可追踪性为中心(参见表 11－2 欧盟转基因产品主要管理法规的演变)。

表 11-2　欧盟转基因产品主要管理法规的演变

法规	发布时间	基本内容
90/219/EEC	1990 年	转基因微生物在封闭环境中使用
90/220/EEC	1990 年	转基因生物体向环境的有意释放
258/97/EC	1997 年	新食品及新食品成分
49/2000/EC	2000 年	修正转基因产品强制标示(1139/98/EC)条例
2001/18/EC	2001 年	转基因生物向环境的有意释放(废止 90/220/EEC)
1829/2003/EC	2003 年	转基因食品和饲料(取代 258/97/EC 中转基因食品部分)
1830/2003/EC	2003 年	转基因生物和转基因产品的标签、可追踪性要求
1946/2003/EC	2003 年	转基因生物越境转移
65/2004/EC	2004 年	转基因生物唯一标识系统
641/2004/EC	2004 年	1829/2003 实施细则,关于新转基因食品和饲料的审批,转基因产品和经过风险评估被认为外来的或技术上不可避免存在的转基因产品的通报
882/2004/EC	2004 年	为保证饲料和食品法,动物健康和动物福利规定的符合声明执行的法定控制措施

根据相关规定,EFSA 具体负责欧盟范围内的转基因食品安全管理。2002 年成立的 EFSA 在欧盟的转基因生物安全评价中发挥着重要作用,其核心任务是独立开展各种转基因生物对人类、动物健康以及环境潜在风险的评估工作。其首要职责是,在对食品安全有直接或间接影响的所有领域内,提供独立、科学的建议,保证欧盟各成员国之间以及欧盟与有贸易往来的第三国之间食品和饲料的安全。EFSA 本身不对转基因生物进行授权,这些授权由欧盟委员会以及各成员国做出。EFSA 的角色严格限制在提供科学建议。EFSA 的评价过程是由其转基因生物小组(Panel on Genetically Modified Organisms)具体负责。EFSA 制订了多项转基因生物危险评估的相关指导性文件。这些文件详细规定了转基因生物申请时需要提供的科学数据,同时也规定了需要采取的危险评估方法。所有的这些方法都是公开的,可以从 http://www.efsa.europa.eu/en/topics/topic/gmo 网站获得。现行的七项主要的指导性文件包括:(1)转基因作物来源食品和饲料的危险评估(2011);(2)转基因作物的环境危险评估(2010);(3)转基因作物食品和饲料授权的申请指南(2011);(4)转基因微生物及其产物作为食品和饲料用途的危险评估(2011);(5)转基因作物作为非食物以及非饲料用途的危险评估(2009);(6)现有转基因生物产品重新申请(2006);(7)转基因动物来源食品和饲料的危险评估以及对动物健康福利的危险评估(2012)。在上述七项文件中,前两项文件为相关食品、饲料以及环境危险评估提供了详细的规定。第三项文件为申请者向 EFSA 提交申请过程中材料的准备提供了指南。此外,EFSA 还出版了其他多个文件,这些文件主要为上述主要的指导性文件提供支持信息,包括:(1)对照物的选择指南(2011);(2)田间试验的统计学方法意见(2010);(3)转基因作物和微生物的变应原性评价意见(2010);(4)对非靶器官潜在影响的意见(2010);(5)动物饲料试验的报告(2008);(6)转基因作物上市后的环境监测(2011)。

EFSA 转基因生物小组负责经常性的相关经验、技术进展以及科研发展总结、归纳工作。2004 年，EFSA 转基因生物小组发布了“Risk assessment of genetically modified plants and derived food and feed(转基因作物及其来源的食品和饲料的危险性评估)”；2011 年 EFSA 转基因生物小组修订并形成了最终版本的“Risk assessment of food and feed from GM plants 2011(转基因作物来源食品和饲料的危险评估 2011)”。

三、欧盟转基因食品食用安全性评价的程序

欧盟各国对转基因食品的安全评价采取非常严格的过程评价方法。过程评价法基于预防原则或者“防患于未然”的风险意识。“预防原则”的基本含义是：“当一项行为可能对人的健康或环境造成威胁时，应当采取预防措施，即使因果关系尚未得到证明”。2002 年欧盟理事会和欧洲议会通过的“食品法通则”对食品领域的“预防原则”进行了明确的规定：首先，根据对现有信息的评估，认为某种产品或生产方法有产生危害后果的潜在可能性。如果缺乏确定的科学证据时，仍然应当采取风险管理措施以确保对人体健康最高水平的保护。其次，预防措施应当与预计的风险水平相适应，为此必须考虑这些措施在技术上和经济上的可行性以及其他合理因素。

欧盟对于转基因食品安全管理从体制上而言可分为两个层面：第一，在欧盟层面，主要有 EFSA 以及欧盟委员会，负责评估所有新推出的生物技术产品的安全性评价，以决定是否允许该产品进入欧盟市场；第二，在欧盟各成员国层面，主要是各国卫生部或农业部所属的国家食品安全相关机构。欧盟允许各成员国制定自己的法律，以避免转基因农作物种子发生外泄。欧盟要求保证转基因生物和产品中的转基因在整个食物链的可追溯性并予以标识，由 EFSA 制定具体规则。

1. 上市前的安全评价和授权

欧盟具有完善的市场准入安全评价制度。转基因食品只有通过严格的安全评价后才被授权在欧盟销售。欧盟要求转基因食品在进口和上市销售之前，必须接受严格的风险评估。

首先，转基因公司向欧盟成员国的相关部门提交申请。在申请中，转基因公司必须提供足够的科学证据，说明该转基因作物对健康和环境无害以及与非转基因作物的营养成分基本不存在区别。同时，转基因公司还需提供检测转基因成分的方法和样本。欧盟转基因作物及其来源的食物的危险评估策略是将转基因作物来源的食品与其适当的对照相比较。这里所说的适当对照是指与其相对应的、通过常规育种得到的、对消费者具有安全使用历史的品种。这种比较方法也即实质等同原则。这种比较的前提是假设传统种植作物对于消费者是安全的。根据规定，转基因作物安全性评价包括分子特征、毒性评估、变应原性以及营养学等方面。对比评价的内容包括成分、农艺以及表型性状、分子特征等。如果发现具有差别就要进一步评价对人类健康的可能影响。比较评价需要同时开展两种互补的测试：差异性测试和等同性测试。差异性测试用于确定，在考虑了暴露形式和暴露程度的前提下，除了导入的遗传改变外，转基因作物与其对照品在其他方面是否存在差异，并根据差异的类型判断是否存在安全隐患。等同性测试主要用于判断转基因作物的农艺学、表型以及成分特征方面是否在自然变异的正常范围内。这种正常的变异范围是通过非转基因参考品种的安全使

用历史确定的，因此允许转基因作物与具有确定的安全使用历史的非转基因作物进行比较。若没有适合的对照品，这种比较无法开展，则需要将转基因作物作为一种全新的食品进行安全性和营养评估，按照个案处理原则进行动物实验。具体的实验方法可参考 EFSA 科学委员会提出的方法建议。

田间试验是欧盟转基因食品安全性评价的重要一步。所有申请的转基因动物均需要通过田间试验对比转基因作物、其对照以及非转基因参照品种等作物之间是否存在不同和/或等同。详细的试验设计细节可参考 EFSA 发布的“Statistical considerations for the safety evaluation of GMOs(田间试验的统计学方法意见)”指南文件。

随后，欧盟成员国将申请提交给 EFSA。由 EFSA 向其他成员国和欧盟委员会报告，并将有关申请资料向公众公开。该局审核转基因产品的相关文件，并将申请资料送交指定实验室，由实验室对转基因产品的检测和识别方法进行验证，它还可要求申请国评估机构对相关产品进行食品安全和环境风险评估。根据欧盟规定，EFSA 一般应在 6 个月内给出评估意见，但它在评估过程中有权要求转基因公司提供补充材料。因此，完成评估的时间往往难以确定，从 4 个月到 24 个月不等。评估完成后，EFSA 会发布评估报告，并将其提交给欧盟委员会。欧盟委员会在收到来自 EFSA 的报告以后，会用 3 个月的时间完成一份决定的草稿。如果这份草稿和 EFSA 的结论出现分歧，则还要附上书面的说明。在完成草稿以后，欧盟委员会会把草稿再次提交至欧盟食品链和动物健康委员会(The Standing Committee on the Food Chain and Animal Health)进行表决。如果食品链和动物健康委员会对草稿的支持率低于 62%，这份草稿将继续上交到欧盟理事会(European Council)。如果欧盟理事会否决了这份草稿，那么欧盟委员会必须对其进行修改；如果欧盟理事会同意了这份草稿，那么草稿就会变成正式的文件，开始发挥效力。一旦获得批准，相关转基因作物或产品将获得为期 10 年的授权有效期。到期后，申请者需提出延期申请，EFSA 将展开新一轮安全风险评估。(参见图 11－2 欧盟转基因监管部门和主要职责)

2. 转基因食品上市后的监管

欧盟对上市转基因产品采用追踪制度和强制标识制度严加管理。追踪制度是指记录转基因食品在整个生产和流通环节的来源和去向。欧盟建立转基因生物的标识系统，每一种转基因生物都有一个独特的标识号码。在转基因生物及产品在投放市场之前，生产者应当以书面形式使大众知晓该产品转基因成分的相关信息，除此之外，在市场流通的每个环节也应让大众知晓该产品同样的信息，并且要求保留记录 5 年。

对转基因作物来源食品的上市后监测(post-market monitoring，PMN)计划是作为上市前危险评价的补充，以进一步证实上市前危险评价的结果。上市后的监测可增加发现罕见的非预期效应的概率。上市前的危险评估不可能考虑到人群所有的多样性，包括消费者的特质性。在一些人群可能会发生非预期有害效应，例如那些具有特定疾病状态的人群，具有特定遗传和生理特征的人群以及高水平摄入的人群。实际上，危险评估也依赖对食品暴露的估计，而这种估计在上市前存在变异和不确定性。因此，上市后监测应当考虑下列问题：产品是否按照预期或者建议的方式使用？已知的效应和副作用是否已经预测到？产品是否导致了非预期的副作用？当营养成分和营养价值发生改变，或者在使用过程中发生了特定的健康问题时，生产商申请者需要提供上市后监测的数据。

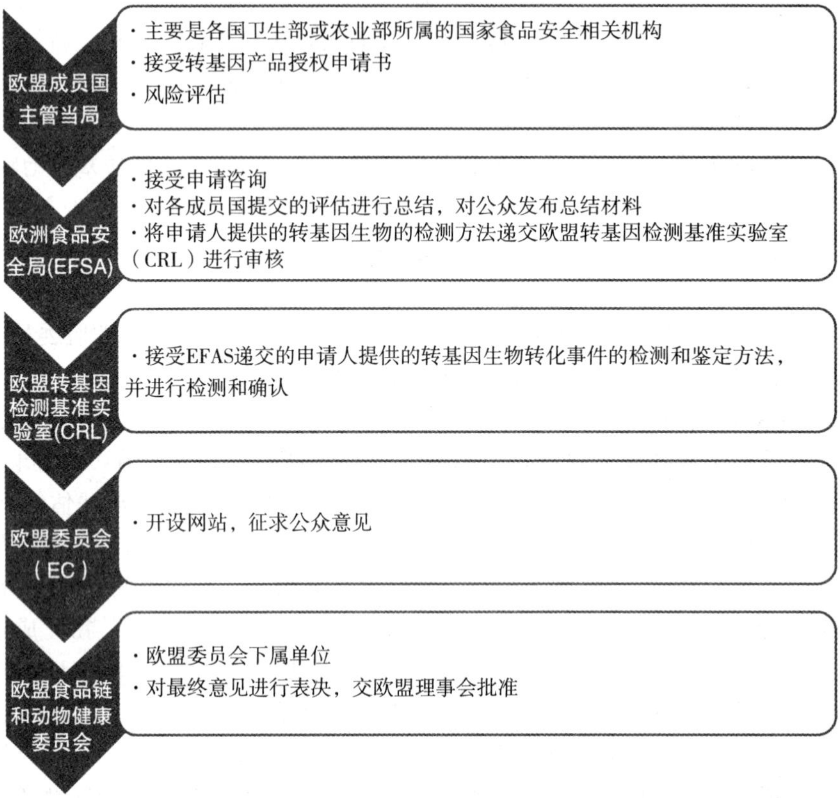
欧盟成员国主管当局
·主要是各国卫生部或农业部所属的国家食品安全相关机构
·接受转基因产品授权申请书
·风险评估
欧洲食品安全局(EFSA)
·接受申请咨询
·对各成员国提交的评估进行总结，对公众发布总结材料
·将申请人提供的转基因生物的检测方法递交欧盟转基因检测基准实验室（CRL）进行审核
欧盟转基因检测基准实验室(CRL)
·接受EFAS递交的申请人提供的转基因生物转化事件的检测和鉴定方法，并进行检测和确认
欧盟委员会（EC）
·开设网站，征求公众意见
欧盟食品链和动物健康委员会
·欧盟委员会下属单位
·对最终意见进行表决，交欧盟理事会批准

图 11-2 欧盟转基因监管部门和主要职责

四、欧盟市场上实施转基因食品强制性标签制度的对应法规

欧盟将预防原则、可追踪性和透明度作为欧洲食品安全制度的三大基本原则。在预防原则理念之下，欧盟对于转基因食品的监管也趋于严格。2001 年，欧盟通过了新的转基因食品法规，规定对于含有 0.9%以上转基因 DNA 或蛋白质的农作物或食品，在市场销售时，必须带有“GMO”(转基因生物)字样的标签。所有转基因食品都必须在产品包装上给予明确标识，标明这种食物的成分、营养价值和食用方法。欧盟甚至规定餐饮业销售的食品中如果含有转基因成分，也必须在菜单上明确而规范地标明，以方便消费者做出判断和选择。只有食品中混入转基因成分的情况是偶然的或在技术上不可避免且含量低于 0.9%时，才可以不贴标签。此外，免除标签仍然要求生产者能够充分证明其已经在每个适当的步骤中采取了措施，以避免转基因的污染。在转基因食品强制性标签制度施行之后，对于转基因作物的审批全部暂停，直到 2003 年通过了一项新的转基因相关法律。在这项规定中，转基因食物或作物被视为一种和原食物或原作物毫无相关的新食物或新作物，必须要经过 EFSA 严格的、科学的评估。欧盟还创设了转基因食品追踪制度，实现从生产到流通(“从产地到货架”)的全过程追踪，以便在发现转基因食品对人类健康或自然环境存在无法预测的危险时，有能力撤回已经上市的转基因食品。对于每种批准的转基因产品，欧盟都确定一个由字母

和数字组成的独特编码，并规定这一编码应标注在包含相应转基因成分的商品上，以保证产品的可追溯性。消费者可根据编码，在相关网站上查阅到这种转基因产品的具体品种、研发公司等信息。欧盟禁止转基因食品冠上“有机”名称。

第五节　日本转基因食品的安全评价体系

日本的农作物培育技术、生物技术和转基因技术都比较发达，对转基因食品进口和食用的管理已经形成了比较完善的法律体系和运作机制，可以为我国提供借鉴。

一、日本转基因食品概况

1996年，日本首次认可转基因食品，转基因食品首次摆上了商店货架。

1997年，日本生产的转基因作物首次登场。三得利(Suntory)公司选择了从社会反感度较低的鲜花开始转基因技术的开发，成功开发了自然界中不存在的蓝色康乃馨(Moondust)并实现商品化。

2001年，日本正式实施强制转基因食品的商品标签标识制度，同时卫生部劳动福利部也将转基因食品的安全审查入法，强制化实施。

同年4月，有30种转基因食品实施了转基因商品标签标识。

同年4月，日本海关检疫所开始对进口转基因食品实施进关检查。

2002年，日本农业部对转基因饲料和饲料添加剂的安全审查立法。

2003年，使用转基因大豆生产的转基因食品正式在市场销售。

2012年，其他转基因农作物29种、食品添加剂6种被允许流通销售。

日本的转基因食品一般都是进口转基因农作物然后在国内加工生产。由于日本的农民拒绝转基因农作物的种植栽培，所以目前在日本没有商业目的农作物种植。在日本，凡是原材料中明确标示是本国产的商品，均意味着是非转基因食品。而在日本流通销售的食用油、酱油、膨胀食品等多数是使用从美国或加拿大进口的原料生产。有报道说，这些食品含转基因食品成分的可能性很大。

二、日本转基因生物(食品)的相关安全法律

20世纪70年代，受世界尤其是美国转基因技术发展的影响，日本也开始发展转基因技术。1979年，日本各部门也纷纷制定了各自的重组DNA实验指南。

1979年，文部省颁布研究开发领域的《大学院校的重组DNA实验指南》。

科学技术厅颁布《重组DNA实验指南》。

1989年，通产省颁布产业领域的《重组基因技术工业化指南》。

厚生省颁布《重组DNA技术在应用医药品制造的指南》。

农业水产省颁布《农林水产领域的重组基因体利用的指南》。

1992年，颁布《生物多样性的相关条约》，之后有6次修正。

2000 年，颁布《生物多样性条约的卡塔赫纳生物安全议定书》。

2002 年，上述协议接受文部科学省、农林水产省、经济产业省以及环境省各部门的审议会讨论。

2003 年，日本法令第 97 号颁布了使用转基因等生物技术制作生物时必须遵守的转基因（生物）规则法，即《卡塔赫纳法律》。

2004 年 2 月 19 日，随着卡塔赫纳生物安全议定书（2003 年）生效，《卡塔赫纳法律》同时实施。与最初的《重组 DNA 实验指南》规则相比，该法律增加了相关的惩罚规则。

至此，日本转基因生物（食品）有关的安全法律法规不断地完善，日本成为世界上较早出台转基因生物（食品）安全法律的国家之一。对没有经过安全性审查、没有法律认可的转基因食品，日本卫生部禁止其在市场流通，否则将会受到行政处罚、废弃或回收。情形恶劣时会受到 2 年以内的刑事处罚或是 200 万日元以内的罚金处理。

三、日本转基因食品安全评价系统

因为与美国以及欧盟国家的国情不同，日本对转基因食品产业的安全监管选择了一条新的政策道路。这是一个在“可靠科学原则”和“预防原则”之间折中的制度。该安全评价系统由两个部分组成：首先是生产开发方对转基因食品的加工生产过程的自我安全审查；其次是通过卫生部实施的安全性评价。最终以国际经济合作与发展组织（OECD）制定的“科学原则”为基准，由科学技术厅、农业部和卫生部，共同协调审批完成转基因食品的安全评价。

1. 生产开发方的自我安全审查

按日本食品卫生法的规定，评价食品安全是从生产方或进口方进行的食品安全自我审查开始，对转基因食品也是同样如此。转基因食品的生产开发方首先要遵从卫生部颁发的“应用重组 DNA 技术食品的安全评价规定”，对自己开发生产的转基因食品的安全性进行审查。为自我安全审查，生产开发方首先要使用科学技术厅制定的“重组 DNA 实验指南”，自我组织成立转基因食品（作物）的实验室，并做以下 2 个工作：一是检验确认转基因新食品的性质；二是转基因食品和原植物（作物）的成分和性质比较。

生产开发方在通过了科学技术厅的安全审批后，才能进入转基因食品的实用化审查阶段。这个阶段，生产开发方要依据农业部颁发的“确认转基因植物（作物）对农业（包括农业、林业、水产）环境影响指南”，通过田间试验开展转基因作物的环境安全评价包括，转基因作物在隔离条件下的试验以及转基因作物的环境释放试验。环境安全评价的目的是为了确保转基因作物不会对环境产生负面影响。作为食品，在实用化评价阶段还必须按照卫生部的安全评价规定，与转基因前的原有食品（作物）进行营养成分和含量的比较，进一步评价由转换基因合成的新蛋白质的安全性。

在完成这些自我审查工作后，生产开发方须将自我审查的结果材料向卫生部提交，申请评价开发转基因食品的安全性以及售卖许可。

2. 卫生部对转基因食品的安全性评价

卫生部在接受了生产开发方的转基因食品安全评价的申请后，将通过下面的手段审查。首先，卫生部所属的由专家委员构成的生物工程特别部门对生产开发方的申请材料进行审查。其次，再通过一个由专家、生产方和消费者代表组成的“食品卫生调查委员会”共同审查，并将审查结果汇报给卫生部。对生产方的安全评价申请材料审查阶段，必须以卫生部“转基因食品安全评价规定”为准则做下述评价工作。

(1)对生产方的转基因食品与原有的食品成分进行比较。

(2)转基因食品的蛋白质等主要食品成分的比例与原有的食品相同的比较。

(3)确认在转基因过程中是否生成了新的致敏原物质。

(4)转基因食品是否具有与原食品同样的安全性。

食品卫生调查委员根据以上评价结果，如果认为生产开发方的转基因食品自我审查方法适当、结论正确，将批准该转基因食品成为商品。如果认为生产方的转基因食品对人体健康有影响，或是有可疑点的话，即按照食品卫生法规定给予停止生产、不许贩卖的命令。

3. 日本转基因食品的安全评价(审查)流程

如图 11－3 所示，申请方将其开发的转基因品种向厚生劳动省(承担中国卫生部、劳动和社会保障部类似的职责)提出安全评价(审查)的申请。厚生劳动省委托食品安全专家委员会进行安全评价，若没有安全问题由厚生劳动省予以公报。第②、④和⑤的过程中，卫生部和内阁府接受国民提供的信息和反馈的意见。

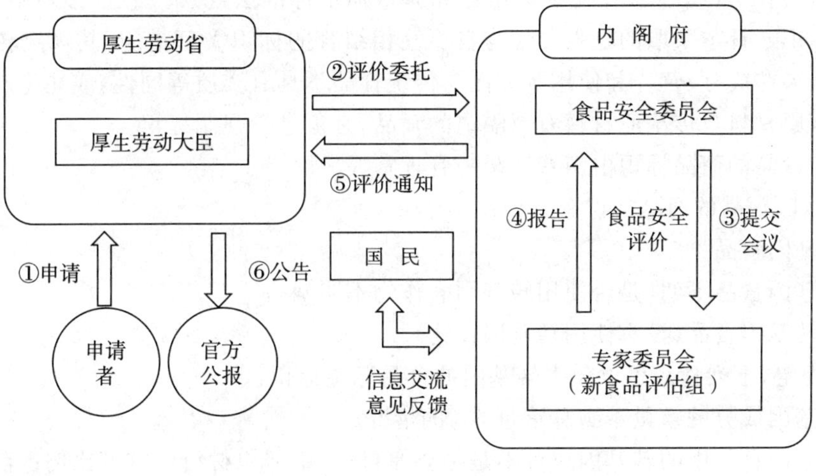

图 11－3　日本转基因食品安全评价的程序

4. 转基因食品安全评价的内容

一般从下面几个方面评价转基因食品的安全性：

(1)转基因前的食物或微生物(已存在的食品)是否是人类食用过的食物？新组合的基因、载体等是否是分析明确、成分清楚的物质？

(2)转基因食品与原有的食品相比，其食用方法、食用量是否有变化？这个变化是否对人体健康有影响？

(3)插入基因是否有效地工作？

(4)重组基因产生的蛋白质对人体健康是否有害？是否会引起过敏？

转基因食品过敏性评价又包括：①转基因食品的前身物质是否诱发过敏？②转基因产物(蛋白质)是否诱发过敏？③转基因产物(蛋白质)对物理性、化学性处理的耐受情况如何：能否被人体的胃液消化？能否被肠道消化？其耐热性如何？④转基因产物(蛋白质)与既存的过敏源物质在构造上是否相似？致敏构造相同性确认。⑤转基因产物(蛋白质)与免疫性球蛋白 g(IgE)结合性如何?

(5)重组基因是否能够通过间接作用生产有害物质?

又包括:①转基因食品产生的有害物质与既存食物相比是否增加?②通过重组 DNA 技术明确新组合基因的全部碱基序列,同时也明确是否存在有害物质的碱基序列。③进一步确认是否有目的外的基因的混入?是否含有目的外的碱基序列组成的蛋白质?

(6)新的转基因食品中的营养成分和量是否有很大的变化?依据卫生部安全性评价规定,为了全面地评价转基因食品的安全性,在必要时对转基因食品实施必要的毒性实验,包括急性毒性、亚急性毒性、慢性毒性、致畸试验、变异原性实验、致癌实验,以及肠道毒性实验等。

四、日本对转基因食品商品标识的规定

根据日本的食品卫生法规定,2001 年 4 月 1 日开始实施转基因食品的统一商品标识。凡是已被确认是安全的转基因食品、转基因农产品作物及其衍生食品,在流通贩卖时必须依照食品卫生法和 JAS 法(农林物资规格化和质量标示标准法规)的规定,必须做明确的、统一的商品标识。日本采取的是强制性与自愿性相结合的标识管理措施,其规定转基因农产品或食品如果在成分、营养和使用等方面与传统食品不具有实质等同性,或在生产加工中没有使转基因原材料与传统原材料有效隔离的食品,必须进行强制标识。

转基因食品的商品标识由消费厅统一管理掌握。

1. 转基因食品的商品标识有三种:

(1)转基因食品;

(2)转基因食品不明(是否使用转基因农作物不明确);

(3)非转基因食品(没有使用转基因作物)。

2. 按规定,下列食品可以免去转基因的食品标签标识:

(1)转基因成分的重量不满总重量 5%的情况;

(2)转基因食品中的转基因成分不是主要原材料(全部原材料中重量比例占前三位的材料为主要材料),即转基因成分的重量比例排第 4 位以后的情况;

(3)生产过程中,插入基因以及转基因产生的新蛋白质不能被检出的情况。例如,油、酱油等。

五、日本转基因食品的进口安全性检查

1. 安全检查机制

2001 年 4 月起,日本检疫所开始对进口转基因食品实行进关检查。日本海关的进口食品检验检疫机关设有海关检疫所,进口食品检疫检查中心,检查登记机关等机构。首先,进口方需先向海关检疫所提出申报,对进口转基因农作物(食品)进行安全检查。检疫所进行申报审查,启动“检查命令”程序。海关检疫所所属的监控检查部门对转基因作物(食品)取样,送往进口食品检疫检查中心机关进行安全性审查和评价,并做检查登记。如果上述的安全检查确认为安全的转基因作物(食品),海关给予放行。如若查出不安全的物质(成分),转

基因作物(食品)将被废弃、回收或退回出口国家。

2. 海关安全检查对象

安全检查对象主要是那些在日本安全评价的审查尚未结束，但是在外国有商业种植、很有可能进口到日本的转基因农作物(食品)。现在的检查对象食品主要包括：大米(63Bt、NNBt、CpTI、LLRICE601)、木瓜(PRSV－YK)、菜籽(RT73 B. rapa)、亚麻(FP967)等。

3. 检查方法

包括：(1)对转基因食品中新蛋白质的检出方法；(2)对组合基因直接检查的方法。

第六节　我国转基因食品安全性评价体系简介

我国的转基因技术发展较晚，整个社会和公众对于转基因技术和转基因食品的认识尚不成熟。监管机构对于转基因食品的管理已经制定了一系列的行政性条例、规定和法律，但在法规的完善、标准的统一和执行的力度上还有较大的改善空间。

一、我国转基因食品概况

根据2016年初我国农业部发布的信息，我国目前已经批准了7个农业转基因生物安全证书，它们是1997年批准的耐储存番茄和抗虫棉花，1999年批准的改变花色矮牵牛花和抗病辣椒，2006年批准的抗病毒番木瓜，2009年批准的转植酸酶玉米和抗虫水稻。需要指出的是，安全证书仅适用于转移了特定基因并且通过了安全性评价的作物，而不能用于转移了其他基因、未经过严格的安全性评价和批准的同种类似作物。我国目前获得批准允许商业化种植的作物只有抗虫棉花和抗病毒番木瓜两种。迄今为止，我国还未批准任何食用主粮的转基因作物，尽管已对国内研发的“华恢1号”和“Bt汕优63”这两种转基因抗虫水稻进行了多年的安全性评价。在进口转基因食品方面，2015年我国共进口了8169万吨大豆(7倍于国内产量)，其中大部分是转基因大豆，基本都用于生产动物饲料豆粕和食用豆油。

二、我国转基因生物安全评价与管理法律法规

1993年12月，原国家科委发布了《基因工程安全管理办法》，规定从事基因工程实验研究的同时，还应当进行安全性评价。在此基础上，农业部于1996年7月发布了《农业生物基因工程安全管理实施办法》，对农业生物基因工程项目的审批程序、安全评价系统以及法律责任等做了原则性规定，确定了归口管理的原则，具体实施细则由有关主管部门负责制定。2001年5月23日，国务院发布了第304号令《农业转基因生物安全管理条例》，以国家法律法规的形式规定了国家对农业转基因生物安全的管理办法，主要界定了农业转基因生物安全的定义，对我国农业转基因生物安全的监督管理，工作的管理机构、责任范围都有了明确的界定，尤其是对农业转基因生物的研究与试验、生产与加工、经营、进口与出口、监督与检查、罚责等作了详细的规定。2002年，农业部颁布了《农业转基因生物安全检测管理办法》《农业转基因生物进口安全管理办法》和《农业转基因生物标识管理办法》。这三个办法是与

《农业转基因生物安全管理条例》配套的规章，是对《农业转基因生物安全管理条例》的细化；同年，卫生部根据《中华人民共和国食品卫生法》和《农业转基因生物安全管理条例》，制订并公布了《转基因食品卫生管理办法》，目的是为了加强对转基因食品的监督管理，保障消费者的健康权和知情权，该管理办法实施到 2007 年 12 月 1 日，由新颁布的《新资源食品管理办法》替代。2004 年，国家质检总局颁布《进出境转基因产品检验检疫管理办法》，对转基因产品进出口贸易进行检验检疫管理。2009 年 2 月 28 日，《中华人民共和国食品安全法》发布，明确转基因食品安全管理，适用本法；法律、行政法规另有规定的，依照其规定。即在《农业转基因生物安全管理条例》没有规定的情况下，适用《食品安全法》。2015 年 4 月，新修订的《食品安全法》明确规定"生产经营转基因食品应当按照规定进行显著标识"，这意味着转基因食品强制标识制度已经在法律上得到确立，对转基因食品安全监管也已经正式进入了政策议程(图 11－4)。

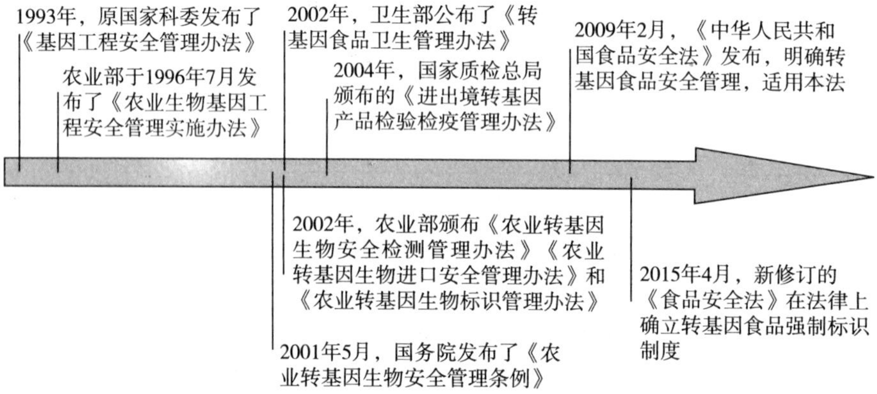

图 11－4　中国转基因生物安全评价与管理法律法规发展进程

我国转基因生物安全管理的制度经历了快速的变迁，正逐步朝着国际化、标准化、规范化的方向发展。但是，目前我国转基因生物安全方面的法律法规还不完善，最高层次的法律法规是 2001 年国务院第 304 号令颁布的《农业转基因生物安全管理条例》，没有专门针对转基因食品的法律法规，而且立法存在指向模糊性、缺乏细节的问题。为此，要积极借鉴国际经验，立足我国国情，加快制定更高位阶的专门法，进一步巩固转基因食品监管的法律基础。

三、我国转基因食品的安全评价原则

2010 年 10 月，我国农业部颁布了《转基因植物安全评价指南》，其中，食用安全评价体系以实质等同性为基本原则，再结合个案分析、逐步评估、预先防范等原则制定。

1. 实质等同原则

实质等同性是转基因食品评价的基本原则。对转基因食品与传统对等物差异的评价是评价的主要内容，即主要针对新的或改变了的成分所带来的危害，以及关键营养素的改变与人类健康的关系，而不是对食品每种成分的安全性进行评价。

2. 个案评价原则

由于转基因生物及其产品中导入的基因来源、功能各不相同，受体生物及基因操作也可能不同，即使是同样的基因与受体，其插入位点的不同也可能带来未知的变化。因此，必须对每一种新产品逐个进行评价，这也是目前大多数国家采取的评估原则。

3. 逐步评估原则

产品开发的各个环节都要进行严格把关，将前面实验积累的相关数据和经验作为评价基础，确定是否进入下一个开发阶段。

4. 预防原则

以科学为基础，采取对公众透明的方式，结合其他的评价原则，对转基因生物及其产品研究和试验进行风险性评价，防患于未然。

5. 科学透明原则

对转基因生物及其产品的评价应建立在科学、客观和透明的基础上，应该充分应用现代科学技术的研究手段和成果对转基因生物及其产品进行科学检测、分析和评价。对转基因生物及其产品评价是。不能臆想不科学的安全问题或提出现代科学技术无法做到的要求。

6. 熟悉原则

了解转基因产品的外源基因的来源物种与转入物种的特性、同其他生物或环境的相互作用、预定用途等背景知识，通过已经积累的经验指导新产品开发。

四、我国转基因食品的安全管理和评价机构

1. 行政管理机构

我国转基因作物的种植、转基因食品的生产、销售和进口的监管涉及多个部门，归纳起来有 4 个层面：一是由农业部、国家发展计划委员会、科学技术部、卫生与计划生育委员会（原卫生部）、对外贸易与经济合作部、国家质量监督检验检疫总局、国家环境保护总局等 7 个部门联合组成的部际联席会；二是设在农业部的农业转基因生物安全管理领导小组；三是小组下设的办公室；四是县以上各级农业行政主管部门。监管过程又可细分为：农业部负责对转基因作物实行安全评价审批、标识申报和农业转基因生物进口的安全管理工作；农业行政主管部门负责全国农业转基因生物安全的监督管理工作；农业部委托的技术检测机构负责出具检测报告；国家农业转基因生物安全委员会负责我国农业转基因生物的安全评价工作；国家质检总局负责全国进出境转基因产品的检验检疫管理工作；卫生与计划生育委员会（原卫生部）也对转基因产品的标识进行管理。转基因产品的安全评估还涉及对环境污染的评估和管理，环保部负责转基因产品的环境污染的评估和管理；科技部负责转基因产品的技术研发；商务部则享有转基因产品的进出口管理权。

2. 安全评价机构

我国从 2002 年 7 月起建立了国家农业转基因生物安全委员会。这一委员会的成员来自不同的部门和不同的专业，每届任期 3 年。他们通过政策咨询和政策倡导对转基因食品监管政策施加影响。2016 年 6 月，农业部向社会公示了第五届农业转基因生物安全委员会委员名单（共 76 名）。农业部公示的委员资格要求委员应具有中国国籍；热心转基因生物安全评价工作；具有转基因生物技术研究、食品安全、植物保护、环境保护、检验检疫等一项或多项专业背景，熟悉转基因生物安全评价法律法规；院士优先。委员会委员包括中国科学院院士朱作言、中国工程院院士吴孔明等人。

五、我国转基因食品的安全评价技术

我国在转基因水稻、转基因抗虫棉环境生态学效应，转基因水稻基因漂流安全数据以及食用安全性评价研究，转基因稻米营养分析和食用安全评价数据，转基因成分检测技术等方面取得了很大的进展。转基因抗虫水稻、抗虫棉安全性评价体系已基本建立。

凡在中国境内从事农业转基因生物的研究与试验、生产与加工、经营、进口与出口等活动，均应依据《农业转基因生物安全管理条例》进行安全检测。中国的转基因生物技术检测体系由检测标准和检测机构两方面组成。在转基因生物检测标准方面，2002 年以后，农业部制定并发布了《转基因植物安全评价指南(试行)》《转基因植物及其产品食用安全性评价导则》及相关食用安全检测标准，对转基因植物及其产品食用安全评价要点、步骤及具体试验方法提出了明确的要求。2016 年 5 月，《农业转基因生物安全管理通用要求实验室》等 10 项标准也经农业部审查批准，发布为中华人民共和国国家标准，于 2016 年 10 月 1 日起实施(表 11-3)。

表 11-3 《农业转基因生物安全管理通用要求》等 10 项标准目录

序号	标准名称	标准代号
1	农业转基因生物安全管理通用要求　实验室	农业部 2406 号公告—1—2016
2	农业转基因生物安全管理通用要求　温室	农业部 2406 号公告—2—2016
3	农业转基因生物安全管理通用要求　试验基地	农业部 2406 号公告—3—2016
4	转基因生物及其产品食用安全检测　蛋白质 7 天经口毒性试验	农业部 2406 号公告—4—2016
5	转基因生物及其产品食用安全检测　外源蛋白质致敏性人血清酶联免疫试验	农业部 2406 号公告—5—2016
6	转基因生物及其产品食用安全检测　营养素大鼠表观消化率试验	农业部 2406 号公告—6—2016
7	转基因动物及其产品成分检测　DNA 提取和纯化	农业部 2406 号公告—7—2016
8	转基因动物及其产品成分检测　人乳铁蛋白基因(hLTF)定性 PCR 方法	农业部 2406 号公告—8—2016
9	转基因动物及其产品成分检测　人 α-乳清蛋白基因(hLALBA)定性 PCR 方法	农业部 2406 号公告—9—2016
10	转基因生物及其产品食用安全检测　蛋白质急性经口毒性试验	农业部 2406 号公告—10—2016 (取代 2031 号公告—16—2013)

转基因生物检测机构按照动物、植物、微生物三种生物类别，以及转基因产品成分检测、环境安全检测和食用安全性三类任务的要求进行设置，并按综合性、区域性和专业性进行了相应的布局和建设。目前，已通过国家计量认证、农业部审核认可和农产品质量安全检测机构考核的食用安全技术检测机构 2 个、环境安全技术检测机构 15 个、产品成分检测机构 18 个。其中，中国农业大学、中国疾病预防控制中心营养与食品安全所、天津卫生防病中心(转

基因生物及其产品食用安全检测中心）等一批高水平的专业科研机构，获得了农业部批准，成为转基因生物技术检测单位。但是，目前，我国转基因生物安全的技术检测机构绝大部分依托科研单位，造成转基因安全性评价检测机构既是运动员又是裁判员的局面，影响了对转基因食品检测和安全性评价的说服力和权威性。在管理过程中，不同主管部门指定不同机构进行检测，不但浪费了社会资源而且不同的标准往往引起市场混乱，影响了效率。

六、我国转基因食品的安全评价基本内容

我国对转基因食品的安全评价主要包括三个方面，即营养学评价、毒理学评价和致敏性评价。转基因食品营养学评价的主要内容有：主要营养因子、抗营养因子和营养生物利用率等。主要营养因子包括脂肪、蛋白质、碳水化合物、矿物质、维生素等；抗营养因子主要是指一些能影响人对食品中营养物质吸收和对食物消化的物质，如豆科作物中的一些蛋白酶抑制剂、脂肪氧化酶、植酸等。除了成分比较外，必须分析所转基因表达的目标物质在食品中的含量；按照个案分析的原则，如果是以营养改良为目标的转基因食品，还需要对其营养改良的有效性进行评价。

毒理学评价主要包括外源基因表达产物毒性检测和评价和全食品毒性检测和评价。前者通常包括三方面内容：通过生物信息学手段与已知的毒性蛋白进行核酸和蛋白质氨基酸序列的同源性比较，分析是否具有潜在的毒性；在加热条件下和胃肠消化液中，检测分析外源基因表达蛋白质是否稳定或抗消化；急性经口毒性试验。全食品的毒理学检测也是采用传统化学物质的评价手段，一般采用亚慢性毒性试验来评价转基因食品的整体的安全性。转基因食品中的毒素含量是转基因食品安全评价的重要内容之一。我国卫生与计划生育委员会（原卫生部）在 1983 年颁布、1985 年修订的《食品安全性毒理评价程序和方法》规定的原则和内容同样也适用于转基因食品的安全性评价。

对转基因食品进行过敏性评价的主要原因是转基因技术打破了自然界中物种间的遗传物质不能相互转移的生物屏障，转基因食品中含有由外源基因表达的特定蛋白质，为防范由于转基因技术造成的物种间过敏基因的转移，进行过敏性评价就成为转基因食品上市前必要的评价环节。中国农业部 2010 年颁布的《转基因植物安全评价指南》综合了国际上两种转基因产品致敏性评价体系（2001 年 FAO/WHO 最终确定的过敏原判定树方法和 2003 年 CAC 发布的证据权重方法），遵循全面、逐步和个案分析的原则，科学合理地提出了对外源蛋白潜在致敏性的评价方法。

转基因食品安全性评价还包括非预期效应、外源基因水平转移及肠道菌群影响等研究，这些还处于科学研究阶段，暂未被列入我国转基因食品的安全评价指标中。

七、我国转基因食品的安全监管制度

我国转基因食品安全相关的监管制度主要为两项，分别是申请许可制度和产品标识制度。但可追溯制度、召回制度和损害赔偿制度尚处于空白状态，有待完善。

1. 申请许可制度

我国在 2001 年由国务院颁布的《农业转基因生物安全管理条例》和 2002 年由农业部颁

布的《农业转基因生物安全评价管理办法》规定了我国两类转基因产品的审批制度：一类是对进口生产和加工原料用转基因农产品的安全审批，另一类是对研究实验和生产应用的安全审批。申报审批过程中进口者要按照不同用途提交不同的材料证明，包括输出国相应用途使用的证明文件、进口后的安全防范措施证明文件等。审批合格后，国务院农业行政主管部门应当颁发农业转基因生物安全证书，确定进口转基因生物的合法性。

2. 产品标识制度

根据《农业转基因生物标识管理办法》的规定，凡在中国境内销售列入农业转基因生物标识目录的农业转基因生物，应当进行标识。未标识和不按规定标识的，不得进口或销售。标识的标注方法为直接标注为“转基因××”。转基因农产品的直接加工品，标注为“转基因××加工品(制成品)”或者“加工原料为转基因××”。若用农业转基因生物或用含有农业转基因生物成分的产品加工制成的产品，但最终销售产品中已不再含有或检测不出转基因成分的产品，则标注为“本产品为转基因××加工制成，但本产品中已不再含有转基因成分”或者标注为“本产品加工原料中有转基因××，但本产品中已不再含有转基因成分”。

但目前我国转基因食品的标识管理制度由于法制不健全、操作性不强、缺乏管理主体、处罚力度轻等原因而实施缓慢，且我国现行法律法规中对转基因成分的容许量也没有一个比例上的限值。

小　结

关于“长期食用转基因食品是否安全”这个话题，社会上可能还会有较长时间的争论，但审慎科学的态度、严谨透明的安全性评价和严格的政策法规执行将有助于该问题的解决。转基因食品的安全性评价和准入政策的制定需要考虑到本国社会、经济、科技发展程度和国民对食品安全问题的认识和信任程度，而并不单纯是一个技术问题。通过以上章节对主要国家的转基因食品的安全性评价体系的描述，可以了解到各国对食品安全的关注和定义有所不同；通过比较它们的相同点和不同点，可以洞悉各国在政治、经济、社会和文化上的多样性。美国的安全性评价是基于食品本身带来的安全性问题(也称实质性等同)；欧盟则更多地偏向关注转基因技术的潜在危害(风险预防原则)；日本则居中；而我国的安全性评价的原则、方法已经完备，但随着时代发展和认识提高，还有进一步完善的空间。

(卢国栋　施春雷　蔡同建　霍霞　于德娥　张弘)

【思考题】

1. 美国和欧盟对转基因食品的态度有什么不同特点?

2. 欧盟对于转基因食品安全管理从体制上可分为哪两个层面? 其转基因食品食用安全性评价程序对我国有何借鉴意义?

3. 转基因技术兴起了农作物培育技术的革命，对于我国食品安全和生物安全有怎样的“危”和“机”?

4. 鉴于我国国情，我国今后的转基因食品安全性评价管理应该如何发展?

延伸阅读："黄金大米"的争议

以下仅列举历史事件的时间节点，但对争议双方论点的解读则留给读者。

2000 年 1 月，瑞士苏黎世联邦理工学院的科学家 Ingo Potrykus 和德国弗赖堡大学的 Peter Beyer 共同在《*Science*(科学)》杂志第 287 卷 5451 期上发表了关于成功运用 DNA 重组技术使得水稻获得生物合成 beta-胡萝卜素的转基因，从而可以在稻米的胚乳上表达维生素 A 的前体 beta-胡萝卜素。研究者在论文中陈述其研究的目的是为了解决维生素 A 缺乏症这样一个全球公共卫生问题。

2005 年，瑞士先正达(Syngenta)农业和种子公司的研究人员技术开发出第二代的转基因"黄金大米"，并在同年《自然—生物技术》杂志第 23 期上刊登。据报道，该技术可以增加 23 倍的 beta-胡萝卜素含量。而要达到推荐的摄入量，据估计每天需要食用 144 克的"黄金大米"。其后，一些人体临床实验证实"黄金大米"中的 beta-胡萝卜素可以在人体内转化为维生素 A 并被有效利用。

目前，瑞士先正达(Syngenta)农业和种子公司拥有"黄金大米"的知识产权，通过"黄金大米"项目(The Golden Rice Project)向发展中国家免费开放知识产权(限年收入 1 万美元以下的农户)。但"黄金大米"迄今在世界范围并未实现商业化运作。位于菲律宾的国际水稻研究所是目前"黄金大米"的主要研发单位，并在菲律宾有大面积的田间实验种植。但在 2013 年 8 月 8 日，抗议者进入实验田并将"黄金大米"的禾苗连根拔起。

2012 年 8 月，美国塔夫茨大学的华人科学家 Tang Guangwen 和中国科学家在《美国临床营养杂志》联合发表研究论文，报道了针对湖南衡阳 72 名 6～8 岁儿童的营养干预实验，结果发现与对照儿童经油性胶囊方式直接给予 beta-胡萝卜素比较，25 名儿童经食用 60 克"黄金大米"摄入 beta-胡萝卜素同样能有效吸收。研究者在论文中宣称干预实验的人群纳入和实验方法得到了有关部门的许可。但当论文结果经中国媒体广泛披露后，发现实验儿童的父母对实验详情并不知情，因而引发了大规模的社会质疑和反对。2012 年 12 月 6 日，中国疾病预防控制中心联合 3 家国内实验参与单位，发布联合调查报告，认定这项实验的操作审批过程违规，严重违反科研诚信，并对国内 3 名责任人予以处分。2015 年，该论文被杂志社以违反伦理的理由退稿。

2016 年 6 月 29 日，107 名诺贝尔奖获得者发出公开信，呼吁绿色和平环保组织(Greenpeace)和其支持者停止反对转基因作物，尤其是"黄金大米"，认为转基因作物(食品)与其他作物(食品)比较是同等安全的。其公开信的详细内容可见网页 http://supportprecisionagriculture.org/nobel-laureate-gmo-letter_rjr.html。而绿色和平组织随后则回应称，"黄金大米不能解决(维生素 A 缺乏症)问题"；而"应该通过膳食平衡，公平获取和生态农业来解决营养不良问题"。

参考文献

[1] Smart RC and Hodgson E. Molecular and Biochemical Toxicology. 4th ed. Wiley, 2008.

[2] Hodgson E, Rose RL. A Textbook of Modern Toxicology, 4th edition. John Weley& Sons, 2010:157－171.

[3] Klaassen C. D. Casarett and Doull's Toxicology (8^{th}edition). McGraw-Hill, 2013.

[4] McClure EA, North CM, Kaminski NE,Goodman JI. Changes in DNA methylation and gene expression during 2, 3, 7, 8-tetrachlorodibenzo-p-dioxin (TCDD)-induced suppression of the lipopolysaccharide (LPS)-stimulated IgM response in splenocytes. Toxicological Sciences, 2011,120(2):339－348.

[5] Smolkova B, El Yamani N, Collins AR, Gutleb AC,Dusinska M. Nanoparticles in food. Epigenetic changes induced by nanomaterials and possible impact on health. Food and Chemical Toxicology, 2015, 77:64－73.

[6] Klaassen CD. Casarett&Doull's Toxicology-The Basic Science of Poisons. 7th ed. New York: The McGraw-Hill Companies,Inc. 2008.

[7] WHO, Principles for the testing and evaluation of drug for carcinogenicity, WHO Technical Report Series 426 [S]. 1969.

[8] Whitacre DM, Reviews of environmental contamination and toxicology. 2012: Springer.

[9] Goyer R, Aposhian V, Arab L, Bellinger D, Burbacher T, Burke T, Jacobson J, Knobeloch L, Stern A,Ryan L. Toxicological effects of methylmercury. Washington, DC: National Research Council, 2000.

[10] Bernhoft RA. Mercury toxicity and treatment: a review of the literature. Journal of environmental and public health, 2011, 2012:1－10.

[11] Jenkins RO,Arsenic: Exposure Sources, Health Risks, and Mechanisms of Toxicity J. Christopher States (editor), Wiley, 2016.

[12] The National Academies of Sciences, Engineering and Medicine, Genetically Engineered Crops: Experiences an Prospects. 2016.

[13] Robin Ralston,Bridgette Kidd. The Impact on Human Health of Genetically Modified Organisms (GMOs) in Foods. Ohio State University Extension. 2014.

[14] Hammond BG. Food safety of proteins in agricultural biotechnology: CRC Press, 2007.

[15] 严卫星,丁晓雯. 食品毒理学[M]. 北京:中国农业大学出版社, 2009.

[16] 刘晨晖,乐江. 细胞色素 P450 CYP2E1 酶构型特征及其表达调控机制的研究进展[J]. 中国药理学与毒理学杂志, 2010, 24(2):155－160.

[17] 王心如. 毒理学基础(第 6 版)[M]. 北京:人民卫生出版社,2012.

[18] 盛治国,郭家彬,彭双清. 体外细胞三维培养技术在药理毒理学研究中的应用[J]. 中国药理学与毒理学杂志, 2007,21(5):444－448.

[19] 李芝兰,张敬旭. 生殖与发育毒理学[M]. 北京:北京大学医学出版社,2012.

[20] 沈明浩,易有金,王雅玲. 食品毒理学[M]. 北京:科学出版社,2014.

[21] 夏世钧,吴中亮. 分子毒理学基础(第 1 版)[M]. 武汉:湖北科学技术出版社,2001.